シリーズ MIに基づく歯科臨床 vol.03

コンポジットレジンと審美修復

月星光博・泉 英之――著

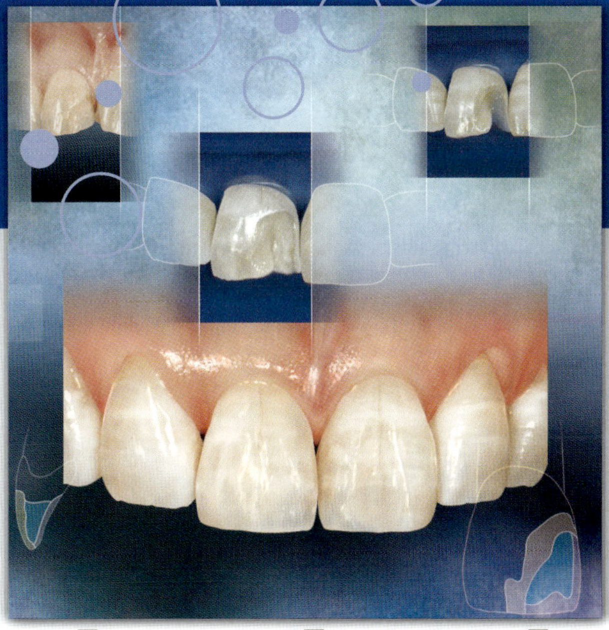

クインテッセンス出版株式会社　2012

Tokyo, Berlin, Chicago, London, Paris, Barcelona, Istanbul, Milano, São Paulo, Moscow, Prague, Warsaw,
Delhi, Beijing, Bucharest, and Singapore

この本を Greene Vardiman Black に捧げる

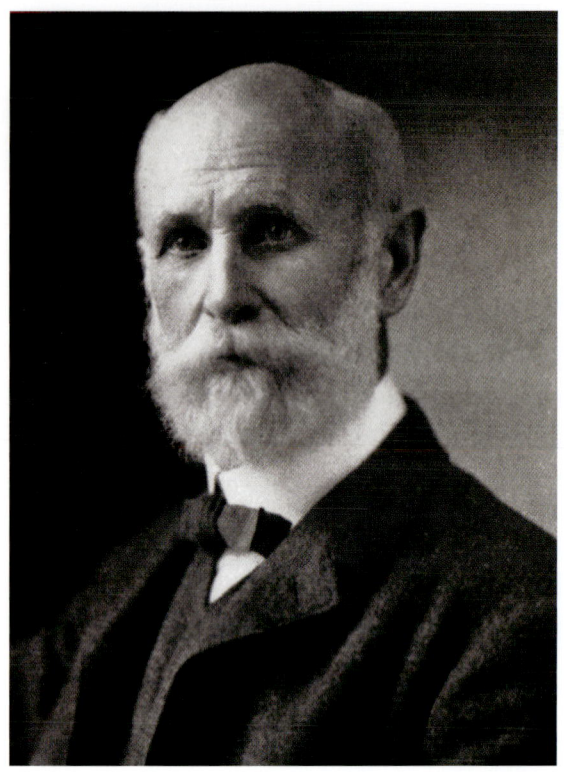

(Greene Vardiman Black(1836～1915)(文献1より許可を得て転載)

　G. V. Black は，近代保存修復学の体系を完成させ，「保存修復学の父」と称される．1836年，米国イリノイ州で8人兄妹の1人として生誕した彼は，兄や多くの友人の導きで医学への道を歩み，1878年にイリノイ州での最初の医科免許試験に合格した．しかし，以前より彼の歯科への興味と造詣は深く，1881年から1887年までイリノイ州歯科免許試験委員会の会長を務めることになる．また，1891年からシカゴ・ノースウエスタン大学で病理学および細菌学の教授として，1897年からは学部長として歯学教育に貢献するかたわら，1908年に2巻からなる大著『Operative Dentistry』(volume one：The pathology of the hard tissues of the teeth, volume two：The technical procedures in filling teeth)を発表した．彼は，う蝕の病理や歯の組織構造の研究に取り組み，それまで学問として体系化されていなかった歯科保存領域に，科学的な分析と理論を持ち込んだ[1,2]．そして，彼の功績は，コンポジットレジン修復全盛を迎えた現代でも色あせることはない．

参考文献

1. 田上順次，千田彰，奈良陽一郎，桃井保子・監修．保存修復学21．第4版．京都：永末書店，2011．

2. Ring ME. Dentistry：An illustrated history. New York：Abradale Press, Harry H. Abrams, Inc, 1992：274 - 278.

序

「科学(science)」と「術(art)」とは，歯科治療でよく用いられる言葉である．コンポジットレジン修復にはこの言葉がことのほかよく似合う．どんなすぐれた審美修復も乏しい材料学的知識の前には意味をもたないし，逆に，すぐれた知識をもち合わせていても，乏しい技術の前にはその真価を発揮できない．

筆者の1人・月星は，大学卒業後すぐに歯科材料学を大学院で専攻した．学生時代にはそれほど興味がなかった基礎分野を専攻したことに自分自身いささか驚いたが，当時走りの「接着」と「コンポジットレジン」に関する多くの研究を手伝うことができたことは，その後の歯科臨床を行ううえで大きな財産となった．いま思い起こせば，当時「コンポジットレジンなど絶対に臼歯部に詰めるものか！」と研究室で息巻いていた自分がいた．当時はまだ十分な材料学的物性をコンポジットレジンは備えていなかったためである．それが今日では，前歯・臼歯といわず，歯冠修復の第一選択がコンポジットレジンとなった．時代も自分も大きく変わったことを実感する．いや，変わったのは「接着」と「コンポジットレジン」のほうである．

この30年間の「接着」と「コンポジットレジン」の進歩(進化)は凄まじい．この進化を臨床に生かせるかどうかが，開業医の成功にも大きく影響する．小学校の歯科健診を30年近く続けているが，明らかにう蝕の発生頻度は低下してきている．それにもかかわらず，萌出間もない大臼歯へのⅠ級のインレー修復がなくならないことに戸惑いを覚える．同様に，抜髄された(無髄歯)というだけの理由で歯冠修復がクラウンになってしまったことに失望した患者が後を絶たないことにも戸惑う．このようなインレーやクラウンは，いずれその術者とともに淘汰されると想像しているが，その日はそう遠くはないかもしれない．

進化とは，古い材料や術式の淘汰でもある．したがって，本書に書かれた内容も数年もすると進化の通過点にしかならないかもしれない．それでも，考察されたコンポジットレジン修復の基本術式や物性(材料学的性質)の評価基準といったものは，時代を超えて有効であると信じている．

本書を読むことで，コンポジットレジン修復がより楽しくなり，ひいてはより多くの患者の喜びにつながることを期待したい．

2012年6月

月星光博，泉　英之

CONTENTS

献辞 ………………………………………………………………………… 2

序 …………………………………………………………………………… 3

CHAPTER 1　コンポジットレジンが可能にした機能と審美の回復 …… 7

　コンポジットレジン修復の適応症

CHAPTER 2　コンポジットレジンの物性 ……………………………… 23

　歯質と歯科修復材料の物性比較／CR修復の口腔内での耐久性(longevity)／CRの耐摩耗性／CRの生体親和性／コンポジットレジンの変遷／変遷①　マトリックスレジンの改良／変遷②　フィラーの改良／変遷③　ボンディングシステムの改善(接着性モノマーの開発)／変遷④　変色の改善／変遷⑤　不快症状の改善／CR-CRの接着(CRの盛りたし)

CHAPTER 3　う蝕象牙質への対応 ……………………………………… 59

　う蝕象牙質の除去／2回法での対応(ステップワイズエキスカベーション)／1回法での対応(1ステップエキスカベーション)／可逆性歯髄炎と非可逆性歯髄炎の診断／直接覆髄材の選択

CHAPTER 4　コンポジットレジン修復における窩洞の条件 ………… 77

　Blackの窩洞の分類／コンポジット充填窩洞の条件

CHAPTER 5　Ⅰ級窩洞のコンポジットレジン修復 …………………… 85

　小窩裂溝う蝕の修復の術式／露髄をともなうような大臼歯Ⅰ級窩洞CR充填の術式／無髄大臼歯のⅠ級窩洞のCR修復／

CHAPTER 6　Ⅱ級窩洞のコンポジットレジン修復 …………………… 95

　大臼歯Ⅱ級窩洞CR修復術式の流れ／隣接面マトリックスの選択基準／失活歯のCR修復／乳歯のCRによる歯冠修復／小臼歯隣接面う蝕のトンネル法によるCR修復

CONTENTS

CHAPTER 7　Ⅲ級窩洞のコンポジットレジン修復　121
Ⅲ級窩洞のCR修復（治療の流れ）

CHAPTER 8　Ⅳ級窩洞のコンポジットレジン修復　129
「CRシェル法」による形態回復とCR充填／シリコンコアを用いたCR修復

CHAPTER 9　Ⅴ級窩洞のコンポジットレジン修復　139
Ⅴ級窩洞の特徴／Ⅴ級窩洞のCR充填術式（治療の流れ）／Ⅲ級窩洞とⅤ級窩洞のコンビネーション型窩洞のCR充填法

CHAPTER 10　マルチレイヤーテクニック①　151
色彩学，シェードテイキング

歯のシェード／シェードテイキングに影響を及ぼす要素／シェードテイキングの方法／シェードテイキングの実際

CHAPTER 11　マルチレイヤーテクニック②　177
マルチレイヤーテクニックの実際

マルチレイヤーテクニックの実際／天然モデル歯を用いた基本的なレイヤリング（積層）の流れ／マルチレイヤーテクニックを用いた臨床例

CHAPTER 12　正中離開の是正と，歯冠の形態修整　195
CRによる正中離開の是正術式／CRによる歯冠（矮小歯など）の形態修復の術式

CHAPTER 13　外傷歯のコンポジットレジン修復　209
歯冠破折の治療の流れ（大きな露髄をともなっている生活歯の場合）／歯冠破折と亜脱臼が併発している場合／歯冠-歯根破折の治療方針

CHAPTER 14　無髄歯の歯冠の漂白　219
ウォーキングブリーチ

ウォーキングブリーチ／ウォーキングブリーチの術式／漂白効果が十分得られない症例への対応

CONTENTS

CHAPTER 15 金属とレジンとの新しい接着強化システム
「コジェット」の臨床応用 ……………………………… **229**

メタルやポーセレンにレジンを接着させるには／従来のメタルとレジンの接着法／新しいシステム「コジェット」の特徴／新しいシステムを利用した修復術式／その他の適応症

EPILOGUE おわりに ……………………………… **237**

APPENDIX 索引 ……………………………… **239**

クインテッセンス出版の書籍・雑誌は，歯学書専用通販サイト『**歯学書.COM**』にてご購入いただけます．

PCからのアクセスは…
[歯学書] [検索]

携帯電話からのアクセスは…
QRコードからモバイルサイトへ

CHAPTER 1
コンポジットレジンが可能にした機能と審美の回復

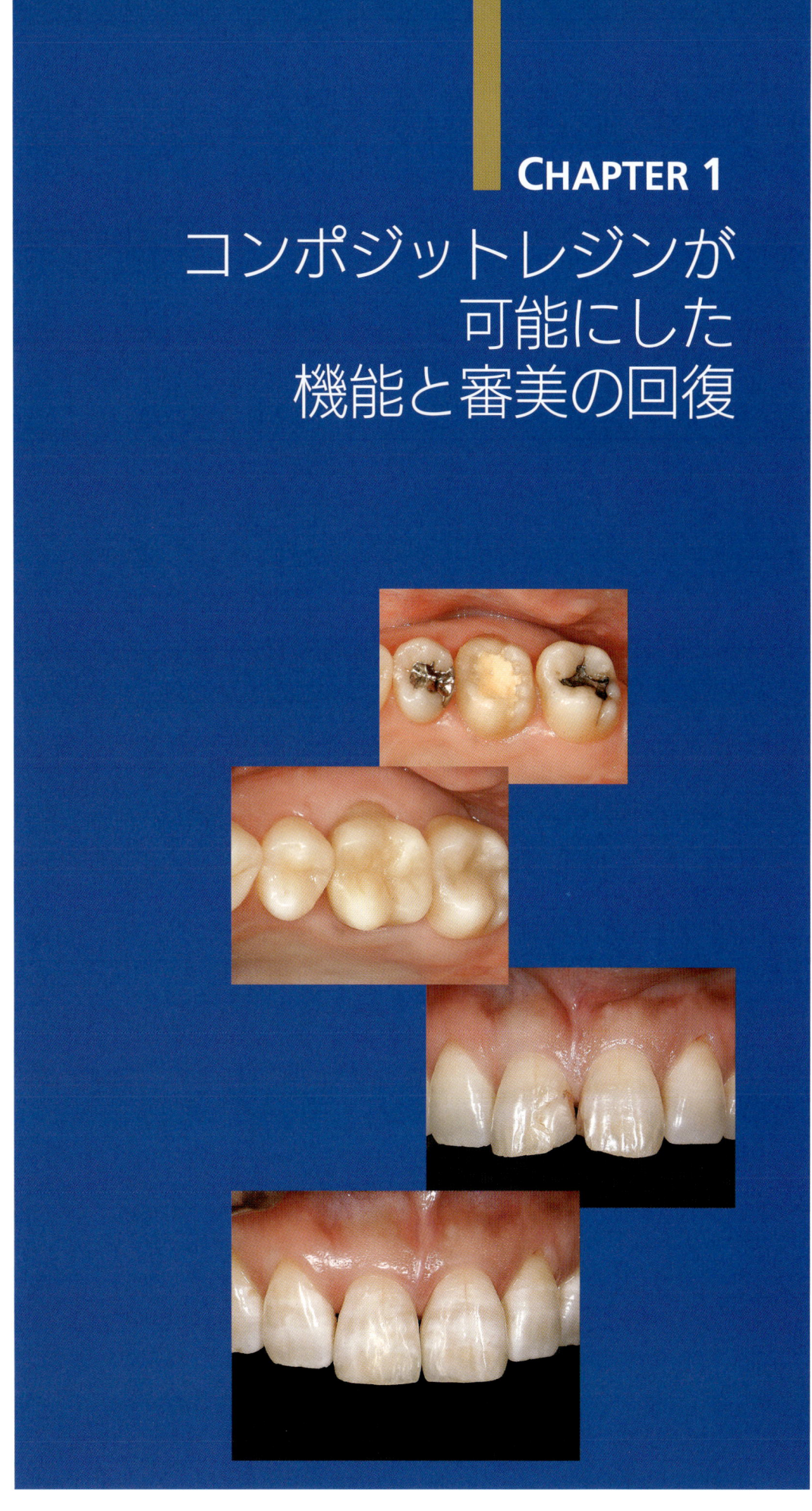

はじめに

ミニマルインターベンション(minimal intervention：以下，MI)という理念とその必要性あるいは重要性は，歯科治療のあらゆる分野に見出されるが，MIの大きな役割がコンポジットレジン(以下，CR)による歯冠修復に託されている[1〜7]．すなわち，CRを駆使することにより，可及的に歯質を保存して機能と審美性を回復することが可能になったといえる．

このCHAPTERでは，まず，CR修復によってどのような症例で，どの程度審美と機能の回復が可能になるかについて筆者の考えを提示し，同時に，この本のなかでカバーされている治療項目の目録としたい．

コンポジットレジン修復の適応症

理想的な歯冠修復とはどのようなものであろうか？後のCHAPTER 2で考察を行うが，エナメル質とまったく同等の審美・機能を併せもつ歯科修復材料は存在しない．機能だけを追求すれば，白金加金がエナメル質と同等の咬耗性をもち，歯列の自然な変化(挺出や移動)に協調する．しかし，金属による修復は審美的には臼歯部でも患者の満足は得られにくいし，まして前歯部では論外である．一方，ポーセレンは素晴らしい審美を提供するが，破折や対合歯の咬耗の助長などの問題が少なくなく，もっとも理想的な修復とはいいきれない．

金属にしてもポーセレンにしてもこれらの歯冠修復法の共通の問題として，不必要な歯質の除去を余儀なくされる点があげられる．また，治療回数やコストを考えた場合にも，これらがいつも第一選択になるとは考えにくい．歯冠修復が，患者の一生を通じてやり変えの必要がないという保障がないことや，MIの概念が術者や患者に浸透しつつある現在，多くの症例でCRが中長期的な治療方針として第一選択になりやすい．

以下に，筆者が日常臨床で行ってきたCRによる歯冠修復例を大別分類して提示する．

前歯のう蝕処置

CRの古典的でもっとも多い適応症を前歯のう蝕治療に求めることができる(Fig 1〜4)．もし，患者が，歯が萌出してから生涯を通して歯科医院に定期健診を受けていれば，う蝕が原因で前歯に補綴処置が必要になることはきわめて稀な出来事になるはずである．

前歯のう蝕処置

CR の再修復

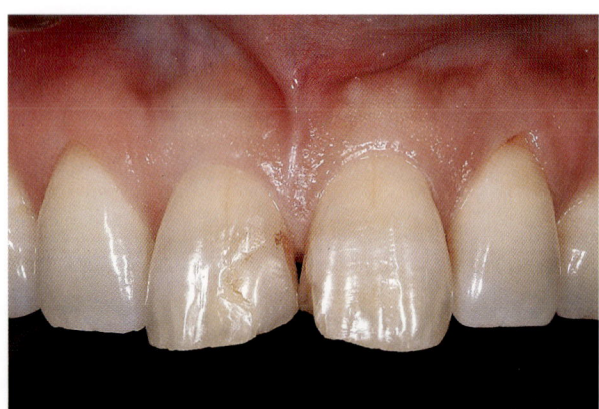

Fig 1a　術前．53歳，女性．患者は，かなり以前に行われたコンポジットレジン(以下，CR)修復による隣接面う蝕処置のやり変えを希望．

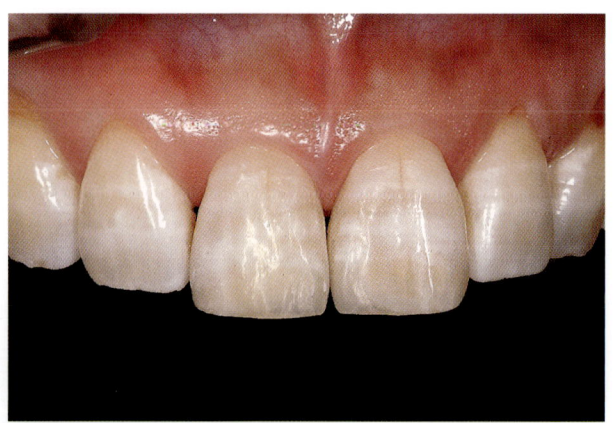

Fig 1b　術後．CRのマルチレイヤーテクニックを用いて再修復を行った(詳細はCHAPTER 11 Fig 9参照)．CRは，機械的強度，接着法，審美性(充填法)のどれをとっても，ここ数年格段の進歩がある．

CHAPTER 1 コンポジットレジンが可能にした機能と審美の回復

前歯唇面う蝕の修復

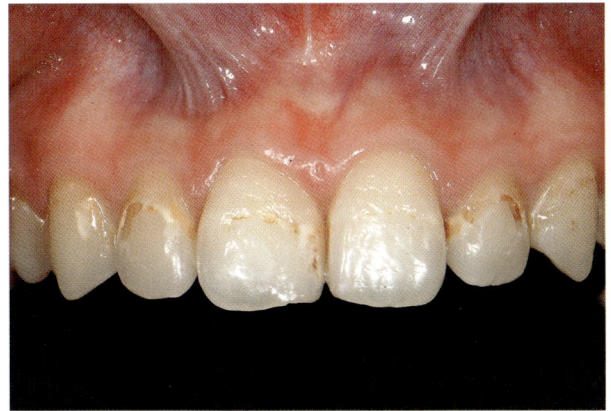
Fig 2a 術前．18歳，女子．上顎前歯に唇面う蝕が多発している．

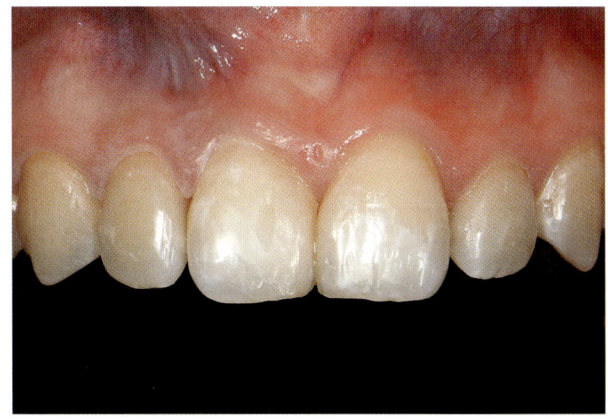
Fig 2b 術後．CR修復後．

二次う蝕の修復

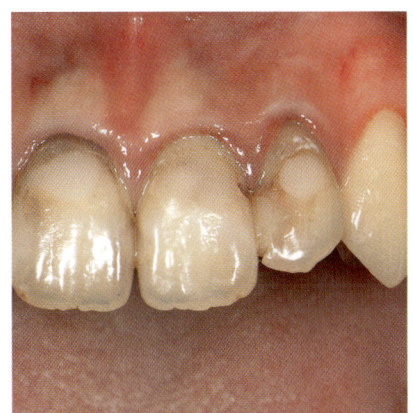
Fig 3a 術前．26歳，男性．無髄前歯に二次う蝕が進行している．

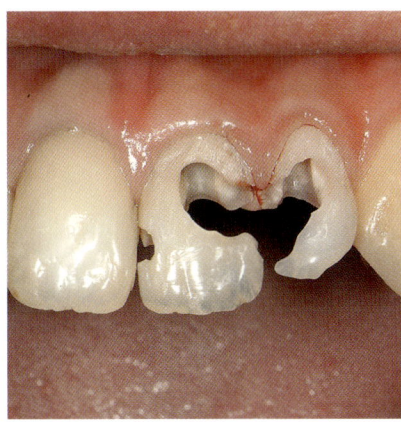
Fig 3b 術中(1 2)．漂白を行った後に，古いCRとう蝕歯質を除去した後．

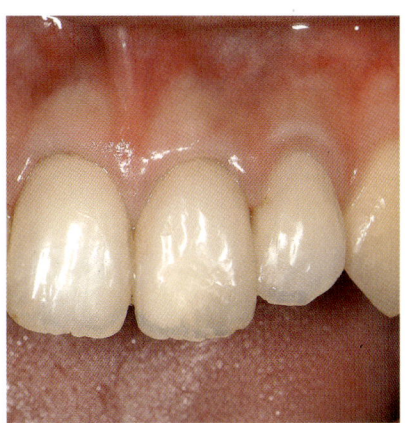
Fig 3c 術後．わずかでも健全歯質を保存することで，CRによる機能と審美の回復がやりやすくなる（CHAPTER 8 Fig 3参照）．

進行した前歯う蝕の修復

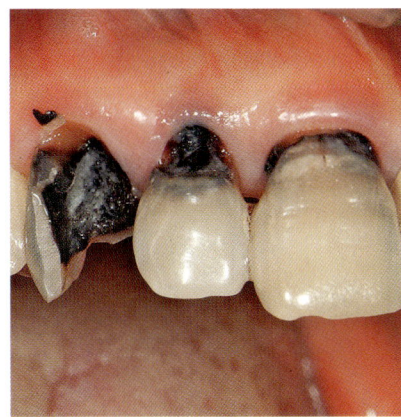
Fig 4a 術前．62歳，女性．3|のう蝕治療を希望して来院．

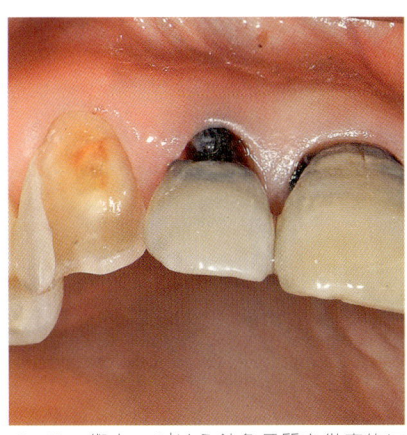
Fig 4b 術中．3|はう蝕象牙質を徹底的に除去したが，露髄はみられなかった．3|：EPT（＋）．

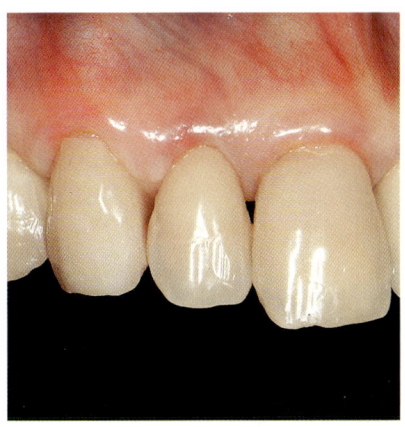
Fig 4c 術後．3|は初診時にCR修復を終了し，2 1|も後日CR修復を行った（CHAPTER 11 Fig 11参照）．

009

変色歯の修復

失活歯の歯冠の変色の頻度は低くはないが，ウォーキングブリーチを活用すればほとんどの歯を漂白できる（Fig 5〜8）．CR 修復を併用することで，簡便に審美性を回復できる．

変色歯の修復

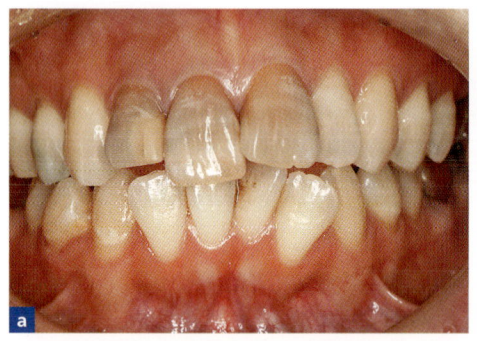
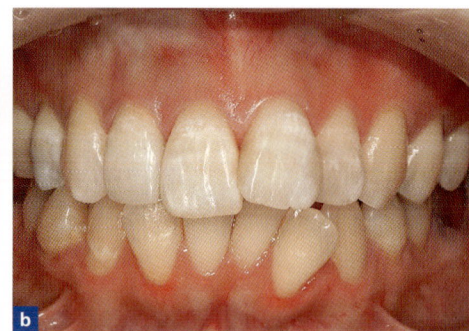

無髄歯の漂白と CR 修復①

Fig 5a 術前．26 歳，女性．2 1|1 の歯冠の変色が著しい．
Fig 5b 術後（漂白法は **CHAPTER 14 Fig 6** 参照）．

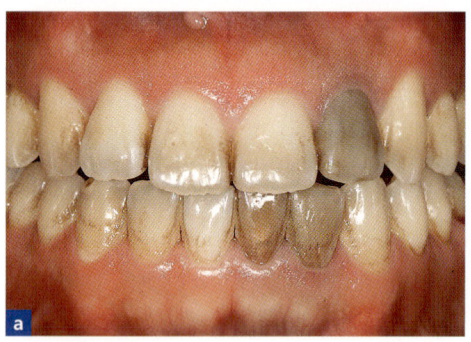
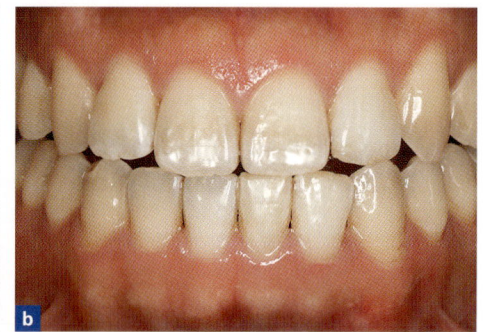

無髄歯の漂白と CR 修復②

Fig 6a 術前．36 歳，男性．|2，|1 2 の歯冠の変色が著しい．
Fig 6b 術後（**CHAPTER 14 Fig 3** 参照）．

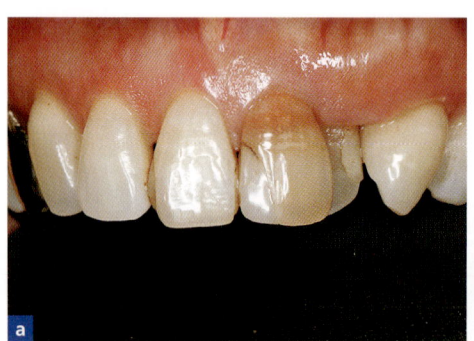
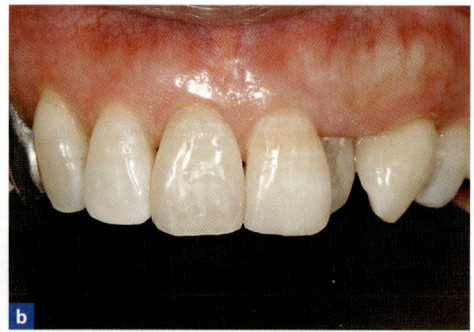

無髄歯の漂白と CR 修復③

Fig 7a 術前．63 歳，女性．|1 の変色と二次う蝕の改善，および 1| の形態修整を希望．
Fig 7b 術後（**CHAPTER 14 Fig 4** 参照）．

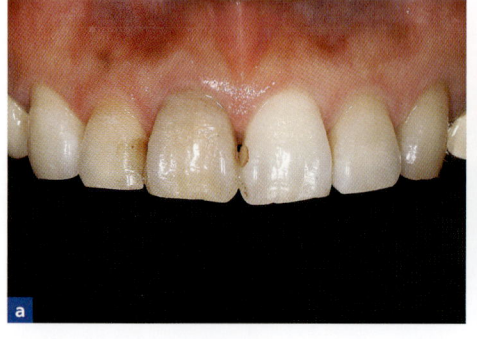
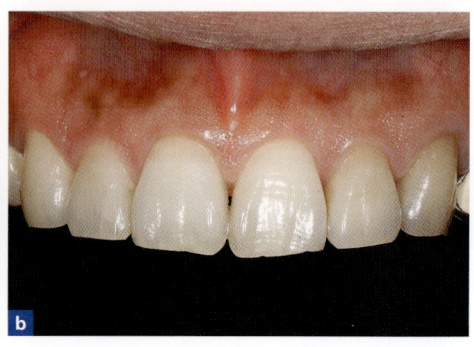

無髄歯の漂白と CR 修復④

Fig 8a 術前．33 歳，男性．上顎前歯部の変色と CR のやり変え希望．
Fig 8b 術後．

矯正後の前歯形態修整

　矯正治療で歯の便宜抜去が必要な場合，健全歯をできるだけ温存する観点から無髄の修復歯の抜歯を優先することが多い．このとき，矯正治療後に本来の位置と違ったところに前歯が移動するために歯冠の形態修整が必要になるが，時間と料金を考えたときにCRが第一選択になる(Fig 9)．矯正患者では，上顎側切歯が矮小歯の形態をしていることが多くみられる．この問題の解決にもCRが役立つ(Fig 10)．その他，移植やMTM(minimal tooth movement：小矯正)を行った歯の形態修整などにも役立つ(Fig 11, 12)．

正中離開の是正

　正中離開はMTMによって簡単に是正できるが，その後に両隣在歯の歯冠修復が必要になる．また，矯正後にも後戻りが頻繁にみられる．これらの理由から，筆者は正中離開の是正希望のほとんどすべてをCR修復のみで行っている(Fig 13〜16)．

外傷歯の治療

　外傷歯は若年者に多いことから，できるだけ抜髄処置や補綴処置を避けたい．CRなしでは外傷歯の治療は不可能といってよい(Fig 17〜20)．

歯冠形成不全歯の修復

　何らかの理由で永久歯の歯冠に形成不全がみられることがある．このような歯では，石灰化が不十分で容易に咬耗やう蝕が進行する．したがって，萌出後，唾液である程度石灰化が起こった時点で，CRで歯冠修復(表面の保護と形態修整)を行うことが，患者の福音となる(Fig 21, 22)．

前装冠の修理

　新しい接着技術を用いて，金属やポーセレンにCRを接着できるようになった．これにより，前装冠の修復を容易に行えるようになった(Fig 23, 24)．

補綴治療の回避

　補綴物のマージン不適合のために，二次う蝕や審美的な問題が生じ，そのためにやり変えが余儀なくされることは少なくない．したがって，できれば，最初から補綴的処置は回避したいし，補綴処置はできるだけ先送りしたい．今まで補綴の適応症と思われた大きな歯冠修復がCRでも可能になったように思われる(Fig 25〜28)．CRの利点として，再修復が容易な点があげられる．

矯正後の前歯形態修整

矯正後のCRによる歯冠形態修整①

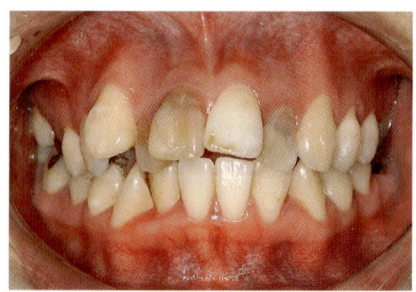

Fig 9a 術前．23歳，女性．上顎は失活している 2|2 を便宜抜去して叢生を回避する治療方針をたてた．

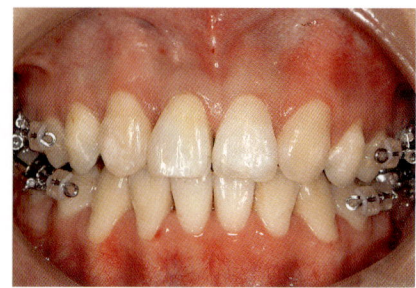

Fig 9b 矯正治療終了後．2|2 の位置に 3|3 が移動している．1| はすでに漂白と CR 修復が終了している．

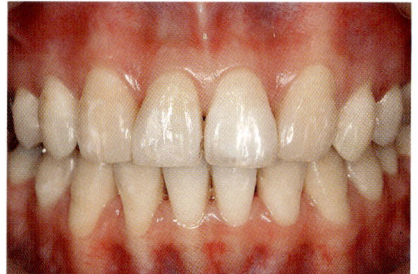

Fig 9c 術後．3|3 を CR で形態修整し，2|2 の形態に近づけた（**CHAPTER 12 Fig 12** 参照）．

矯正後のCRによる歯冠形態修整②

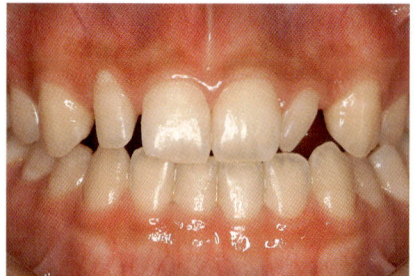

Fig 10a 術前．19歳，女性．

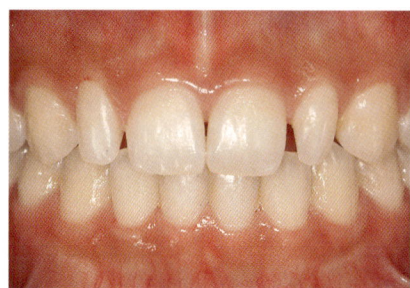

Fig 10b 矯正治療後．

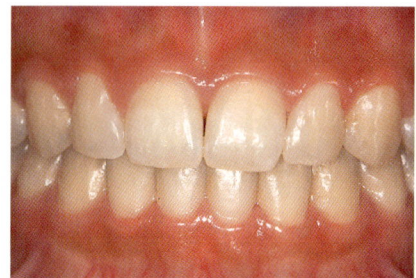

Fig 10c 術後．矮小歯の 2|2 を CR で形態修整した（**CHAPTER 12 Fig 10** 参照）．

移植と矯正とCRによる形態修整

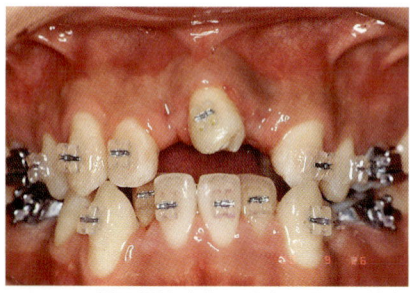

Fig 11a 矯正開始直後．18歳，男子．外傷により 1|1 2 が喪失している．便宜抜去された |4 が |1 部へ移植されている．

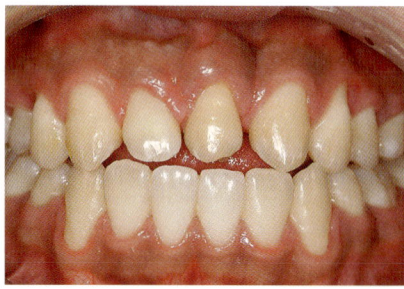

Fig 11b 矯正後．

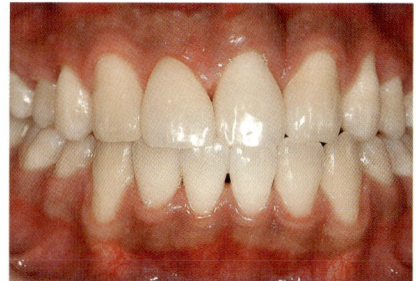

Fig 11c 術後．3 2|3 と移植歯（|1 部）を CR で形態修整し，2 1|1 2 の形態に近づけた（**CHAPTER 12 Fig 11** 参照）．

小矯正（MTM）とCRによる形態修整

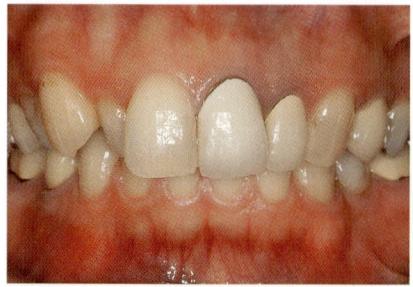

Fig 12a 術前．38歳，女性．口蓋側転位した 2| と |1 2 の補綴のやり変えを希望．

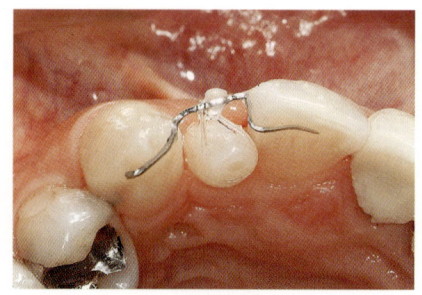

Fig 12b 術中．小矯正装置．

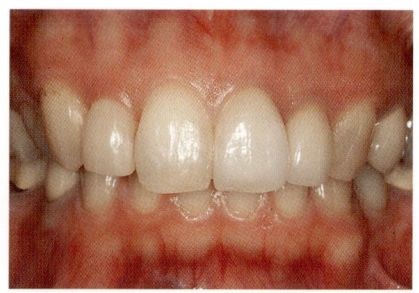

Fig 12c 術後．2| は矯正後に CR で形態修整を行った．

正中離開の是正

CRによる正中離開の是正①

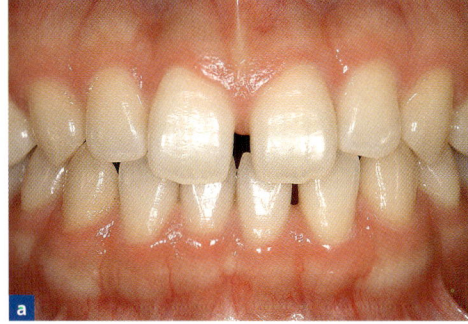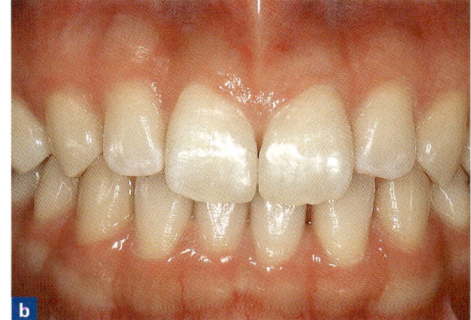

Fig 13a 術前．25歳，女性．
Fig 13b 術後（CHAPTER 12 Fig 1参照）．

CRによる正中離開の是正②

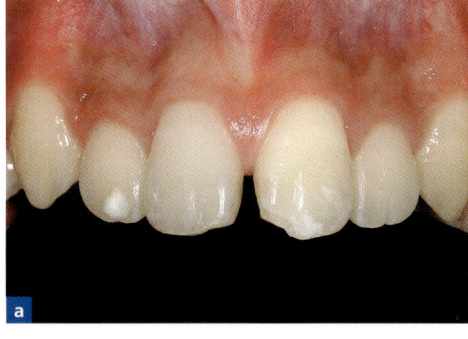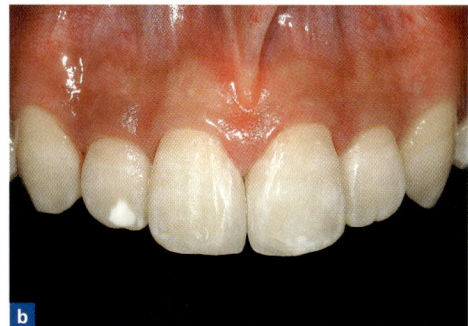

Fig 14a 術前．12歳，男子．
Fig 14b 術後（CHAPTER 12 Fig 2参照）．

CRによる正中離開の是正③

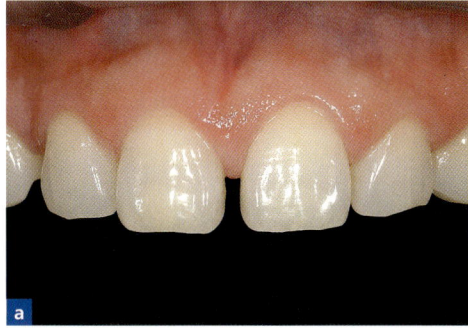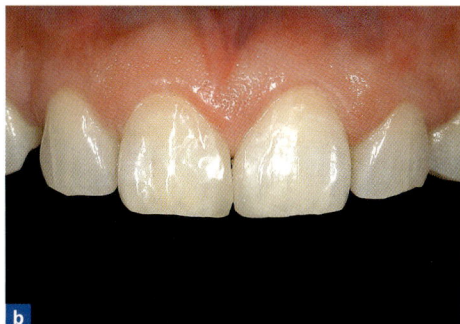

Fig 15a 術前．55歳，女性．
Fig 15b 術後（CHAPTER 12 Fig 4参照）．

CRによる正中離開の是正④

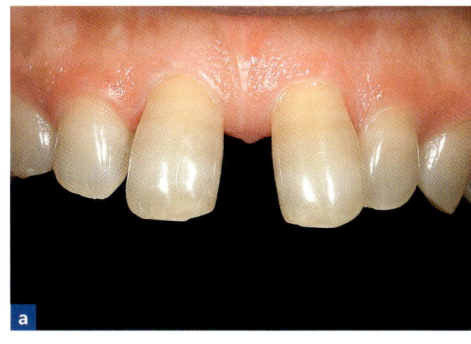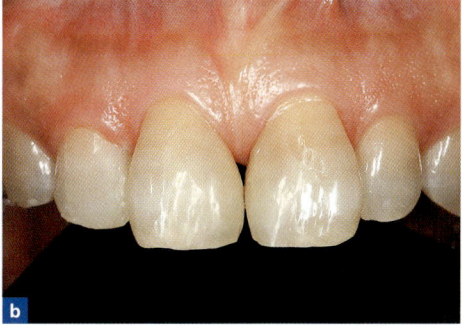

Fig 16a 術前．41歳，男性．
Fig 16b 術後（CHAPTER 12 Fig 8参照）．

外傷歯の治療

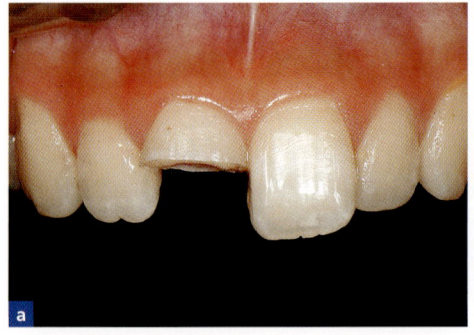 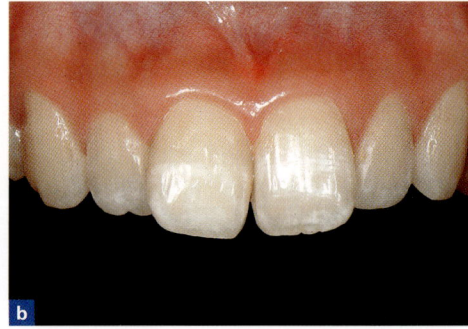

外傷歯の歯冠修復（歯冠破折）①

Fig 17a 術前．15歳，女子．外傷による歯冠破折．有髄歯で破折片がある．
Fig 17b 術後1年．浅い断髄後に，CRで破折片の再接着を行った（**CHAPTER 13 Fig 1**参照）．

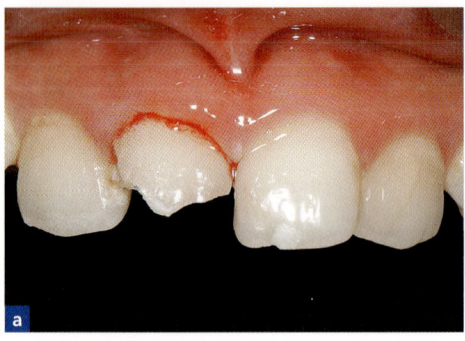 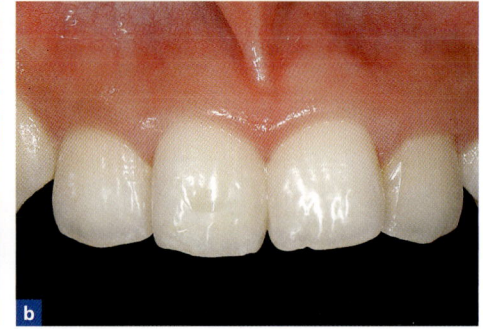

外傷歯の歯冠修復（歯冠破折）②

Fig 18a 術前．13歳，女子．外傷による歯冠破折．失活歯（亜脱臼併発）で破折片の一部がある．
Fig 18b 術後1年．CRで破折片の再接着を行った後に，根管処置を行っている（**CHAPTER 13 Fig 2**参照）．

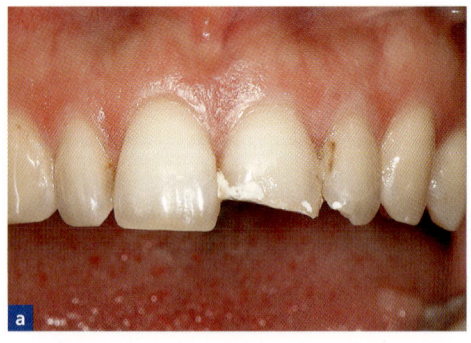 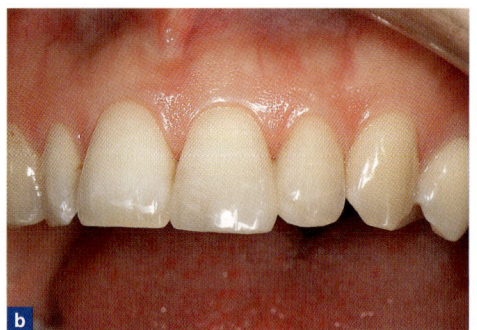

外傷歯の歯冠修復（歯冠破折）③

Fig 19a 術前．37歳，女性．外傷による歯冠破折．有髄歯で破折片がない．
Fig 19b 術後．CRで歯冠修復を行った（**CHAPTER 8 Fig 5**参照）．

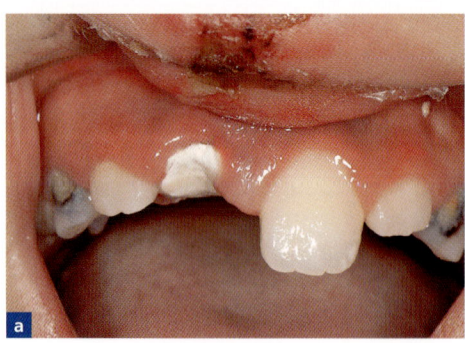 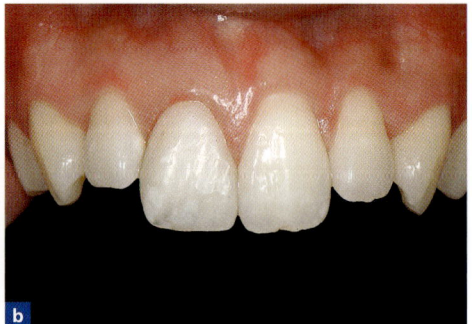

外傷歯の歯冠修復（歯冠‐歯根破折）④

Fig 20a 術前．8歳，男子．外傷による歯冠‐歯根破折．他院からの紹介患者であった．
Fig 20b 術後6年．外科的挺出後に，CRで歯冠を築盛した（**CHAPTER 11 Fig 5**参照）．

歯冠形成不全歯の修復

歯冠形成不全の修復①

Fig 21a 術前．7歳，男子．
`2 1`に歯冠の形成不全がみられる．生後8か月時の外傷(脱落)が原因と考えられる．
Fig 21b 術後．`1`をCRで歯冠修復を行った(修復法は**CHAPTER 8**参照)．

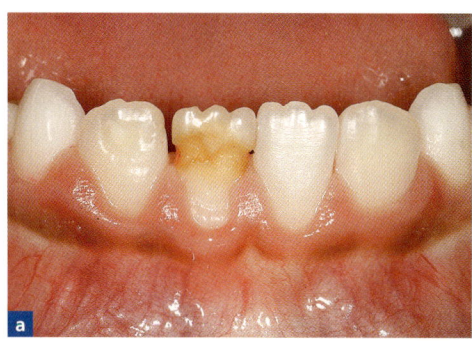
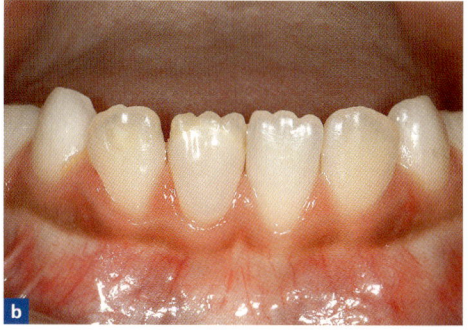

歯冠形成不全の修復②

Fig 22a 術前．7歳，男子．萌出間もない`6`に形成不全がみられる．歯冠形成時の栄養障害が想像される．
Fig 22b 術後．冷水痛を改善するために，CRで歯冠を被覆，形態回復を行った(修復法は**CHAPTER 6**参照)．

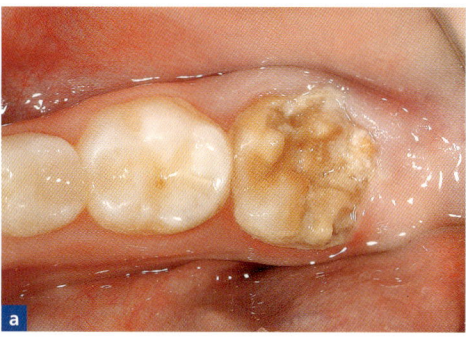
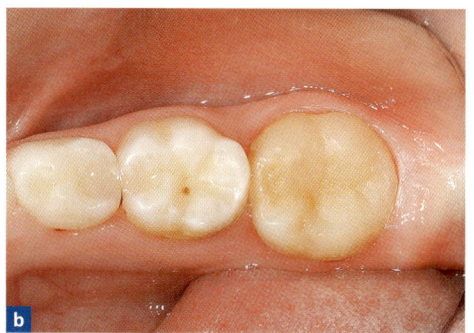

前装冠の修理

ポーセレン破折の修復①

Fig 23a 術前．63歳，女性．メタルセラミックブリッジの一部が破折．
Fig 23b 術後．接着強化システム「コジェットサンド」(スリーエムヘルスケア)を用いてポーセレン破折部をCRで修復した(**CHAPTER 15**参照)．

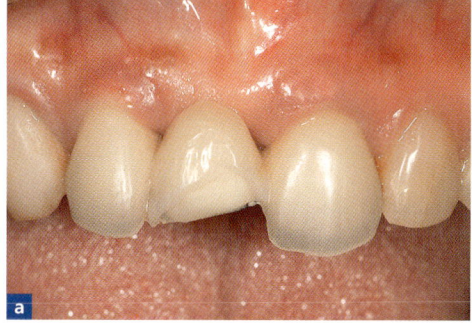
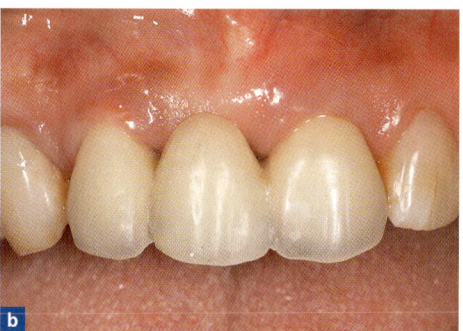

ポーセレン破折の修復②

Fig 24a 術前．39歳，女性．メタルセラミックブリッジの一部が破折．
Fig 24b 術後．接着強化システム「コジェットサンド」を用いてポーセレン破折部をCRで修復した(**CHAPTER 15 Fig 7**参照)．

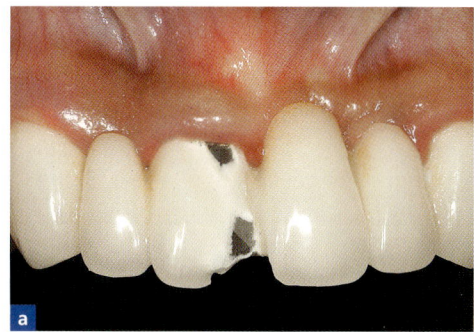
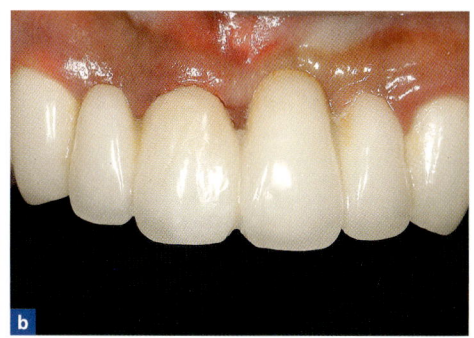

補綴治療の回避

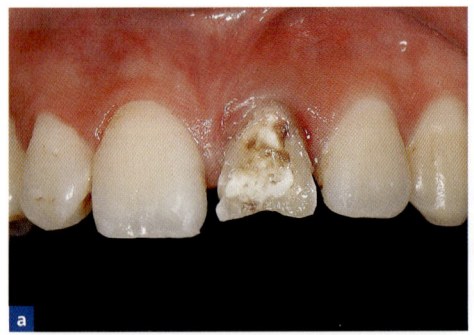
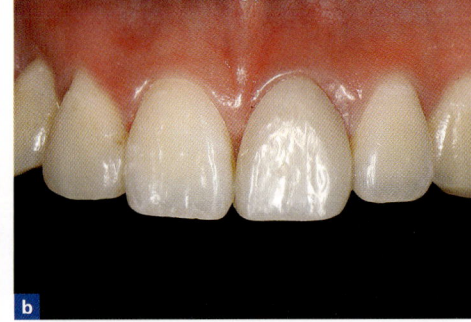

外科的挺出歯のCRによる歯冠構築①

Fig 25a 修復前．20歳，男性．⌊1の外科的挺出後3週間．この日に，CRで歯冠を構築した．
Fig 25b 修復1年後（築盛法はCHAPTER 11参照）．

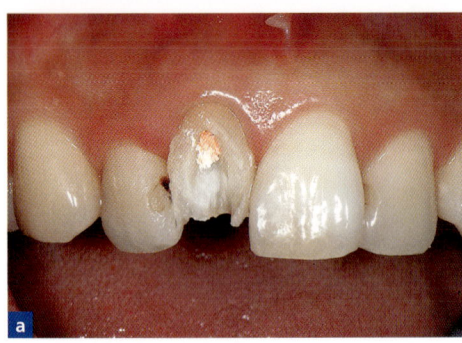
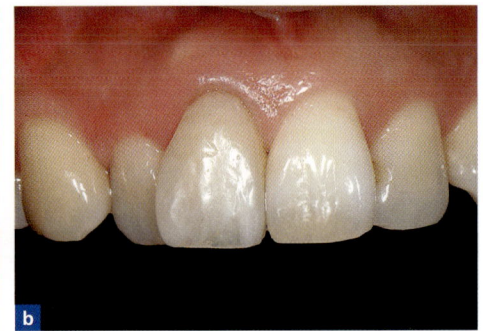

外科的挺出歯のCRによる歯冠構築②

Fig 26a 修復前．35歳，女性．⌊1の外科的挺出後2か月．この日に，CRで歯冠を構築した．
Fig 26b 修復1年後．

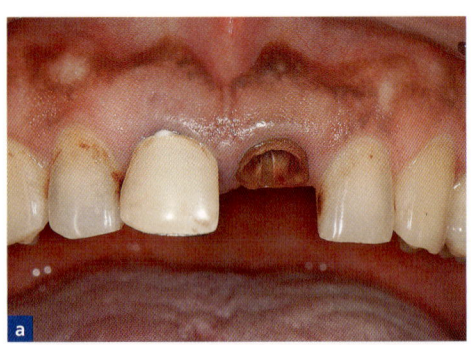
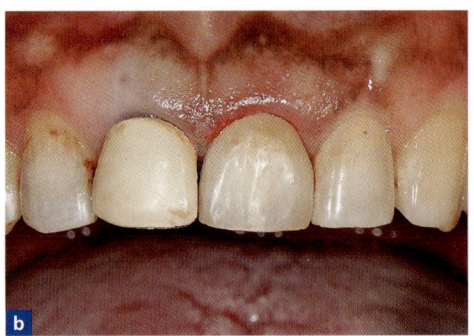

CRによる歯冠構築①

Fig 27a 修復前．64歳，男性．⌊1の補綴物がポストコアごと脱離して急患で来院．同日に，CRで歯冠を構築した．
Fig 27b 修復後（**CHAPTER 11 Fig 12**参照）．

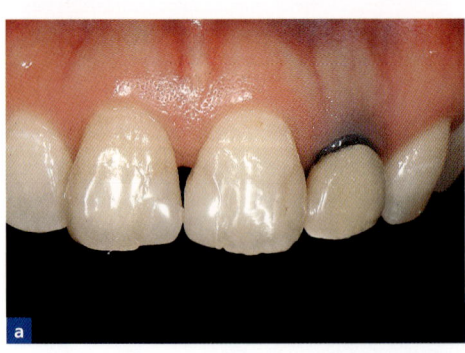
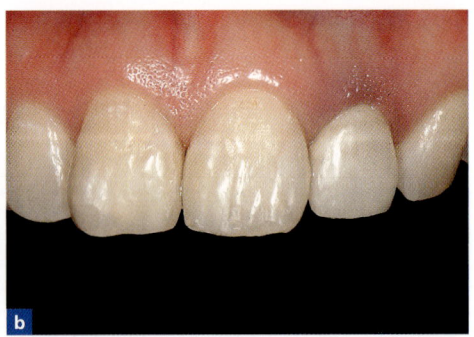

CRによる歯冠構築②

Fig 28a 術前．34歳，女性．⌊2歯頸部の変色の改善を希望．同時に，1⌊1の再修復も希望．
Fig 28b 術後．⌊2はクラウンと金属ポストコアを除去した後に，CRで歯冠構築を行った．1⌊1は，古いCRを除去し，ブラックトライアングルが残らないように配慮しながら，⌊2と同日に歯冠修復を行った．

臼歯う蝕の修復

　CRの機械的強度(材質)は，完全に十分とはいえないまでも飛躍的に高まったといえる．これにより，臼歯の歯冠修復法が大きく変わった(**Fig 29, 30**)．とくに小臼歯では，前歯に準じた審美が要求されることから，有髄・無髄にかかわらずCRが修復の第一選択になりつつある(**Fig 31〜33**)．同様に，乳臼歯の治療も，有髄・無髄に関係なくCRによる修復が必要十分条件を満たしている(**Fig 34**)．また，トンネル法に代表されるように，CRと接着法の発展は，修復方法や歯質の保存に大きく貢献することになった(**Fig 35, 36**)．

移植歯の歯冠修復

　筆者は，長年自家歯牙移植に興味をもって取り組んできたが，天然歯がもつ美しさ，形態を可及的に温存した歯冠修復がCRにより可能になったことにより，移植の利点が飛躍的に高まったと考えている(**Fig 37, 38**)．

その他

　インプラント治療において，高い審美性が要求される上顎前歯部では，鼓形空隙にブラックトライアングルが生じないようにすることが大切である．歯冠形態，骨形態，歯肉の厚みなどで理想的な歯間乳頭を維持・回復できない場合，隣在歯をCR修復することで，簡単にブラックトライアングルを回避できる(**Fig 39**)．

臼歯う蝕の修復

大臼歯のCR修復(Ⅰ級窩洞)

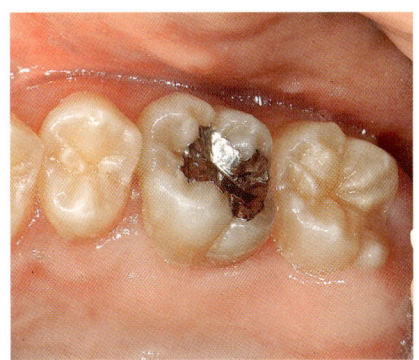 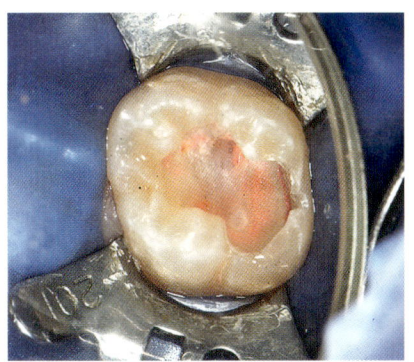 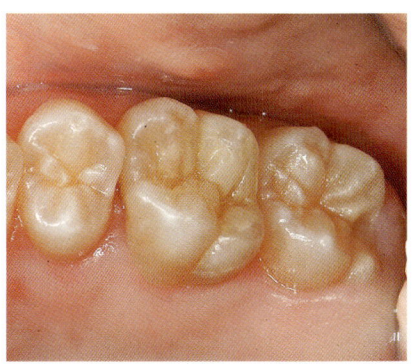

Fig 29a 術前．13歳，女子．エックス線写真でインレー直下にう蝕の進行が認められた．

Fig 29b 術中．う蝕象牙質を除去したところ，わずかな露髄がみられた．

Fig 29c 術後．覆髄，裏層を行い，CRで歯冠修復を行った(**CHAPTER 3 Fig 5**参照)．

大臼歯のCR修復(Ⅱ級窩洞)

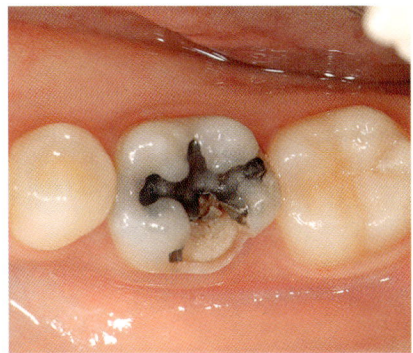 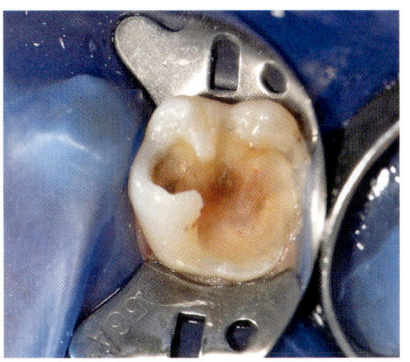 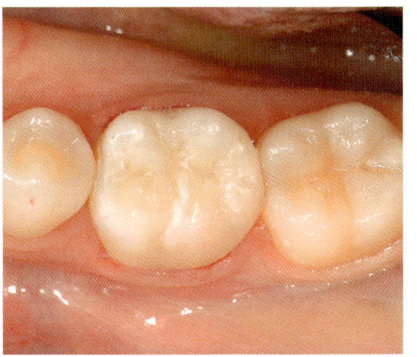

Fig 30a 術前．24歳，女性．アマルガムの辺縁から二次う蝕が進行している．

Fig 30b 術中．う蝕象牙質を除去したところ，わずかな露髄がみられた．

Fig 30c 術後．覆髄，裏層を行い，CRで歯冠修復を行った(**CHAPTER 6 Fig 4**参照)．

コンポジットレジンと審美修復

小臼歯(生活歯)のCR修復(Ⅱ級窩洞)

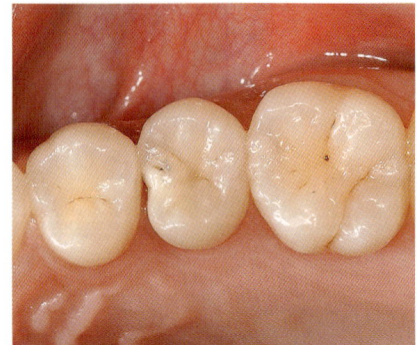
Fig 31a 術前．22歳，女性．⌊5の近心にう蝕が進行している．

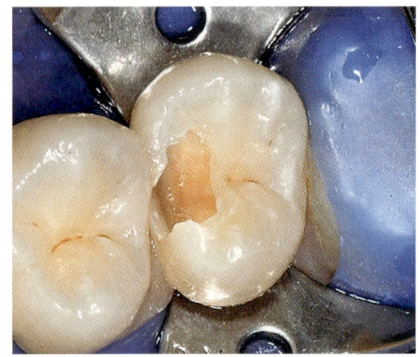
Fig 31b 術中．可及的にエナメル質を残した．

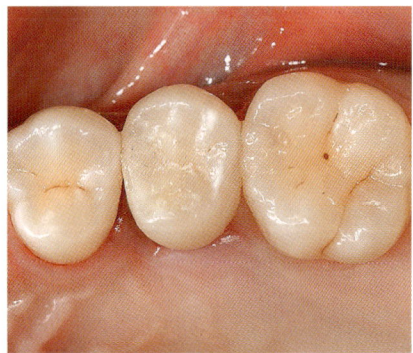
Fig 31c 術後．10年前までは，インレーの適応症だったかもしれないが，現在では，多くの患者はこの部位の金属での修復を望まない(**CHAPTER 6 Fig 7**参照)．

小臼歯(失活歯)のCR修復(Ⅱ級窩洞)①

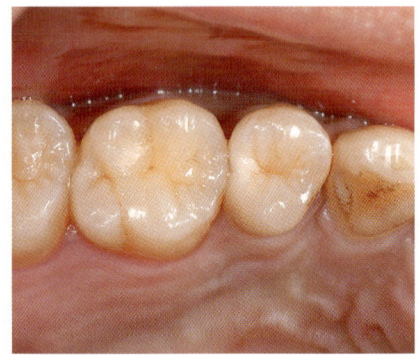
Fig 32a 術前．27歳，男性．⌊5の遠心にう蝕が進行し，歯髄炎が生じている．

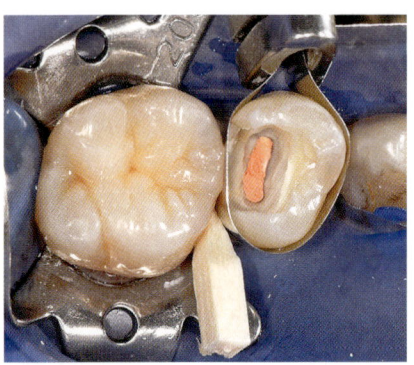
Fig 32b 術中．根管処置後にマトリックスを用いてCR充填を行う直前．

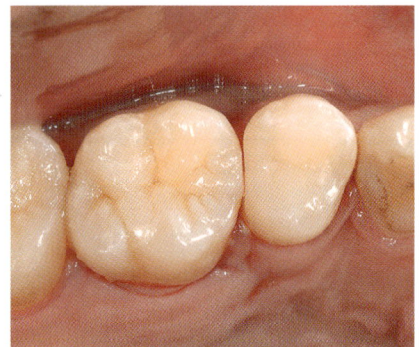
Fig 32c 術後．無髄歯だからという理由で，補綴処置の適応症とはなりえない．

小臼歯(失活歯)のCR修復(Ⅱ級窩洞)②

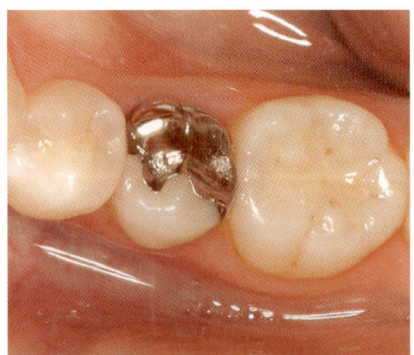
Fig 33a 術前．21歳，女性．⌈5に二次う蝕が進行し，歯髄炎が生じている．

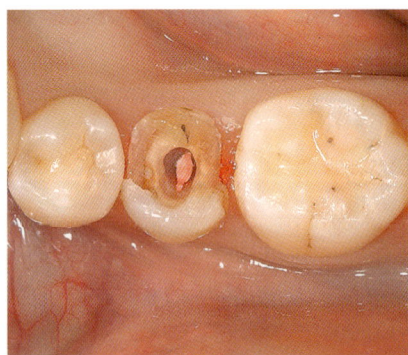
Fig 33b 術中．根管処置後，CR充填を行う直前．

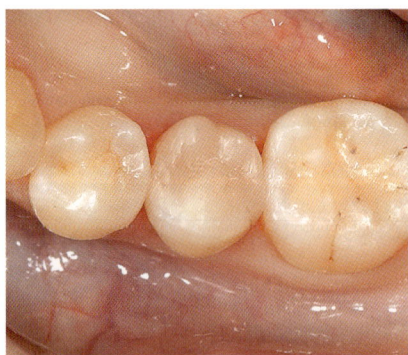
Fig 33c 術後．補綴処置を回避することで健全歯質をより多く保存できる(**CHAPTER 6 Fig 14**参照)．

CHAPTER 1　コンポジットレジンが可能にした機能と審美の回復

乳臼歯の歯冠修復

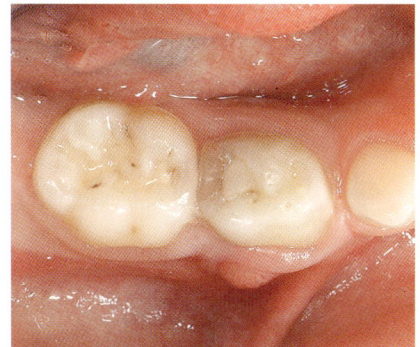
Fig 34a　術前．5歳，男児．D|の歯髄炎症状で来院．E|にも隣接面う蝕が進行している．

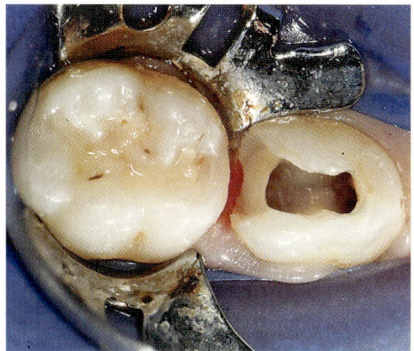
Fig 34b　術中．D|の麻酔抜髄即日根管充填直前．その後，E D|をCRで修復処置を行った．

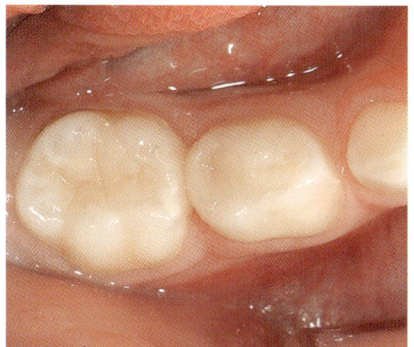
Fig 34c　術後2か月．D|頬側のアブセスも完全に消退している（CHAPTER 6 Fig 15参照）．

トンネル法によるCR充填①

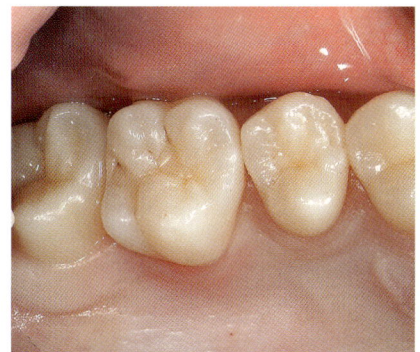
Fig 35a　術前．14歳，女子．|6の近心隣接面と咬合面にう蝕が存在する．

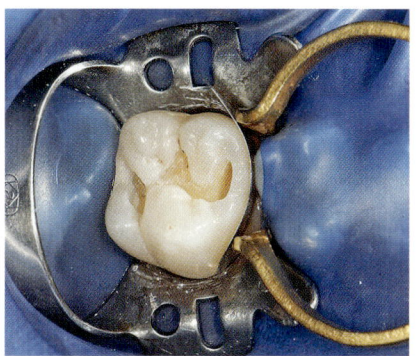
Fig 35b　術中．近心の辺縁隆線を保存したまま窩洞形成を行った（トンネル法）．

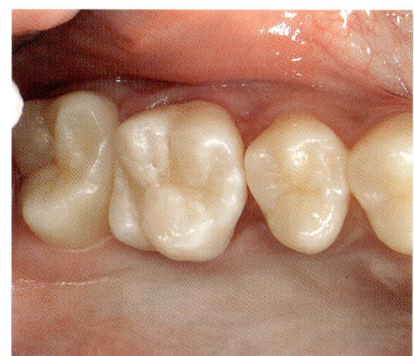
Fig 35c　術後（CHAPTER 6 Fig 18参照）．

トンネル法によるCR充填②

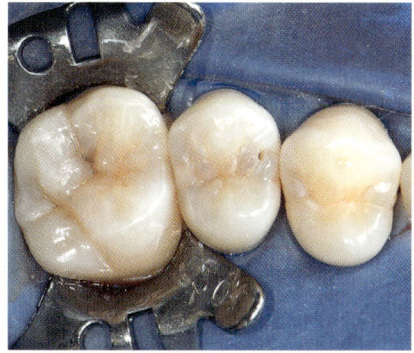
Fig 36a　術前．29歳，女性．|6の咬合面，|5 4の隣接面にう蝕が存在する．

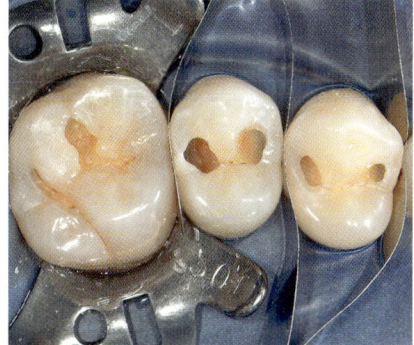
Fig 36b　術中．近遠心の辺縁隆線を保存したまま窩洞形成を行った（トンネル法）．

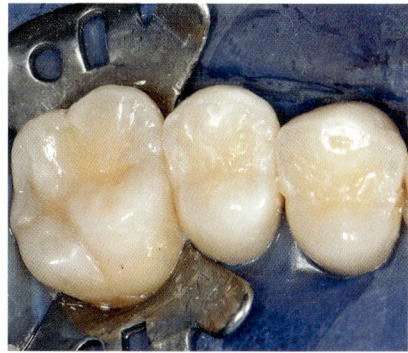
Fig 36c　術後．辺縁隆線を保存することで，より簡便により審美的にⅡ級窩洞の修復が可能になる（CHAPTER 6 Fig 17参照）．

移植歯の歯冠修復

前歯部移植歯のCRによる形態修整

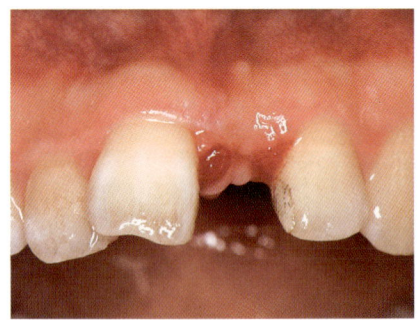
Fig 37a 術前．21歳，男性．外傷（脱落）により，約10年⏌1は喪失したままである．

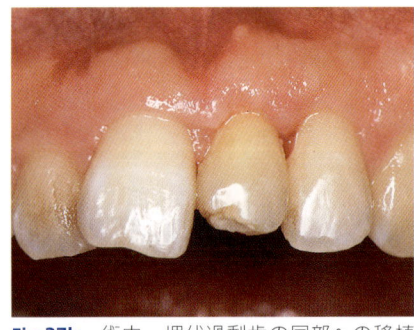
Fig 37b 術中．埋伏過剰歯の同部への移植を行って3か月後．歯冠の漂白直前．

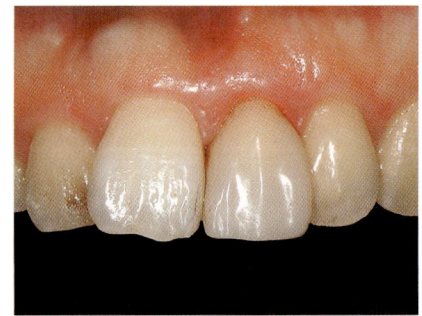
Fig 37c 術後10年．移植歯は漂白と選択削合を行った後にCRで形態修正を行った（歯冠形態修整の築盛法は **CHAPTER 12** を参照）．

臼歯部移植歯のCRによる形態修正

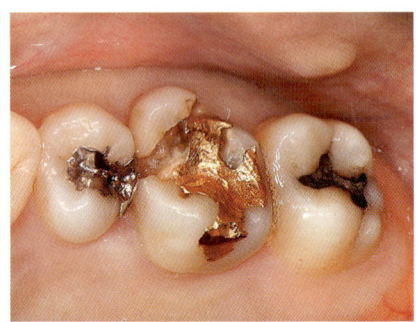
Fig 38a 術前．46歳，女性．⏌6の歯冠-歯根破折で来院．破折線は骨縁下深くにまで達していた．

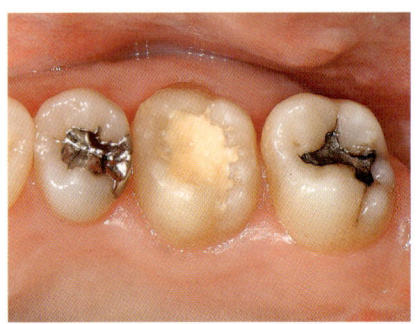
Fig 38b 術中．埋伏智歯を⏌6の抜歯窩へ移植を行って3か月後．

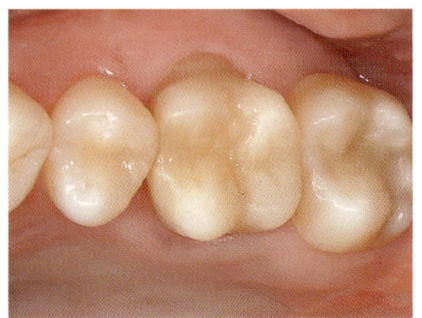
Fig 38c 術後．移植歯の形態修整と両隣在歯の修復やり変えをCRで行った（Ⅱ級窩洞の築盛法は **CHAPTER 6** を参照）．

また，有髄歯で変色した歯冠の色修正を患者が希望した場合，MIのコンセプトからは少し外れるが，CRの直接法によるベニア修復が，時間と料金の観点から，患者の福音となることがある（**Fig 40**）．

おわりに

筆者の日常臨床を振り返りながら，CRの適応症をまとめてみた．いうまでもなく，毎日のCR修復でこれまでよりさらに費やされる時間は膨大である．しかしこれにより，治療回数ひいては治療時間，治療費，歯質削除量などを削減できたメリットのほうが遥かに大きい．補綴処置はいつでもできるが，削除した歯質は2度と戻らないのである．

そのほか

インプラント治療の補助

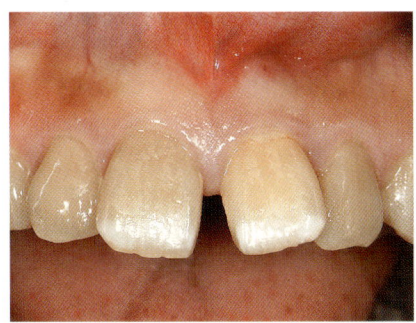

Fig 39a 術前．25歳，男性．1̱に炎症性吸収が進行し，保存不可能なためにインプラント治療を希望．

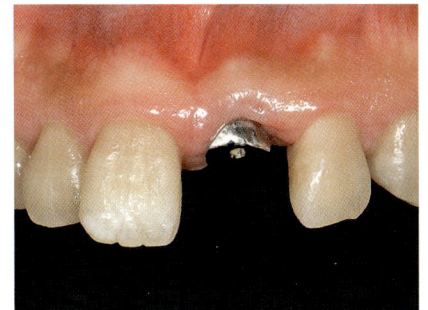

Fig 39b 術中．ブラックトライアングルをなくし，歯冠の大きさをそろえるためには両隣在歯の近心隣接面にCRを盛り，形態修正を行うのがベストと考えた．

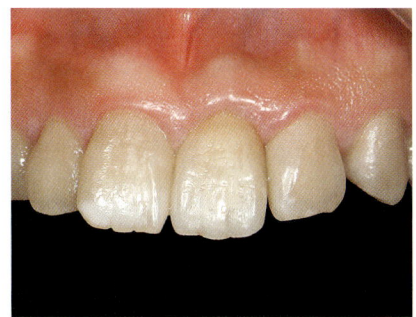

Fig 39c 術後．インプラント上部構造装着後（歯冠形態修整の築盛法は**CHAPTER 12**の方法に準じる）．

CRによるベニア修復

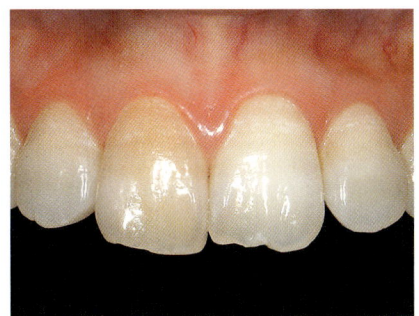

Fig 40a 術前．37歳，女性．1̱の歯冠の変色の改善を強く希望．1̱は有髄歯で歯髄腔の閉塞が起こっている．ウォーキングブリーチやオフィスブリーチの適応とならないと考えられる．

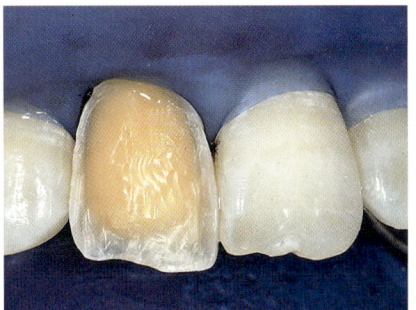

Fig 40b 術中．MIのコンセプトからは外れるが，1̱の唇側エナメル質を約1mm除去してCRによるベニア修復（直接法）を行うこととした．

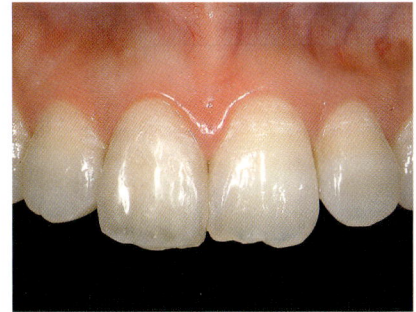

Fig 40c 術後．削除された空間に4層のCRを積層して隣在歯と同じ色調を再現した（**CHAPTER 11 Fig 13**参照）．

参考文献

1. Tyas MJ, Anusavice KJ, Frencken JE, Mount GJ. Minimal intervention dentistry : a review. FDI Commission Project 1-97. Int Dent J 2000 ; 50（1）: 1 - 12.
2. Mandari GJ, Truin GJ, van't Hof MA, Frencken JE. Effectiveness of three minimal intervention approaches for managing dental caries : survival of restorations after 2 years. Caries Res 2001 ; 35（2）: 90 - 94.
3. Mount GJ, Ngo H. Minimal intervention : advanced lesions. Quintessence Int 2000 ; 31（9）: 621 - 629.
4. Mount GJ, Ngo H. Minimal intervention : early lesions. Quintessence Int 2000 ; 31（8）: 535 - 546.
5. Mount GJ, Ngo H. Minimal intervention : a new concept for operative dentistry. Quintessence Int 2000 ; 31（8）: 527 - 533.
6. White JM, Eakle WS. Rationale and treatment approach in minimally invasive dentistry. J Am Dent Assoc 2000 ; 131 Suppl : 13S-19S.
7. Mount GJ, Tyas JM, Duke ES, Hume WR, Lasfargues JJ, Kaleka R. A proposal for a new classification of lesions of exposed tooth surfaces. Int Dent J 2006 ; 56（2）: 82 - 91.

CHAPTER 2
コンポジットレジンの物性

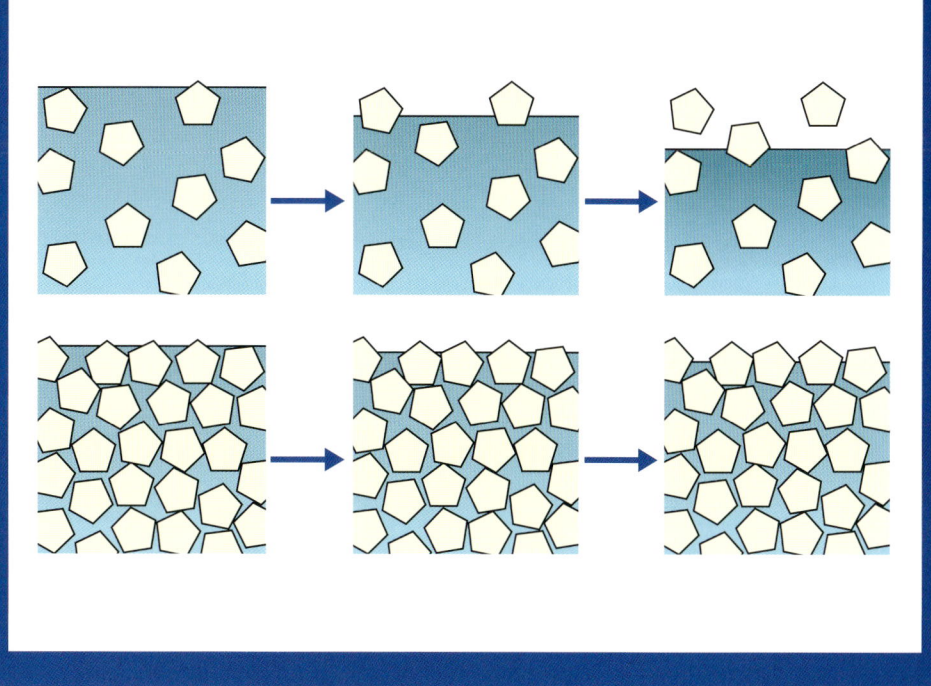

はじめに

口腔内に充填される歯科材料が、どのような物理的・化学的・生物学的性質をもっているかを把握しておくことがまず重要である。また、コンポジットレジン(以下、CR)修復では歯質との接着に関する十分な知識が必須である。この章では、CR充填に関するさまざまな材料学的性質についてまとめたい。

歯質と歯科修復材料の物性比較

Table 1は、歯質(エナメル質と象牙質)、陶材、CR、従来型グラスアイオノマーセメント(以下、GIC)の物性をまとめたものである。

この表を見る限り、CRはほぼ象牙質に匹敵する物性を有しているといえる。逆に、歯の表層を覆うエナメル質に比べ硬さや強さ(耐摩耗性)で劣ることを意味している。また、熱膨張率も歯質(エナメル質)のそれに比べ3倍前後と高く、このことが将来の接着性の維持に影響を及ぼす可能性を示唆している。しかし、陶材に比べもろくなく(割れにくく)、また硬すぎないことで対合歯の摩耗を助長しない。CRそのものが減ることで咬合力の負担が軽減される半面、対合歯の形態によってはCRを充填した歯の咬頭展開角が大きくなり、歯の破折を誘発しかねない。したがって、適応症の選択が重要と思われるが、5～10年をめどにわずかな再修復を行う必要があるかもしれないことを理解したうえで用いれば、利点が欠点を大きく上回ると思われる。また、可及的にエナメル質を保存したCR修復が望ましいことを意味している。

CR修復の口腔内での耐久性(longevity)

CR修復が長期的にどれぐらい口腔内で機能と審美を維持できるかについて危惧している歯科医師は少なくない。CRの耐久年数を、修復した症例の半数に再修復処置が必要になった年数、すなわち半減寿命(half life)で調査した(表した)結果が、CRの耐久性を公平に判断するうえで価値がある[1]。これによれば、1980年代後半までは平均CR半減寿命は修復物の大きさにもよるが約4年～6年であった[2～5]。すなわち、CR修復の半数は約5年でやりかえが必要であったことを示している。1980年代後半～1990年代では、約8年まで延びている[6,7]。

歯質と歯科修復材料の物性比較

Table 1 歯質、陶材、コンポジットレジン(以下、CR)、従来型グラスアイオノマーセメントの物性.

	エナメル質	象牙質	コンポジットレジン	歯科用陶材	従来型グラスアイオノマー
圧縮強さ(MPa)	384	297	260～460	149	160～240
引張り強さ(MPa)	10.4～21.9	105.5	40～63	24.8	3～10
比例限(MPa：圧縮)	353	167	—	—	—
弾性率(GPa)	84.1	14.7	9～25	60～107	9～18
ポアソン比	0.33	0.31	0.24	0.19	—
密度(g/cm^2)	2.97	2.14	1.6～2.3	2.4	—
ヌープ硬さ	355～431	68	45～63	591	50～55
ビッカース硬さ	408	60	41～174	611～775	—
Z電位(mV)	−10.3	−6.23	—	—	—
熱伝導率(mcal/sec・cm・℃)	2.23	1.36	3.27	2.39	—
熱拡散率(mm^2/sec)	0.469	0.183	0.19～0.73	113	—
表面自由エネルギー(erg/cm^2)	87	92	—	—	—
熱膨張係数(×10^{-6}/℃)	11.4(歯冠部)	—	26～40	6～16	—
エナメル-象牙境破壊硬さ(MPa)	51.5	—	—	—	—

CR修復の口腔内での耐久性

窩洞の形態と再修復に要した期間（永久歯）

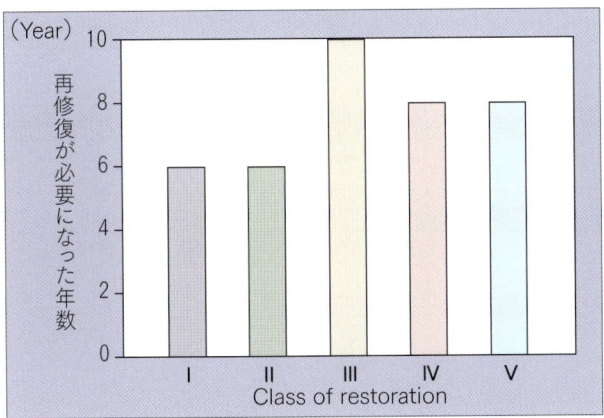

Fig 1 開業医で行われた修復の半数に再修復が行われるのに要した期間が，窩洞別に表されている（文献7より改変引用）．

1980〜1990年代におけるCRの耐久性

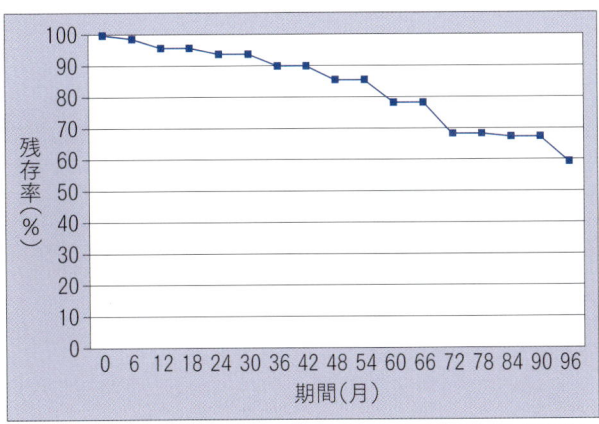

Fig 2 CRの残存率．NHSのシステマティックレビュー（2001）によると，8年で約60％の残存率であり，CRの耐久性は，半減寿命では表わせないところまで改善していることがわかる．文献9より改変引用．

しかし，2000年代の長期報告では，10年以上の研究期間が終了した時点においてもCRの半数以上が残存しており，耐久性を半減寿命で表わせないところまで改善している．

これは，材料学や修復テクニックの発展によるところが大であるが，その他さまざまな要因がCRの平均半減寿命に影響を及ぼすようである．たとえば，窩洞の分類による違い[7]（Ⅲ級窩洞では平均半減寿命が約10年であるのに対し，Ⅰ級やⅡ級窩洞では約6年である，Fig 1），修復時の患者の年齢，口腔衛生レベル（う蝕感受性），術者の経験と技術などである[1]．臨床的経験から想定すれば，おそらく咬合力も修復部の寿命に大きな影響を及ぼすと考えられる[8]．

窩洞の種類によるCRの耐久性の違い

1980年代〜1990年代におけるCRの耐久性については，NHS（national health service）が340ページにもわたる修復物の予後を調べたシステマティックレビューを報告している[9]．システマティックレビューとは過去に報告されている研究を可能なかぎりすべてを検索し，そのなかから質の高い研究を選択し，そこから得られたデータを統合し，評価する方法であり，もっともエビデンスレベルが高く信頼性が高いとされている．この報告によると，すべての窩洞を含むCRの残存率は8年で約60％である（Fig 2）．また，窩洞形態別に見ると，Ⅰ級窩洞・Ⅱ級窩洞は8年で約60％の残存率であり，Ⅴ級窩洞は5年で約40％の残存率である．前歯部のⅢ級窩洞・Ⅳ級窩洞についてはデータが少なくまとめられていない．これらより，Ⅰ級窩洞・Ⅱ級窩洞よりもⅤ級窩洞は耐久性が低いことがわかる．その要因として，Ⅴ級窩洞にはアンダーカットがないため，接着材の性能が大きな影響を及ぼすことが考えられる．この報告に含まれる研究（Ⅰ級窩洞・Ⅱ級窩洞）には，ボンディング材を用いてないCRや，マクロフィラー型CRやミクロフィラー型CRそして化学重合型CRも含んでいる．これらは歴史的なCRであり，近年のCRはよりよい臨床成績を示す．

2000年代におけるすべての窩洞を含むCRの耐久性を調べたシステマティックレビューはない．長期の臨床研究では，Ⅰ級窩洞の耐久性について，van Dijkenが2010年に報告している[10]．これによると，Ⅰ級窩洞における12年の残存率は98％である．また，除去されたCRは1つであったが，その理由は飛行中の術後疼痛によるものであり，CRそのものの原因とはいえない．したがって，Ⅰ級窩洞におけるCRの耐久性は非常に高いといえる．

Ⅱ級窩洞における長期の臨床研究として，U. Pallesenらが2003年に報告している[11]．これによるとⅡ級窩洞における11年間の成功率が79.6%であり，失敗の理由は，CRの破折，二次う蝕，コンタクトの喪失であった．2009年のvan Dijkenの報告では，5年間で88%の成功率であった．失敗の内訳は二次う蝕（8%），CRの破折（2%），歯質の破折（2%）であった[12]．Ⅱ級窩洞はⅠ級窩洞より耐久性が低い傾向を示すが，1990年代の報告から比較すると，現在のⅡ級窩洞のCRの耐久性は非常に高いといえる．

　Ⅲ級，Ⅳ級窩洞における臨床研究は非常に少ない．近年（2000年以降）の報告では，2年間の成功率が96.4%であるが，研究期間が短いため，その評価は難しい[13]．長期の臨床研究になると，1993年のQvistらの報告にまで遡る[14]．これによると11年間での残存率が84%であった．ここで使用されているCRと象牙質接着材はすでに市場になく，現在使用できるCRと象牙質接着材を用いた場合は，より高い耐久性が期待できるかもしれない．

　Ⅴ級窩洞における臨床研究はもっとも多い．これは，う蝕とアンダーカットがないⅤ級窩洞を利用し，歯質接着の評価を目的とした臨床研究を行いやすいことが一因である．2000年以降に報告されている臨床研究をみると，そのほとんどが3年以内の研究期間である．残存率は非常に高く，80%～100%である[15~17]．長期間の臨床研究は少なく，5年間で残存率が99～100%[18,19]，8年間で残存率が67%[20]，12年間で残存率が84%～93%であり[21]，1980～1990年代の報告より著しい臨床成績の向上が認められる．

　これらの異なった研究を単純に比較するのは難しいが，Ⅰ級窩洞がもっとも耐久性が高く，次いでⅡ級窩洞，Ⅴ級窩洞となる．Ⅲ級窩洞とⅣ級窩洞も耐久性が高いと考えられるが，研究が非常に少ない．

患者の口腔衛生レベルとう蝕感受性の違いによるCRの耐久性の違い

　もう1つ興味深い点は，近年のCR修復の耐久性（longevity）に大きな影響を与えている要因が二次う蝕である点である（**Fig 3**）．2010年にOpdamらがう蝕感受性とCRの予後についての報告をしている[22]．この臨床研究は12年間のCRとアマルガムの予後に関する後ろ向き研

CRの再修復が必要になった理由の変遷

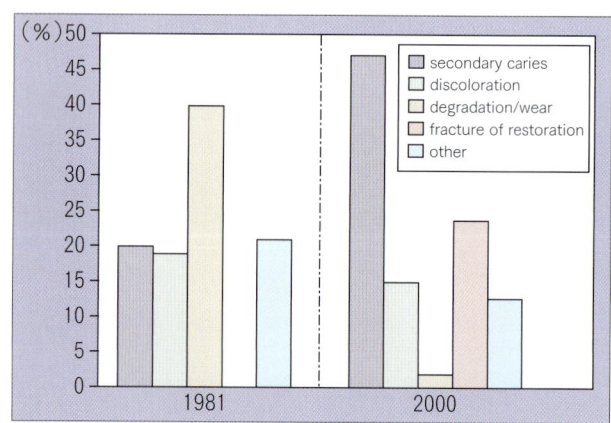

Fig 3　1981年[2]では再修復の理由の多くがCRの摩耗であったのに対し，2000年（文献28）では二次う蝕が理由のトップを占めている（文献1より改変引用）．

究であり，う蝕感受性によるCRの耐久性の違いを報告している．う蝕感受性の高い群のCRの残存率は66.8%であり，う蝕感受性の低いグループの残存率は91.5%であり，二次う蝕の発生にう蝕感受性が大きくかかわっていることがわかる．また，二次う蝕はマージン部に発生する原発性う蝕と考えられていることから[23,24]，この問題を解決するためには，歯質とCRとの接着を確実に行うことと，修復部の予後が口腔衛生レベルに深くかかわっていることを患者に認識させ，それを改善・維持させることが必要である（後述）．

修復物の予後（耐久性）を知る難しさ

　修復物の正確な予後を知ることは非常に難しいことがわかっている[25~27]．修復物の予後に影響を及ぼす因子として，患者のう蝕感受性の違いや，使用する材料の違いなどがあげられる．患者のう蝕感受性は研究における予後を大きく左右する．たとえば，大学の学生を被験者として介入研究を行っている場合は母集団のう蝕感受性が低くなる傾向があり，結果として成功率が高くなりやすい．また，使用する材料による影響も大きい．アマルガムは数十年同じ材料が使用されているのに対し，CRは日進月歩であり，5年経つとその材料が市場からすでになくなり使用することができないことが多い．結果として，長期の臨床研究は非常に少ない．

　また，その評価基準も研究により異なるため，それぞれの研究の結果を比較するのは容易ではない．ある研

では残存率を使用し，ある研究では成功率を使用している．また，成功の基準として，USPHS(united states public health service)による評価法がよく用いられているが，必ずしもこの方法で統一化されているわけではない．しかし，この限られた情報から私たちはそれぞれの材料の特徴を知り，できる限り臨床に生かすことが大切であると考えられる．

CRの耐摩耗性

耐摩耗性の向上

Fig 3は，再修復が生じた理由の割合を調査したデータである[2,28]．注目すべき点は，約20年の間に再修復の理由が，充填物の崩壊や摩耗から，二次う蝕に移行している点である．これは材料学の進歩によって耐摩耗性を中心とする機械的強度が大きく改善したことを意味している．

CRの摩耗量を調査したデータでは，約3年間で咬合面のCRはエナメル質に比べ約50μm余分に摩耗することがわかる[29]（Fig 4～6）．3年間で50μmの量が多いか少ないかは術者の判断するところであるが，CRが再修復（盛り足し）可能であることを考えれば大きな問題とはならないように思われる（後述 Fig 9, 10）．近年の報告では，ナノフィラー型(nanofilled)における3年後の摩耗量は，75μm，ミクロハイブリッド型(microhybrid)は64μmであるのに対し，エナメル質の摩耗量は3年間で67μm～40μmである[30]．これらの結果をみると，近年使用されているミクロハイブリッド型やナノフィラー型では摩耗が問題となることは少ないと考えられる（Fig 7／CRの分類については後述）．

それに対し隣接面では，2年間で約200μmと咬合

耐摩耗性の向上

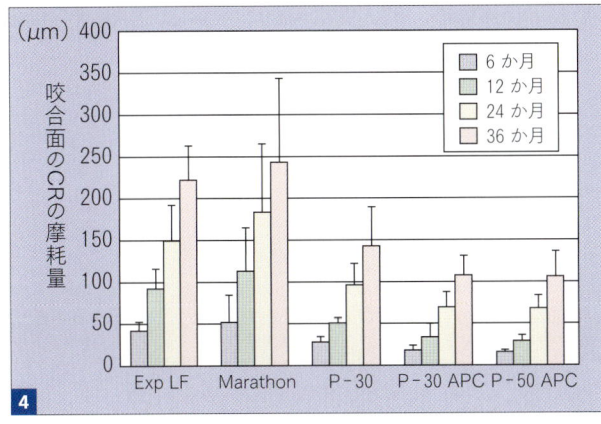

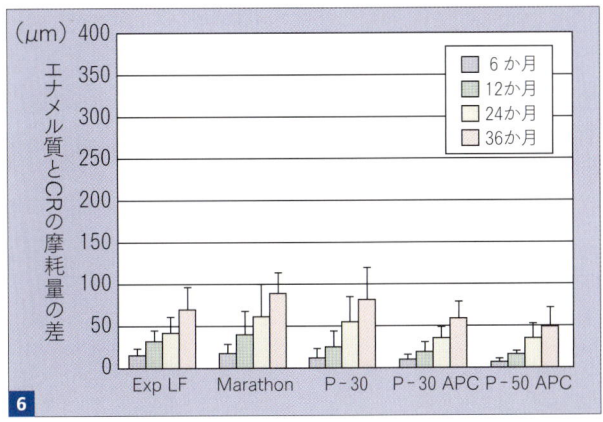

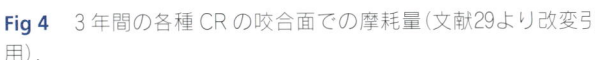

Fig 4 3年間の各種CRの咬合面での摩耗量（文献29より改変引用）．
Fig 5 各種CRの隣接した咬合面エナメル質の摩耗量（文献29より改変引用）．
Fig 6 3年間の各種CRとエナメル質との摩耗量差．CRは約3年間でエナメル質より50μm余分に摩耗することがわかる（文献29より改変引用）．

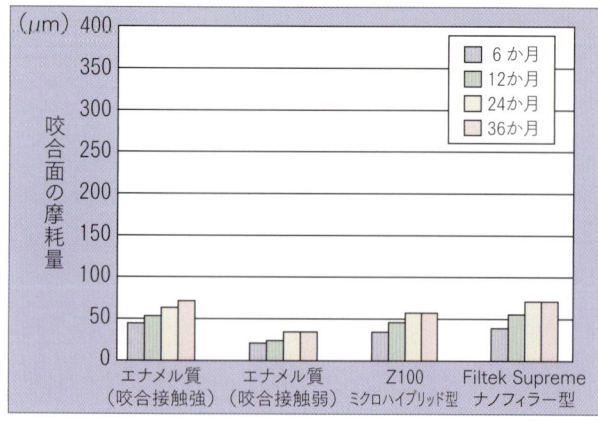

Fig 7 エナメル質とナノフィラー配合 CR の摩耗量. 近年のナノフィラーを用いた CR の摩耗量は, エナメル質とほぼ同等のレベルまで改善されている (文献30より改変引用).

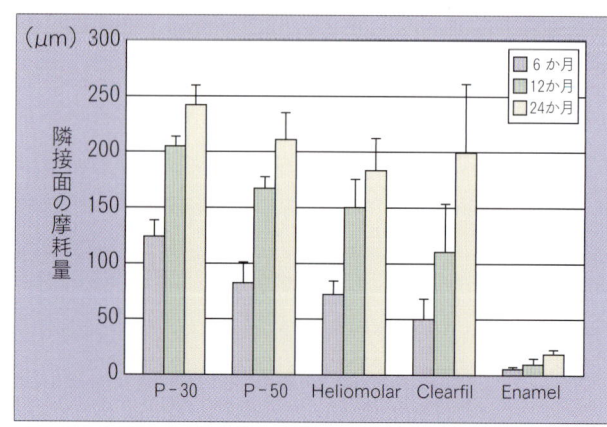

Fig 8 2年間での各種 CR の隣接面での摩耗量. 隣接面では, エナメル質より 200μm 近く余分に摩耗することを示している (文献31より改変引用).

前歯部 CR の術後経過

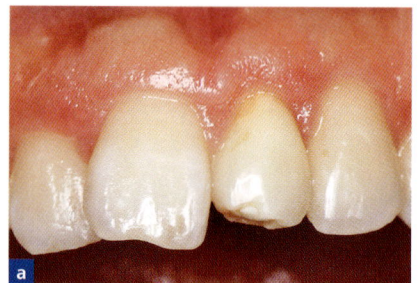

Fig 9a 術前. 21歳, 女性. 1|（移植歯）の CR 修復前.

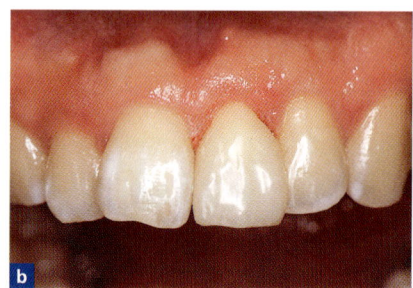

Fig 9b 1| の CR 修復直後.

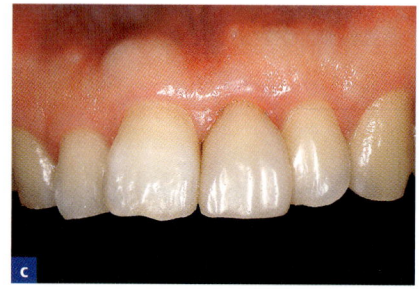

Fig 9c 13年後. 変色や大きな咬耗もみられない.

臼歯部 CR の術後経過

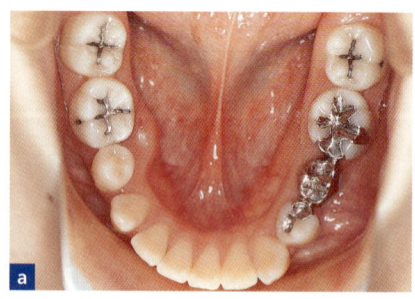

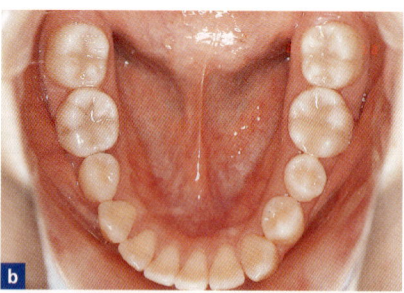

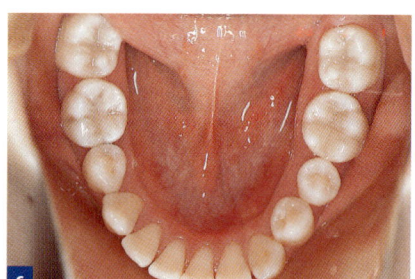

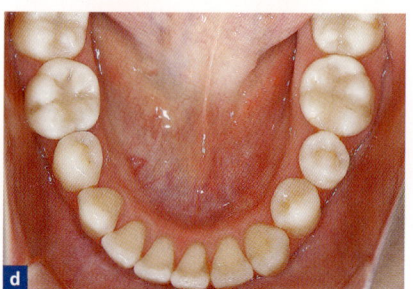

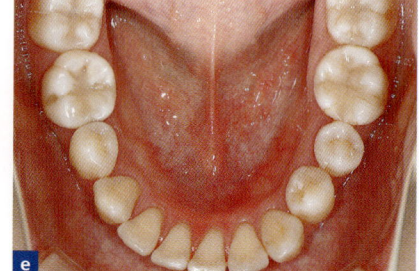

Fig 10a 術前. 16歳, 女子.
Fig 10b 7 6|4 6 7 の CR 修復 2 か月後. |5 は移植歯.
Fig 10c 2年9か月後.
Fig 10d 7年6か月後.
Fig 10e 10年4か月後.

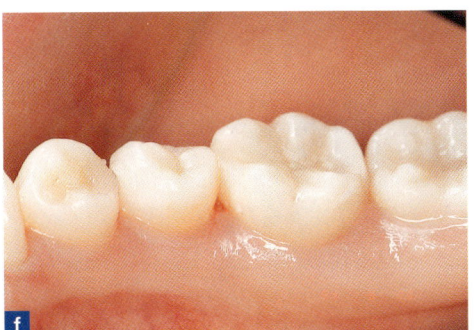
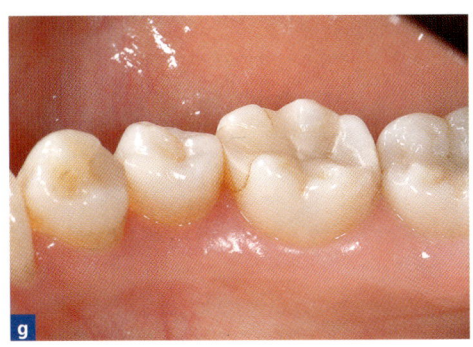

Fig 10f ⌐4 6 のCR修復2か月後．

Fig 10g 10年4か月後．10年間でCRはある程度摩耗しているが，その程度は悲観するほどではない．

よりより大きな摩耗が生じるデータが示されている[31]（**Fig 8**）．この原因としては，光重合の到達深度の問題や，絶えずコンタクトポイントが擦れている時間が長いことなどが考察されている．このような観点から，可及的にコンタクトポイント近くのエナメル質を除去しない窩洞形成が推奨されよう．

フィラーの改良と大きさ

コンポジットレジンの耐摩耗性はフィラーの改良と共に向上してきた．CRが摩耗する最大の要因はマトリックスレジンの摩耗である．CRはマトリックスレジンとフィラーからなるが，マトリックスレジンの主な構成成分はBis-GMA (bisphenol glycidyl dimethacrylate) やtriethylene glycol dimethacrylate（トリエチレングリコールジメタクリレート），urethane dimethacrylate（ウレタンジメタクリレート）であり，これらはエナメル質にくらべ非常に柔らかく耐摩耗性が低い．フィラーの主成分は石英やシリカなどのグラスフィラーなどであり，これらは非常に摩耗しにくい．したがって，CRの摩耗はマトリックスが摩耗してフィラーが脱落していくことにより発生する．そのため，フィラーの含有率が高くなれば高くなるほど耐摩耗性が高くなるのが一般的である[32,34,35]（**Fig 11**）．

耐摩耗性に影響を及ぼすもう1つの要素は，フィラーの大きさである．フィラーが大きくなればなるほど，フィ

フィラーの改良と大きさ

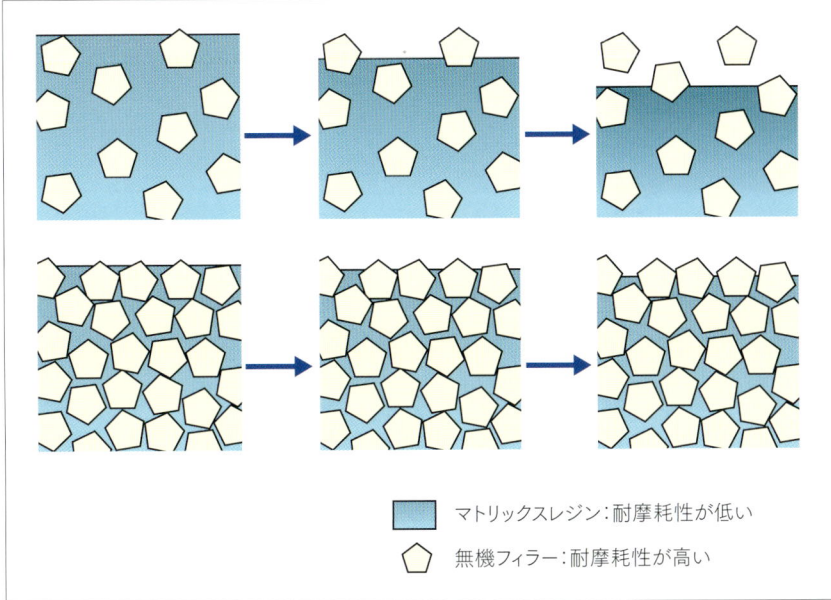

Fig 11 フィラー含有率の違いと耐摩耗性．フィラー含有量が少ないと，マトリックスレジンが露出する面積が増え，摩耗しやすくなる．

マトリックスレジン：耐摩耗性が低い
無機フィラー：耐摩耗性が高い

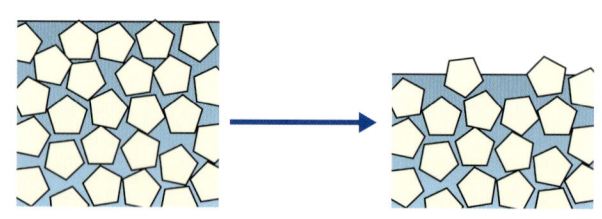
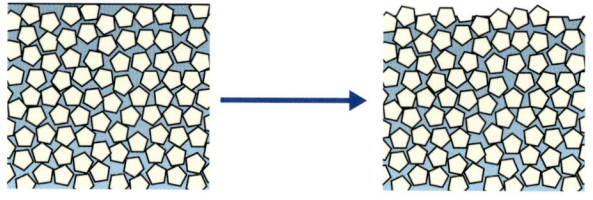

a フィラーの大きさが大きいと，マトリックスレジンが露出する面積が増え，摩耗しやすくなる．

b フィラーの大きさが小さいと，フィラー含有量を増やすことができ，マトリックスレジンが露出する面積を減らし，摩耗しにくくなる．

Fig 12　フィラーの大きさと耐摩耗性．**a**：フィラーの大きさが大きいと，マトリックスレジンが露出する面積が増え，摩耗しやすくなる．**b**：フィラーの大きさが小さいと，フィラー含有量を増やすことができ，マトリックスレジンが露出する面積を減らし，摩耗しにくくなる．

ラーとフィラーの間により多くのマトリックスが存在することになることと，摩耗により大きなフィラーが脱離すると，それによって露出するマトリックスの表面積が大きくなり，摩耗しやすくなる[36〜37]（**Fig 12**）．フィラーが小さいほどより多くのフィラーが配合でき，理論上は耐摩耗性も向上することになる．

フロータイプCR

また，近年広く使用されているフロータイプCRは非常に物性が高くなっているが，ペーストタイプのCRに比較すると，まだフィラーの含有率が低く耐摩耗性に劣るため[32, 38]，2011年現在のところ咬合力のかかる部位への使用は難しく，その使用は窩洞のライニングや小さな窩洞の充填に限定されると考えられる．

重合方法

重合方法も耐摩耗性に影響を及ぼす．前述のように摩耗の主な仕組みは，マトリックスの摩耗によりフィラーが脱落していくことである．つまり，マトリックス自身の硬さが，耐摩耗性に影響を及ぼす．マトリックスの硬さは重合率により影響を受け，光照射が弱い場合，マトリックスが本来もつ物性まで高まらず，摩耗しやすくなる可能性がある[39]．CRの重合収縮を減らす目的で使用される，ソフトキュアテクニック，ディレイドテクニック，ランプテクニックはCRの重合率を減らし耐摩耗性を低下させるかもしれない．

患者

さらに，患者の要素として摩耗の程度は，窩洞の大きさ，部位，性別，クレンチング・グラインディングによって左右される．小さな窩洞よりも大きな窩洞が[40]，小臼歯より大臼歯において[40]，そして女性よりも男性において摩耗量が多い[41]．また，ブラキシズムのある患者では，アマルガムやゴールドインレーに比較し摩耗量が多い[8]．このことから，咬合力が強く，グラインディングのある患者の咬頭を含むような修復は避けたほうがよいかもしれない．

CR の生体親和性

　CR やボンディング材には，歯髄為害性がほとんどないことが確かめられている[42〜43]．当初危惧された術後疼痛は，CR の収縮によるコントラクションギャップ（CR と歯質の間隙）発生による微少漏洩（マイクロリーケージ）であることが判明している[44]．

　CR の成分が生体の代謝に及ぼす影響が問題視された時期があった[45,50,51]．未重合なレジン成分や硬化後も経年的に崩壊あるいは溶出した CR の成分が生体に吸収され，他臓器に影響を及ぼす可能性が指摘された．一例としては，CR から溶出した bisphenol がステロイドホルモンのようなはたらきをすることで不必要なタンパクが生成され，そのタンパクにより生体の異常が生じることが危惧されていた[46,50]（**Fig 13**）．環境ホルモンといわれる所以である．また，CR に接することで皮膚に発赤などが生じる場合があることも報告されていた[49]．これらの問題をみる限り，必ずしも CR が生体にとって完全に安全な材料とはいえないが，上記の環境ホルモンとしての考察は CR 充填で完全に証明されたものではなく，1つの可能性が指摘されたに過ぎない．ましてや，わずかな量しか使用されない CR 充填で，しかも大半が化学反応で成分の溶出が抑えられた状態にある物質が，壁紙で用いられる接着材と同じことを起こすかどうかはわからない．おそらくどんな生体材料でもまったく無害であることを証明するのは困難であろう．薬と同じで，きわめてわずかな副作用を上回る大きな利点がある場合，医療従事者はこれを用いることをやぶさかでないと考えるのは妥当であろう[52]．

CR の生体親和性

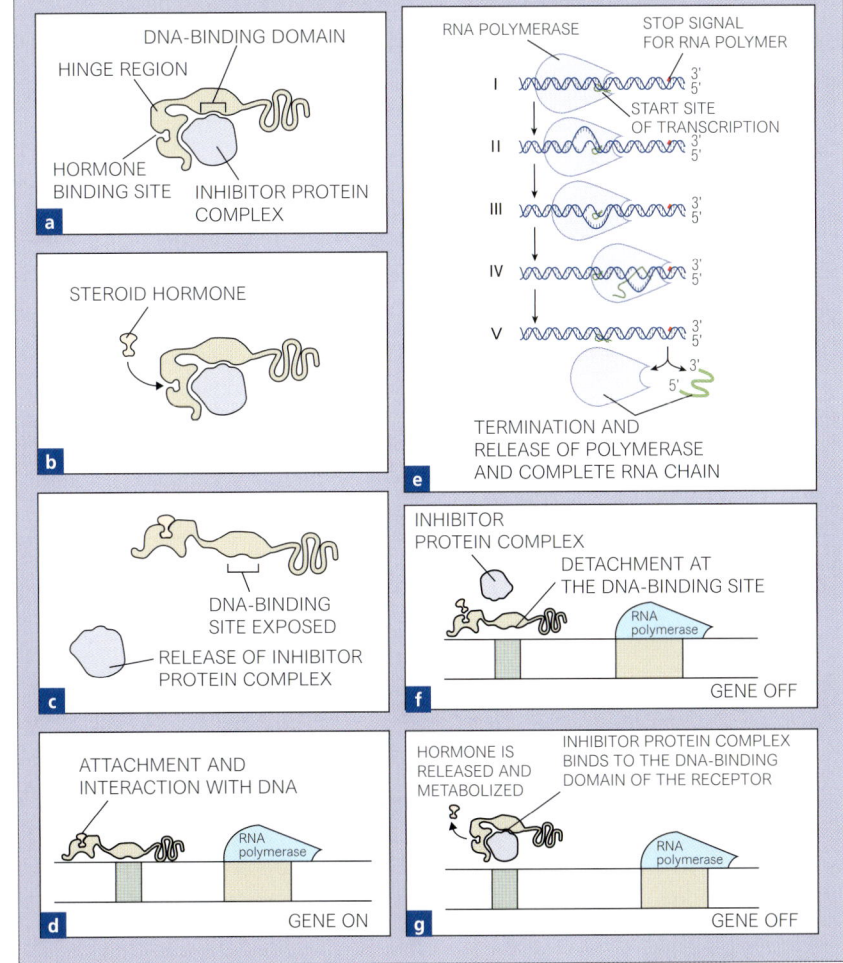

Fig 13a〜g　**a**：RNA 合成を指令するタンパクが不活中であることを示す．**b**：bisphenol のような CR からの溶出化学物質はステロイドホルモンのようなはたらきをする可能性がある．**c**：ホルモン結合部位にステロイドホルモン（様物質）が結合すると，抑止タンパク複合体が離れ，DNA 結合部が露出する．**d**：露出した DNA 結合部位が DNA 分子の特定部位に結合すると，RNA の合成が開始される．**e**：DNA の 2 重螺旋が解け，DNA の情報が RNA へ転写されるメカニズムを示す．この RNA 情報をもとにタンパクが合成される．この不必要に合成されたタンパクが生体の異常を引き起こす可能性がある．**f,g**：ステロイドホルモン（様物質）が離れると，抑止タンパク複合体が再び DNA 結合部に接合し，RNA 合成は停止する．

コンポジットレジンの変遷

CRの歴史は，1951年にKnockとGlennがセラミックポリマーを混入したレジンを歯科用に開発したことに始まる[53]．その後，Bowenにより新しいマトリックスレジン（bisphenol glycidyl dimethacrylate：Bis-GMA）が開発され，同時にシランで表面処理されてマトリックスレジンと強固に接着するセラミックフィラーの表面処理法の開発とあいまって，強度が飛躍的に改善した[54]．一方，歯質への接着性の獲得は，1955年にBuonocoreが85％のリン酸でエナメル質を表面処理したことに始まる[55]．現在では30～40％のリン酸で15秒～30秒処理することが一般的である．上記の開発の経緯を踏まえ，CR充填の発展を以下の5つの項目に分けて考察したい．

変遷①　マトリックスレジンの改良

現在でも，CRのマトリックスレジンの多くはBis-GMAである．Bis-GMAは重合により三次元的な架橋構造を形成するために，通常のMMAレジンの線状ポリマーよりはるかに強固な硬化物を形成する[56]（**Fig 14**）．しかし，Bis-GMAは水酸基があるために吸水性があり，CRの吸水膨張や，マトリックスレジンの加水分解，ガラスフィラーそのものの分解あるいは劣化，シランとフィラーとの結合の分解とそれにともなうフィラーの脱離，あるいは，歯質接着界面でレジンの剥離の原因

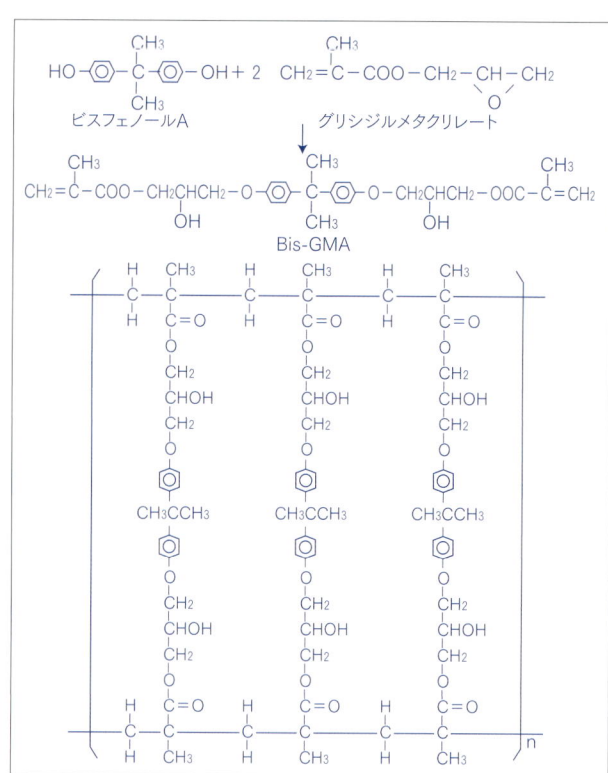

Fig 14　Bis-GMAの合成，構造式，その架橋構造体を示す．

になりやすい[57, 60, 61]．したがって，より疎水性にすることがCRの材質や接着性の安定につながる．このために，Bis-MEPP，2.2'-ビス（4-メタクリロキシジエトキシフェニル：4-methacryloxydiethoxyphenyl）プロパンやUDMA（ウレタンジメタクリレート：urethane dimethacrylate）などが開発，配合されるようになった[56]．また，Bis-GMAは非常に粘性が高く，このままでは扱いにくいため，希釈剤としてTEGDMAなどを加え，操作性を向上させて

マトリックスレジンの改良

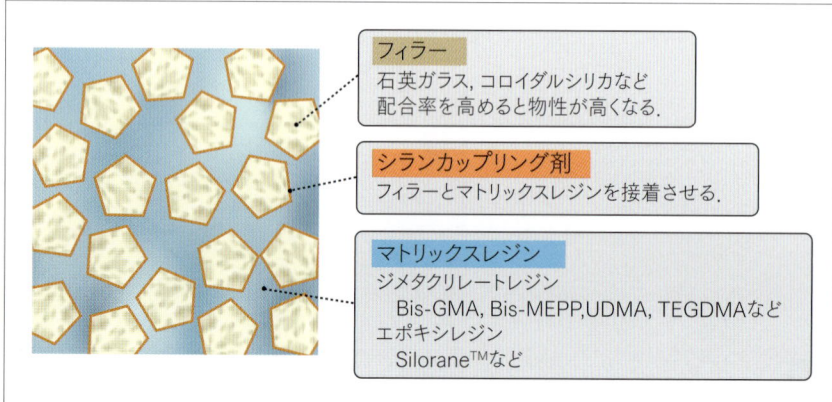

Fig 15　CRの構造とマトリックスレジン．

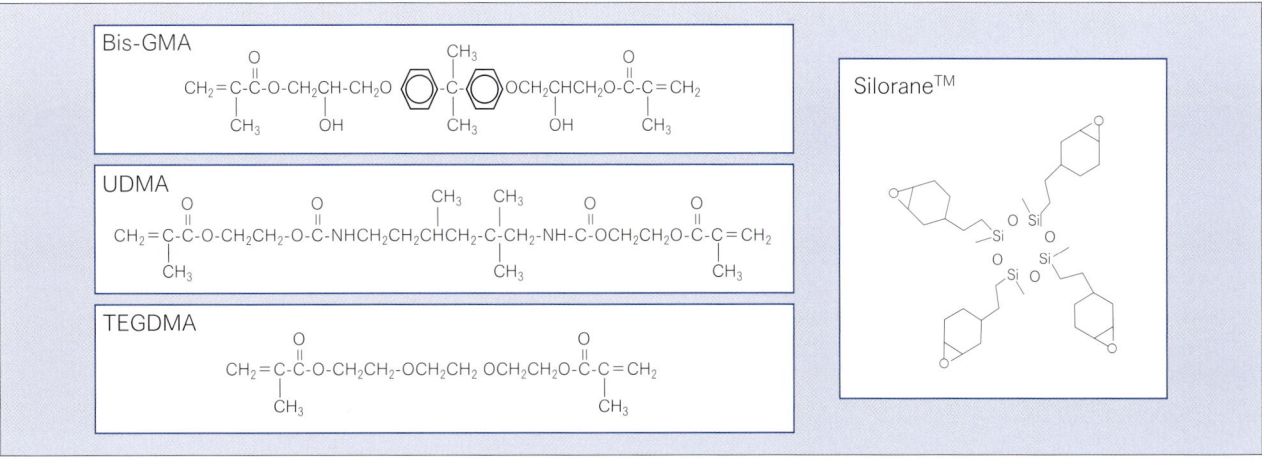

Fig 16 マトリックスレジンに用いられるモノマー．Bis-GMA，UDMA，TEGDMA はメチルメタクリレートを 2 つもつ，ジメタクリレートレジンである．これらのモノマーが重合することによりポリマーネットワークを形成する．TEGDMA は分子が短いため，収縮が大きくなると考えられている．「Silorane™」はエポキシレジンであり，オキシラン環の開環により重合するため，収縮が小さいと考えられている．

いる[62]（**Fig 15**）．

近年 CR の物性が著しく向上してきたもっとも大きな要素は，フィラーの微小化による配合率の向上であり，これにより重合収縮を著しく減少させた．しかし，フィラーの微小化とハイブリッド化による配合率の向上に限界があることから，2000 年代になり，再び低収縮マトリックスの開発に焦点が当てられている．従来のジメタクリレートレジン（Bis-GMA，UDMA，TEGDMA など）よりもより収縮の少ないエポキシレジンが開発されてきている．一例として「Silorane™」（3M ESPE）があるが，これはジメタクリレートレジンの構造が直線であるのに対し，エポキシレジンの構造は環状であり，そのオキシラン環が開環することにより硬化するためと考えられている[63]．しかし，これらのレジンが臨床的にどの程度効果があるかはまだわかっておらず，今後の研究報告を待ちたい（**Fig 16**）．

変遷②　フィラーの改良

無機フィラーを配合する主な目的は，有機複合材料の機械的強度を上げること，熱膨張をできるだけ歯質に近づけること，耐摩耗性を向上させること，重合収縮を減少させることにある．したがって，フィラーの配合量は高いほど，CR の物性が上がることになる．

フィラーの開発スピードは非常に早く，1950 年代には石英ガラスのマクロフィラーが，1970 年代にはマクロフィラーからミクロフィラーへ，1980 年代にはミクロフィラーからハイブリッドへ，1990 年代にはハイブリッドからミクロハイブリッドへ，そして 2000 年にはナノフィラー，ナノハイブリッドへと進化してきた．CR の分類としては，フィラーやマトリックスからみた分類があるが，前述のように CR の物性は使用されるフィラーによって決まるところが大きいため，フィラーからみた CR の分類が用いられることが多い．

CR の分類は，フィラーの平均粒径による分類や最大粒径による分類，有機複合フィラーを考慮に入れた分類など数多くの分類が存在する[64, 66, 67]．これは，つぎつぎに新たな製品が開発されるという背景があるためである．また，各製品が異なる分類を採用していたり，それぞれ独自の表現で CR のタイプを示していたりすることがあり，臨床家は CR の特徴を把握しにくいかもしれない．ここでは，なるべく各製品で採用されている表現に合わせ，フィラーの大きさとフィラーの組み合わせによる分類を行いたい．

フィラーの大きさと組み合わせによる分類

まず，フィラーを，大きさによりマクロフィラー（macrofiller），ミクロフィラー（microfiller），ナノフィラー（nanofiller）の 3 種類に分類する．便宜的におおよそ

フィラーの大きさと組み合わせによる分類

Table 2　フィラーの大きさによる分類．

種類	フィラーの粒径
マクロフィラー	10μm 以上
ミクロフィラー	200nm〜1μm
ナノフィラー	100nm 以下

Table 3　フィラーの構成による分類．

種類	構成
無機フィラー	石英やシリカなど無機物からなる
有機複合フィラー	無機フィラーとレジンを重合したブロックを切削
凝集フィラー	無機フィラーどうしを一塊とする

10μm 以上のものをマクロフィラー，100nm(0.1μm)以下のものをナノフィラー，その間をミクロフィラーとする(Table 2)．

また，フィラーの構成により，無機フィラー(ガラスフィラー，inorganic filler)と有機複合フィラー(prepolymerized filler)，凝集フィラー(aggregated filler)の3種類に分類する(Table 3)．無機フィラーは，石英やシリカなどを切削加工したり，ゾルゲル法を用いたりすることで，種々の大きさや形態(不定形または球状)のフィラーにすることができる．有機複合フィラーとは，無機フィラーとレジンを重合し，その固形物を切削または粉砕して作成される(Fig 17)．凝集フィラーとは，無機フィラー

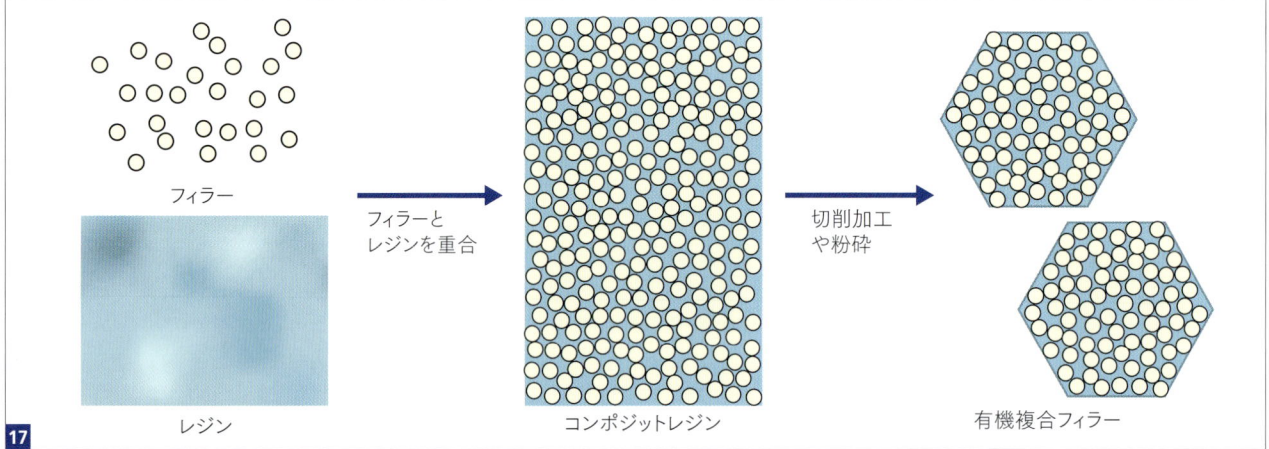

Fig 17　有機複合フィラー．できるだけ多くのフィラーとレジンを重合し，CRのブロックをつくる．つぎに，それを切削加工または粉砕することでフィラーとする．有機物(レジン)と無機物(フィラー)を含むことから，有機複合フィラーとよばれる．

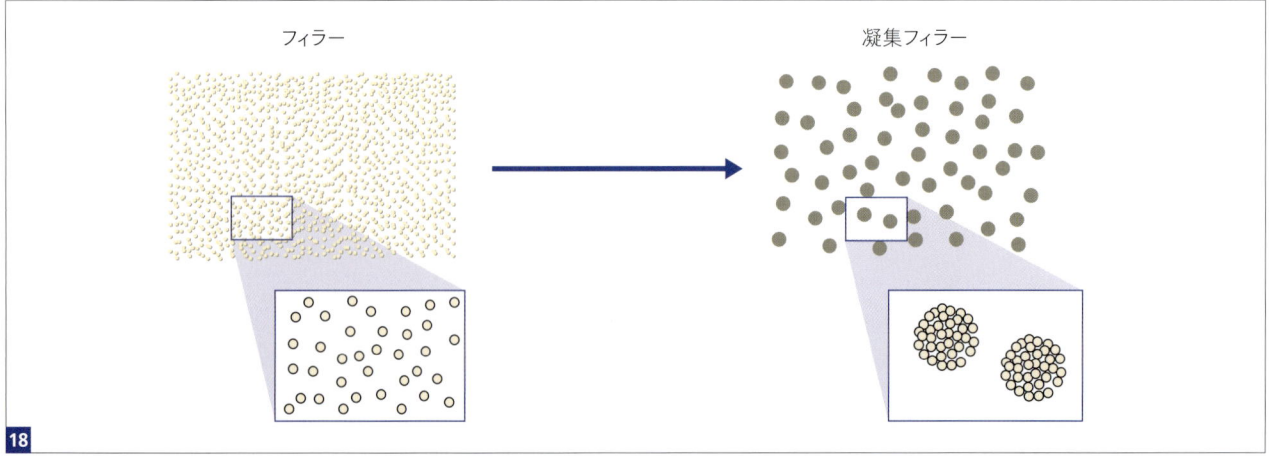

Fig 18　凝集フィラー．フィラーを，焼結などの方法を用いて，フィラー同士を一塊にする．これをフィラーとして用いることでフィラー含有量を上げることができる．ナノフィラーで用いられることが多い．

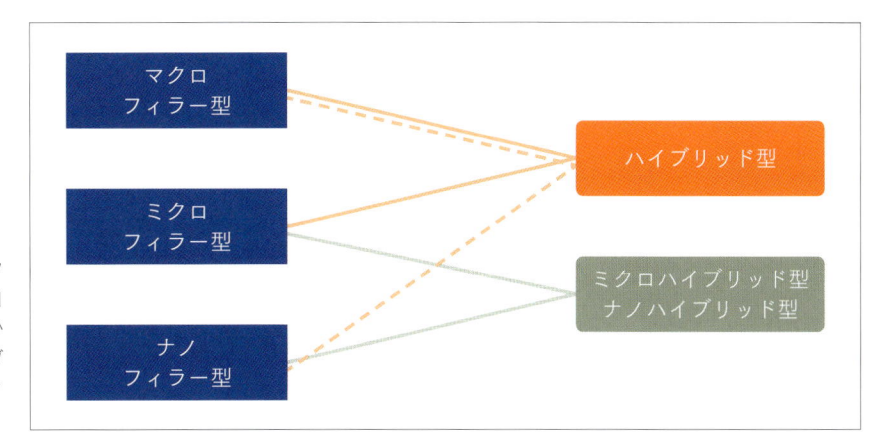

CHAPTER 2　コンポジットレジンの物性

Fig 19　フィラーの組み合わせによる分類．ハイブリッド型は，マクロフィラー型とミクロフィラー型の組み合わせ，またはマクロフィラー型とナノフィラー型の組み合わせからなる．ミクロハイブリッド型・ナノハイブリッド型は，ミクロフィラー型とナノフィラー型の組み合わせからなる．

Table 4　フィラーに基づく CR の分類．

分類	組み合わせ
マクロフィラー型	マクロフィラーのみ
ミクロフィラー型	ミクロフィラーのみ
	ミクロフィラー＋有機複合フィラー
	ミクロフィラー＋凝集フィラー
ナノフィラー型	ナノフィラーのみ
	ナノフィラー＋有機複合フィラー
	ナノフィラー＋凝集フィラー
ハイブリッド型	ミクロフィラー＋マクロフィラー
	ミクロフィラー＋マクロフィラー＋有機複合フィラー
	ミクロフィラー＋マクロフィラー＋凝集フィラー
	ミクロフィラー＋マクロフィラー＋有機複合フィラー＋凝集フィラー
	ナノフィラー＋マクロフィラー
	ナノフィラー＋マクロフィラー＋有機複合フィラー
	ナノフィラー＋マクロフィラー＋凝集フィラー
	ナノフィラー＋マクロフィラー＋有機複合フィラー＋凝集フィラー
ナノハイブリッド型（ミクロハイブリッド型）	ナノフィラー＋ミクロフィラー
	ナノフィラー＋ミクロフィラー＋有機複合フィラー
	ナノフィラー＋ミクロフィラー＋凝集フィラー
	ナノフィラー＋ミクロフィラー＋有機複合フィラー＋凝集フィラー

どうしを焼結などの方法で凝集させ一塊としたものである（**Fig 18**）．

　CR の分類は含まれる無機フィラーに基づき分類する．大きさにより分類したフィラーのうち，1 種類の無機フィラーを用いた CR と 2 種類以上の無機フィラーを組み合わせた CR に分けられる（**Fig 19**）．1 種類のフィラーを用いたものは，マクロフィラーからなるマクロフィラー型（macrofilled），ミクロフィラーからなるミクロフィラー型（microfilled），ナノフィラーからなるナノフィラー型（nanofilled）に分類する．また，2 種類のフィラーを組み合わせたものとしては，マクロフィラーとミクロフィラーの組み合わせ，またはマクロフィラーとナノフィラーの組み合わせをハイブリッド型（hybrid），ミクロフィラーとナノフィラーの組み合わせをナノハイブリッド型（nanohybrid）またはミクロハイブリッド型（microhybrid）に分類する（**Fig 19**）．ミクロハイブリッド型とナノハイブリッド型は物性が似ていることから[68]，ここでは同じ分類とするが，現在発売されている多くの商品がナノハイブリッドという表現を用いている．また，これらの CR に有機複合フィラーや凝集フィラーを加えた CR は，含まれる無機フィラーにより分類する．たとえば，ミクロフィラー＋有機複合フィラーはミクロフィラーとする．有機複合フィラーや凝集フィラーは先の分類の下位分類とする（**Table 4**）．

035

マクロフィラー型

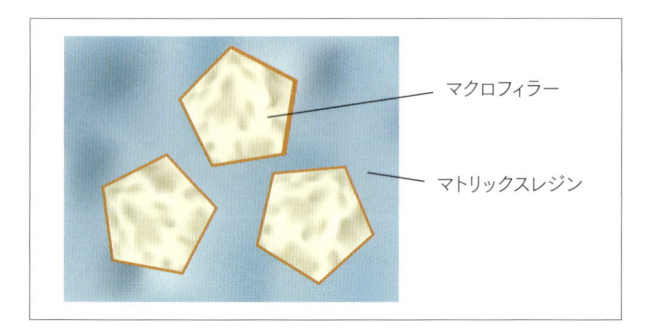

Fig 20 マクロフィラー型．マクロフィラーとマトリックスレジンから構成される．

マクロフィラー型(macrofilled)（Fig 20）

CRの開発当初，フィラーは石英やアルミノシリケートガラスを機械的に粉砕してつくられた数10μmの不定形のものであった．このような初期のCRでは，マトリックスレジン部が先に咬耗し，フィラーが露出し，きわめて粗雑な表面形態になりやすく，これが原因でCR表面の着色の大きな原因となった．また，これらのガラスフィラーにはエックス線造影性がなかった．フィラー含有率は，おおよそ70wt%（55〜65vol%）であった．現在ではこのタイプのCRは販売されていない．

ミクロフィラー型(microfilled)（Fig 21）

約200nm（0.2μm）〜1μmのフィラーを含むCRをミクロフィラー型とする．フィラーの形状は不定形のものと球状のものがある．

従来ミクロフィラーとよばれていたCRはここではナノフィラーに分類する．その理由は，当時のミクロフィラーはすでに40nmであったからである．しかし，この当時はナノという認識をしていなかったために，先に開発された「マクロ」フィラーに対して小さいという意味で「ミクロ」フィラーという名前が付けられた．ナノテクノロジーでは1〜100nmの範囲を「ナノ」と定義することから，この当時に「ミクロフィラー」とよばれていたものはすでに「ナノフィラー」であったともいえる．これが現在の分類をわかりにくくしている1つの要素ともいえる．

一例として，約200nm（0.2μm）の球状ミクロフィラーを配合することで，フィラーの配合率と研磨性を改善した製品が開発されている．実際には，CRペーストの付

ミクロフィラー型

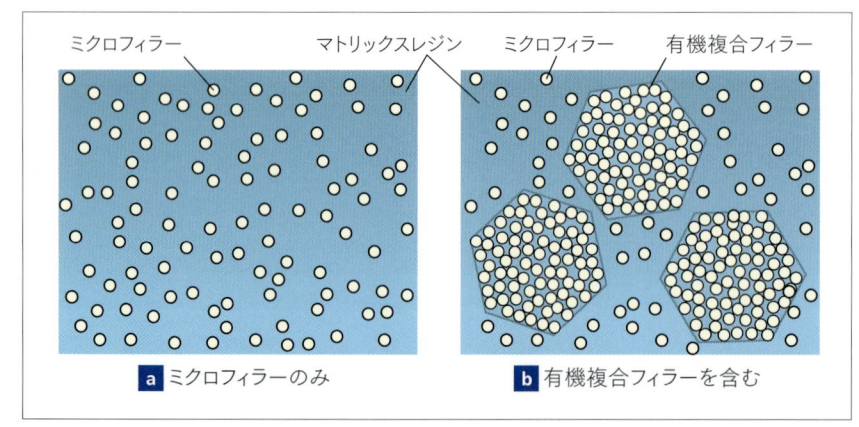

Fig 21 ミクロフィラー型．ミクロフィラーとマトリックスレジンから構成される．有機複合フィラーを含むものもある（b）．

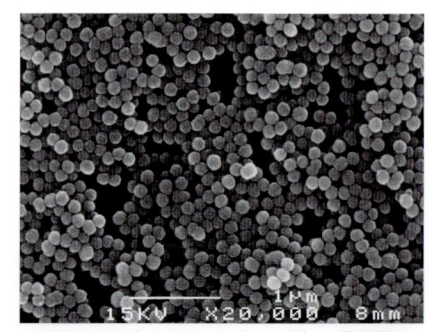

Fig 22 ミクロフィラー型．約200nm（0.2μm）の単一分散球状フィラー．実際には有機複合フィラーと無機フィラーが混ざっている．＊写真提供：トクヤマデンタル．

ナノフィラー型

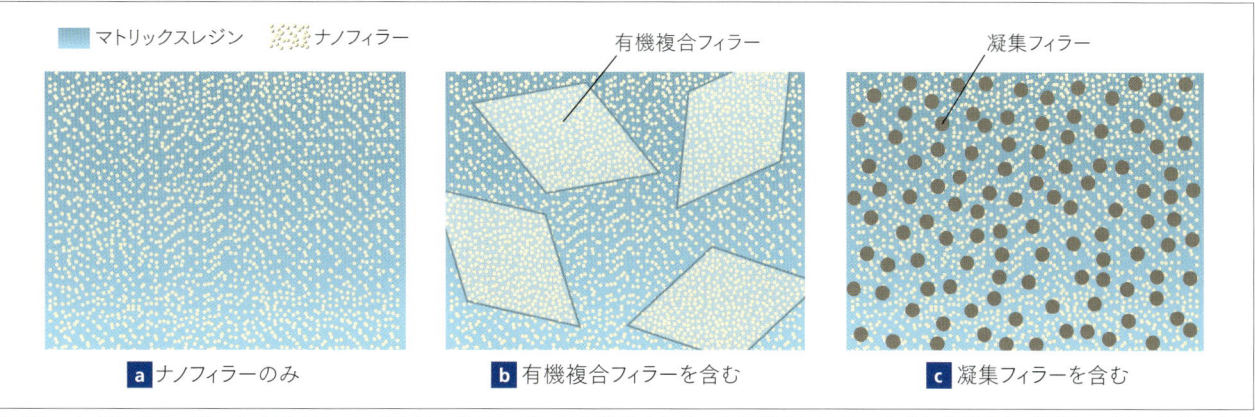

Fig 23 ナノフィラー型．ナノフィラーとマトリックスレジンから構成される．有機複合フィラーを含むもの（b），凝集フィラーを含むものもある（c）．

Fig 24 ナノフィラー型．a：大小の無機凝集フィラーを示す．b：無機のナノフィラーが凝集してサブミクロンの無機凝集フィラーを形成していること示す．凝集物＝0.6〜1.4μm，無機ナノフィラー20nm（0.02μm）．
＊写真提供：トクヤマデンタル．

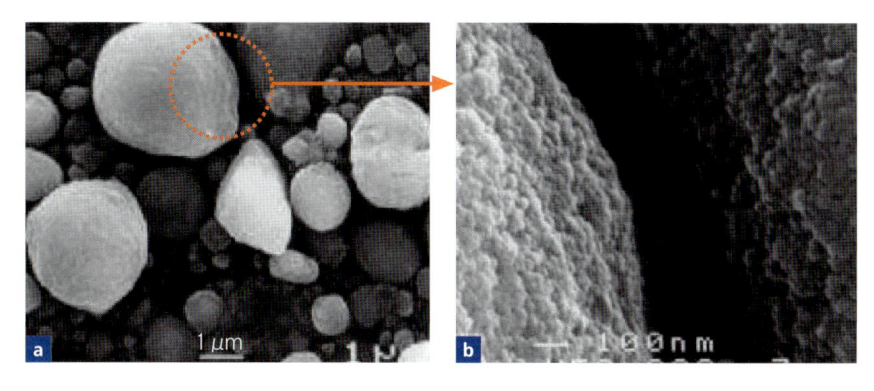

形性をもたせるために，あらかじめフィラーを配合して固めたレジンを粉砕して有機複合フィラーを作成，この有機フィラーと球状フィラーを配合して製品化されている（Fig 22）．

ナノフィラー型（nanofilled）（Fig 23）

マクロフィラーの問題を解決すべく（表面の研磨性を向上させるべく），平均粒径40nm〜60nm（0.04〜0.06μm）のナノフィラー（コロイダルシリカ）が導入された．フィラーの形状は不定形のものと球状のものがある．フィラーを微小化することによって研磨後にフィラーとマトリックスの凸凹が少なくなり，研磨性が向上した．しかし，ナノフィラーは，物理学的な性質から30％（w/m）以上配合することが困難なために，機械的性質が著しく落ちる結果となった．

フィラーの配合率を上げるために，種々の工夫がなされた．1つは，フィラーとマトリックスを重合したものを粉砕し，それをフィラーとする方法（有機複合フィラー），もう1つはフィラー同士を凝集させ，一塊とする方法である（凝集フィラー）．これらの有機複合フィラーや凝集フィラーとナノフィラーを組み合わせることで，配合率を高め，物性も高めることができた．結果として物性も研磨性も高いCRとなった（Fig 24）．

ハイブリッド型（hybrid）（Fig 25）

石英，アルミノシリケートガラスなどの無機材料をできるだけ細かく粉砕したミクロフィラーを作成し，これをマクロフィラーと配合することでフィラーの配合率を上げた（80〜87％〔w/m〕）製品が市販されている（Fig 26）．このようにマクロフィラーとミクロフィラーもしくはナノフィラーを混ぜあわせたレジンはハイブリッド型とよばれる．これにより大きく物性が向上したが，マクロフィ

ハイブリッド型

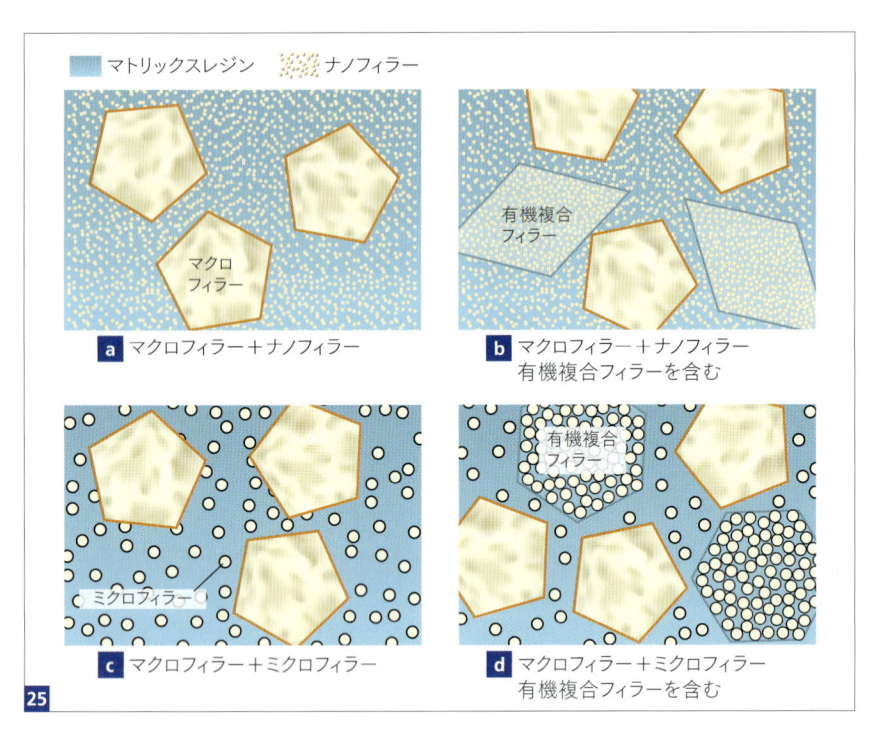

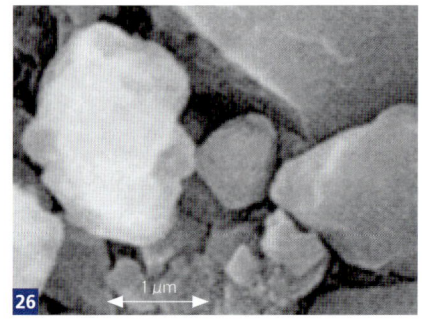

Fig 25 ハイブリッド型の種類.
Fig 26 ハイブリッド型. 大小の粉砕された無機フィラーが混ざったハイブリッド型CR. ＊写真提供：トクヤマデンタル.

ラーが非常に大きいため，研磨性に問題が残った．

ナノハイブリッド型(nanohybrid)・ミクロハイブリッド型(microhybrid)（Fig 27）

ミクロフィラーとナノフィラーを配合することで，フィラーの充填率を高め，物性を向上しようとしたものである．先に述べたようにナノフィラーだけでは配合率に限界があるので，有機複合フィラーに配合したうえで，ミクロフィラーとのハイブリッド型として用いたり（Fig 28），ナノフィラーが融合した大きめの粒子と小さめの粒子(凝集フィラー)を合わせることで配合率を約80％（w/m）まで高めている．一例として，約400nm（0.4μm）の球状のミクロフィラーと80nm（0.08μm）のナノフィラーを配合したCRが製品化されている（Fig 29）．

CRの特徴を無機フィラーの大きさとその組み合わせに基づき分類をしたが，現在販売されている製品のほとんどがナノハイブリッド型またはナノフィラー型に分類される（Table 5）．また，同じ分類に入る製品でもその特

ミクロハイブリッド型

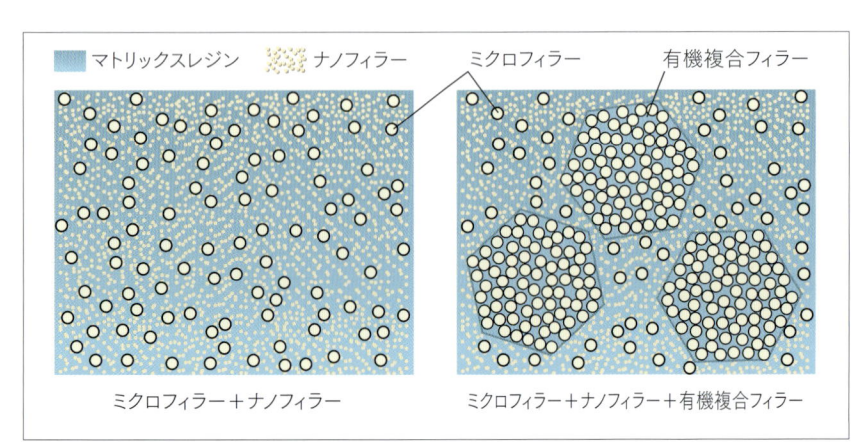

Fig 27 ナノハイブリッド型（ミクロハイブリッド型）.

Fig 28 ナノハイブリッド型（ミクロハイブリッド型）．超微粒子（ナノフィラー）を配合した有機複合フィラーと不定形の無機フィラー（ミクロフィラー）の間隙を，超微粒子無機フィラー（ナノフィラー）が埋めている．
＊写真提供：トクヤマデンタル．

Fig 29 ナノハイブリッド型（ミクロハイブリッド型）．約400nm（0.4μm）の球状フィラー同士の間隙を70nm（0.07μm）の超微粒子球状フィラーが埋めている．＊写真提供：トクヤマデンタル．

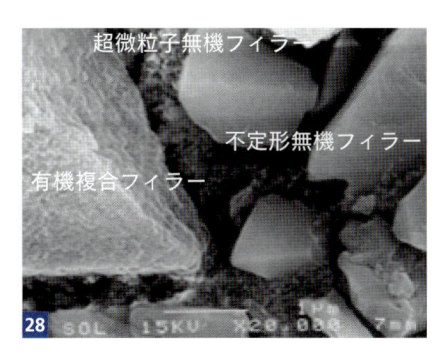

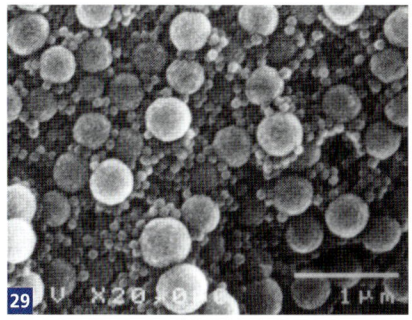

Table 5 CRの分類とフィラーの組成．

商品名	メーカー	メーカーの分類	今回使用した分類	重量%	体積%	フィラーのサイズ	フィラーの平均粒径	有機複合・凝集フィラーの有無
エステライトΣクイック	トクヤマ	サブミクロンフィラー	ミクロフィラー型	82	71	100nm〜300nm	200nm	有機複合
エステライトフロークイック	トクヤマ	—	ナノハイブリッド型（ミクロハイブリッド型）	71	52	0.4μm, 0.07μm		—
Z250	3M	microhybrid	ナノハイブリッド型（ミクロハイブリッド型）	60	66	10nm〜3.5μm		
シュープリーム XT	3M	nanofilled	ナノフィラー型	78.5	59.5	5〜75nm		0.6〜1.4μm 凝集
フィルテックシュープリームウルトラ	3M	ナノコンポジット	ナノフィラー型	72.5	55	20nm, 4〜11nm		凝集
フィルテックシュープリームウルトラフロー	3M	ナノコンポジット	ナノハイブリッド型（ミクロハイブリッド型）	65	46	0.1〜5μm, 20nm, 75nm		0.6〜10μm 凝集
MI フロー	GC	ナノハイブリッド	ナノハイブリッド型（ミクロハイブリッド型）	69			700nm	
MI フィル	GC	ナノハイブリッド	ナノハイブリッド型（ミクロハイブリッド型）	69			200nm	
CLEARFIL MAJESTY Flow	Kuraray	—	ナノハイブリッド型（ミクロハイブリッド型）	81	62	3μm, 20nm		
CLEARFIL MAJESTY Esthetic	Kuraray	—	ナノハイブリッド型（ミクロハイブリッド型）	78	66	700nm, 有機複合ナノフィラー		有機複合
Tetric N Flow	Ivoclar Vivadent	nano-hybrid	ミクロフィラー型	63.8	—	500nm, 700nm		
Tetric N Ceram	Ivoclar Vivadent	nano-hybrid	ミクロフィラー型	63.5+17.0	—	500nm, 700nm		有機複合
ハーキュライトウルトラ	Kerr	ナノ・ハイブリッド	ナノハイブリッド型（ミクロハイブリッド型）	78	—	0.4μm, 0.02〜0.05μm	0.4μm	有機複合
プレミス	Kerr	ナノ・ハイブリッド	ナノハイブリッド型（ミクロハイブリッド型）	84	70	0.4μm, 0.02μm	0.4μm	30〜50μm 有機複合
Beautifil II	松風	nano-hybrid	ナノハイブリッド型（ミクロハイブリッド型）	83.3	68.6	0.01〜4.0μm	0.8μm	
BEAUTIFIL Flow Plus（F00）	松風	nano-hybrid	ナノハイブリッド型（ミクロハイブリッド型）	67.3	47	0.01〜4.0μm	0.8μm	
BEAUTIFIL Flow Plus（F03）	松風	nano-hybrid	ナノハイブリッド型（ミクロハイブリッド型）	66.8	46.3	0.01〜4.0μm	0.8μm	

徴が異なる場合がある．フィラーの配合率が高いほど，強度が高く[32,34,35]，フィラーの粒径が小さいほど，表面の研磨性を維持できる傾向がある[69,70]．

筆者がどのメーカーのCRを選ぶかの基準は，臼歯部では強度（耐摩耗性）を，前歯部では研磨性と審美性を第一に現在のところは考えているが，各社の製品は一様に，すぐれた機械的強度・研磨性・耐摩耗性をうたっており，後は色調や充填のしやすさが，CR選択の基準となりつつある．

変遷③ ボンディングシステムの改善
(接着性モノマーの開発)

エナメル質への接着

　エナメル質を約37%のリン酸で約30秒間エッチング処理した場合，40〜50μmのレジンタグが形成される(Fig 30)．これは，エナメル小柱境界部が脱灰されやすいことや，小柱の部位により耐酸性が異なることによる．またレジンタグの形成は，エナメル小柱の周囲に形成されるマクロタグ(macro-tags)とエナメル小柱自身がエッチングされることにより形成されるミクロタグ(micro-tags)があり[71]，その両方がエナメル質接着に関与しているといわれている[72](Fig 31)．このレジンタグによる機械的嵌合力が長期にわたるレジンの歯質への接着性に大きく貢献する．

　また，機械的嵌合力だけではなく，後述する接着性モノマーの開発も接着性を改善している．接着性モノマーは主にセルフエッチングプライマーに含まれており，セルフエッチングプライマーのみでエナメル質への接着を期待する方法もある．しかし，一般的にセルフエッチングプライマーによるエナメル質への接着力は，リン酸によりエッチング処理したものと比較すると劣ることから[72]，選択的にエナメル質をリン酸によるエッチング処理を行うことが推奨される．

象牙質への接着

　当初，CRの象牙質に対する接着性は，エッチングによる象牙細管の拡大とそこに入り込んだレジンタグによって発揮され，接着強さはエナメル質のそれに比べ低かった[73]．しかし，接着性モノマーが開発，実用化され，象牙質への接着は飛躍的に高まった[74,80](エナメル質への接着強度とあまり差がなくなった)．接着性モノマーは，基本的には親水性基(リン酸基，カルボキシル基)，疎水性基(ベンゼン環，アルキル基)，重合基(C=C)より構成されている(Fig 32〜34)．親水性基は歯質親和性や反応性の向上(アパタイトとの化学的結合と象牙質コラーゲン線維との親和性の向上)，疎水性基は接着の耐久性とコンポジットレジンとの親和性の向上，重合基はモノマー間およびコンポジットレジンモノマーとの重合を期待したものである．代表的な接着性モノマーとしては，Phenyl-P(2-methacryloxyethyl phenyl hydrogen phosphate)[78](Fig 32)，4-META[78](4-methacryloxyethyl trimellitate anhydride)(Fig 33)，MDP[79,80](10-methacryloxydecyl dihydrogen phosphate)(Fig 34)などがある．また，水溶性モノマーとして，HEMA[81](hydroxyethyl methacrylate)(Fig 35)が象牙質への接着性向上のために多用されている．

　象牙質への接着がいかにして発揮されるかはまだ完全には解明されてはいないが，上記の接着性モノマーや水溶性モノマーが脱灰された象牙質に浸潤・硬化すること

エナメル質への接着

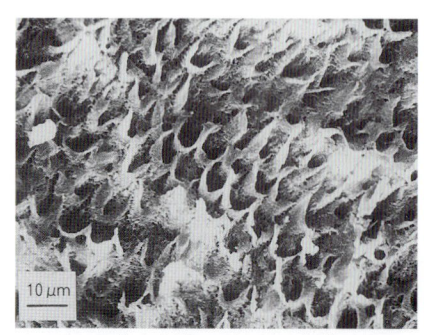

Fig 30　エナメル質へのレジンタグ．エナメル質を約37%リン酸で30秒エッチングした部位に形成されたレジンタグの電子顕微鏡写真(谷嘉明氏の好意による)．

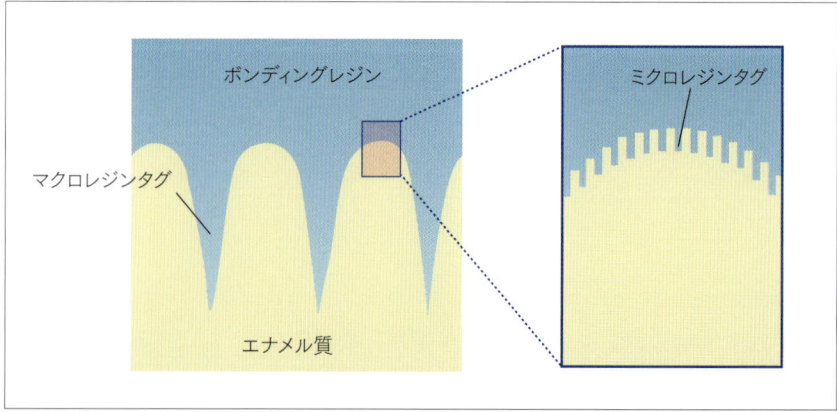

Fig 31　マクロレジンタグとミクロレジンタグ．エナメル質のレジンタグには，マクロレジンタグとミクロレジンタグがある．この両方が接着に関与している．

象牙質への接着

Fig 32 Phenyl-P.

Fig 33 4-META.

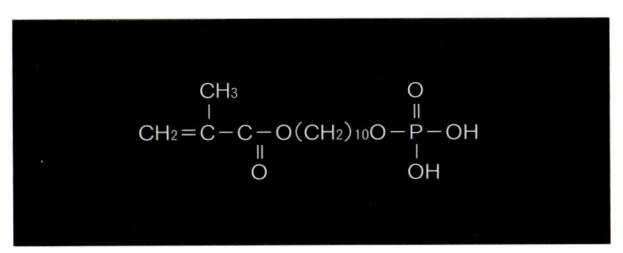

Fig 34 MDP.

Fig 35 HEMA.

により樹脂含浸層（hybrid layer）が形成されることが重要な因子とされている（Fig 37）．また，接着性モノマーが歯質のアパタイトと化学的結合をすることも接着性の向上に寄与していると考えられる（Fig 38）．さらに，脱灰により象牙細管のスメアプラグが溶解され，同時に象牙細管内壁が拡大されたことにより開口した象牙細管に侵入，硬化したレジンタグによっても機械的な保持力が発揮されると考えられる（Fig 37）．

上記の樹脂含浸層をより確実に形成するためには，脱灰により露出したコラーゲン中にレジン成分が浸潤し，硬化する必要がある．リン酸によって象牙質を脱灰した後，脱灰面を完全に乾燥すると，露出したコラーゲンが縮れて含浸層が形成されにくくなる．この問題を解決するためにウェットボンディング（エッチアンドリンス2回法）のシステムが導入された．すなわち，少しぬれた状態の脱灰象牙質面にボンディング材を塗布するやり方である．しかし，どの程度水分を残せばよいかが不確実で，臨床的には簡単に受け入れにくい．そこで，セルフエッチングプライマーなる方法が主流となりつつある．本来，接着性モノマーは酸性であり（pH1〜2），このレジンモノマーが歯質を脱灰すると同時に脱灰部まで浸潤，硬化することで強力かつ確実な接着性が獲得される（Fig 37）．セルフエッチングプライマーは，象牙質，エナメル質を同時に処理し，同等の高い接着性を提供するといわれ

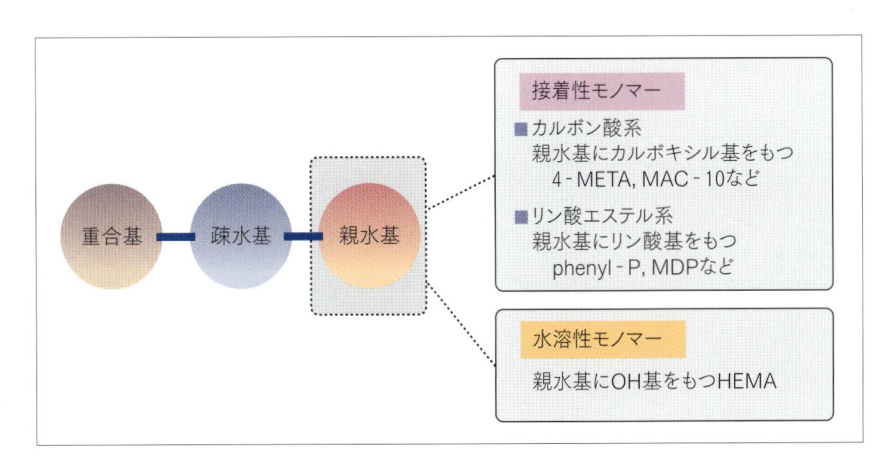

Fig 36 プライマーの構造と種類．プライマーは，重合基‐疎水基‐親水基の構造からなり，親水基の種類により性質が変わる．

重合基 — 疎水基 — 親水基

接着性モノマー
- カルボン酸系
  親水基にカルボキシル基をもつ
  4‐META, MAC‐10など
- リン酸エステル系
  親水基にリン酸基をもつ
  phenyl‐P, MDPなど

水溶性モノマー
親水基にOH基をもつHEMA

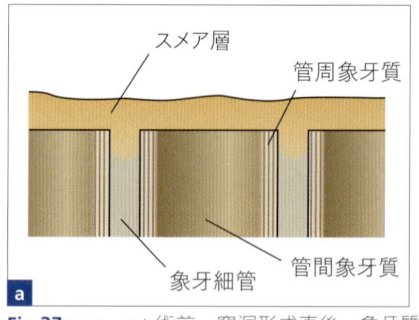

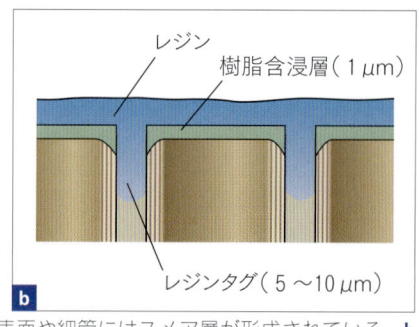

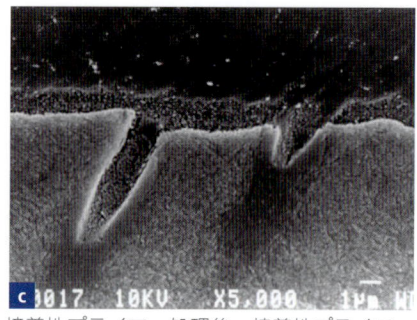

Fig 37a〜c a：術前．窩洞形成直後．象牙質表面や細管にはスメア層が形成されている．b：接着性プライマー処理後．接着性プライマーの酸性度によりスメア層が除去され，象牙質が脱灰される．同時に脱灰されて露出したコラーゲン線維の林のなかにはプライマーレジンおよびボンディングレジンが浸透し，やがて重合硬化して樹脂含浸層を形成する．また，象牙細管のなかにもプライマーあるいはボンディングレジンが侵入し，硬化後レジンタグを形成する．c：上記のメカニズムで実際に形成された樹脂含浸層とレジンタグの電子顕微鏡写真（写真提供：トクヤマデンタル）．

Fig 38 接着性プライマーMDPのアパタイトへの接着のメカニズム（図提供：モリタ）．

る．しかし，筆者はいかなるメーカーのプライミングシステムとボンディングシステムを採用しても，たいていの場合，約37％のリン酸によるエッチングをエナメル質では15〜20秒，象牙質では約5秒行っている．理由は，スメア層のより確実な除去を達成したいことと，エナメル質の接着性をより強固なレジンタグの形成に求めたいからである．また，象牙質のエッチングを5秒にとどめたのは，長時間の脱灰は不必要に多くのコラーゲンを露出する結果，かえって接着性を低下させる危惧があるからである．

プライミングとボンディング

プライミングとは，親水性である象牙質コラーゲンに疎水性のレジンが浸潤できるように象牙質表面を改質することである．ボンディングとは，改質した象牙質コラーゲン中にボンディングレジンを浸潤させ，その上にCRの接着を可能にすることである（Fig 40）．

酸処理（エッチングまたはコンディショニング），プライミング，ボンディングにより，象牙質とCRとの接着が可能になる．

プライマーは，水溶性モノマーや接着性モノマーが主に用いられる．これらのモノマーは，重合基-疎水基-親水基という構造からなり，親水基の構造によりその性質が変わる（Fig 36）．水溶性モノマーは，親水基に水酸基をもち，接着性モノマーは，親水基にカルボキシル基をもつカルボン酸系モノマーと，リン酸基をもつリン酸エステル系モノマーとに分けられる（Fig 36）．水溶性モノマーのはたらきは，疎水性であるボンディングレジンの浸透を助けることを主とし，接着性モノマーは親水性

象牙質接着システム

		エッチング	プライミング	ボンディング
エッチアンドリンス法	3回法	●	●	●
	2回法	●	● → ● ← ●	
セルフエッチング法	2回法	● → ● ← ●	●	
	1回法	● → ● ← ●		

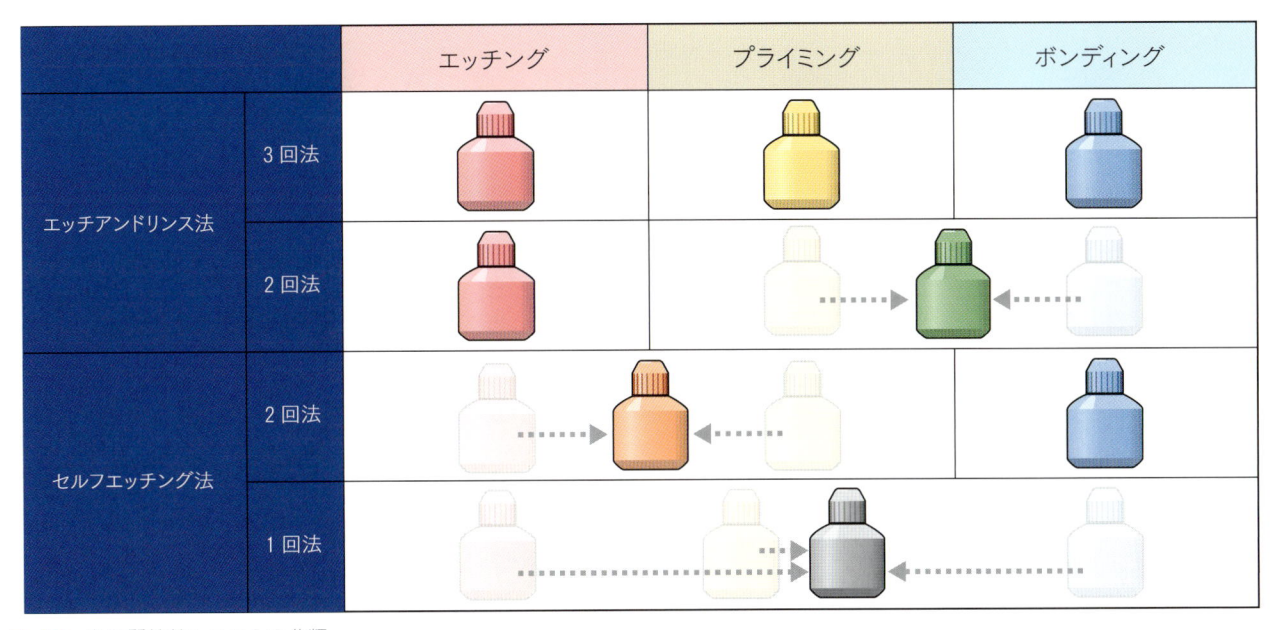

Fig 39 象牙質接着システムの分類.

という性質に加え，弱い脱灰作用と歯質接着性をもつ．

ボンディング材は一般的に，接着性モノマー，ジメタクリレートレジン，溶剤から構成される．これらの構成成分は接着システムや製品により変わる．

現在までさまざまな接着システムの分類が行われてきたが，その多くは構成成分によるものであった．近年，象牙質に対する接着メカニズムが解明されてきたことから，接着メカニズムと使用するステップ数による分類が提示されている[82]（Fig 39）．ここでは接着メカニズムによる分類として，エッチアンドリンス法(etch-and-rinse adhesives)とセルフエッチング法(self-etching adhesives)に，ステップ数による分類として，エッチアンドリンス法では3回法と2回法に，セルフエッチング法では2回法と1回法に分類されている．そこで，この分類に基づきそれぞれの手法と接着特性について解説する．

エッチアンドリンス法

エッチアンドリンス法とは，従来どおり約37％のリン酸水溶液で歯面を5～15秒脱灰，水洗した後に，プライミングとボンディング処理を行う方法である．プライミングとボンディングを分けて行うシステムを3回法とし，両者を同時に行えば2回法となる（エッチング処理が1回目とカウントする）．従来は「ウェットボンディング法」ともよばれていた．

3回法の場合，酸によるエナメル質と象牙質の酸処理（コンディショニング）を行う．これにより，スメア層が除去されると同時に，象牙質表層のハイドロキシアパタイトが脱灰され，コラーゲンが露出する．つぎにプライマーを用い，疎水性であるボンディングレジンが浸透しやすいように，露出したコラーゲンの改質を行う．その主成分は水溶性モノマーであるHEMAである．最後に改質したコラーゲンにボンディングレジンを浸潤させ，レジンタグを形成する（Fig 40）．2回法の場合は，酸処理を行った歯面に，プライマーとボンディングを組み合わせたものを作用させる（Fig 41）．

エッチアンドリンス法の接着メカニズムは，レジンタグの形成による機械的維持が主と考えられている[74,83]．強い酸処理によりコラーゲン周囲のハイドロキシアパタイトは，ほとんどが脱灰されるため[84]，化学的接着は期待しにくい．また強い酸処理は，脱灰により多くのコラーゲン線維を露出させるため，結果として非常に厚い樹脂含浸層を形成することになる（後述 Fig 45a）．

エッチアンドリンス法は，プライマーに用いられる溶剤の種類により3つに分類される．溶剤にアセトンを用

043

エッチアンドリンス法

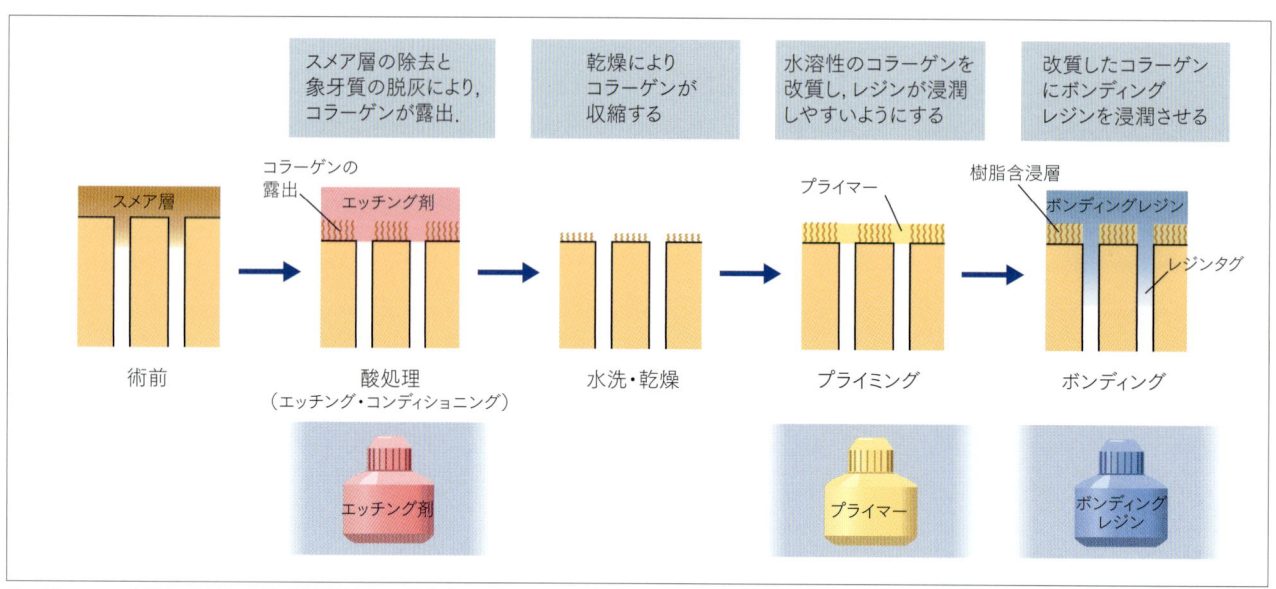

Fig 40 エッチアンドリンス法（3回法）．一般的な，エッチアンドリンス法（3回法）の接着メカニズムを示す．

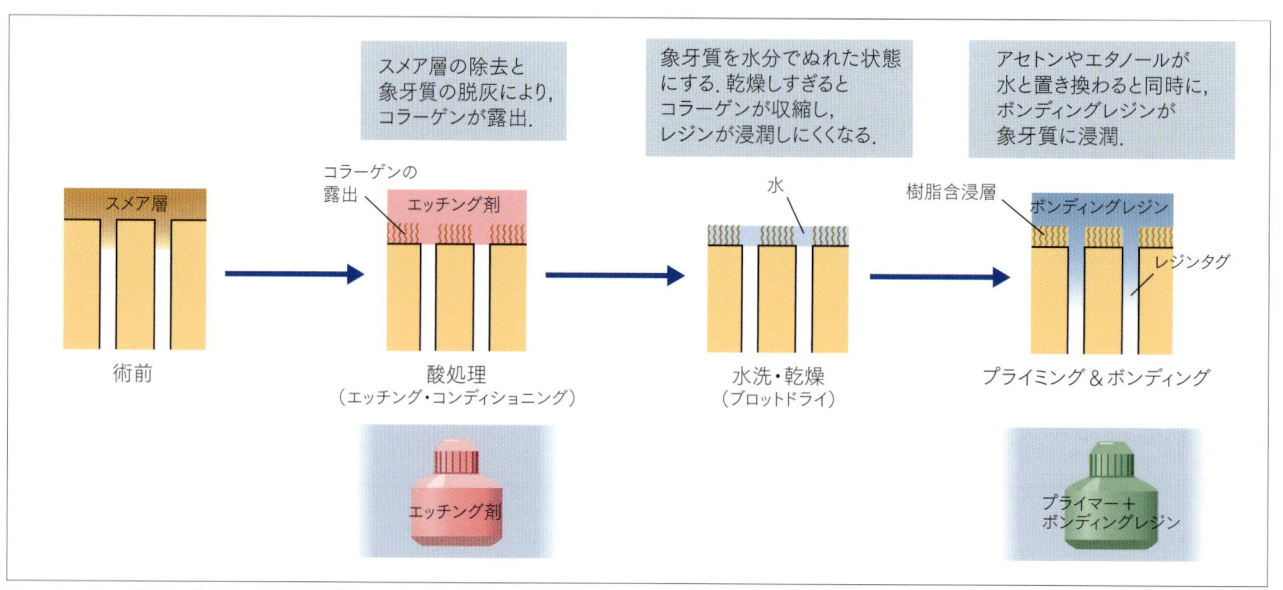

Fig 41 エッチアンドリンス法（2回法，いわゆるウェットボンディング法）．一般的な，エッチアンドリンス法（2回法）の接着メカニズムを示す．

いたもの，水を用いたもの，エタノールと水を用いたものの3つである．溶剤にアセトンを用いた接着システムは，術者の技術に左右されやすいウェットボンディングテクニックを行わなければならない[85]．アセトンは象牙質に残存した水分と置き換わりながら，ボンディングレジンの浸潤を促進するはたらきがあるが，もし象牙質を乾燥しすぎた場合，コラーゲンが収縮し，ボンディングレジンが十分に浸潤しない可能性がある[85]．プライマーの溶剤にエタノールと水を含む3回法エッチアンドリンス法の場合は，乾燥によりコラーゲンの収縮が起こってもプライマーに含まれる水分により再びコラーゲンが膨潤するために，ボンディングレジンが浸潤しやすく[86]，非常に強い接着力を発揮し，in vitro の研究では現在でももっとも高い接着力としての比較対照基準に使用されている[87]．

セルフエッチング法

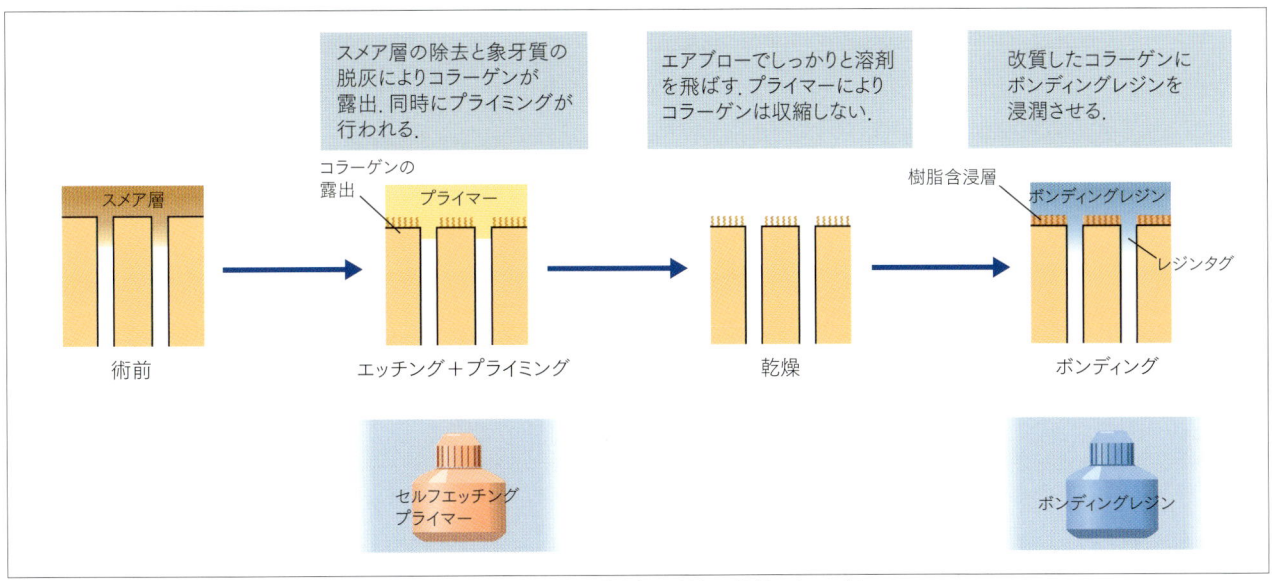

Fig 42 セルフエッチング法（2回法）．一般的なセルフエッチング法（2回法）の接着メカニズム．

セルフエッチング法

①2回法セルフエッチング法

2回法セルフエッチング法は酸性モノマー（接着性モノマー）を用いることにより，コンディショニング（酸処理）とプライミングを1つの操作で自動的に行われるようにし，ウェットボンディング法のような，エッチングと水洗とブロットドライ（象牙質をぬれた状態にする）を不要にし，象牙質の状態のコントロールを容易にした．セルフエッチングプライマーは，水洗により酸を洗い流すことによって脱灰の程度をコントロールする必要がなく（水洗不要で），脱灰と同時にセルフエッチングプライマーが浸透していくため，脱灰象牙質の湿度を厳密にコントロールする必要がない（ブロットドライ不要）．その結果，テクニカルエラーが減少した[88]．

2回法セルフエッチング法の象牙質に対する接着メカニズムは以下のとおりである．最初にセルフエッチングプライマーにより，スメア層の除去と象牙質表層のハイドロキシアパタイトの脱灰が行われ，コラーゲン線維が露出する．それと同時にセルフエッチングプライマーが露出したコラーゲンに作用し，ボンディングレジンが浸透しやすいコラーゲンへと改質する．つぎに，ボンディング材がコラーゲンに浸潤し，象牙細管へと入り込むことにより象牙質への接着が達成される（**Fig 42**）．また，使用するセルフエッチングプライマーの酸性度が強くない場合，脱灰されたコラーゲン周囲にハイドロキシアパタイトが残存し，このハイドロキシアパタイトに接着性プライマーが作用することによって，化学的結合も得られることがわかっている[89]（**Fig 38**）．セルフエッチングプライマーは一般的に酸性度が弱いため，象牙質の脱灰の程度は弱く，レジンタグの形成はエッチアンドリンス法より短い（**Fig 45b**）．しかし，セルフエッチング法の場合，レジンタグの長さや樹脂含浸層の厚みは接着力と必ずしも相関しない[90]．その理由として，先に述べた化学的接着の関与が考えられている[89]．

②1回法セルフエッチング法

1回法セルフエッチング法の特徴は，何といってもその手順の簡便さである．しかし，象牙質接着に必要な，エッチング，プライミング，ボンディング，という3つの過程を1つのステップで行う必要があるため，1ステップで親水性と疎水性の両方の性質が必要となる．そのため構成成分として，水と接着性モノマー，溶剤（アセトンやエタノール），そしてボンディングレジンを含む製品が多い．個々の製品によりそのメカニズムは若干異なるが，一般的には，水と接着性モノマーがエッチングを行い，接着性モノマーがプライミングを行い，アセトンが残存した水分と置き換わり，エアブローにより水が

飛ばされ，残ったボンディングレジンがコラーゲンに浸潤し，接着が得られることになる（**Fig 43**）．

1回法セルフエッチングシステムの接着強さは，2回法セルフエッチングシステムに匹敵するとの報告もあるが，一般的には2回法セルフエッチングシステムより劣るようである[91,92]．また，耐久性に課題があることが多くの研究で指摘されている[87]．その原因として，保存期間の問題や保存状態により早く劣化する可能性があること[93,94]，エアブローの方法がテクニックセンシティブであることが原因と考えられている[95,96]．保存状態の問題は改善されている商品も出てきている．エアブローは，水を飛ばし，ボンディングレジンを残存させることを目的とするが，弱すぎると十分に水分が飛ばず，最初から強すぎるとボンディングレジンも飛んでしまう可能性がある．また，凸凹した面においては完全にエアブローで飛ばすことができずに液溜まりの部分が残り，結果としてその部位の接着が得られないことが考えられている．しかし，近年開発されている1回法セルフエッチングシステムは接着性が改良されているようである[97,98]．

セルフエッチングプライマーはその酸性度により接着メカニズムが少し異なるため，酸性度により，ウルトラマイルド（ultra mild：pH＞2.5），マイルド（mild：pH≒2），インターメディアトリーストロング（intermediately strong：pH≒1.5），ストロング（strong：pH≦1）に分類することが提示されている[99]（**Table 6**）．

Table 6 酸性度によるプライマーの分類．

ウルトラマイルド ultra mild	pH＞2.5
マイルド mild	pH＝2
インターメディアトリーストロング intermediately strong	pH 1～2
ストロング strong	pH≦1

ウルトラマイルドが象牙質に作用する範囲は1μm未満であり，樹脂含浸層の厚みは0.3μm（300nm）前後である（**Fig 44a**）．この作用範囲が「ナノ」の単位であることを表すために，「ナノインターラクション」（nano-interaction）ともよばれる[100]．また，マイルドの作用範囲は1～2μmであり，樹脂含浸層の厚みは0.5～1μmである[101,102]（**Fig 44b**）．

ウルトラマイルド，マイルド，インターメディアトリーストロングは酸性度が強くないため，接着界面は特徴的な二層を形成する（**Fig 45b**）．表層はコラーゲン周囲のハイドロキシアパタイトが完全に脱灰された層であり，ここでの接着メカニズムは，主にレジンタグによる機械的嵌合である．その下の深層はコラーゲン周囲のハイドロキシアパタイトが残存した状態であり，ここでの接着メカニズムは，レジンタグによる機械的嵌合と，ハイドロキシアパタイトと接着性モノマーによる化学的接着である．これらの接着メカニズムにより形成される樹脂含浸層の厚みは薄いが，接着強さにおいて樹脂含浸層の厚み

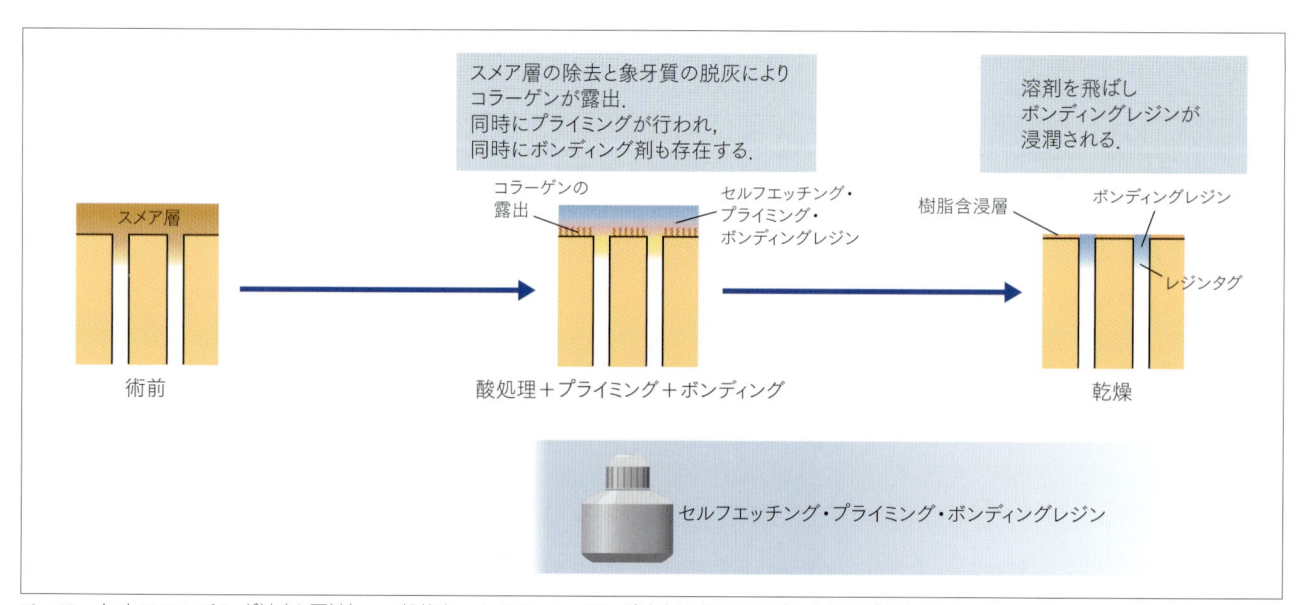

Fig 43 セルフエッチング法（1回法）．一般的な，セルフエッチング法（1回法）の接着メカニズムを示す．

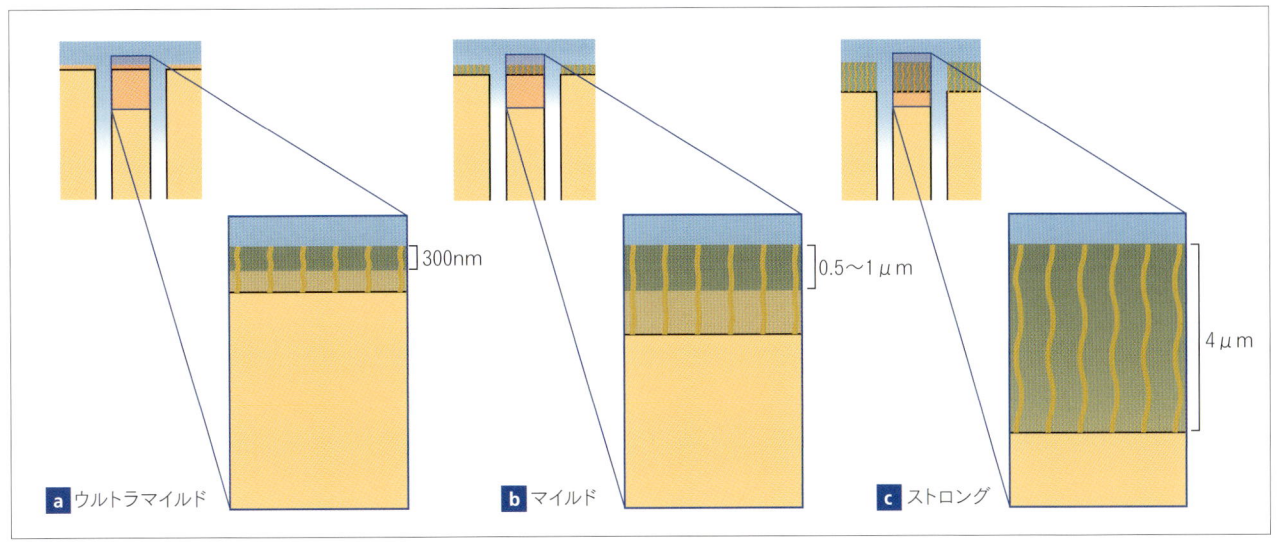

Fig 44a～c 酸性度の違いと樹脂含浸層の厚み．ウルトラマイルドは脱灰される厚みがもっとも薄く，樹脂含浸層の厚みは約300nmとなる（**a**）．マイルドの樹脂含浸層は0.5～1μm（**b**），ストロングの樹脂含浸層はもっとも厚く4μmになる（**c**）．

は重要ではない[90]．また，この接着システムの欠点はエナメル質に対する接着強さが弱いことである[72]．しかし，エナメル質に対して選択的にリン酸によるエッチングを行うことで，この欠点を補うことができる．

これに対し，ストロングは酸性度が強いため，エッチアンドリンス法に近い接着メカニズムである．セルフエッチングプライマーのpHが1より小さく，脱灰される象牙質の厚みが4μmに達するため，他のセルフエッチングプライマーに比較し，非常に厚い樹脂含浸層を形成する（**Fig 44c**）[101]．また強酸により，コラーゲン周囲のハイドロキシアパタイトはほとんど脱灰されるため，接着性モノマーによるハイドロキシアパタイトとの化学的接着は期待できず，接着メカニズムのほとんどはレジンタグによる機械的嵌合であると考えられている．In vitroではストロングセルフエッチングの接着強さは低い[103]．その原因は強酸により脱灰された厚いコラーゲン層にボンディングレジンが完全には浸透しないことが考えられる．

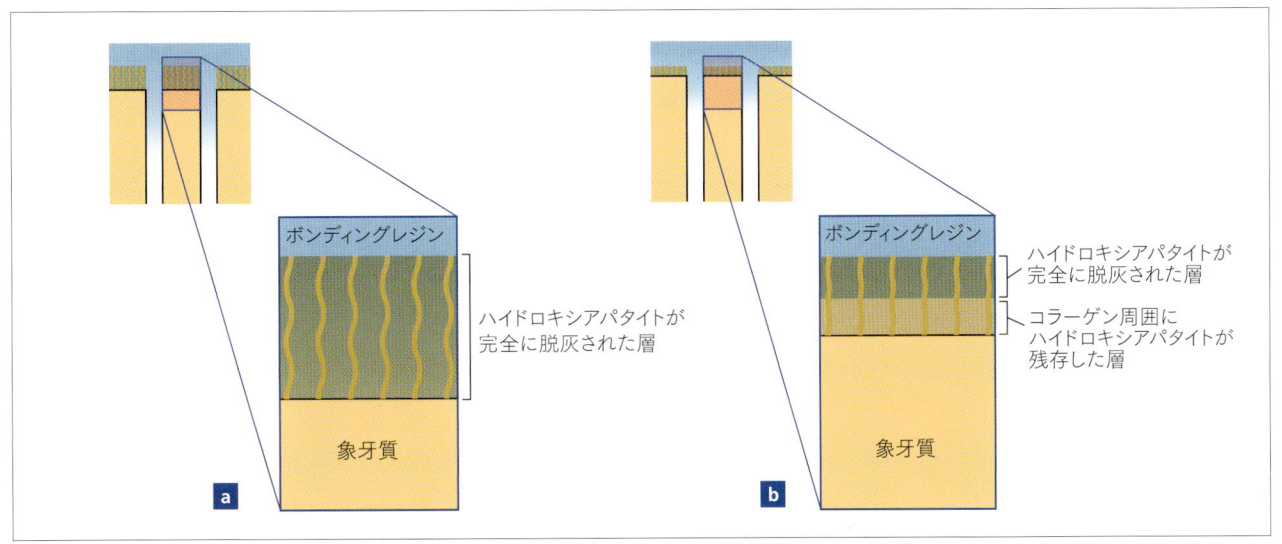

Fig 45a, b 酸性度の違いによる接着界面の違い．**a**：酸性度が強い場合，象牙質が脱灰される層が厚く，コラーゲン周囲にハイドロキシアパタイトはほとんど残らない．**b**：酸性度が弱い場合，象牙質が脱灰される層は薄く，象牙質が完全に脱灰された層の下に，部分的に脱灰された層が残る．

047

Table 7 　接着材とpH.

接着材	メーカー	分類	pH	参考資料
Adper Prompt L-Pop	3M ESPE	1ステップセルフエッチング	0.4	③
Prompt L-Pop 2	3M ESPE	1ステップセルフエッチング	0.8	③
Xeno III	Dentsply	1ステップセルフエッチング	1.4	③
Gボンドプラス	GC	1ステップセルフエッチング	1.5	①
i-Bond	Kulzer	1ステップセルフエッチング	1.6	③
Gボンド	GC	1ステップセルフエッチング	2	①
Bondforce（ボンドフォース）	Tokuyama	1ステップセルフエッチング	2.3	②
AQボンドプラス	サンメディカル	1ステップセルフエッチング	2.5	①
AQボンドSP	サンメディカル	1ステップセルフエッチング	2.5	①
オプチボンドオールインワン	Kerr	1ステップセルフエッチング	2.5	②
クリアフィル　トライエスボンド	クラレ	1ステップセルフエッチング	2.7	①
Non-Rinse Conditioner	Dentsply	2ステップセルフエッチング	1	③
AdheSE primer	Vivadent	2ステップセルフエッチング	1.4	③
OptiBond Solo Plus SE primer	Kerr	2ステップセルフエッチング	1.5	③
Clearfil SE Bond primer（メガボンド）	Kuraray	2ステップセルフエッチング	1.9	③
Clearfil SE Bond Plus primer（プロテクトボンド）	Kuraray	2ステップセルフエッチング	2	③
Unifil Bond primer（ユニフィルボンド）	GC	2ステップセルフエッチング	2.2	③
Panavia ED primer mixed（パナビアEDプライマー）	Kuraray	2ステップセルフエッチング	2.6	③
OptiBond Solo Plus primer/adhesive	Kerr	2ステップエッチアンドリンス	2.1	③
Prime&Bond NT primer/adhesive	Dentsply	2ステップエッチアンドリンス	2.2	③
Scotchbond 1 primer/adhesive	3M	2ステップエッチアンドリンス	4.7	③
OptiBond FL primer	Kerr	3ステップエッチアンドリンス	1.8	③

■ストロング　□インターメディアトリーストロング　■マイルド　■ウルトラマイルド

参考資料①メーカーカタログ．② Itoh S et al. Dentin bond durability and water sorption/ solubility of one-step self-etch adhesives. Dent Mater J 2010；29（5）：623-630．③ Van Meerbeek B et al. Buonocore memorial lecture. Adhesion to enamel and dentin：current status and future challenges. Oper Dent 2003；28（3）：215-235．

ちなみに，わが国のセルフエッチングプライマーは，上記の分類でいえば，ウルトラマイルドとマイルドに入る製品が多い（Table 7）．

変遷④　変色の改善

CRの変色は，化学重合型レジンで顕著で，充填後数か月でほとんどすべてレジンで変色が起きることを筆者は実験で確かめている（Fig 46）．この原因として，化学重合型レジンの触媒系成分（ex．三級アミン）がかかわっているといわれている．現在一般的に用いられている光重合型レジンでは，以前のような著しい変色はみられなくなった．先にも述べたように，フィラーの大きさと形態がCRの表面性状に影響を及ぼし，結果として表面の着色の原因となりうる[104]．現在市販されているCRは，この点に関しても大きな改良が加えられており，CRの変色はあまり大きな問題とはならなくなった．

変色の改善

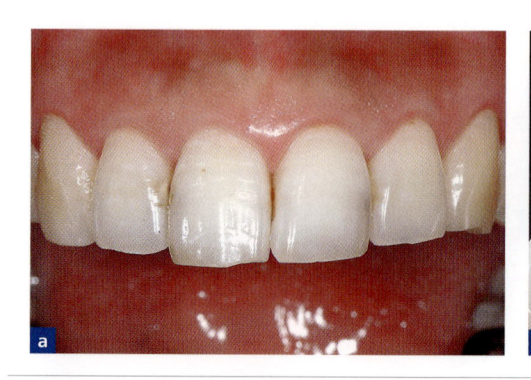

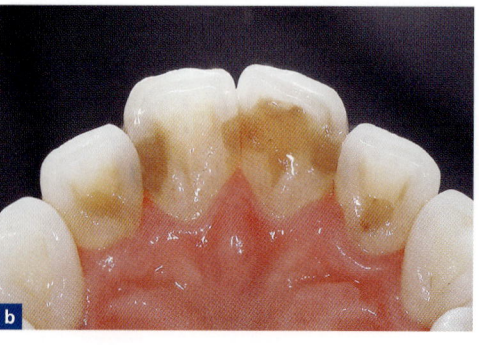

Fig 46　化学重合型CRの変色．変色の原因は三級アミンとフィラーの表面性状が考えられる．このような変色は光重合型CRではほとんど起こらない．

重合収縮

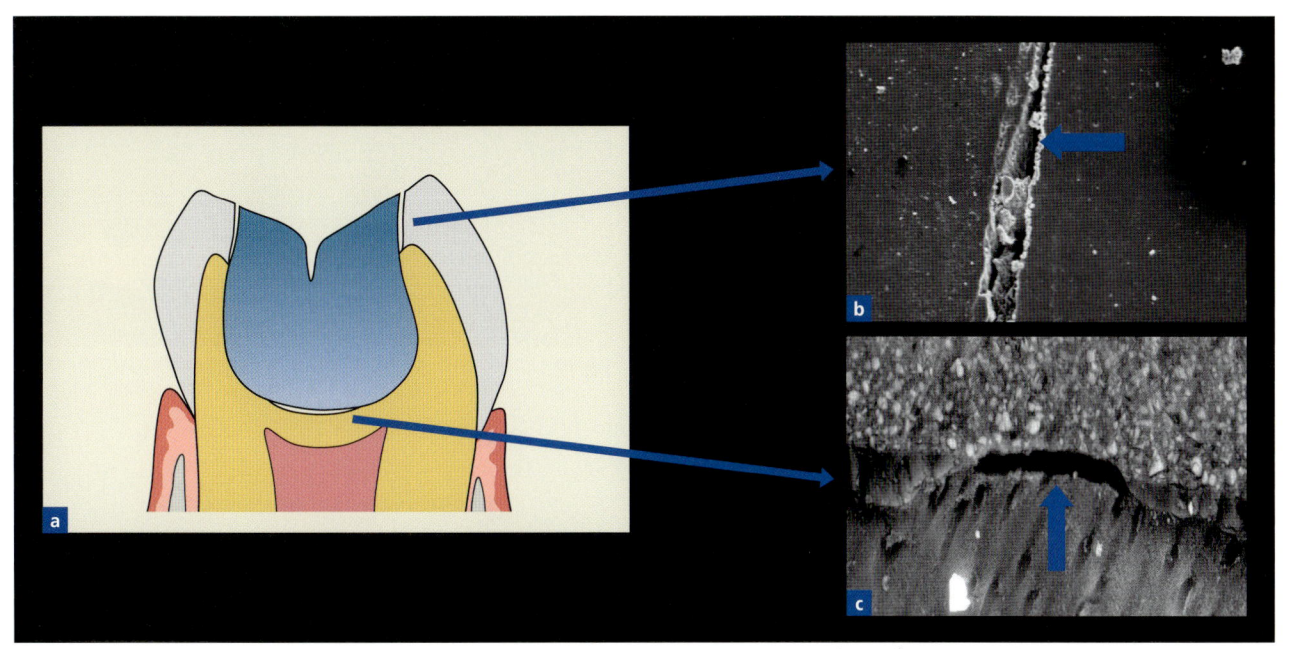

Fig 47a～c　**a**：CR充填後に歯質との間に生じた隙間．**b**：辺縁部でのコントラクションギャップの電子顕微鏡写真．**c**：窩底部でのコントラクションギャップの電子顕微鏡写真（**b, c**写真提供：Dr. Michael Dieter）．

変遷⑤　不快症状の改善

重合収縮

　CR充填は悪夢であるといわれた時代を経験した歯科医師は少なくない．すなわち，臨床症状がない歯をCR充填した後に，冷水痛や自発痛が現れ，患者との信頼関係を失った経験のある歯科医師は筆者らだけではない．この原因が未反応のレジン成分にあると想定されたために，象牙質の保護（裏装）は必須と考えられていた．しかし，術後疼痛の原因の多くが，レジンの重合収縮による微小漏洩（マイクロリーケージ：コントラクションギャップが原因）にあることがわかってきた（**Fig 47**）．この微少漏洩を防ぐためには，先の接着法のより確実な実行と，つぎの重合収縮応力の緩和法が役立とう[105]（**Fig 48**）．

　重合収縮応力は，歯壁と接してないレジン面（free surface）からのフローによって緩和される[106]．そこで，重合収縮応力は，窩洞の形態をあらわす「C-factor（configuration factor）＝接着界面（bonded walls）÷非接着面（free surface）」に大きな影響を受けることになる[107]（**Fig 49**）．すなわち，窩壁が多い窩洞ほどCRの重合収縮応力が生

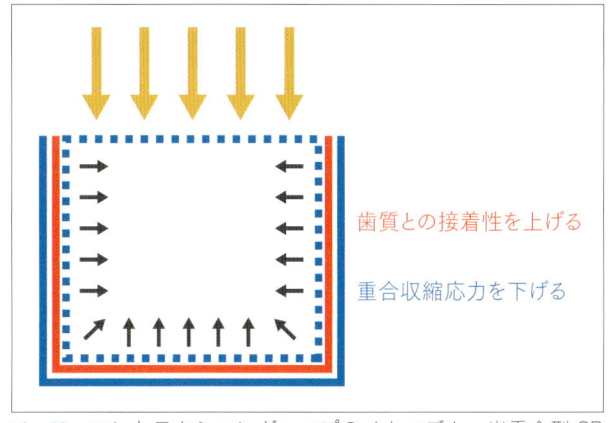

Fig 48　コントラクションギャップのメカニズム．光重合型CRでは，非接着面から重合が開始し，接着界面が最後に硬化する．CRには硬化収縮が起こるので窩壁からCRが引きはがされることになる．この問題を改善するには，接着性をより強力にすることと，重合収縮応力を最小限に抑えることである．

じやすく，コントラクションギャップができやすいことを意味する．

　C-factorを提唱したFeilzerらは，円柱形の化学重合レジンを金属面に接着させ，接着界面と非接着界面との比（＝C-factor）がどのように影響を及ぼすかを調べた[107]．これは実際の窩洞とはかなり異なる条件で計測しており，その解釈に注意が必要である．Feilzerらの報告では，使用する装置がほとんどたわまない設定で行ってお

り，よりたわみやすい設定を用いた場合は，C-factor は逆の関係を示すという報告もある[108,109]．つまり，被着体の剛性が結果に影響を及ぼすことがわかっている．その一方，歯を用いた研究では，C-factor が大きくなるほど接着界面への応力が大きくなる傾向が報告されており[110,112,113]，ある程度の関係が示されている．この場合も歯質の剛性により影響を受ける．残存した歯質が少ない場合，残存した窩壁がたわむことによって重合収縮時の応力の発生が減少し，逆に残存している歯質が多く堅牢な場合，非常に大きな重合収縮により応力が発生することになる[113]．たとえば，MOD窩洞のような残存する歯質が少ない窩洞ほど C-factor による影響が少なく，大臼歯の頰側の窩洞のような小さく，周囲の歯質が堅牢な窩洞ほど C-factor により影響を受けることになる（Fig 50）．C-factor が実際の臨床にどれくらい影響を及ぼすかは正確にはわかっていない．C-factor がもっとも高くなる窩洞は I 級窩洞であるが，臨床研究の報告からは I 級窩洞がもっとも耐久性が高く[10]，実際の臨床では C-factor 以外にも種々の条件が複雑に関係してくるのであろう．

そのほか重合収縮応力は，CR そのものの物性（マトリックスレジンの重合収縮率，フィラーの配合量，CR の弾性率など）や，窩洞の大きさ（CR の量），光重合法などの影響を受ける（Fig 51）．

上記のことを踏まえ，CR 充填は積層法が推奨される

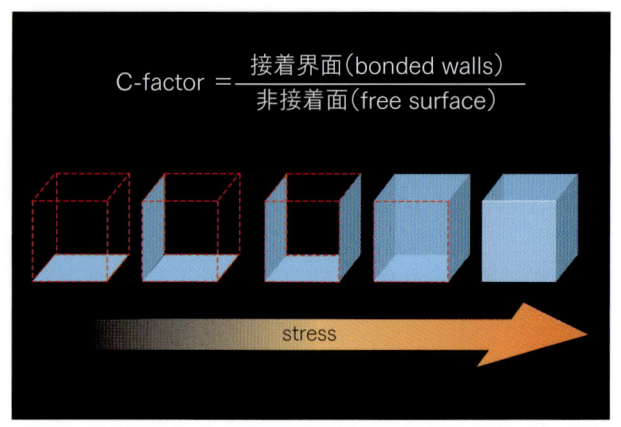

Fig 49 C-factor とは，接着界面の数を非接着面の数で割った値で表す．この値が大きいほど，いい換えれば，接着界面の数が多いほど，重合収縮応力が生じやすいことを示す．

ようである[114]．小さな窩洞では，水平積層法（horizontal layering technique, Fig 52）が，大きな窩洞では，対角積層法（diagonal layering technique, Fig 53）を実行することでコントラクションギャップができる可能性を最小限に抑えることができるかもしれない[103]．しかし，積層充填法の有効性に疑問を投げかけた研究もある．Versluis A らは，有限要素法を用いて窩洞のモデルを作成し，1回充填と種々の積層充填を比較した[115]．これによると，1回充填を行ったものが積層充填を行ったものより少ない応力を生じることを示した．しかし，有限要素法の結果の位置づけを高めるためには，他の方法による検討が必要である[116]．アルミニウムブロックを用いた研究や[117]，

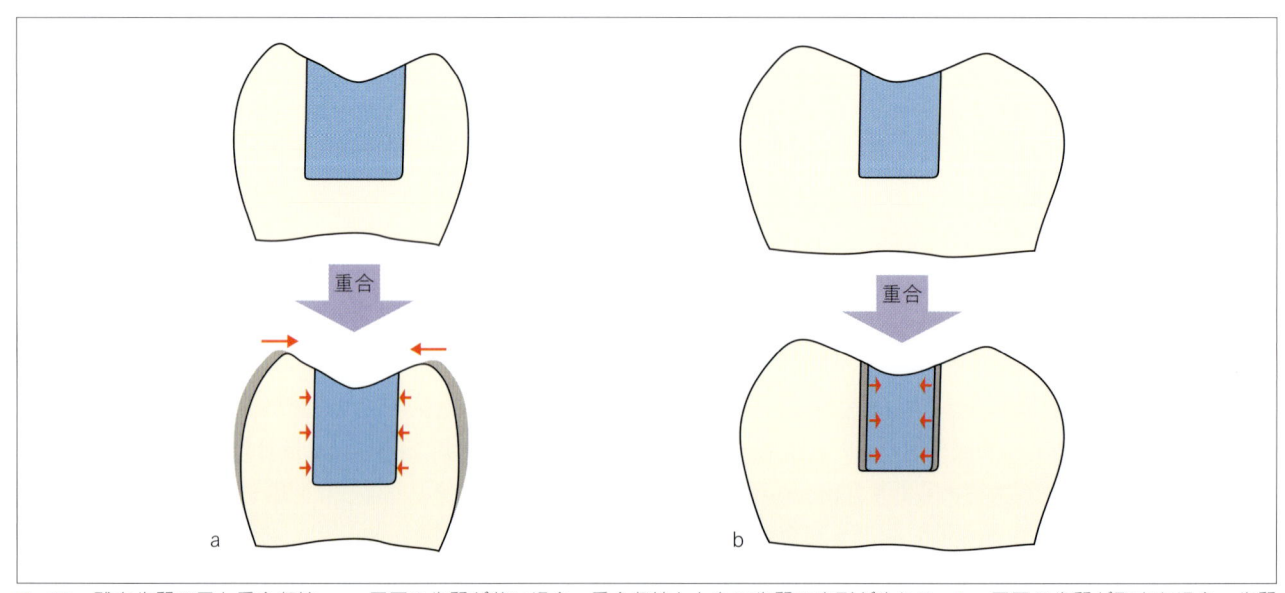

Fig 50 残存歯質の量と重合収縮．a：周囲の歯質が薄い場合，重合収縮とともに歯質の変形が生じる．b：周囲の歯質が堅牢な場合，歯質は変形せず，CR が収縮し，ギャップが発生しやすい．

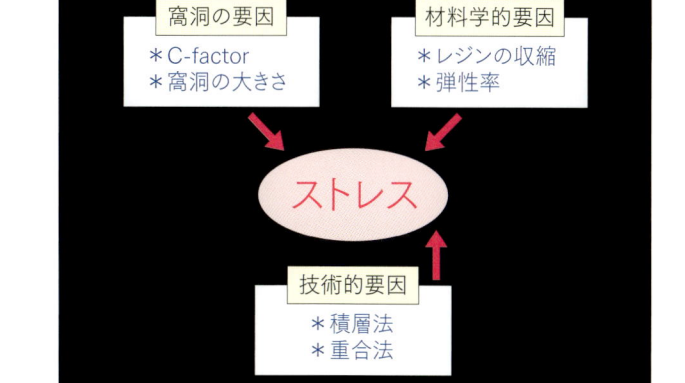

CHAPTER 2　コンポジットレジンの物性

Fig 51　さまざまな要因がCRの重合収縮応力(ストレス)に影響を及ぼす．

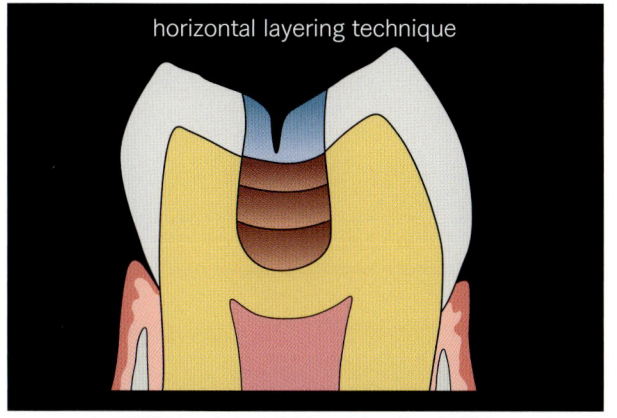

Fig 52　水平積層法．小さめ窩洞では水平的に積層することにより，重合収縮応力を少なくできる．

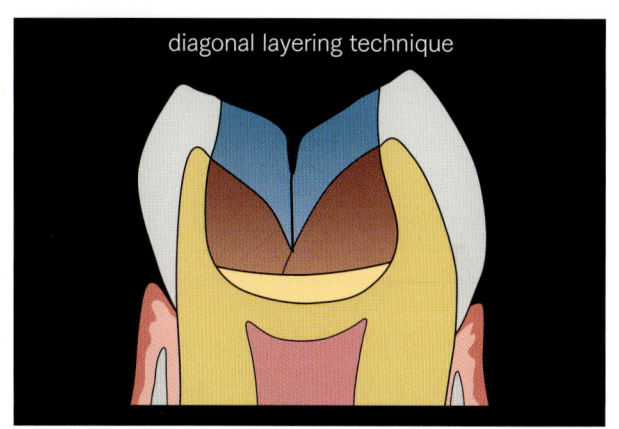

Fig 53　対角積層法．大きめの窩洞では，対角線的に積層することで重合収縮応力を少なくできる．

抜去歯を用いた研究では[113]，積層充填を行った場合，1回充填を行った場合より咬頭の変化が少なく，VersluisAらの報告とは異なる結果を示している．有限要素法を用いた研究をそのまま臨床へあてはめることは危険である．

したがって，一般的な解釈として，CRの厚みが増すほど収縮量が大きくなり，接着界面にかかる応力は大きくなり，CRの深部に光が到達しにくくなり，重合不足が懸念されるため，積層充填に利があると考えることに矛盾はない．

フロータイプレジンは緩衝となるのか？

最内層にはフロータイプのCRを敷くことでコントラクションギャップが生じにくいといわれている．これは，フロータイプのCRがボンディング材とのぬれがよいことや，弾性率が低いこと，さらに後から盛るレギュラータイプのレジンの重合収縮の応力を緩衝することにより，接着界面に応力が加わりにくくなることが考察されているためである[103]．

重合収縮の応力緩衝という点については議論が残っている．フロータイプのレジンではなく，フィラーを含まないボンディング材の厚みを増すことで，重合収縮を緩衝することができる[118]．しかし，実際の臨床では，耐摩耗性などの物性の低いボンディング材がマージンとなることの問題や，ボンディングレジンがエックス線透過性のため二次う蝕の判別が困難になるという欠点がある．そこで，ボンディングレジンよりも物性の高いフロータイプのレジンで同様の効果を期待したが，緩衝効果がないことが報告されている[119]．臨床研究では，フロータイプのレジンのライニングの効果について調べたランダム化比較試験がある．V級窩洞におけるライニングを用いたCRと用いないCRを比較しており，その結果はそれぞれ残存率が89.2％であり，差がなかった[120]．

しかし，臨床的にはフロータイプのCRはぬれがよい

051

光照射の強さと方法

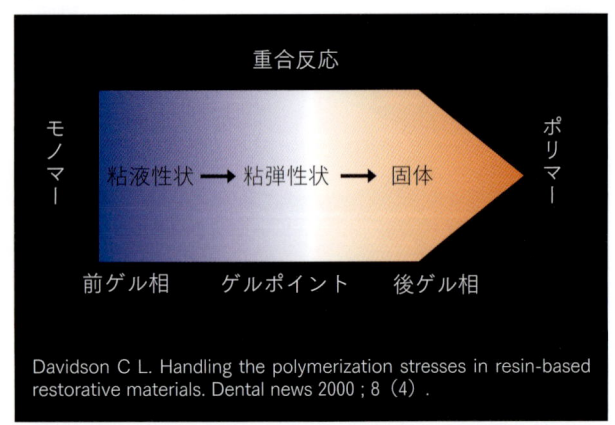

Fig 54 CRは低分子の液状モノマーが，重合して固体に変わる．全体が均等にゆっくり硬化することによって重合収縮応力が減少する．

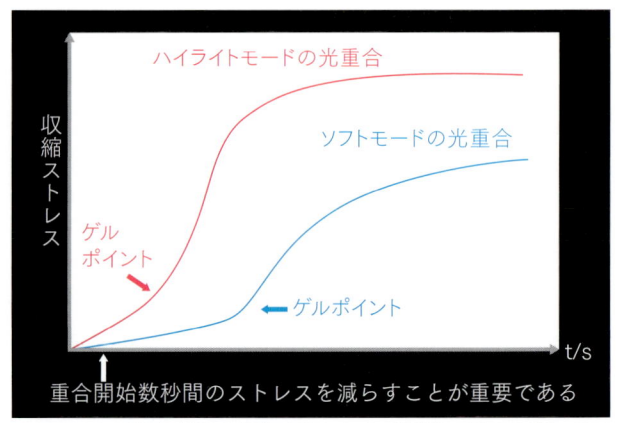

Fig 55 光の強さが重合収縮応力に与える影響．最初は弱い光で徐々に硬化させるほうが重合収縮応力は小さくなる．

ために，歯質への接着性に有利にはたらく．また，歯質とCRとの間に気泡を巻き込む可能性を減らすことができ[121]，より確実な接着を得られると考えられる．また，フロータイプのCRを用いることにより重合収縮自体は緩衝できないが，重合収縮が起きた場合，接着界面での接着は破壊されないが，フロータイプのCRと追加したCRとの間で破壊が起きる可能性も示されていることから[122]，歯質との接着界面の保護に役立つ可能性もある（フェイル・セイフティの概念）．これらのことを考慮すると，臨床的には大きな窩洞の内面に一層フロータイプのCRをひくことは有用（無難）であると考えられる．

光照射の強さと方法

光重合の強さがCRの重合収縮応力の生じ方に影響を及ぼす．理想的にはCRは化学重合型レジンのように窩壁から重合が開始することが理想的である．こうすれば，free surfaceが最後に硬化し，レジンと歯質の接着界面に応力が生じることはない．しかし，光重合型レジンでは，通常free surfaceから重合が開始し，接着界面に重合収縮応力が生じることになる．光重合型レジンは，光照射により粘液性状態（前ゲル相：pre-gel phase）→粘弾性状態（ゲルポイント：gel point）→固体（後ゲル相：post-gel phase）へと変化する（**Fig 54**）．このときゲルポイントの時間が長いほど，重合収縮応力が小さくなると考えられる[106]．したがって，最初は弱い光で硬化させ，その後強い光で重合度を高める方法が推奨されている[123,125]（**Fig 55**）．実際には約5秒間で光量をゼロからハイパワーまで漸次高め，その後は適切な時間ハイパワーで重合を行う方法が採用されている．

しかし，これらの方法にもいくつかの課題が指摘されている．1つは，得られる効果である．この方法により得られる重合収縮の減少は19～30％であり，その効果は製品により異なるため，必ずしも期待した効果が得られるとは限らない[126]．もう1つの課題は，物性の低下である．その理由として，一定時間を過ぎるとそれ以上重合反応が進まないために最終的な重合率が低下することが考えられている[127]．また，重合率が低下しなくとも三次元的架橋構造が十分に形成されず，二次元架橋構造が増え，酸や酵素によりCRが劣化する可能性がある[128]．また，これらの方法を用いたあと，追加して光照射を行っても物性は向上しない[129]．

臨床研究で重合方法による影響を調べたランダム化比較試験がある．I級窩洞・II級窩洞においてソフトスタート（最初の数秒間弱い光で硬化させ，その後すぐに強い光で硬化させる方法や，光の強さをゼロから徐々に高める方法）と通常の重合方法を比較すると，術後の知覚過敏，マージン部の応力に違いはなかったと報告されている[130]．他の報告においても，ソフトスタートによる方法と，通常の方法では，差がないと報告されている[131]．これらを考慮すると，積層充填を行う限り，照射方法に配慮する必要性は少ないかもしれない．重要な点は，十分な照射量を確保することである．

保持溝（グルーブ）

保持溝（グルーブ）を付与することによって重合収縮によるCRの剥離をコントロールしようとする方法が提案されており，ある程度よい結果が期待できる[132, 133]（Fig 56）．メカニズムとしては，グルーブ形成により接着界面の機械的維持力が増え，歯質がたわむことによって収縮を補償すると考えられる．臨床研究においても，グルーブ形成が有効であることが示されている[134]．

重合収縮への配慮

重合収縮は，大きく改善されてきたとはいえ，いまだにCRの大きな課題である．CRが重合収縮を起こすことを知らない臨床家はいないが，その量と意味を実感している臨床家は多くないかもしれない．収縮が少ないといわれるCRの重合収縮率は2％前後である．仮に直径1mm（1,000μm）の大きさのレジンを重合すると，その大きさは0.98mm（980μm）に収縮し，もとの大きさと比較すると，20μmのギャップができることになる．細菌の平均的な大きさが1μmであることを考えると，たった1mmの大きさのレジンを重合しただけで，細菌の大きさの20倍ものギャップができる可能性があることになる．臨床的には約2mmの大きさでレジンを積層充填することを考えると，細菌の大きさの40倍ものギャップができるという計算になり，その大きさは想像を絶する．実際には，歯質への接着処理を行うため，このような大きさのギャップがすぐにできるわけではないが，わずか2％の収縮率がこれだけ大きなギャップを生む可能性があることを私たちは覚えておかなければならない．したがって，臨床家は重合収縮に対する可能な限りの防止対策を実行し，かつ，材料のもつ性能を最大限に引き出すことで，CR修復の耐久性（longevity）を高めることができることを認識しておくことが重要である．

CR-CRの接着（CRの盛りたし）

すでに修復を行ったCRに新たなCRを盛り足す場合，CRとCRとの接着が問題になる．修復直後に修復を行う場合と，修復を行ってから時間が経過した場合とでは，接着メカニズムが異なる．そこでここでは，24時間以内

保持溝（グルーブ）

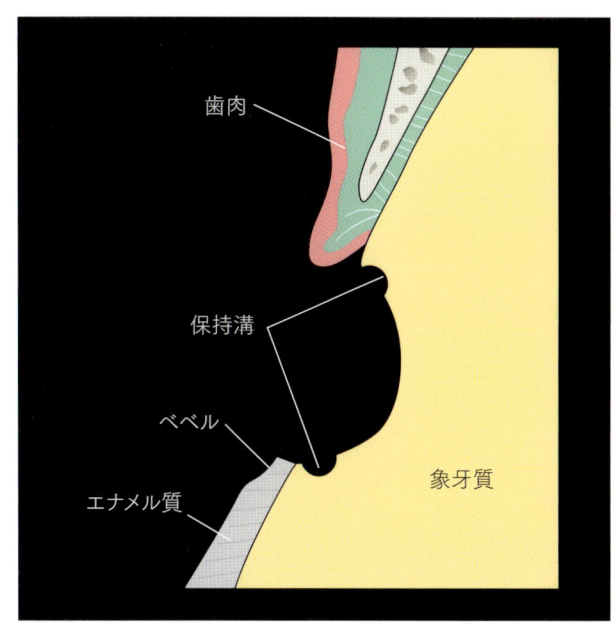

Fig 56 象牙質にグルーブ形成することで，保持形態を付与し，重合収縮時のギャップ形成を減らす．

に修復を行った場合を「即時型レジン‐レジン接着」，24時間以降に修復を行った場合を「遅延型レジン‐レジン接着」とする．

即時型レジン‐レジン接着

即時型レジン‐レジン接着は，安定かつ高い接着強度を期待することができる．その理由は修復直後のマトリックス中に残留モノマーが存在するために，新たに修復を行うCR中のマトリックスレジンと二重結合を期待できるからである．そのなかでも，充填直後の表層に未重合層が残っている場合と，10分以上経過した場合や表面を研磨した場合では，接着力が異なる．充填直後は表層に一層つやのある未重合層が存在するため，追加したCRとよく接着する．その一方で，10分以上経過したCRや一度研磨されたCRは，修復直後にみられる未重合層が表層に存在しないため，何らかの表面処理が必要となる[135]．したがって，以下の「遅延型」と同じ方法で処理を行うほうがよい．すなわち，機械的嵌合力の利用，残存未重合層との二重結合の利用，フィラーのシラン処理による化学的接着の利用，である．

遅延型レジン-レジン接着

　CR表層を荒いダイヤモンドバーで切削することにより，CR同士の機械的嵌合力をある程度期待できる[136,137]．溶剤を含まないボンディング材（たとえば「ヘリオボンド」白水貿易）を併用することで，微小間隙にレジンが入り込み，より高い接着が期待できる[136,138]．重合が終わったCRを削合して露出させた新鮮表面では，その約60％でフィラーが露出していると考えられる．そこで，このフィラーに接着させるようなシステムがCR-CR接着には大きな効力を発揮する．すなわち，シランカップリング材の使用である[137]．

　上記の処理を行うときは，リン酸処理を併用したほうがよいようである[137,138]．リン酸処理は表面性状を変化させることはないが，スメア層を洗い流すことや，周囲のエナメル質への接着を高めるのに役に立つ．

　表面に未重合層が残っていない場合のレジン-レジン接着の流れをまとめれば，以下のようになる．

①バーによる歯面の粗面化
②エッチングによる切削片の除去とエナメル質の酸処理
③シランカップリング剤の塗布
④溶剤を含まないボンディング材の塗布
⑤CR修復

おわりに

　CRにはまだまだ改良の余地が残されているとはいえ，臨床的には長期の使用に耐える材料である．ただ，上記に考察したようにきわめてテクニックセンシティブといわざるを得ない．術者1人ひとりが細心の注意を払って初めて真の材料学的性能が発揮される．また，審美修復材料である以上，**CHAPTER 4** 以降の形態付与や色の選択が患者の満足度に大きく影響を及ぼすことになろう．

参考文献

1. Mjor IA. Adhesive technologies and improved quality of dentistry. In : Roulet JF, Vanherle G (eds). Adhesive technology for restorative dentistry. London : Quintessence Publishing, 2005：171-193.
2. Mjor IA. Placement and replacement of restorations. Oper Dent 1981；6：49-54.
3. Qvist V, Thylstrup A, Mjor IA. Restorative treatment pattern and longevity of resin restorations in Denmark. Acta Odontol Scand 1986；44：351-356.
4. Mjor IA, Jokstad A, Qvist V. Longevity of posterior restorations. Int Dent J 1990；40：11-17.
5. Qvist V, Qvist J, Mjor IA. Placement and longevity of tooth-colored restorations in Denmark. Acta Odontol Scand 1990；48：305-311.
6. Mjor IA, Moorhead JE. Selection of restorative materials, reasons for replacement, and longevity of restorations in Florida. J Am Coll Dent 1998；65：27-33.
7. Mjor IA, Dahl JE, Moorhead JE. Age of restorations at replacement in permanent teeth in general dental practice. Acta Odontol Scand 2000；58：97-101.
8. Van Nieuwenhuysen JP, D'Hoore W, Carvalho J, Qvist V. Long-term evaluation of extensive restorations in permanent teeth. J Dent 2003；31：395-405.
9. Chadwick B, Dummer P, Dunstan F, Gilmour A, Jones R, Phillips C, Rees J, Richmond S, Stevens J, Treasure E. The longevity of dental restorations. A systematic review. National health system centre for reviews and dissemination Report 19. 2001；York : University of York.
10. van Dijken JW. Durability of resin composite restorations in high C-factor cavities : a 12-year follow-up. J Dent 2010；38：469-474
11. Pallesen U, Qvist V. Composite resin fillings and inlays. An 11-year evaluation. Clin Oral Investig 2003；7：71-79.
12. van Dijken JW, Lindberg A. Clinical effectiveness of a low-shrinkage resin composite : a five-year evaluation. J Adhes Dent 2009；11：143-148.
13. Ermis RB, Temel UB, Cellik EU, Kam O. Clinical performance of a two-step self-etch adhesive with additional enamel etching in Class III cavities. Oper Dent 2010；35：147-155.
14. Qvist V, Strom C. 11-year assessment of Class-III resin restorations completed with two restorative procedures. Acta Odontol Scand 1993；51：253-262.
15. Van Landuyt KL, Peumans M, Fieuws S, De Munck J, Cardoso MV, Ermis RB, Lambrechts P, Van Meerbeek B. A randomized controlled clinical trial of a HEMA-free all-in-one adhesive in non-carious cervical lesions at 1 year. J Dent 2008；36：847-855.
16. Burrow MF, Tyas MJ. A clinical trial comparing two all-in-one adhesive systems used to restore non-carious cervical lesions : results at one year. Aust Dent J 2008；53：235-238.
17. Schattenberg A, Werling U, Willershausen B, Ernst CP. Two-year clinical performance of two one-step self-etching adhesives in the restoration of cervical lesions. Clin Oral Investig 2008；12：225-232.
18. Kubo S, Kawasaki K, Yokota H, Hayashi Y. Five-year clinical evaluation of two adhesive systems in non-carious cervical lesions. J Dent 2006；34：97-105.
19. Peumans M, De Munck J, Van Landuyt K, Lambrechts P, Van Meerbeek B. Five-year clinical effectiveness of a two-step self-etching adhesive. J Adhes Dent 2007；9：7-10.
20. van Dijken JW. A prospective 8-year evaluation of a mild two-step self-etching adhesive and a heavily filled two-step etch-and-rinse system in non-carious cervical lesions. Dent Mater 2010；26：940-946.
21. Wilder AD Jr, Swift EJ Jr, Heymann HO, Ritter AV, Sturdevant JR, Bayne SC. A 12-year clinical evaluation of a three-step dentin adhesive in noncarious cervical lesions. J Am Dent Assoc 2009；140：526-535.

22. Opdam NJ, Bronkhorst EM, Loomans BA, Huysmans MC. 12-year survival of composite vs. amalgam restorations. J Dent Res 2010；89：1063 - 1067.
23. Mjor IA. The location of clinically diagnosed secondary caries. Quintessence Int 1998；29：313 - 317.
24. Mjor IA, Toffenetti F. Secondary caries : a literature review with case reports. Quintessence Int 2000；31：165 - 179.
25. Goldstein GR. The longevity of direct and indirect posterior restorations is uncertain and may be affected by a number of dentist, patient, and material-related factors. J Evid Based Dent Pract 2010；10：30 - 31.
26. Asbjørn Jokstad. How long do fillings last? Evidence-Based Dentistry 2002；3：96 - 99.
27. Chadwick B, Treasure E, Dummer P, Dunstan F, Gilmour A, Jones R, Phillips C, Stevens J, Rees J, Richmond S. Challenges with studies investigating longevity of dental restorations : a critique of a systematic review. J Dent 2001；29：155 - 161.
28. Mjor IA, Moorhead JE, Dahl JE. Reasons for replacement of restorations in permanent teeth in general dental practice. Int Dent J 2000；50：361 - 366.
29. Willems G. Multi-standard criteria for the selection of potential posterior composites [dissertation]. Netherlands : University of Leuven, 1992.
30. Palaniappan S, Bharadwaj D, Mattar DL, Peumans M, Van Meerbeek B, Lambrechts P. Three-year randomized clinical trial to evaluate the clinical performance and wear of a nanocomposite versus a hybrid composite. Dent Mater 2009；25：1302 - 1314.
31. Wendt SL Jr, Ziemiecki TL, Leinfelder KF. Proximal wear rates by tooth position of resin composite restorations. J Dent 1996；24：33 - 39.
32. Clelland NL, Pagnotto MP, Kerby RE, Seghi RR. Relative wear of flowable and highly filled composite. J Prosthet Dent 2005；93：153 - 157.
33. Lim BS, Ferracane JL, Condon JR, Adey JD. Effect of filler fraction and filler surface treatment on wear of microfilled composites. Dent Mater 2002；18：1 - 11.
34. Condon JR, Ferracane JL. In vitro wear of composite with varied cure, filler level, and filler treatment. J Dent Res 1997；76：1405 - 1411.
35. Manhart J, Kunzelmann KH, Chen HY, Hickel R. Mechanical properties and wear behavior of light-cured packable composite resins. Dent Mater 2000；16：33 - 40.
36. Schwartz JI, Soderholm KJ. Effects of filler size, water, and alcohol on hardness and laboratory wear of dental composites. Acta Odontol Scand 2004；62：102 - 106.
37. Bayne SC, Taylor DF, Heymann HO. Protection hypothesis for composite wear. Dent Mater 1992；8：305 - 309.
38. Bayne SC, Thompson JY, Swift EJ Jr, Stamatiades P, Wilkerson M. A characterization of first-generation flowable composites. J Am Dent Assoc 1998；129：567 - 577.
39. Ferracane JL, Mitchem JC, Condon JR, Todd R. Wear and marginal breakdown of composites with various degrees of cure. J Dent Res 1997；76：1508 - 1516.
40. Wilson NH, Norman RD. Five-year findings of a multiclinical trial for a posterior composite. J Dent 1991；19：153 - 159.
41. Miyaura K, Morita M, Matsuka Y, Yamashita A, Watanabe T. Rehabilitation of biting abilities in patients with different types of dental prostheses. J Oral Rehabil 2000；27：1073 - 1076.
42. Kitasako Y, Shibata S, Pereira PN, Tagami J. Short-term dentin bridging of mechanically-exposed pulps capped with adhesive resin systems. Oper Dent 2000；25：155 - 162.
43. Kitasako Y, Inokoshi S, Tagami J. Effects of direct resin pulp capping techniques on short-term response of mechanically exposed pulps. J Dent 1999；27：257 - 263.
44. Cox CF, Keall CL, Keall HJ, Ostro E, Bergenholtz G. Biocompatibility of surface-sealed dental materials against exposed pulps. J Prosthet Dent 1987；57：1 - 8．
45. Reichl FX, Durner J, Muckter H, Elsenhans B, Forth W, Kunzelmann KH, Hickel R, Spahl W, Hume WR, Moes GW. Effect of dental materials on gluconeogenesis in rat kidney tubules. Arch Toxicol 1999；73：381 - 386.

46. Olea N, Pulgar R, Perez P, Olea-Serrano F, Rivas A, Novillo-Fertrell A, Pedraza V, Soto AM, Sonnenschein C. Estrogenicity of resin-based composites and sealants used in dentistry. Environ Health Perspect 1996；104：298 - 305.
47. Soderholm KJ, Mariotti A. BIS-GMA-based resins in dentistry : are they safe? J Am Dent Assoc 1999；130：201 - 209.
48. Mariotti A, Soderholm KJ, Johnson S. The in vivo effects of bis-GMA on murine uterine weight, nucleic acids and collagen. Eur J Oral Sci 1998；106：1022 - 1027.
49. Hensten-Pettersen A, Jacobsen N. Biocompability of restorative materials. Oper Dent 2001：229 - 235.
50. Soderholm KJ. Degradation mechanisms of dental resin composites. In : Eliades G, Eliades T, Brantley WA, Watts D (eds). Dental materials in vivo aging and related phenomena. Chicago : Quintessence Publishing, 2003：99 - 122.
51. Oysaed H, Ruyter IE, Sjovik Kleven IJ. Release of formaldehyde from dental composites. J Dent Res 1988；67：1289 - 1294.
52. Mjor IA. Problems and benefits associated with restorative materials : side-effects and long-term cost. Adv Dent Res 1992；6：7 - 16.
53. Knock FE, Glenn JF [inventors]. Dental material and method. US patent 2,558,139. 26 1951：June.
54. Bowen RL [inventor]. Dental filling material comprising vinyl-silane treated fused silica and a binder consisting of reaction product of bisphenol and glycidyl methacrylate. US patent 3,066,112. 27 1962：Nov.
55. Buonocore MG. A simple method of increasing the adhesion of acrylic filling materials to enamel surfaces. J Dent Res 1955；34：849 - 853.
56. 岩久正明，河野篤，千田彰，田上順次・監修．保存修復学21 第 3 刷．京都：永末書店，2001：115 - 176．
57. Soderholm KJ, Roberts MJ. Influence of water exposure on the tensile strength of composites. J Dent Res 1990；69：1812 - 1816.
58. Soderholm KJ. Filler leachability during water storage of six composite materials. Scand J Dent Res 1990；98：82 - 88.
59. Schwartz JI, Soderholm KJ. Effects of filler size, water, and alcohol on hardness and laboratory wear of dental composites. Acta Odontol Scand 2004；62：102 - 106.
60. Soderholm KJ, Yang MC, Garcea I. Filler particle leachability of experimental dental composites. Eur J Oral Sci 2000；108：555 - 560
61. Charles RJ. Static fatigue of glass, Part 1. J Appl Phys 1958；29：1549 - 1553.
62. Peutzfeldt A. Resin composites in dentistry : the monomer systems. Eur J Oral Sci 1997；105：97 - 116.
63. Weinmann W, Thalacker C, Guggenberger R. Siloranes in dental composites. Dent Mater 2005；21：68 - 74.
64. Ardu S, Braut V, Uhac I, Benbachir N, Feilzer AJ, Krejci I. A new classification of resin-based aesthetic adhesive materials. Coll Antropol 2010；34：1045 - 1050.
65. Lutz F, Phillips RW. A classification and evaluation of composite resin systems. J Prosthet Dent 1983；50：480 - 488.
66. Willems G, Lambrechts P, Braem M, Celis JP, Vanherle G. A classification of dental composites according to their morphological and mechanical characteristics. Dent Mater 1992；8：310 - 319.
67. Bayne SC, Heymann HO, Swift EJ Jr. Update on dental composite restorations. J Am Dent Assoc 1994；125：687 - 701.
68. Ilie N, Hickel R. Investigations on mechanical behaviour of dental composites. Clin Oral Investig 2009；13：427 - 438.
69. Cavalcante LM, Masouras K, Watts DC, Pimenta LA, Silikas N. Effect of nanofillers' size on surface properties after toothbrush abrasion. Am J Dent 2009；22：60 - 64.
70. Janus J, Fauxpoint G, Arntz Y, Pelletier H, Etienne O. Surface roughness and morphology of three nanocomposites after two different polishing treatments by a multi technique approach. Dent Mater 2010；26：416 - 425.
71. Hannig M, Bock H, Bott B, Hoth-Hannig W. Inter-crystallite nano-retention of self-etching adhesives at enamel imaged by transmission electron microscopy. Eur J Oral Sci 2002；110：464 - 470.

72. Pashley DH, Tay FR. Aggressiveness of contemporary self-etching adhesives. Part II : etching effects on unground enamel. Dent Mater 2001；17：430 - 444.

73. Fusayama T. New concepts in operative dentistry. Chicago : Quintessence Publishing, 1980.

74. Nakabayashi N, Kojima K, Masuhara E. The promotion of adhesion by the infiltration of monomers into tooth substrates. J Biomed Mater Res 1982；16：265 - 273

75. Masuhara E. The development of dental adhesives in Japan. In : Masuhara E (eds). Spreading of dental adhesives and its clinical applications. Quintessence Publishing, 2001：14 - 24.

76. Nakabayashi N. Bonding of polymers to tooth substrates. In : Masuhara E (eds). Spreading of dental adhesives and its clinical applications. Quintessence Publishing, 2001：26 - 37.

77. Yamauchi J. Adhesive resin and primer. In : Masuhara E (eds). Spreading of dental adhesives and its clinical applications. Quintessence Publishing, 2001：40 - 51.

78. Yamauchi J, Nakabayashi N, Masuhara E. Adhesive agents for hard tissue contaning phosphoric acid monomers. ACS polymer preprints 1979；20：594.

79. Omura I, Yamauchi J. Trans of Internal. Congr on Dent 1989；Mater,：Abst. No.P40

80. Nishida K, Yamauchi J, Wada T, Hosoda H. Development of a new bonding system. J Dent Res 1993；72：137, Abstr. No.267.

81. Munksgaard EC, Asmussen E. Bond strength between dentin and restorative resins mediated by mixtures of HEMA and glutaraldehyde. J Dent Res 1984；63：1087 - 1089.

82. Van Meerbeek B, Vargas S, Inoue S, Yoshida Y, Peumans M, Lambrechts P & Vanherle G. Adhesives and cements to promote preservation dentistry. Oper Dent（Supplement 6）2001：119 - 144.

83. Vargas MA, Cobb DS, Armstrong SR. Resin-dentin shear bond strength and interfacial ultrastructure with and without a hybrid layer. Oper Dent 1997；22：159 - 166.

84. Van Meerbeek B, Conn LJ Jr, Duke ES, Eick JD, Robinson SJ, Guerrero D. Correlative transmission electron microscopy examination of nondemineralized and demineralized resin-dentin interfaces formed by two dentin adhesive systems. J Dent Res 1996；75：879 - 888.

85. Tay FR, Gwinnett AJ, Pang KM, Wei SH. Resin permeation into acid-conditioned, moist, and dry dentin : a paradigm using water-free adhesive primers. J Dent Res 1996；75：1034 - 1044.

86. Van Meerbeek B, Conn LJ Jr, Duke ES, Eick JD, Robinson SJ, Guerrero D. Correlative transmission electron microscopy examination of nondemineralized and demineralized resin-dentin interfaces formed by two dentin adhesive systems. J Dent Res 1996；75：879 - 888.

87. De Munck J, Van Landuyt K, Peumans M, Poitevin A, Lambrechts P, Braem M, Van Meerbeek B. A critical review of the durability of adhesion to tooth tissue : methods and results. J Dent Res 2005；84：118 - 132.

88. Unemori M, Matsuya Y, Akashi A, Goto Y, Akamine A. Self-etching adhesives and postoperative sensitivity. Am J Dent 2004；17：191 - 195.

89. Yoshida Y, Nagakane K, Fukuda R, Nakayama Y, Okazaki M, Shintani H, Inoue S, Tagawa Y, Suzuki K, De Munck J, Van Meerbeek B. Comparative study on adhesive performance of functional monomers. J Dent Res 2004；83：454 - 458.

90. Inoue S, Vargas MA, Abe Y, Yoshida Y, Lambrechts P, Vanherle G, Sano H, Van Meerbeek B. Microtensile bond strength of eleven contemporary adhesives to dentin. J Adhes Dent 2001；3：237 - 245.

91. Van Landuyt KL, Mine A, De Munck J, Jaecques S, Peumans M, Lambrechts P, Van Meerbeek B. Are one-step adhesives easier to use and better performing? Multifactorial assessment of contemporary one-step self-etching adhesives. J Adhes Dent 2009；11：175 - 190.

92. Sadek FT, Goracci C, Cardoso PE, Tay FR, Ferrari M. Microtensile bond strength of current dentin adhesives measured immediately and 24 hours after application. J Adhes Dent 2005；7：297 - 302.

93. Ma S, Nakajima KF, Nishiyama N. Effects of storage temperature on the shelf life of one-step and two-step self-etch adhesives. Oper Dent 2009；34：472 - 480.

94. Moszner N, Salz U, Zimmermann J. Chemical aspects of self-etching enamel-dentin adhesives : a systematic review. Dent Mater 2005；21：895 - 910.

95. Hiraishi N, Breschi L, Prati C, Ferrari M, Tagami J, King NM. Technique sensitivity associated with air-drying of HEMA-free, single-bottle, one-step self-etch adhesives. Dent Mater 2007；23：498 - 505.

96. Van Landuyt KL, Mine A, De Munck J, Countinho E, Peumans M, Jaecques S, Lambrechts P, Van Meerbeek B. Technique sensitivity of water-free one-step adhesives. Dent Mater 2008；24：1258 - 1267.

97. Van Meerbeek B, Peumans M, Poitevin A, Mine A, Van Ende A, Neves A, De Munck J. Relationship between bond-strength tests and clinical outcomes. Dent Mater 2010；26：e100 - e121.

98. Peumans M, Kanumilli P, De Munck J, Van Landuyt K, Lambrechts P, Van Meerbeek B. Clinical effectiveness of contemporary adhesives : a systematic review of current clinical trials. Dent Mater 2005；21：864 - 881.

99. Van Meerbeek B, Yoshihara K, Yoshida Y, Mine A, De Munck J, Van Landuyt KL. State of the art of self-etch adhesives. Dent Mater 2011；27：17 - 28.

100. Koshiro K, Sidhu SK, Inoue S, Ikeda T, Sano H. New concept of resin-dentin interfacial adhesion : the nanointeraction zone. J Biomed Mater Res B Appl Biomater 2006；77：401 - 408.

101. Tay FR, Pashley DH. Aggressiveness of contemporary self-etching systems. I : Depth of penetration beyond dentin smear layers. Dent Mater 2001；17：296 - 308

102. Tay FR, Sano H, Carvalho R, Pashley EL, Pashley DH. An ultrastructural study of the influence of acidity of self-etching primers and smear layer thickness on bonding to intact dentin. J Adhes Dent 2000；2：83 - 98.

103. Spreafico R, Roulet JF. Composite layering. In : Roulet JF, Vanherle G (eds). Adhesive technology for restorative dentistry. Quintessence Publishing, London,：11 - 26 2005；In : Roulet JF, Vanherle G：11 - 26.

104. Weitman RT, Eames WB. Plaque accumulation on composite surfaces after various finising procedures. J Am Dent Assoc 1975；91：101 - 106.

105. Davidson CL, de Gee AJ, Feilzer A. The competition between the composite-dentin bond strength and the polymerization contraction stress. J Dent Res 1984；63：1396 - 1399.

106. Davidson CL, de Gee AJ. Relaxation of polymerization contraction stresses by flow in dental composites. J Dent Res 1984；63：146 - 148.

107. Feilzer AJ, De Gee AJ, Davidson CL. Setting stress in composite resin in relation to configuration of the restoration. J Dent Res 1987；66：1636 - 1639.

108. Miguel A, de la Macorra JC. A predictive formula of the contraction stress in restorative and luting materials attending to free and adhered surfaces, volume and deformation. Dent Mater 2001；17：241 - 246.

109. Bouschlicher MR, Vargas MA, Boyer DB. Effect of composite type, light intensity, configuration factor and laser polymerization on polymerization contraction forces. Am J Dent 1997；10：88 - 96.

110. Uno S, Tanaka T, Inoue S, Sano H. The influence of configuration factors on cavity adaptation in compomer restorations. Dent Mater J 1999；18：19 - 31.

111. Yoshikawa T, Sano H, Burrow MF, Tagami J, Pashley DH. Effects of dentin depth and cavity configuration on bond strength. J Dent Res 1999；78：898 - 905.

112. He Z, Shimada Y, Sadr A, Ikeda M, Tagami J. The effects of cavity size and filling method on the bonding to Class I cavities. J Adhes Dent 2008；10：447 - 453.

113. Lee MR, Cho BH, Son HH, Um CM, Lee IB. Influence of cavity dimension and restoration methods on the cusp deflection of premolars in composite restoration. Dent Mater 2007；23：288 - 295.

114. Nikolaenko SA, Lohbauer U, Roggendorf M, Petschelt A, Dasch W, Frankenberger R. Influence of c-factor and layering technique on microtensile bond strength to dentin. Dent Mater 2004；20：579 - 585.

115. Versluis A, Douglas WH, Cross M, Sakaguchi RL. Does an incremental filling technique reduce polymerization shrinkage stresses? J Dent Res 1996；75：871 - 878.
116. 岸正彦．解析結果は神のお告げか．In：図解入門：よくわかる最新有限要素法の基本と仕組み．東京：秀和システム，2010．
117. Park J, Chang J, Ferracane J, Lee IB. How should composite be layered to reduce shrinkage stress : incremental or bulk filling? Dent Mater 2008；24：1501 - 1505.
118. Choi KK, Condon JR, Ferracane JL. The effects of adhesive thickness on polymerization contraction stress of composite. J Dent Res 2000；79：812 - 817.
119. Cadenaro M, Marchesi G, Antoniolli F, Davidson C, De Stefano Dorigo E, Breschi L. Flowability of composites is no guarantee for contraction stress reduction. Dent Mater 2009；25：649 - 654.
120. Reis A, Loguercio AD. A 24-month follow-up of flowable resin composite as an intermediate layer in non-carious cervical lesions. Oper Dent 2006；31：523 - 529.
121. Olmez A, Oztas N, Bodur H. The effect of flowable resin composite on microleakage and internal voids in class II composite restorations. Oper Dent 2004；29：713 - 719.
122. Figueiredo Reis A, Giannini M, Ambrosano GM, Chan DC. The effects of filling techniques and a low-viscosity composite liner on bond strength to class II cavities. J Dent 2003；31：59 - 66.
123. Davidson CL, de Gee AJ. Light-curing units, polymerization, and clinical implications. J Adhes Dent 2000；2：167 - 173.
124. Yoshikawa T, Burrow MF, Tagami J. The effects of bonding system and light curing method on reducing stress of different C-factor cavities. J Adhes Dent 2001；3：177 - 183.
125. Yoshikawa T, Burrow MF, Tagami J. A light curing method for improving marginal sealing and cavity wall adaptation of resin composite restorations. Dent Mater 2001；17：359 - 366.
126. Lim BS, Ferracane JL, Sakaguchi RL, Condon JR. Reduction of polymerization contraction stress for dental composites by two-step light-activation. Dent Mater 2002；18：436 - 444.
127. Lu H, Stansbury JW, Bowman CN. Impact of curing protocol on conversion and shrinkage stress. J Dent Res 2005；84：822 - 826.
128. Asmussen E, Peutzfeldt A. Influence of pulse-delay curing on softening of polymer structures. J Dent Res 2001；80：1570 - 1573.
129. Lovell LG, Newman SM, Bowman CN. The effects of light intensity, temperature, and comonomer composition on the polymerization behavior of dimethacrylate dental resins. J Dent Res 1999；78：1469 - 1476.
130. Chan DC, Browning WD, Frazier KB, Brackett MG. Clinical evaluation of the soft-start (pulse-delay) polymerization technique in Class I and II composite restorations. Oper Dent 2008；33：265 - 271.
131. Brackett WW, Covey DA, St Germain HA Jr. One-year clinical performance of a self-etching adhesive in class V resin composites cured by two methods. Oper Dent 2002；27：218 - 222.
132. Summitt JB, Chan DC, Dutton FB. Retention of Class 3 composite restorations : retention grooves versus enamel bonding. Oper Dent 1993；18：88 - 93.
133. Coli P, Blixt M, Brannstrom M. The effect of cervical grooves on the contraction gap in class 2 composites. Oper Dent 1993；18：33 - 36.
134. Kim SY, Lee KW, Seong SR, Lee MA, Lee IB, Son HH, Kim HY, Oh MH, Cho BH. Two-year clinical effectiveness of adhesives and retention form on resin composite restorations of non-carious cervical lesions. Oper Dent 2009；34：507 - 515.
135. Boyer DB, Chan KC, Reinhardt JW. Build-up and repair of light-cured composites : bond strength. J Dent Res 1984；63：1241 - 1244.
136. Costa TR, Ferreira SQ, Klein-Junior CA, Loguercio AD, Reis A. Durability of surface treatments and intermediate agents used for repair of a polished composite. Oper Dent 2010；35：231 - 237.
137. Celik EU, Ergucu Z, Turkun LS, Ercan UK. Tensile bond strength of an aged resin composite repaired with different protocols. J Adhes Dent 2010 Sep 28. doi：10.3290/j.jad.a19651.
138. El-Askary FS, Fawzy AS, Abd Elmohsen HM. Tensile bond strength of immediately repaired anterior microfine hybrid restorative composite using nontrimmed hourglass specimens. J Adhes Dent 2009；11：41 - 47.

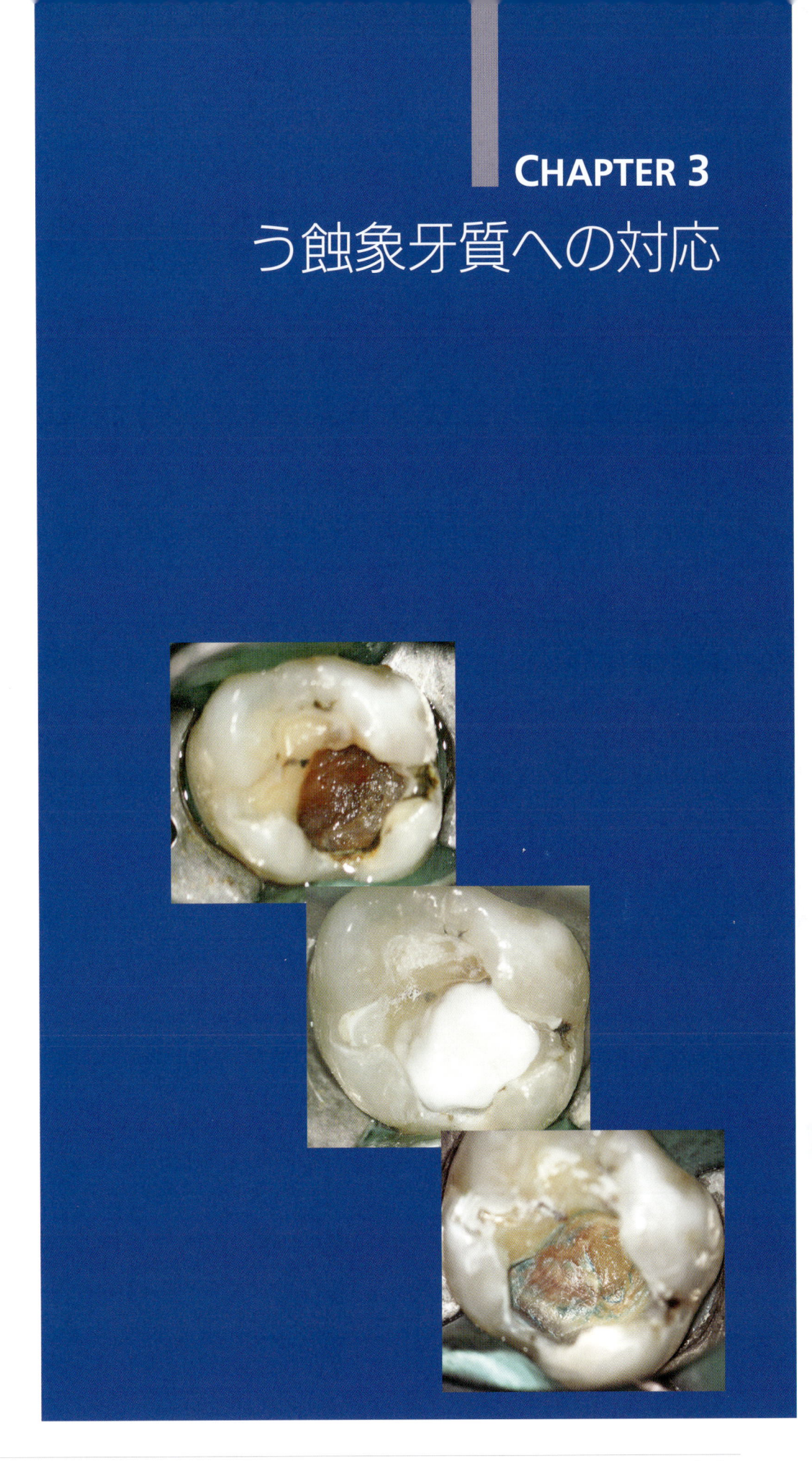

CHAPTER 3
う蝕象牙質への対応

はじめに

有髄歯をコンポジットレジン(以下，CR)で修復する利点の1つは，可及的に歯質と歯髄を保存しながら歯冠修復することが可能になる点である．このときに，どこまでう蝕象牙質を除去すればいいのか，どのような場合に抜髄が必要かということについて，考察をしておくこと(各歯科医師が判断基準をもっておくこと)が重要である．そこで，このCAHPTERではう蝕象牙質への対応と覆髄法処置について筆者らの考えを提示したい．

う蝕象牙質の除去

露髄をともなうような深部う蝕がある歯で，う蝕象牙質をどこまで除去すべきかについてのコンセンサスはまだ得られていない[1,2]．可逆性の歯髄炎では，う蝕の除去の程度と除去方法が，歯髄の保存の可能性を左右しかねない．

う蝕象牙質の除去は，大きく分けて2つの考え方がある．たとえ露髄の危険性があるとしても，軟化象牙質を可及的に除去し，適切な覆髄処置によって歯髄を保護しようとする考え(1回法)と，いったん妥協的に除去して暫間修復したのち，数か月間う蝕象牙質の硬化と感染の減少，第三象牙質の添加を待ってから改めてう蝕象牙質の除去と歯冠修復を行う方法[3〜6](2回法)である．前者は，治療時間・期間・費用の縮小につながるが，切削による歯髄炎の誘発の危険性が高い．したがって，う蝕象牙質の除去は慎重に行わなければならないが，歯髄炎症状のない歯では歯髄組織のう蝕象牙質を無理に除去せず残すことになっても，裏装材や修復材により窩洞が厳密に封鎖されれば，う蝕細菌はその活動が緩慢あるいは停止することが示唆されている[7,8]．これは，「シールドレストレーション」という概念でよばれており，1回法のう蝕処置の利点となろう．2回法は，ある程度の治療期間を要するが若年者のう蝕治療法として近年脚光を浴びている．

とくに近年，3mixという抗菌剤[9,10]を利用した治療法が脚光を浴びているが，う窩は特別な薬剤を使用しなくても開放され乾燥されるとその活動性が緩慢になり，軟化した象牙質に硬化がみられることから[1]，臨床的にこれらの薬剤をつかう利点があるかどうかには十分な注意が必要であろう．

以下に，う蝕象牙質の除去法に関して2回法と1回法に分けて，それぞれの術式と利点について考察を行う．

2回法での対応
(ステップワイズエキスカベーション)

2回法は，近年「ステップワイズエキスカベーション」とう呼び名で注目されている．この方法は，すでに1957年にSowdenにより報告された[11]が，1997年Bjørndalらの研究によって再び脚光を浴びることになった[12]．彼らは，露髄しそうな部位のう蝕を残し，水酸化カルシウムを貼薬後，グラスアイオノマーセメントで仮封を行った．6〜12か月後にリエントリーし，歯髄に近接したう蝕が硬化していることを確認した．これにより露髄する確率が減少し，より歯髄の保存ができることから，彼らはこの方法を推奨した．

露髄しにくくなる効果

露髄しにくくなる理由として，残存したう蝕が硬化すること[5,13〜16]，第三象牙質の形成が生じること[15]が考察されている．残存したう蝕が硬化するのは，残存したう蝕が口腔環境から遮断されることにより細菌が減少し[12〜14,17〜20]，う蝕の進行が緩慢化することで[14,21]脱灰した象牙質が再石灰化する機会が与えられるためと考えられている[22]．しかし，臨床的には残存させたう蝕象牙質がすべて硬化するわけではない．う蝕象牙質は再石灰化する可能性のある層と再石灰化が不可能な層があり[22,23]，ステップワイズエキスカベーションを行うことにより，再石灰化する可能性のある部位が硬化し，そうでない層との境界が明瞭になると考えられる．

また，ステップワイズエキスカベーションにより第三象牙質の形成が促進されるとも考えられているが[15]，これは確かめられていない．第三象牙質の形成は，何らかの刺激があって初めて形成されるため[24,25]，う蝕の上に薬剤を貼薬しても，象牙細管を通じて歯髄腔に到達することは考えにくい．したがって，ステップワイズエキスカベーションによる主な効果は，脱灰した象牙質が再石灰化す

CHAPTER 3 う蝕象牙質への対応

ステップワイズエキスカベーションの流れ（術式）

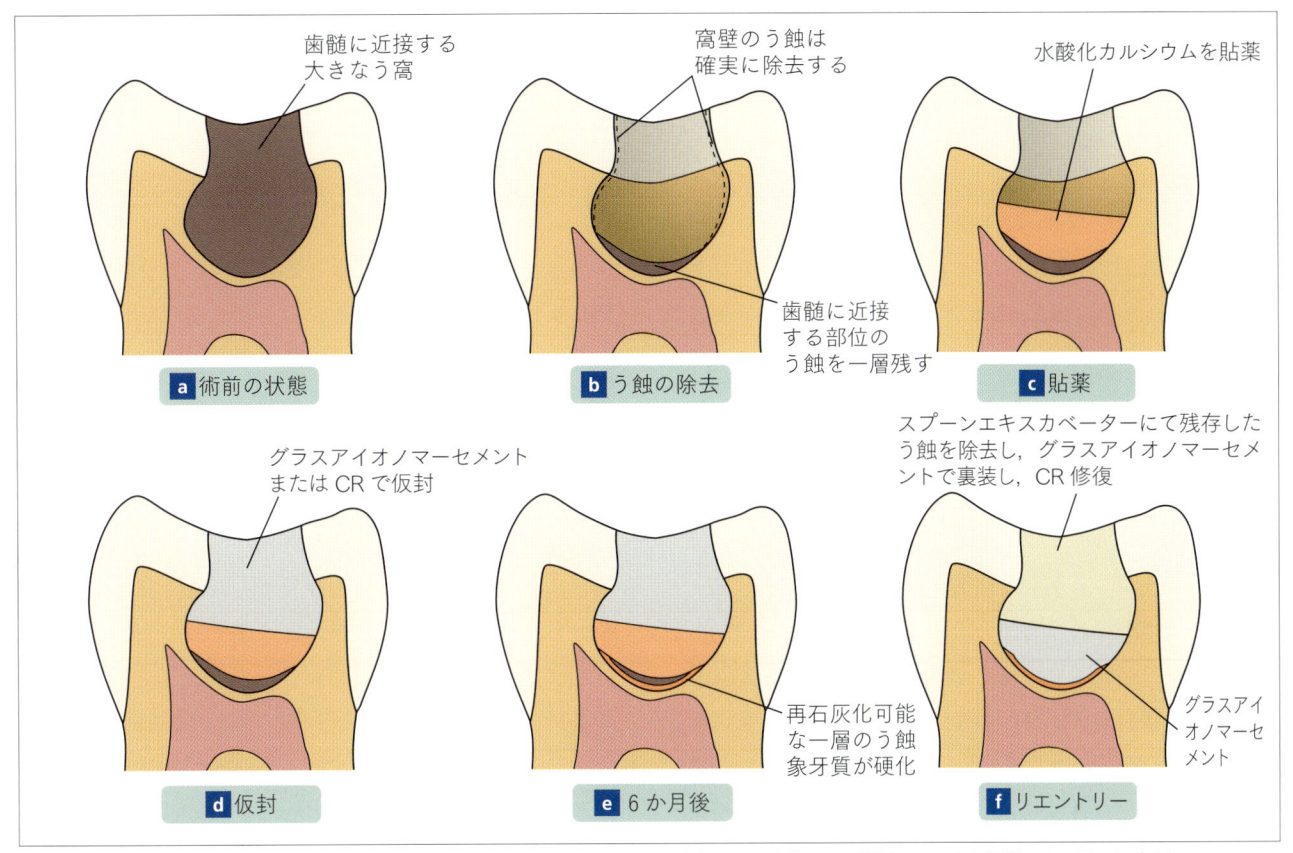

Fig 1 ステップワイズエキスカベーション．**a**：術前の状態．**b**：う蝕の除去．**c**：貼薬．**d**：仮封．**e**：6か月後．**f**：リエントリー．

ることが主なメカニズムと考えておくほうが無難である．

適応症の選択

ステップワイズエキスカベーションは，歯髄の状態が健全であるが，通法では露髄する可能性がある場合に用いられる．具体的には，自発痛やその既往がないもの，牽引痛や夜間痛がないもの，EPT（+）の歯で，エックス線上でう窩と歯髄の交通を認めず，根尖部の透過像がないものである[4]．この方法の適応症は露髄するかもしれない深いう窩があるが，歯髄の状態が健全であることが成功のキーポイントであり，適応症の選択が重要となる．

術式

①う蝕をどこまで除去するか

ステップワイズエキスカベーションの術式は，種々の方法が提案されている．う蝕をどこまで除去するかの基準は報告により表現が異なり，「表層う蝕象牙質」[18,26]，「壊死組織」（necrotic and fragmented tissue）[13]，「う蝕原性細菌の塊」（cariogenic biomass）[5,12,13]という表現や，「歯髄に接する薄い軟化象牙質を残す」[3]，「もうひと押しすると露髄するまで」[27]とあるが，硬さを基準とすることもあり，客観的な表現は難しい．しかし，共通しているのは露髄しないようにう蝕を除去すること，歯髄に近接したう蝕以外は確実に除去することである．筆者らの場合，歯髄から離れた部位はラウンドバーで確実にう蝕を除去し，歯髄に近い部位はスプーンエキスカベーターで力を入れずともボロボロと取れてくるう蝕を取り除くことを基準としている（**Fig 1a, b**）．

②貼薬剤の選択

残存したう蝕の細菌の数を減少させるために，水酸化カルシウムセメント[4,5,12〜15,19,20,26,28,29]や水酸化カルシウム粉末と水との混和物[29]，またHY剤（タンニン・フッ

061

化物合剤）配合カルボキシレートセメント[18]などが提案されている．しかし，歯髄の保護にどの薬剤がもっともよいかはわかっておらず[30]，どの薬剤を用いた場合も成功率は高いことから，薬剤による差は少ないかもしれない．また，前述のように貼薬剤を用いずともう蝕が進行しない可能性もある（シールドレストレーション）[7,8]．筆者らの場合，ステップワイズエキスカベーションを行う際，世界でもっとも広く用いられている水酸化カルシウムセメント「ダイカル」（デンツプライ三金）と，より強い殺菌効果を期待し，水酸化カルシウム粉末（1級試薬）を水で混和したものや，抗菌材（ヨード）を配合したペースト状の水酸化カルシウム製剤「ビタペックス」（ネオ製薬工業）を多く用いている（Fig 1c, Fig 2, 4）．筆者らの臨床経験としては，水酸化カルシウムセメントよりも，ペースト状の水酸化カルシウム製剤や水酸化カルシウム粉末と水との混和物がより早くう蝕象牙質を硬化させると感じている．しかし，硬化しない材料の場合，仮封時に貼薬剤を押し出して仮封を確実に行えない可能性もあり，仮封しやすいⅠ級窩洞では水酸化カルシウム粉末と水との混和物または水酸化カルシウム製剤，仮封しにくい隣接面を含む窩洞では水酸化カルシウムセメントを使用している．

③リエントリー

リエントリーまでの期間も，報告により2〜3週間[11]から6〜12か月[31]と非常に幅がある．これは，残存したう蝕の量と使用する貼薬剤の関係により変わると考えられる．露髄を恐れて，多くのう蝕を残した場合は，う蝕象牙質が再石灰化するまで時間がかかると考えられる．また，硬化するタイプの貼薬剤を用いた場合は，抗菌作用のある物質が漏出しにくくなるため，再石灰化する時間がかかると考えられる．筆者らの場合，スプーンエキスカベーターを用いて軽圧でう蝕を取り除き，水酸化カルシウム粉末と水との混和物または水酸化カルシウム製剤を貼薬した場合，約6か月で硬化することを経験している（Fig 1e, Fig 4）．

リエントリー時には，残存させたう蝕の色を視診で確認する．術前には白黄色のう蝕の色が，暗い色に変わる傾向がある（Fig 3）．次に，よく研磨されたスプーンエキスカベーターを用いて，残存したう蝕を取り除く．この際，ラウンドバーは用いない．なぜなら，ラウンドバーを用いると健全な象牙質も削除する可能性があり，また，第三象牙質の形成があまり期待できないことから，わずかに残った薄い硬化象牙質を破壊し，露髄する可能性があるためである．

よく研磨されたスプーンエキスカベーターを用いると，残存したう蝕象牙質と硬化象牙質との境界がはっきりとわかる．また，硬化した象牙質に達すると，「カリカリ」という音がするため，判別がつきやすい．繰り返しになるが，スプーンエキスカベーターを定期的にシャープニングし，よく研磨された状態で用いることが重要である．研磨されていない場合，感覚的に境界を感じることや，音で硬化部位を確認することが難しくなる（Fig 1f）．

もし，まったくう蝕に変化がない場合は，おそらく仮封に問題があると考えられる．マイクロリーケージがある場合，残存した細菌へ栄養が供給されることになり，う蝕象牙質は硬化しない．仮封は数か月にわたり長期に使用することからも，非常に重要な操作となる．通常はグラスアイオノマーセメント「ベースセメント」（松風）を用いるが，咬合力が強い部位においては，CRを用いてもよいかもしれない（Fig 1d）．

ステップワイズエキスカベーションの臨床例①

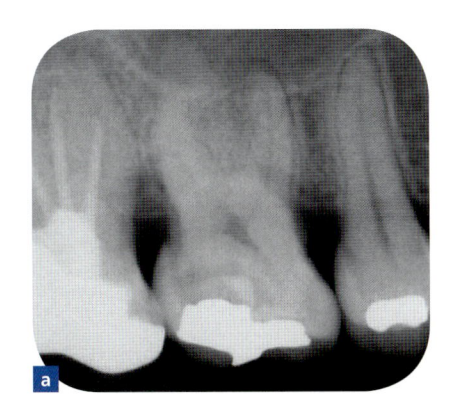

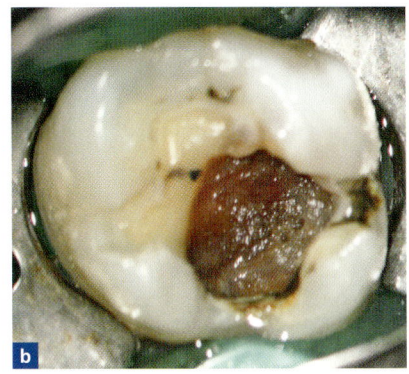

Fig 2a 術前のエックス線写真．45歳，女性．6⏌にインレー直下に歯髄に近接したう窩を認める．EPT（＋），臨床症状はない．

Fig 2b インレーを除去すると，多量の軟化象牙質を認めた．スプーンエキスカベーターにて，容易に取れてくる軟化象牙質のみ除去した．

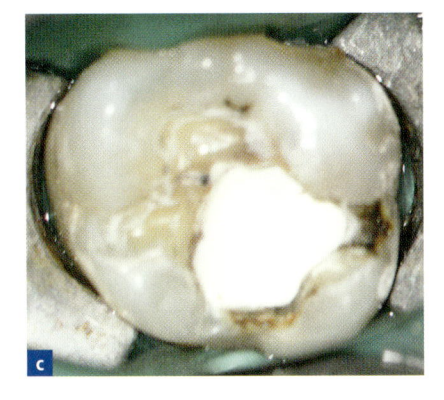

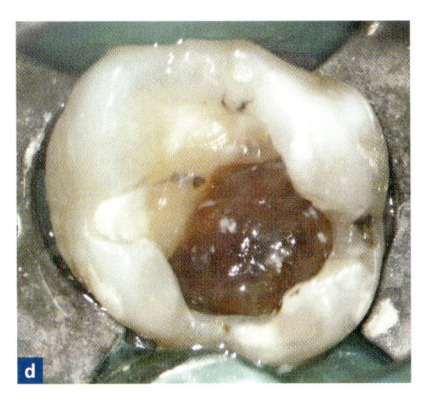

Fig 2c HY剤（タンニン・フッ化物合剤）含有カルボキシレートセメント「ハイ-ボンドテンポラリーセメントソフト」（松風）を軟らかく練ったものを，残存させた軟化象牙質の上に貼薬した．

Fig 2d 4か月後，リエントリーしたが，残存させた象牙質が湿っていたため，再度貼薬することにした．

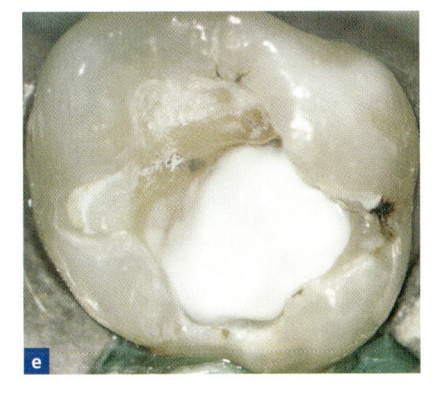

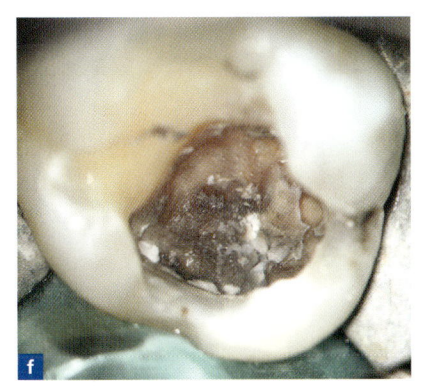

Fig 2e 水酸化カルシウム粉末と水との混和物を貼薬した．

Fig 2f 治療開始から10か月後リエントリーすると，残存させた軟化象牙質が乾燥していた．

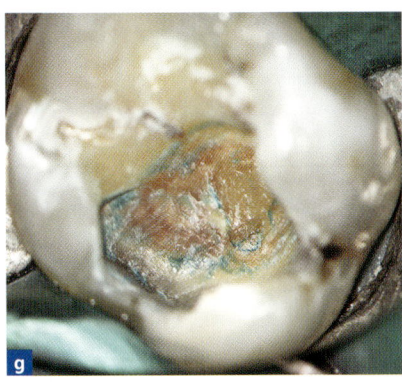

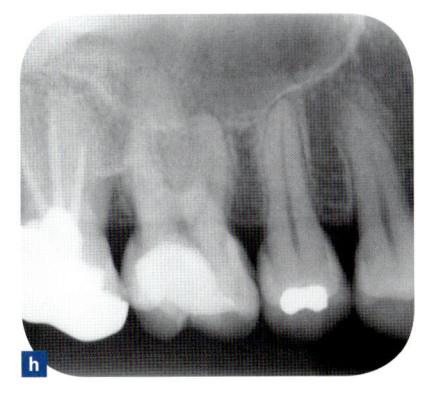

Fig 2g スプーンエキスカベーターで，残存した軟化象牙質を除去すると，直下に，明らかに硬化した，表面に光沢のある象牙質を認めた．

Fig 2h 治療から2年後のエックス線写真．EPT（＋），臨床症状はない．エックス線写真上では第三象牙質の形成は明らかでない．

コンポジットレジンと審美修復

ステップワイズエキスカベーションの臨床例②

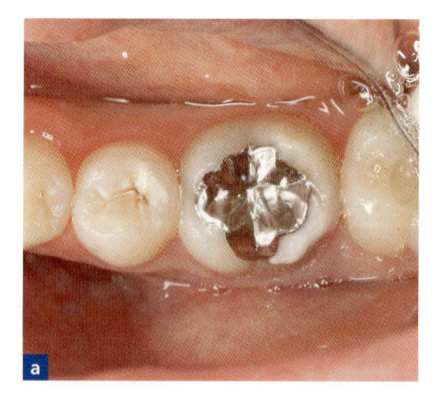

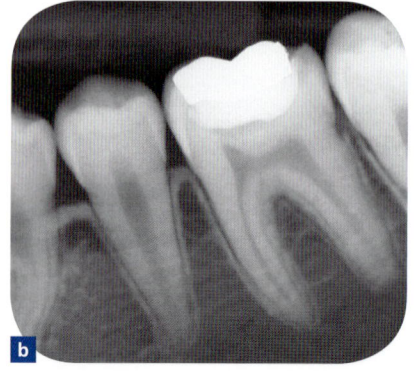

Fig 3a, b 術前．13歳，男子．`6`インレー直下に歯髄に近接したう窩を認める．EPT（＋），臨床症状はない．

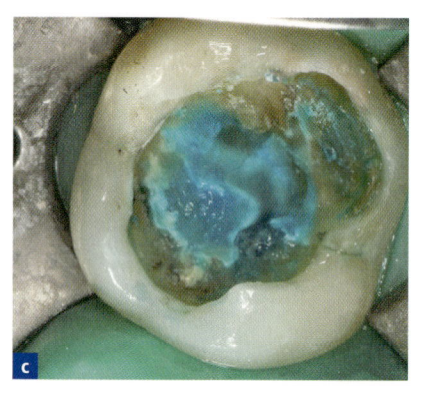

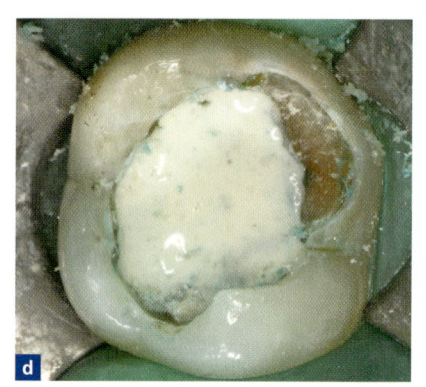

Fig 3c インレーを除去すると，多量の軟化象牙質を認めた．スプーンエキスカベーターにて，容易に取れてくる軟化象牙質のみ除去した．
Fig 3d HY剤含有カルボキシレートセメント「ハイ-ボンドテンポラリーセメントソフト」を軟らかく練ったものを，残存させた軟化象牙質の上に貼薬した．

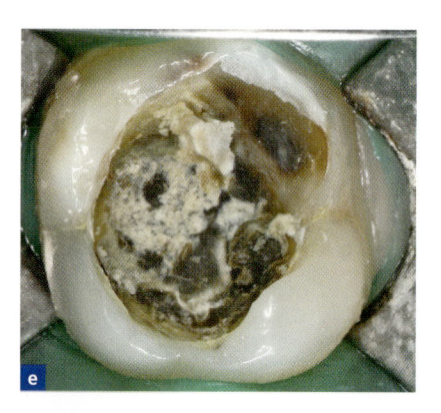

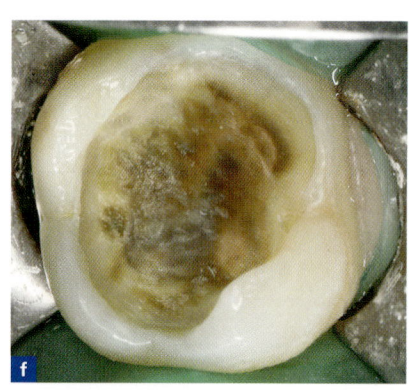

Fig 3e 来院が途絶え，2年半後の再来院時．臨床症状はなく，EPT（＋）である．リエントリーしたところ，残存させた軟化象牙質の色が暗くなり，乾燥していた．
Fig 3f スプーンエキスカベーターで残存した軟化象牙質を除去すると，直下に，明らかに硬化した，表面に光沢のある象牙質を認めた．

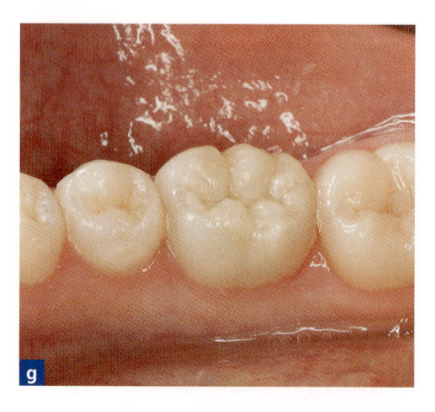

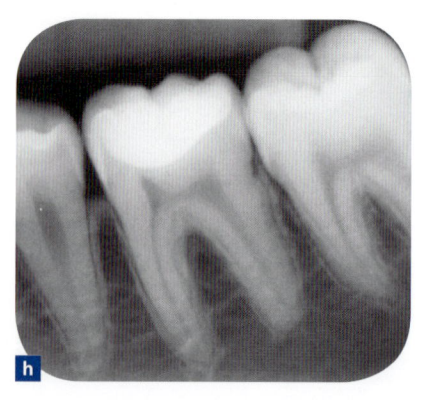

Fig 3g, h 治療から3年後の状態．EPT（＋），臨床症状はない．エックス線写真上では明らかな第三象牙質の形成は認められない．

CHAPTER 3　う蝕象牙質への対応

ステップワイズエキスカベーションの臨床例③

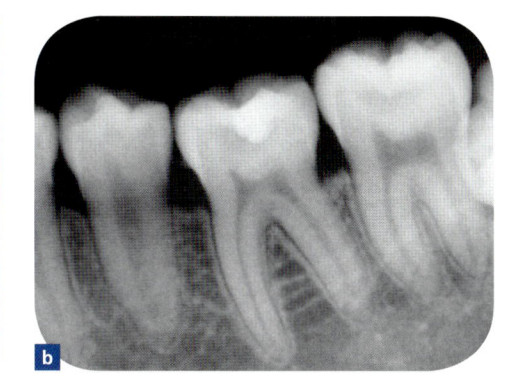

Fig 4a, b　術前．17歳，男子．6⏌はCR直下に，7⏌は歯髄に近接したう窩を認める．EPT（＋），臨床症状はない．

Fig 4c　6⏌のCRを除去すると，多量の軟化象牙質を認めた．スプーンエキスカベーターにて容易に取れてくる軟化象牙質のみを除去した．

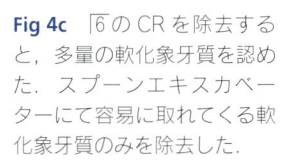

Fig 4d　水酸化カルシウム粉末と水との混和物を，残存させた軟化象牙質の上に貼薬した．

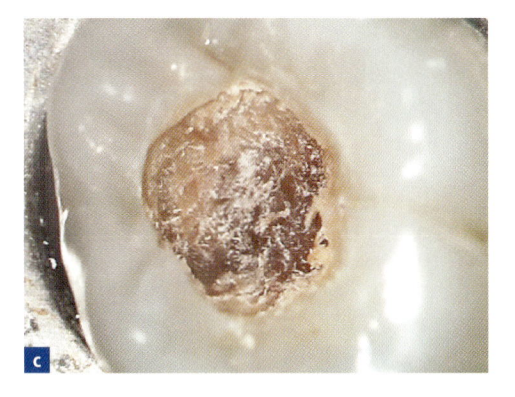

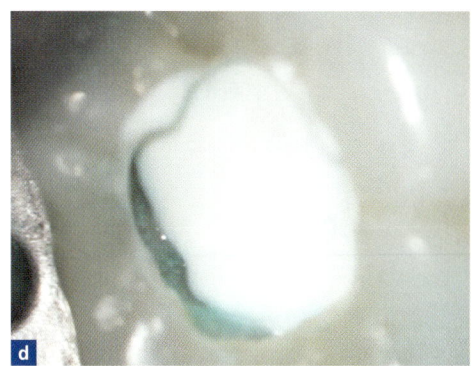

Fig 4e　6か月後．6⏌の根尖部に正常な歯根膜腔を認める．EPT（＋），臨床症状はない．7⏌も同様に水酸化カルシウム製剤「ビタペックス」（ネオ製薬工業）でステップワイズエキスカベーションを行っている．

Fig 4f　6⏌のリエントリー．スプーンエキスカベーターで残存した軟化象牙質を除去すると，直下に，明らかに硬化した，表面に光沢のある象牙質を認めた．

Fig 4g, h　6⏌の治療から1年2か月後．EPT（＋），臨床症状はない．エックス線写真上では第三象牙質の形成は認めない．7⏌はリエントリー後，CR修復を行った．EPT（＋），臨床症状はない．

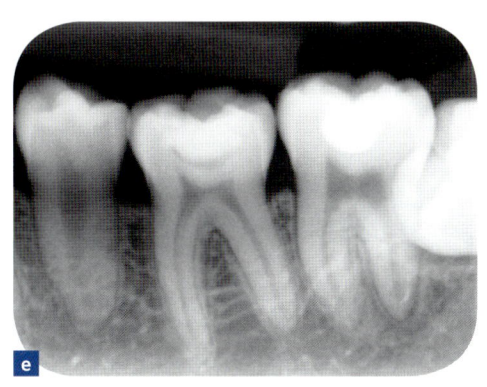

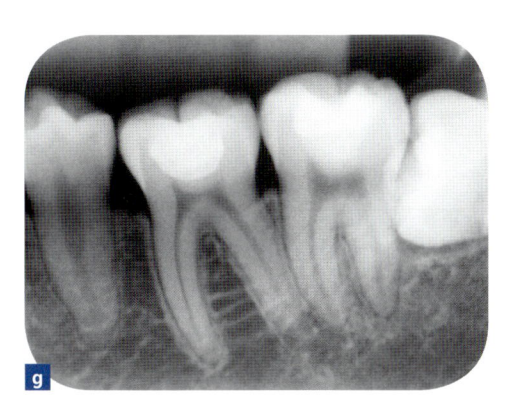

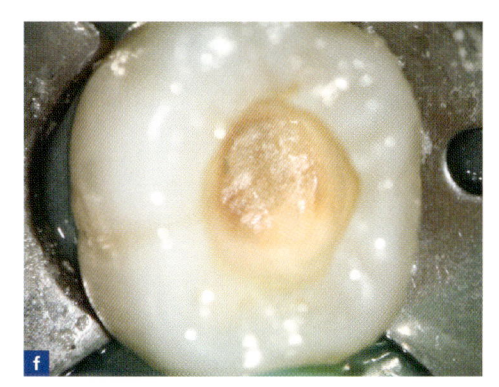

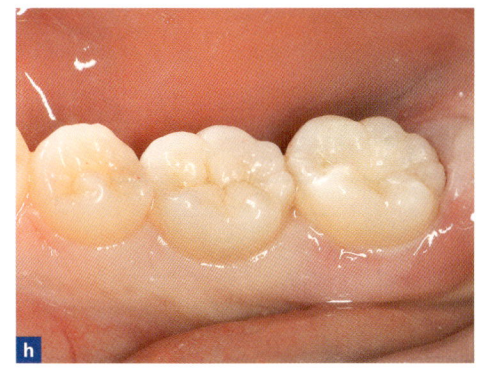

065

有益性の検証

　ステップワイズエキスカベーションの有益性については，近年いくつかの臨床調査が行われている．2007年に報告されたコクランレビューでは，完全にう蝕を除去した場合に比べ，保存的にう蝕を除去した場合では露髄する確率が減らせるとしている[32]．その他，多くの研究で，ステップワイズエキスカベーションを行った場合，露髄が少ないことが報告されている[3〜5]．しかし，これらの報告は露髄の有無であり，歯髄の壊死の有無ではないことに注意しておきたい．歯髄が保存できるかどうかを基準とした研究は少ない．

　1996年のLeksellらの報告では，ステップワイズエキスカベーションと1回法で完全にう蝕の除去を行った場合における露髄の頻度を比較した[4]．露髄した確率はそれぞれ，ステップワイズエキスカベーションが17.5％，完全除去が40.0％であり，露髄しなかったケースでは平均43か月後でもすべての歯髄の状態に異常はなかったとされている．

　また，2010年のBjørndalらの研究では，ステップワイズエキスカベーションを行った場合と完全にう蝕を除去した場合で，歯髄の保存性に差があるかを報告した多施設のランダム化比較試験が行われている[33]．これによると，露髄せずに歯髄を保存できた確率が，ステップワイズエキスカベーションでは74.1％，完全にう蝕を除去した場合は62.4％であり，統計学的に差があった（P=0.044）と報告している．

　したがって，上記の考察結果をみる限り，ステップワイズエキスカベーションが1回法に比べ歯髄保護には有利にはたらくように思われる．しかしながら，この種の研究ではつねに「術前の歯髄の状態」が実験群と対照群で差があるかどうかを証明することが難しい．なぜなら，臨床症状と組織学的な歯髄の状態との関連はあまり高くないことから[34〜36]，このわずかな差が，結果に影響を及ぼす可能性があるからである．また，研究期間が1年間であり，1年を過ぎて歯髄壊死を起こす可能性もあることから，今後の報告を待ちたい．

1回法での対応
（1ステップエキスカベーション）

　歯髄炎症状がある歯では，う蝕菌が歯髄近くまで侵入している可能性が高いことから，感染歯質を除去しないことによって不可逆性歯髄炎に移行させてしまうことになりかねない．たとえ露髄したとしても，やはり感染象牙質は除去するに越したことはないと考えることにまちがいはないように思われる．外傷歯の直接覆髄で経験済みであるが，露髄そのものは適切な覆髄処置により歯髄の保存が可能である．問題となるのは，全部性歯髄炎と考えられる歯で，むしろ露髄を恐れるあまり感染歯質や髄角部に入りこんだ細菌を放置することであろう．また，再度麻酔下で治療する苦痛や，再来院が途絶えるかもしれないことへの危惧が拭えないことも，1回法（この本では，1ステップエキスカベーションとよぶことにする）を支持する根拠になる．

　上記のことを踏まえ，筆者らは初期の歯髄炎症状をともなうような症例（可逆性歯髄炎）では，う蝕象牙質を以下のような基準で除去している（基本的に1回法で行いたいと考えている）．

う蝕象牙質の除去

　う蝕象牙質の除去の目安は大きめ（No.8）のラウンドバーを低回転で動かし，最終的には時々水を止めた状態で軟化象牙質をゆっくりと探りながら取り除く．う蝕検知液を数回用いて染めだされた象牙質を可及的に除去する．露髄しそうな部位では，Er:YAGレーザーを用いて軟化象牙質を除去する場合もある．これにより，感染歯質を歯髄腔内へ押し込む危険性が減少される．露髄した場合でも，レーザーで感染象牙質，歯髄組織の滅菌作用が期待できる[37]．さらに，露髄面の止血，痂皮形成が可能になることから，直接覆髄の予後の改善が期待できるかもしれない．以下，臨床例をあげて1回法の術式と妥当性を考察する．

術式
臨床例①

　Fig 5は，上顎左側臼歯部のわずかな冷水痛を主訴として来院した13歳，女子である．エックス線写真（**Fig**

CHAPTER 3 う蝕象牙質への対応

1 ステップエキスカベーションによる臨床例①

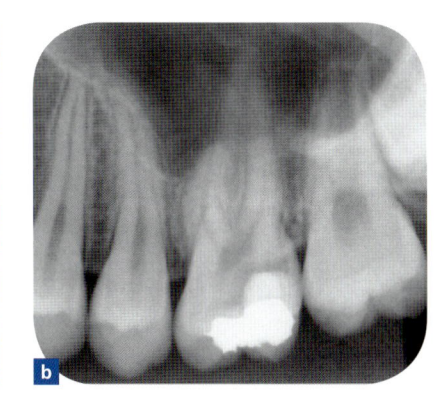

Fig 5a, b 初診時．13歳，女子．上顎左側臼歯部のわずかな冷水痛を主訴として来院．インレー直下にう蝕の進行が認められる．

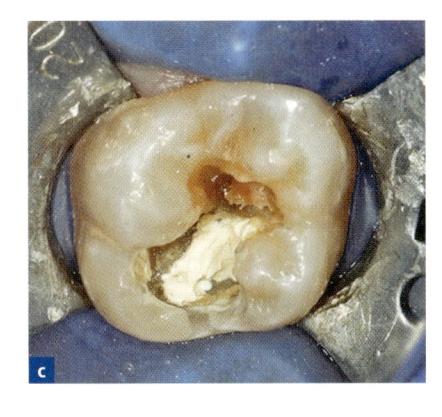

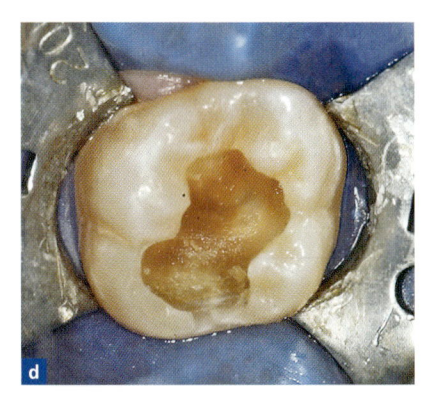

Fig 5c 麻酔下でインレーを除去したところ，セメントがほとんど溶出していた．
Fig 5d #8のラウンドバーでう蝕象牙質を大まかに除去した直後．

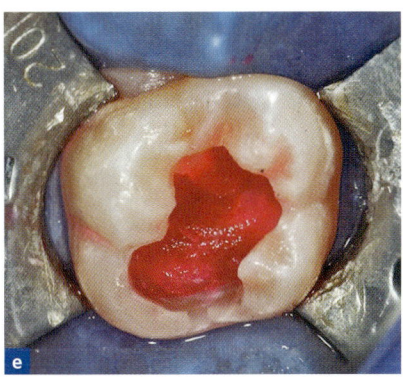

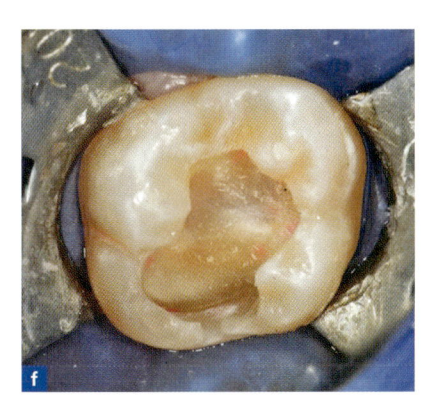

Fig 5e う蝕検知液で染め出しを行ったところ．
Fig 5f 染色された象牙質を慎重に除去した直後．

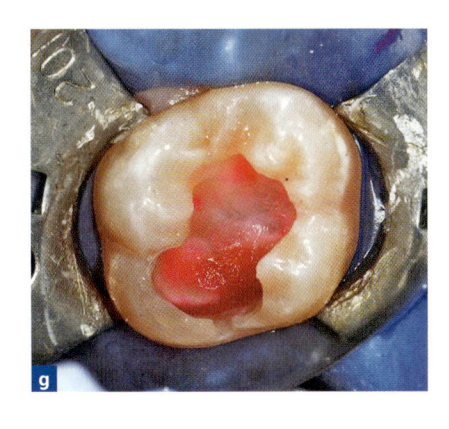

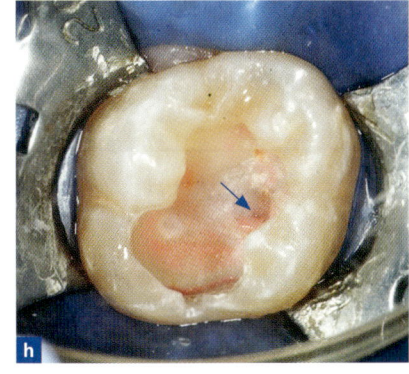

Fig 5g 2度目の染め出し．
Fig 5h 注水を時々止めながら，慎重に軟化した象牙質を除去した直後．小さい露髄が確認できる．

067

コンポジットレジンと審美修復

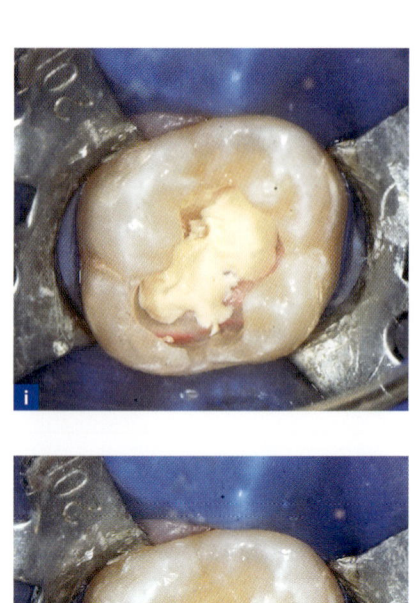

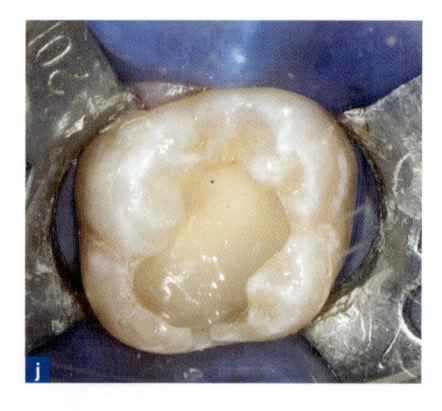

Fig 5i 水酸化カルシウムセメント「ダイカル」（デンツプライ三金）による直接覆髄.
Fig 5j レジン強化型グラスアイオノマーセメント「ダイラクト」（デンツプライ三金）で間接覆髄.

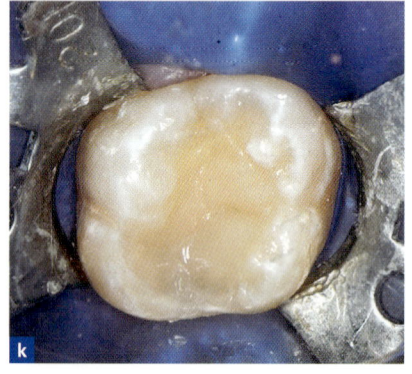

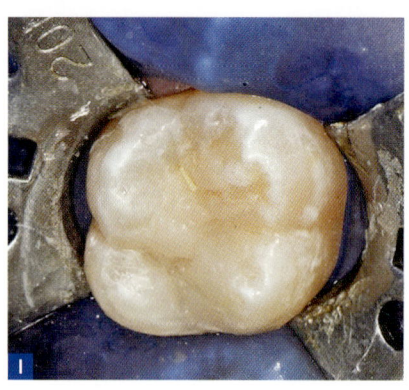

Fig 5k CRの第二層（デンティン層）の充填後.
Fig 5l エナメル層の充填後.

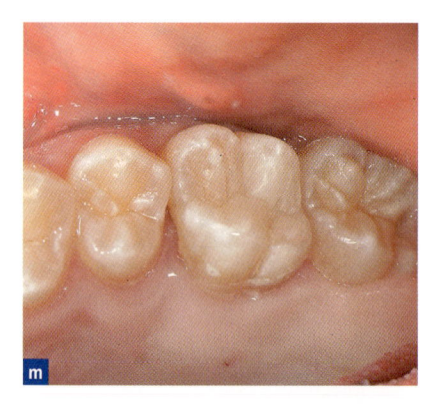

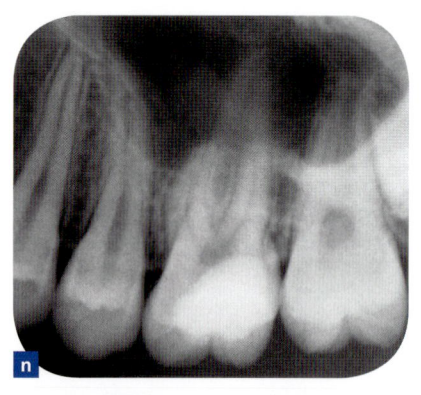

Fig 5m, n 充填直後.

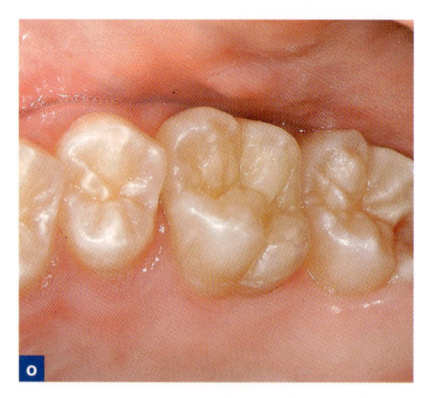

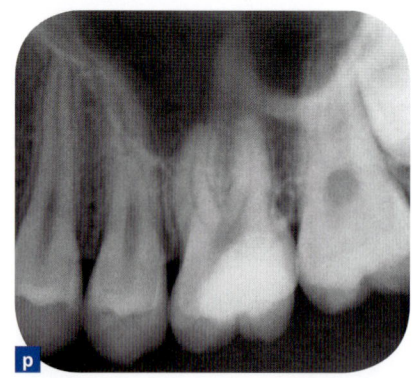

Fig 5o, p 6か月後. 不快な臨床症状はない.

5b)から，6̲のインレー直下に進行したう蝕を認めた．インレーを除去したあと，う蝕検知液を用いながら慎重かつ可及的にう蝕象牙質を除去したところ，わずかな露髄がみられた(**Fig 5c〜h**)．2％ NaOClと3％ H_2O_2で交互洗浄を行い，その後，水酸化カルシウム製剤「ダイカル」(デンツプライ三金)(**Fig 5i**)とレジン強化型グラスアイオノマーセメント「ダイラクト」(デンツプライ三金)で覆髄処置を行った(**Fig 5j**)．そして，同日に CR で歯冠修復を行った(**Fig 5k〜n**)．術後6か月では問題はみられない．

臨床例②

Fig 6は，下顎左側臼歯部の痛みを主訴として来院した15歳，女子である．エックス線写真(**Fig 6b**)から，6̲に深部に達するう蝕を認め，根尖部には，全部性の歯髄炎を疑わせる硬化性骨炎像(condensing osteitis)が認められた．しかし，6̲の痛みの種類は，自発痛(−)，一過性の冷水痛(＋)，打診痛(−)，EPT(＋)であったので，可逆性歯髄炎と診断した．麻酔下でう蝕象牙質の除去を行い(**Fig 6c**)，窩底部は歯髄に近接していたのでEr:YAGレーザー「アーウィンアドベール」(モリタ)を用いて軟化象牙質を除去した．露髄は肉眼で認められなかったが，窩底に水酸化カルシウム製剤を添付した後，レジン強化型グラスアイオノマーセメント「コンポマーF2000」(スリーエムヘルスケア ＊現在では市販されていない)でさらに裏層を行った(**Fig 6d**)．そして，同日に CR で歯冠修復を行った(**Fig 6e**)．3か月後の診査では，不快な臨床症状はみられなかった(**Fig 6f, g**)．8か月後では，不快症状はなく，EPT(＋)，そして，6̲の根尖部にみられた硬化性骨炎像が消失していることから，歯髄炎が改善されてきたことが示唆される．

臨床例③

Fig 7は，15歳，女子である．パノラマエックス線写真から6̲に問題があることが発見された．EPT(＋)であり，自覚症状はないが，デンタルエックス線写真から，根分岐部に骨透過像が，根尖部に硬化性骨炎像が観察される(**Fig 7a**)．麻酔下でう蝕象牙質を除去したところ，遠心頬側髄角部に露髄を認めた(**Fig 7c〜e**)．Er:YAGレーザーで象牙質表面の滅菌と露髄部の止血を行った後に(**Fig 7f**)，MTA(後述)で直接覆髄を行い(**Fig 7g**)，その上を従来型グラスアイオノマーセメント「ベースセメント」で裏層した(**Fig 7h**)．そして，同日に CR で歯冠修復を行った(**Fig 7i, j**)．3か月後の診査では，不快症状はなく，エックス線写真から根分岐部の骨透過像と根尖部の硬化性骨炎像の改善が確認された(**Fig 7k, l**)．以後，患者は検診を希望されないので術後経過を正確に確認できないが，電話による問診では，1年5か月後に問題は生じていない．

1 ステップエキスカベーションによる臨床例②

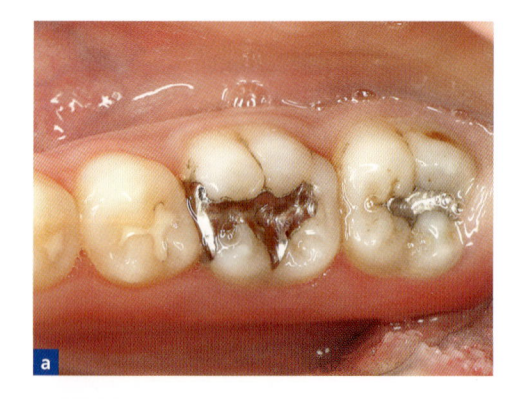

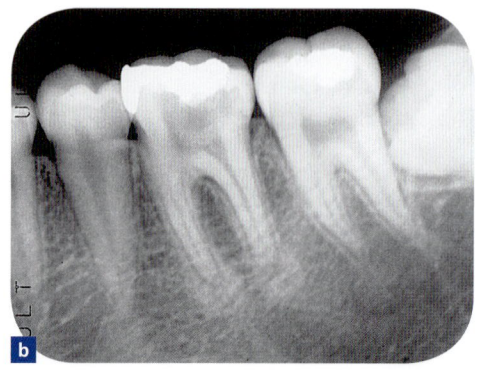

Fig 6a 初診時．15歳，女子．主訴：下顎左側臼歯部の痛み．
Fig 6b 初診時エックス線写真．6」に深部に達するう蝕を認める．根尖部に硬化性骨炎像(condensing osteitis)が認められる．自発痛(−)，冷水痛(＋)，打診痛(−)，EPT(＋)．

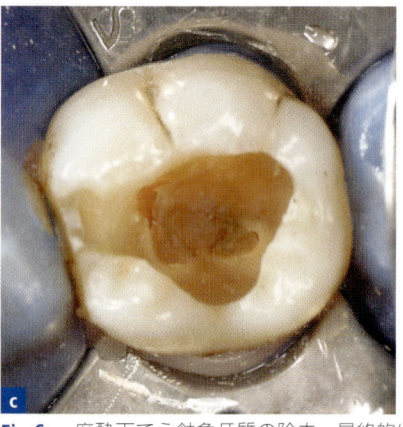

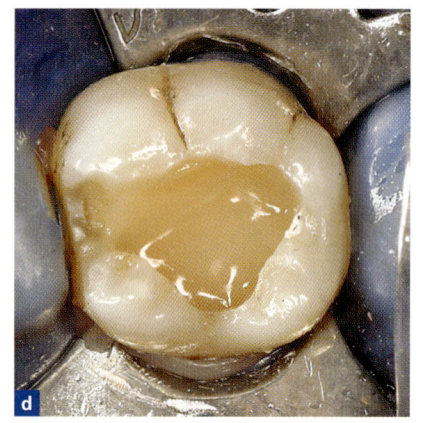

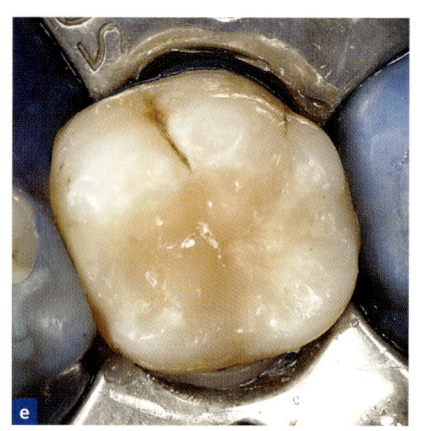

Fig 6c 麻酔下でう蝕象牙質の除去．最終的には Er:YAG レーザーを用いて軟化象牙質を除去した．
Fig 6d 窩底に水酸化カルシウムセメント「ダイカル」を添付した後，レジン強化型グラスアイオノマーセメント「コンポマーF-2000」(スリーエムヘルスケア ＊現在では発売されていない)で裏層を行った直後．
Fig 6e CR で歯冠修復を行った直後．

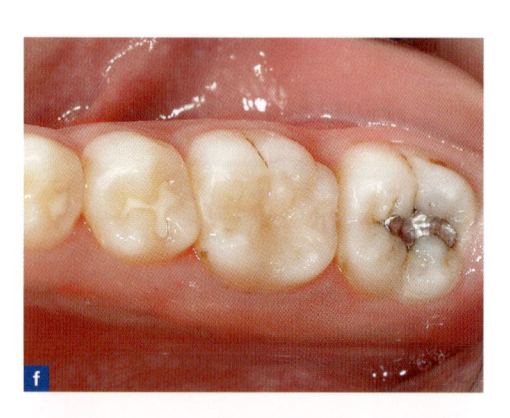

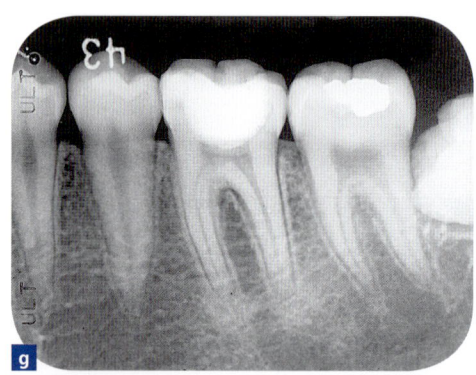

Fig 6f, g 3か月後．不快な臨床症状はない．

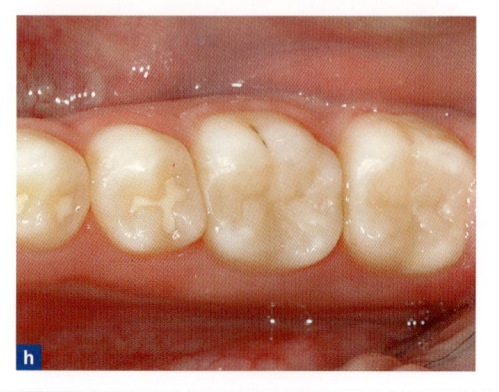

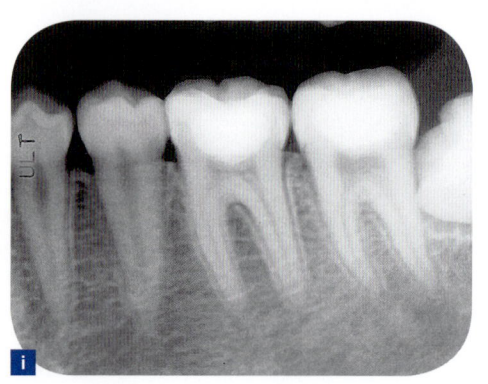

Fig 6h, i 8か月後．不快症状はなく，6」：EPT(＋)．6」の根尖部の硬化性骨炎像が消失している．

CHAPTER 3　う蝕象牙質への対応

1ステップエキスカベーションによる臨床例③

Fig 7a, b　術前．15歳，女子．自覚症状はないが，デンタルエックス線写真から，⎿6根分岐部に骨透過像が，根尖部に硬化性骨炎像が観察される．EPT（+）．

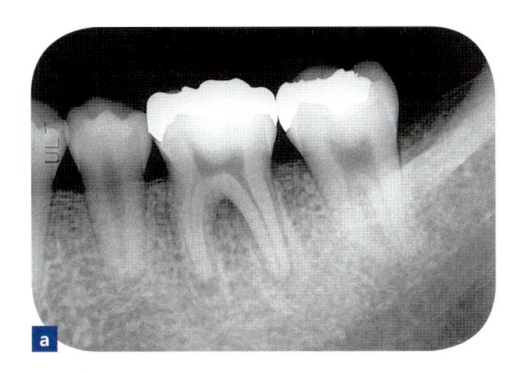

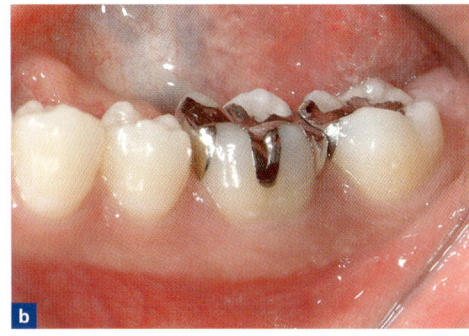

Fig 7c　術前の咬合面観．
Fig 7d　インレー除去後．
Fig 7e　う蝕象牙質の除去後．遠心頬側の髄角部に露髄がみられる．

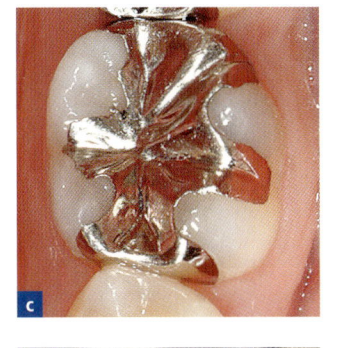

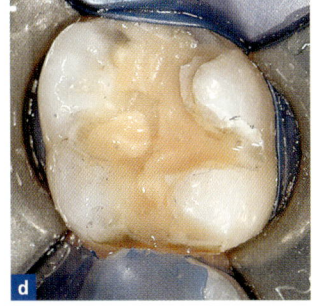

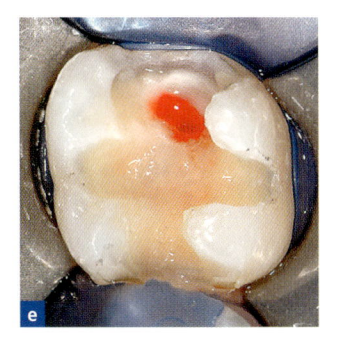

Fig 7f　Er:YAG レーザー「アーウィンアドベール」（モリタ）による殺菌と止血．
Fig 7g　「プロルート MTA」（デンツプライ三金）での直接覆髄直後．
Fig 7h　グラスアイオノマーセメント「ベースセメント」（松風）での裏層直後．

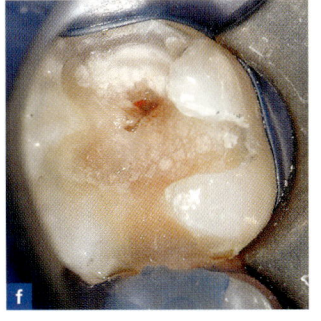

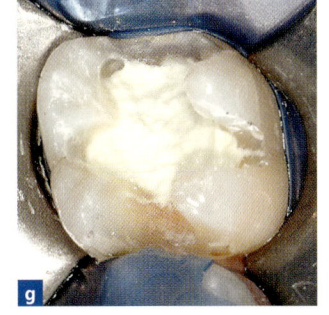

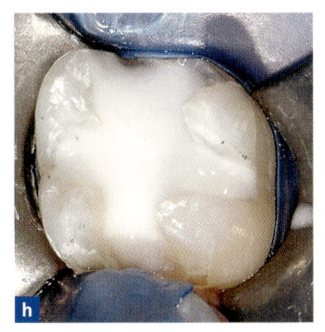

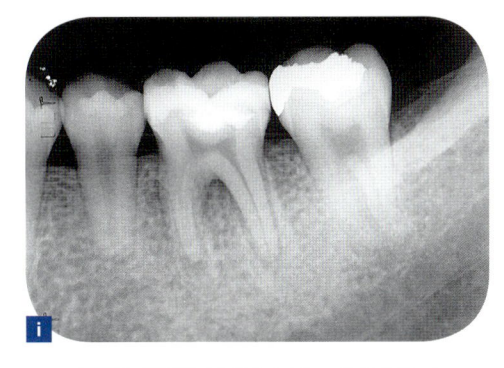

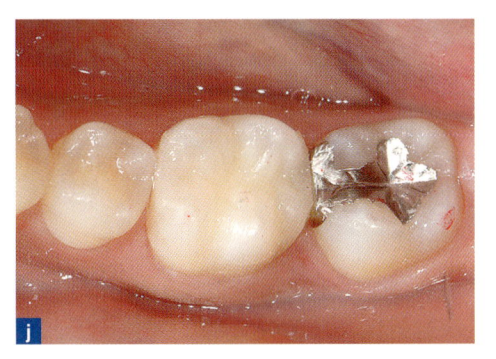

Fig 7i, j　CR による歯冠修復直後．

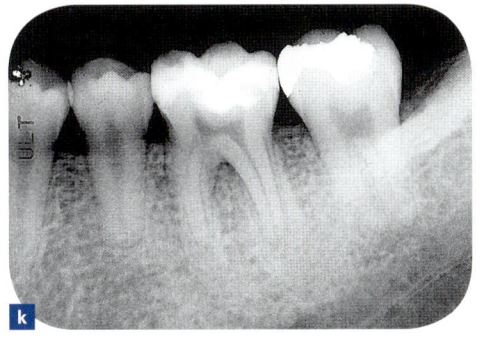

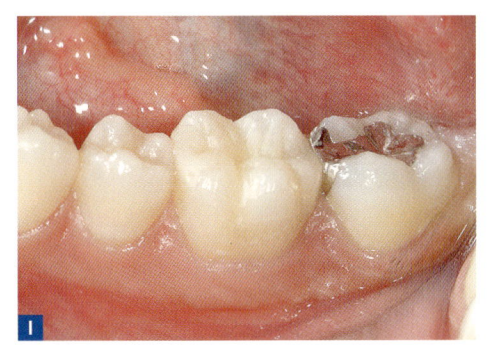

Fig 7k, l　3か月後．不快症状はない．エックス線写真から根分岐部の骨透過像と根尖部の硬化性骨炎像の改善傾向が確認される．

071

可逆性歯髄炎と非可逆性歯髄炎の診断

冷水痛などの歯髄炎症状を示す歯の修復治療を行う場合，歯髄を保存するかしないかの鑑別診断をまず行う必要がある．歯髄炎は「可逆性歯髄炎」(reversible pulpitis または回復性歯髄炎)，「非可逆性歯髄炎」(irreversible pulpitis または非回復性歯髄炎)，「歯髄壊死」(pulp necrosis)の3つに分類することができる[38]．病理学的には，「滲出性炎」と「増殖性炎」に分けることができ[39]，滲出性炎は急性が多く，血管から滲出しているものによって漿液性炎，線維素性炎，化膿性炎，腐敗性炎に分けられる．慢性炎症では時に増殖性炎が起こり，歯髄腔から開放部に向かって肉芽組織が増殖してきたものは歯髄ポリープともよばれる[39]．

歯髄炎の病因と進行

——歯髄炎の主要な病因は，細菌や細菌に由来する因子が歯髄内へ侵入することである．う蝕病変によって引き起こされた歯髄の炎症は，急性炎症ではなく，低いグレードの免疫学的反応としてはじまる．初期の炎症性細胞浸潤はほとんどリンパ球やマクロファージ，形質細胞から成り立っており，特徴的な慢性炎症所見を呈する[40]．慢性炎症は，一般に炎症性の修復反応とみなされており，治癒に必要なあらゆる因子が存在している．歯髄は，病巣直下に形成された修復象牙質に細菌が侵入した場合にのみ急性炎症を引き起こす．この反応時には，好中球が細動脈内の内皮細胞に付着し，修復象牙質のほうへ遊走する．T4(ヘルパー)，T8(細胞毒性，サプレッサー)，B細胞を含めたリンパ球のいくつかのサブタイプが炎症歯髄内にみられる[41]．可逆性の歯髄炎では，リンパ球の90%はT細胞で，T8に対するT4の割合は0.56である．非可逆性歯髄炎では，その割合は1.14でT4細胞の比率が2倍に増加している．——(以上，文献42，43よりそのまま掲載)．

このことは，う蝕が象牙質に進行した時点で，すでに細菌のビルレンスファクター(病原性因子)により歯髄に炎症反応が惹起される可能性を示している[44]．細菌のビルレンスファクターとしては，莢膜や線毛，リポ多糖類(LPS)，酵素，細胞外小胞，脂肪酸，ポリアミン，アンモニア，硫化水素などがあげられる[44]．歯髄の慢性炎症は修復象牙質(第三象牙質)の形成，添加という形で終息する．そして，進行したう蝕では，細菌感染をともなわない(細菌が歯髄組織へ侵入していない)慢性の歯髄炎が，感染の侵入をともなう急性の歯髄炎の前に生じる可能性があることを示している．一方，歯髄は細菌が侵入したからといって直ちに歯髄壊死に向かうわけではなさそう

可逆性歯髄炎と非可逆性歯髄炎の診断

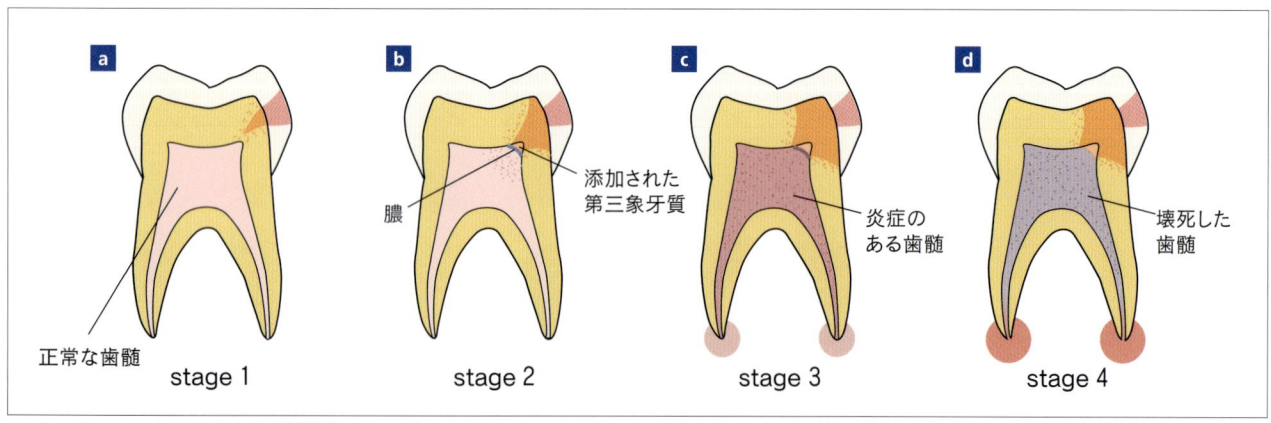

Fig 8 う蝕による歯髄炎の病理経過
Stage 1 う蝕細菌のビルレンスファクター(病原性因子)による一部性漿液性歯髄炎を示す．
Stage 2 う蝕細菌の第三象牙質への侵入による一部性可逆性歯髄炎を示す．
Stage 3 全部性の歯髄炎を示す(歯髄組織全体への細菌感染は軽微な段階)．
Stage 4 歯髄壊死を示す(生活反応を示す歯髄はほとんど残存していない)．

である．貪食細胞(好中球やマクロファージ)による先天性免疫により急性炎症という防御反応をとる[42]．細菌の種類と量，感染の期間，生体の防御反応高さにより，急性炎症は可逆的な慢性の歯髄炎になるか，非可逆な歯髄炎あるいは歯髄壊死のいずれかに向かうと考えられる．

保存可能な歯髄炎はどの段階か？

上記の過程を踏まえて，う蝕による歯髄炎の進行を筆者の考えで段階的に示せば **Fig 8** のようになろう．

問題は，どの段階の炎症を示す歯髄までが保存可能であるかである．臨床的には，冷水痛以外に大きな症状のない場合を「可逆性歯髄炎」と判断し，自発痛，打診痛，温熱痛などを示す場合を「非可逆性歯髄炎」と診断している．さらに，全部性歯髄炎にともなって現れる根尖部の硬化性骨炎(condensing osteitis)[45～48]も抜髄するかどうかの判断基準になっている(通常，成人患者にこの所見がエックス線写真で確認された場合，抜髄になる)．しかし，若年者では **Fig 5, 6, 7** が示すように，露髄の有無や，打診痛や温熱痛などの臨床症状，硬化性骨炎が必ずしも非可逆性の歯髄炎であることを意味しない．若年者では適切な処置がとられれば，歯髄全体に細菌感染が波及していなければ，可逆性歯髄炎と位置づけできるかもしれない．すなわち，若年者では **Fig 8** の stage 3 までが可逆性歯髄炎となる．

いずれにしても，臨床で歯髄の保存をすべきか抜髄すべきかを迷った場合はまず保存を選択する．このときに，現在の状況と将来起こるかもしれない問題を患者に十分に説明して同意を得る必要がある．説明と同意がない場合，よかれと思って行った歯髄の保存が患者の不信感につながることがあり，このことだけはぜひ避けたい．

直接覆髄材の選択

明らかな露髄がある場合，直接覆髄を行う．直接覆髄材には，適切な機械的強度，硬組織形成促進(誘導)能，抗菌性，歯質接着性，歯髄低為害性などが要求される．筆者らは，直接覆髄材として水酸化カルシウム製剤，象牙質接着性レジン，MTA の3つの選択肢をもっている．

水酸化カルシウム製剤

直接覆髄材としてとして長年信頼を得てきたにもかかわらず[49～52]，水酸化カルシウム製剤(水酸化カルシウムセメント)の評価は定まっていない[53～56]．理由は，2ペーストタイプの水酸化カルシウム製剤の抗細菌効果は一時的であり，材料が非接着性であるため，修復材による長期間の機械的封鎖が望めないためである[55, 56]．また，水酸化カルシウム(この場合は試薬を水で混和したもの)で形成されたデンティンブリッジがトンネル状欠損をもつ不完全デンティンブリッジであるため，将来起こるかもしれない微小漏洩(マイクロリーケージ)による歯髄感染を防げないことが指摘されている[54]．

上記の指摘にもかかわらず筆者は直接覆髄材に水酸化カルシウム製剤を第一選択に現在もしている．理由は，きわめて硬化が速い点である．直接覆髄の成功の鍵は，傷害のある組織の除去，術中の組織残渣の除去，創傷部の無菌操作，止血，微小漏洩の防止である[53]．このうち，直接覆髄材としてまず重要な性質が露髄面の止血の確保であると考えている．露髄面における不完全な止血は初期の炎症を惹起し，不良な微小漏洩へとつながりかねない．断髄面の止血は，NaOCl と過酸化水素水による交互洗浄，レーザーによる痂皮形成などで達成できるが，止血状態はそれほど長くは続かない．均一なデンティンブリッジの形成にとって止血状態が長く維持されることが重要な条件であるなら，創面を覆ったほぼ瞬間に硬化反応が完了する水酸化カルシウム製剤は，他の直接覆髄材にはない魅力がある．また，練和，塗布したあとの表面が均一なことも利点であると考えている．しかし，歯質に対する接着性がほとんどないことから，水酸化カルシウム製剤を単独で直接覆髄材として用いることは危険である．必ず象牙質接着性のある裏装材あるいは修復材(接着性レジンまたはグラスアイオノマーセメント)との併用が必須であろう(**Fig 5, 6**)．

象牙質接着性レジン

樹脂含浸層を形成して象牙質に接着するボンディング材と CR を直接覆髄材として使用しても歯髄に為害作用がほとんどないことがわかっている[57～61]．この歯科材料を用いる利点は，微小漏洩を防ぐことにより歯髄保護がより予知性をもって行えることや[62, 63]，レジン直下に

073

デンティンブリッジの形成が期待できることである[57〜61]. しかし欠点もあり, エッチングやプライミング処理時の出血のコントロールが確実に行えないことや, レジンの最終硬化前に出血がみられた場合, 創傷面に長期間の炎症の存在がみられることである[59,60]. また, う蝕象牙質をわずかに残した場合, 十分な接着性が発揮・維持されるか疑問の残るところである[64]. 抗菌性がないこと, 熱膨張係数が歯質の数倍あることも不安材料の1つである[2]. 象牙質接着性レジンを直接覆髄材の第一選択とするには, もう少し時間を置きたいと考えている.

MTA

直接覆髄材として, 現在もっとも信頼のおける生体材料の1つはMTA（mineral trioxide aggregate）である[65〜69]. 抗菌性, 歯質接着性, 硬組織形成促進能, 適切な機械的強度などの利点を有している. MTAは, リン酸カルシウムと酸化カルシウムを主成分とする微細親水性顆粒を基本としており, 「ProRoot MTA」（Dentsply）として多くの国で市販されている（日本ではデンツプライ三金）. MTAは水と混ぜると硬化反応が起こり, およそ3〜4時間で固まる. 初期はpH10.2であるが, やがて水酸化カルシウムと同じpH12.5になる. 歯髄に対する毒性は低く, 高い辺縁封鎖性を示し, すぐれた硬組織（セメント質あるいは象牙質）形成能を示す.

MTAの欠点を挙げれば, 硬化時間が長いために覆髄面に出血が生じる点である. 筆者の経験では, MTAと血液や歯髄組織の残渣が反応すると白いMTAは褐色に変色する. さらにこの変色は周囲の健全象牙質の変色をももたらす. また, MTA直下に形成されたデンティンブリッジも褐色を呈する. この変色がエナメル質を通して現れるために, 前歯にはMTAを直接覆髄材として用いることがためらわれる.

MTAは歯質の変色を除けばすぐれた材料のように思われる. 筆者らの使用方法は, 水で練和したMTAを露髄面に無圧でおいた後に, その上を従来型のグラスアイオノマーセメント「ベースセメント」で裏層している（Fig 7）.

上記, 覆髄材と覆髄法について筆者の臨床経験を交えて考察した. 広義の再生医療として, 露髄部での象牙質の形成はもっとも早く実現可能な位置にいると考えられる. しかし, まだどんな材料も術式も100％満足のいくものはなく, さらなる研究・開発が待たれるところである.

おわりに

象牙質歯髄複合体という言葉が示すように, 象牙質の露出は露髄と同じ意味をもつと考えられる. 露出した象牙質を可及的速やかに修復することが歯髄保護につながる. したがって, 直接覆髄から歯冠修復にいたる過程は, 歯髄保護という共通の目的を有している. コンポジットレジンがこの目的を達成するうえで, また, 審美・機能を回復するうえで第一選択となる.

参考文献

1. Bjorndal L, Mjor Ivar. Dental caries : Characteristics of lesions and pulpal reactions. In : Mjor IA (eds). Pulp-Dentin Biology in Restorative Dentistry. Chicago : Quintessence publishing, 2002 : 55 - 75.
2. 福西一浩, 月星光博. う蝕象牙質への対応. In : 月星光博, 福西一浩, 仲田憲司・編著, 治癒の歯内療法. 東京 : クインテッセンス出版, 2000 : 103 - 112.
3. Magnusson BO, Sundell SO. Stepwise excavation of deep carious lesions in primary molars. J Int Assoc Dent Child 1977 ; 8 : 36 - 40.
4. Leksell E, Ridell K, Cvek M, Mejare I. Pulp exposure after stepwise versus direct complete excavation of deep carious lesions in young posterior permanent teeth. Endod Dent Traumatol 1996 ; 12 : 192 - 196.
5. Bjorndal L, Thylstrup A. A practice-based study on stepwise excavation of deep carious lesions in permanent teeth : a 1-year follow-up study. Community Dent Oral Epidemiol 1998 ; 26 : 122 - 128.
6. Bjorndal L. Treatment of deep carious lesions with stepwise excavation. A practice-based study. Tandlaegebladet 1999 ; 103 : 498 - 506.
7. Mertz-Fairhurst EJ, Curtis JW Jr, Ergle JW, Rueggeberg FA, Adair SM. Ultraconservative and cariostatic sealed restorations : results at year 10. J Am Dent Assoc 1998 ; 129 : 55 - 66.
8. 吉山昌宏, 松尾敬志, 尾崎美和. 齲蝕象牙質へのシールド・レストレーションの可能性. the Quintessence 1999 ; 18 : 77 - 89.
9. 岩久正明, 他. 抗菌剤による新しい歯髄保存法. 東京 : 日本歯科評論社, 1996.
10. 岩久正明. 齲蝕治療のための新しい抗菌的アプローチ. 日本歯科評論 1994 ; 625 : 153 - 166.
11. Sowden JR. A preliminary report on the recalcification of carious dentin. J Dent Child 1956 ; 23 : 187 - 188.
12. Bjorndal L, Larsen T, Thylstrup A. A clinical and microbiological study of deep carious lesions during stepwise excavation using long treatment intervals. Caries Res 1997 ; 31 : 411 - 417.
13. Maltz M, Oliveira EF, Fontanella V, Carminatti G. Deep caries lesions after incomplete dentine caries removal : 40-month follow-up study. Caries Res 2007 ; 41 : 493 - 496.

14. Bjorndal L, Larsen T. Changes in the cultivable flora in deep carious lesions following a stepwise excavation procedure. Caries Res 2000；34：502-508.
15. 小川冬樹，町田幸雄．深在性齲蝕に対する暫間的間接歯髄覆罩法の臨床観察．歯科学報 1984；84：1963-1970.
16. Orhan AI, Oz FT, Orhan K. Pulp exposure occurrence and outcomes after 1- or 2-visit indirect pulp therapy vs complete caries removal in primary and permanent molars. Pediatr Dent 2010；32：347-355.
17. Wicht MJ, Haak R, Schutt-Gerowitt H, Kneist S, Noack MJ. Suppression of caries-related microorganisms in dentine lesions after short-term chlorhexidine or antibiotic treatment. Caries Res 2004；38：436-441.
18. 永峰道博．タンニン・フッ化物合剤配合カルボキシレートセメントによる深部う蝕治療に関する研究．岡山大学歯学雑誌 1993；12：1-25.
19. Leung RL, Loesche WJ, Charbeneau GT. Effect of Dycal on bacteria in deep carious lesions. J Am Dent Assoc 1980；100：193-197.
20. Fairbourn DR, Charbeneau GT, Loesche WJ. Effect of improved Dycal and IRM on bacteria in deep carious lesions. J Am Dent Assoc 1980；100：547-552.
21. Paddick JS, Brailsford SR, Kidd EA, Beighton D. Phenotypic and genotypic selection of microbiota surviving under dental restorations. Appl Environ Microbiol 2005；71：2467-2472.
22. Kato S, Fusayama T. Recalcification of artificially decalcified dentin in vivo. J Dent Res 1970；49：1060-1067.
23. Solomons CC, Neuman WF. On the mechanisms of calcification：the remineralization of dentin. J Biol Chem 1960；235：2502-2506.
24. Murray PE, Smith AJ, Windsor LJ, Mjor IA. Remaining dentine thickness and human pulp responses. Int Endod J 2003；36：33-43.
25. Murray PE, Hafez AA, Windsor LJ, Smith AJ, Cox CF. Comparison of pulp responses following restoration of exposed and non-exposed cavities. J Dent 2002；30：213-222.
26. 後藤譲治．暫間的間接歯髄覆罩法の歯髄に及ぼす影響に関する臨床病理学的研究．小児歯誌 1985；23(4)：926-938.
27. Kerkhove BC Jr, Herman SC, Klein AI, McDonald RE. A clinical and television densitometric evaluation of the indirect pulp capping technique. J Dent Child 1967；34：192-201.
28. Sawusch RH. Direct and indirect pulp capping with two new products. J Am Dent Assoc 1982；104：459-462.
29. Jordan RE, Suzuki M. Conservative treatment of deep carious lesions. J Can Dent Assoc (Tor) 1971；37：337-342.
30. Miyashita H, Worthington HV, Qualtrough A, Plasschaert A. Pulp management for caries in adults：maintaining pulp vitality. Cochrane Database Syst Rev 2007；18(2)：CD004484.
31. Eidelman E, Finn SB, Koulourides T. Remineralization of carious dentin treated with calcium hydroxide. J Dent Child 1965；32：218-225.
32. Ricketts DN, Kidd EA, Innes N, Clarkson J. Complete or ultraconservative removal of decayed tissue in unfilled teeth. Cochrane Database Syst Rev 2006；3：CD003808.
33. Bjorndal L, Reit C, Bruun G, Markvart M, Kjaeldgaard M, Nasman P, Thordrup M, Dige I, Nyvad B, Fransson H, Lager A, Ericson D, Petersson K, Olsson J, Santimano EM, Wennstrom A, Winkel P, Gluud C. Treatment of deep caries lesions in adults：randomized clinical trials comparing stepwise vs. direct complete excavation, and direct pulp capping vs. partial pulpotomy. Eur J Oral Sci 2010；118：290-297.
34. Seltzer S, Bender IB, Ziontz M. The dynamics of pulp inflammation：Correlations between diagnostic data and actual histologic findings in the pulp. Oral Surg Oral Med Oral Pathol 1963；16：969-977.
35. Baume LJ. Diagnosis of diseases of the pulp. Oral Surg Oral Med Oral Pathol 1970；29：102-116.
36. Lin L, Shovlin F, Skribner J, Langeland K. Pulp biopsies from the teeth associated with periapical radiolucency. J Endod 1984；10：436-448.
37. 加藤純二，栗津邦男，篠木毅，守矢佳世子・編著．一からわかるレーザー歯科治療．東京：医歯薬出版，2003.
38. Cohen S. Diagnostic procedures. In：Cohen S, Burns RC (eds). Pathways of the Pulp, ed 7 St Louis：Mosby, 1998：1-19.
39. 高木実．歯髄炎について．the Quintessence 2002；21：1210-1213.
40. Trowbridge HO. Pathogenesis of pulpitis resulting from dental caries. J Endod 1981；7：52-60.
41. Hahn CL, Falkler WA Jr, Siegel MA. A study of T and B cells in pulpal pathosis. J Endod 1989；15：20-26.
42. Trowbridge H. Histology of pulp inflammation. In：Hargreaves KM, Goodies HE (eds). Seltzer and Bender's Dental Pulp. Chicago：Quintessence 2002：227-245.
43. 赤峰昭文，吉嶺嘉人，他抄訳．歯髄炎の組織像（文献番号42の翻訳）．the Quintessence 2003；22：1579-1588.
44. Baumgartner JC. Pulp infections including caries. In：Hargreaves KM, Goodies HE (eds). Seltzer and Bender's Dental Pulp. Chicago：Quintessence publishing 2002：281-307.
45. Kosti E, Lambrianidis T, Chatzisavvas P, Molyvdas I. Healing of a radiolucent periradicular lesion with periradicular radiopacity. J Endod 2004；30：548-550.
46. Bellows J. Radiographic signs and diagnosis of dental disease. Semin Vet Med Surg (Small Anim) 1993；8：138-145.
47. Wallace JA, Tyler CJ, Donne DD, Schmutz J. Should we or shouldn't we treat condensing osteitis with root canal therapy? Ohio Dent J 1992；66：65-68.
48. Eliasson S, Halvarsson C, Ljungheimer C. Periapical condensing osteitis and endodontic treatment. Oral Surg Oral Med Oral Pathol 1984；57：195-199.
49. Stanley H. Calcium hydroxide and vital pulp therapy. In：Hargreaves KM, Goodies HE (eds). Seltzer and Bender's Dental Pulp. Chicago：Quintessence, 2002：309-324.
50. Cvek M. A clinical report on partial pulpotomy and capping with calcium hydroxide in permanent incisors with complicated crown fracture. J Endod 1978；4：232-237.
51. McWalter GM, el-Kafrawy AH, Mitchell DF. Long-term study of pulp capping in monkeys with three agents. J Am Dent Assoc 1976；93：105-110.
52. Ranly DM. Pulp therapy at the turn of the century. Pediatr Dent 1999；21：384-386.
53. Cox CF, Bogen G, Kopel HM, Ruby J. Repair of pulpal injury by dental materials. In：Hargreaves KM, Goodies HE (eds). Seltzer and Bender's Dental Pulp. Chicago：Quintessence 2002：325-343.
54. Cox CF, Subay RK, Ostro E, Suzuki S, Suzuki SH. Tunnel defects in dentin bridges：their formation following direct pulp capping. Oper Dent 1996；21：4-11.
55. Fisher FJ. The effect of a calcium hydroxide-water paste on microorganisms in carious dentine. Br Dent J 1972；133：19-21.
56. Goracci G, Mori G. Scanning electron microscopic evaluation of resin-dentin and calcium hydroxide-dentin interface with resin composite restorations. Quintessence Int 1996；27：129-135.
57. 下野正基，井上孝．接着性レジンに対する歯髄の反応．In：治癒の病理　臨床編，第1巻　歯内療法．東京：医歯薬出版，1993：195-210.
58. 鈴木司郎，Cox CF，井上孝，下野正基．覆髄を成功させるには：臨床から基礎，基礎から臨床へ．デンタルダイヤモンド 1995；20：56-65.
59. 北迫勇一．接着性レジンの直接覆髄材としての覆髄効果ならびに露髄部創傷治癒について．日歯保存誌 1997；40：414-444.
60. 富士谷盛興，他．露髄症例に応用された接着性レジンの歯髄刺激性と接着界面の超微細構造　第2報：4 META/MMA-TBB 系レジンに対する露出歯髄組織の反応．日歯保存誌 1997；40（春季特別号）：14.
61. Cox CF, Hafez AA, Akimoto N, Otsuki M, Suzuki S, Tarim B. Biocompatibility of primer, adhesive and resin composite systems on non-exposed and exposed pulps of non-human primate teeth. Am J Dent 1998 Jan；11 Spec No：S55-63.
62. Nakabayashi N. Resin reinforced dentin due to infiltration of monomers into dentine at the adhesive interface. Jpn J Dent Mater；1982；1：78-81.

63. Nakabayashi N, Nakamura M, Yasuda N. Hybrid layer as a dentin-bonding mechanism. J Esthet Dent 1991;3:133-138.
64. 吉山昌宏,松尾敬志,浦山明久,木持健.齲蝕感染象牙質へのレジン接着性:セルフエチングボンディングシステムの効果.接着歯学 1999;17:186-191.
65. Ford TR, Torabinejad M, Abedi HR, Bakland LK, Kariyawasam SP. Using mineral trioxide aggregate as a pulp-capping material. J Am Dent Assoc 1996;127:1491-1494.
66. Abedi HR, Torabinejad M, Pitt Ford TR, Bakland LK. The use of mineral trioxide aggregate cement (MTA) as a direct pulp capping agent [abstract 44]. J Endod 1996;22:199-209.
67. Junn DJ, McMillan P, Bakland LK, Torabinejad M. Quantitative assessment of dentin bridge formation following pulp capping with mineral trioxide aggregate (MTA)(Abstract). J Endod 1998;24:278.
68. Koh ET, Pitt Ford TR, Torabinejad M, McDonald F. Mineral trioxide aggregate stimulate cytokine production in human osteoblast [abstract]. J Bone Res 1995;10:S406.
69. Koh ET, McDonald F, Pitt Ford TR, Torabinejad M. Cellular response to mineral trioxide aggregate. J Endod 1998;24:543-547.

CHAPTER 4
コンポジットレジン修復における窩洞の条件

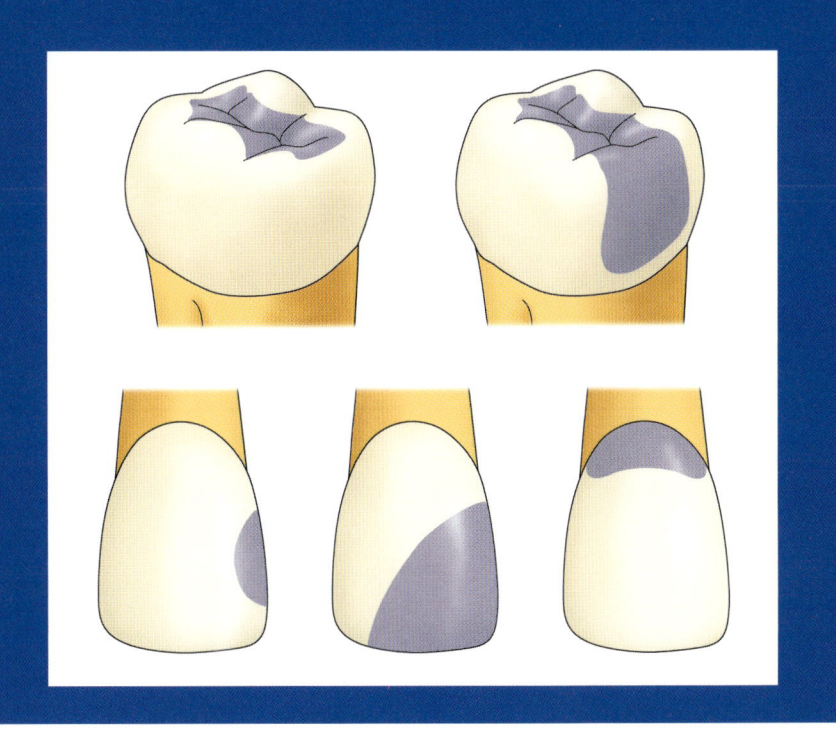

はじめに

　十分な強度と高い歯質接着性を有するコンポジットレジン（以下，CR）充填システムといえども，窩洞の形態や形成条件を無視して充填することは，その寿命を短くすることにつながりかねない．そこで，この **CHAPTER** では CR 充填における窩洞が具備すべき条件について考察する．

Black の窩洞の分類

　GV Black は，う蝕好発部位と，修復に関する技術的特性を考慮して，窩洞を I 級から V 級の 5 つに分類している（**Fig 1**）[1,2]．この分類は，現在でも有効であり，この本でも CR 修復をこの窩洞の分類にしたがって解説を行っている（**CHAPTER 5〜CHAPTER 9** 参照）．

I 級窩洞（Class I cavity）
　小窩裂溝に位置する窩洞で，臼歯の咬合面，臼歯の頬側および舌側における咬合面側 3 分の 2，そして前歯舌側面の小窩に限局する窩洞（**Fig 1a**）．

II 級窩洞（Class II cavity）
　臼歯の隣接面における窩洞（**Fig 1b**）．

III 級窩洞（Class III cavity）
　前歯の隣接面窩洞で，切端隅角を含まない窩洞（**Fig 1c**）．

IV 級窩洞（Class IV cavity）
　前歯隣接面窩洞で，切端隅角を含む窩洞（**Fig 1d**）．

V 級窩洞（Class V cavity）
　歯冠の唇側，頬側，舌側の歯頸側 3 分の 1 における窩洞（**Fig 1e**）．

Black の窩洞の分類

a Class I　　b Class II　　c Class III　　d Class IV　　e Class V

Fig 1a　I 級窩洞．
Fig 1b　II 級窩洞．
Fig 1c　III 級窩洞．
Fig 1d　IV 級窩洞．
Fig 1e　V 級窩洞．

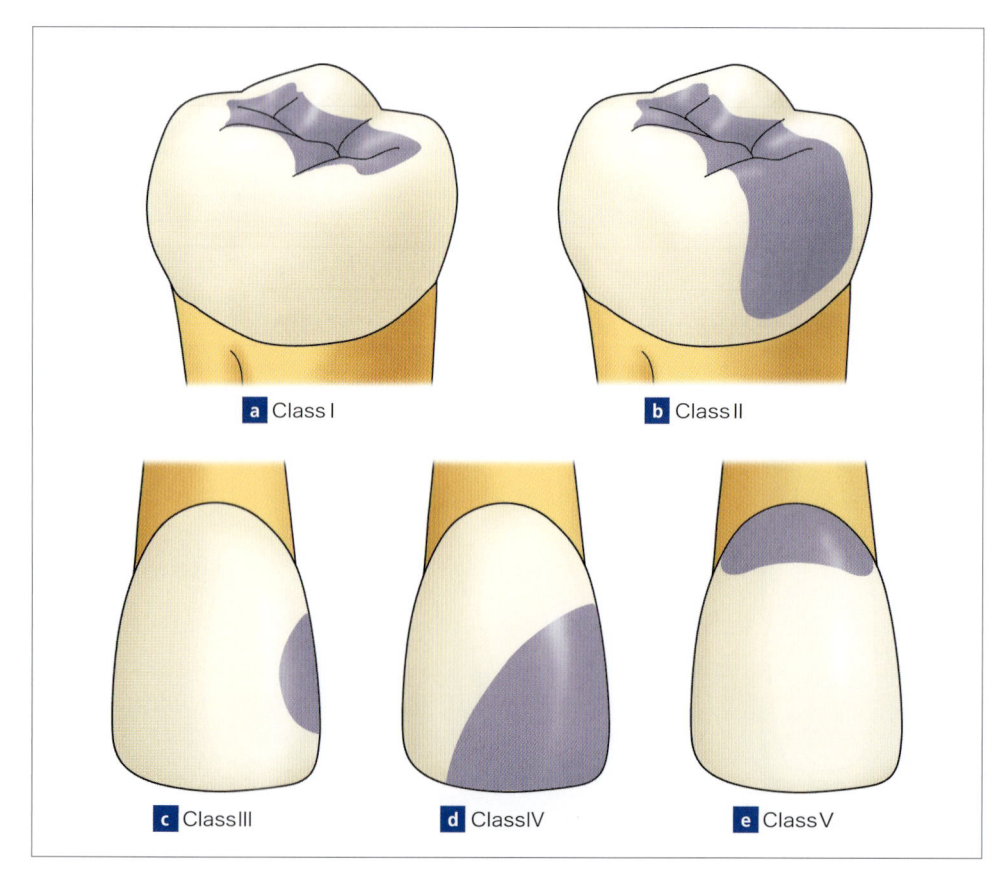

コンポジット充填窩洞の条件

十数年前までわれわれは GV Black が提唱した窩洞の条件を守ってきた[1]．すなわち，
①適正な窩洞外形（outline form）
②適正な保持形態（retention form）
③十分な抵抗形態（resistance form）
④必要な便宜形態（convenience form）
⑤適切な窩縁形態（cavity margin）
⑥窩洞の無菌的処置（cleaning of the cavity）
を，修復時の窩洞形成の条件としてきた．これら条件は現在でも重要であるが，場合によっては歯質の余分な削除を余儀なくしたことも事実である．

一方，CR の機械的性質の改善，歯質への接着性の向上は，間接法の修復を直接法へ変え，修復材料の強度を確保するために余儀なくされた深く幅広い窩洞形成をより浅く，より細く変え，遊離エナメル質の除去すら不要にした．この結果，窩洞の外形や歯質の削除量は減少し，さらに歯質に近似した色再現性（審美性）が MI のコンセプトの現実化に大きく貢献したといえる．少ない治療回数，低い治療費，歯質（象牙質）に近似した機械的強度，比較的低い熱膨張係数（歯質の約 2～3 倍），修理しやすさ（再修復しやすさ）など，さまざまな利点が CR の臨床応用頻度を加速度的に高めている．

CR 修復における窩洞の外形

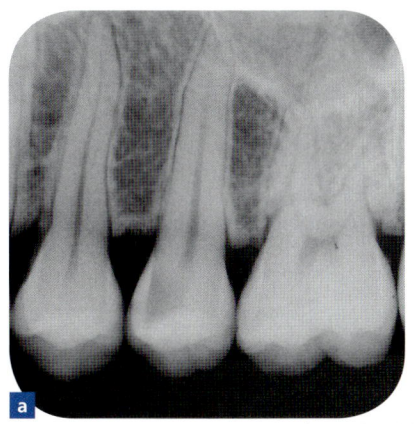

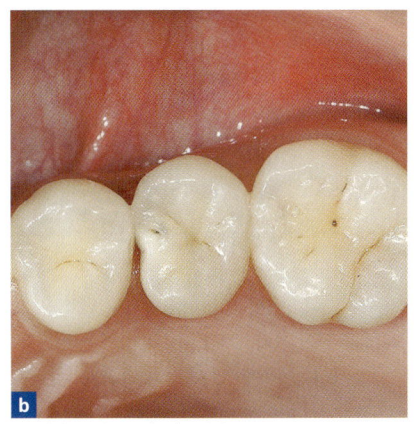

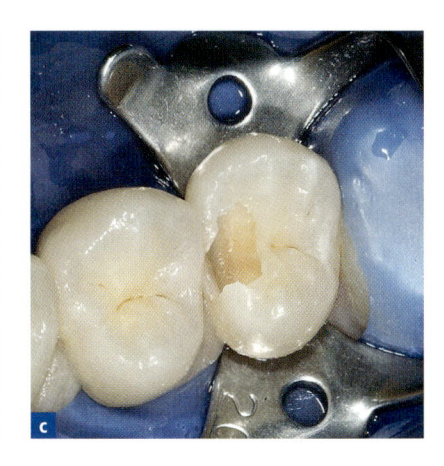

Fig 2a 術前のエックス線写真．|5 の近心隣接面に進行したう蝕がみられる．
Fig 2b 術前の咬合面観．う蝕部の咬合面エナメル質は崩壊寸前であることがうかがえる．
Fig 2c う蝕象牙質の除去後．エナメル質はう蝕象牙質が除去できる範囲で最小限に抑える．コンポジットレジン（以下，CR）修復では遊離エナメルは除去する必要はない．したがって，この時点で適切なマトリックスを利用できるのであれば，う蝕象牙質を除去した時点で窩洞の外形が決定されることになる．

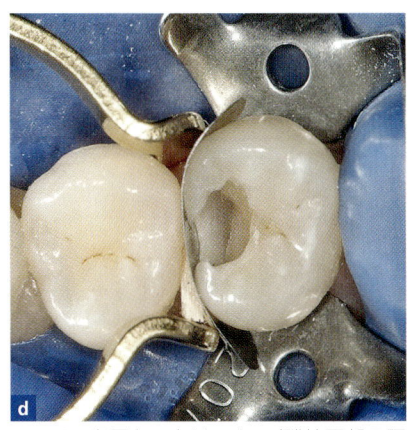

Fig 2d 裏層とマトリックス（隣接面部の隔壁）の装着後．
Fig 2e, f CR 充填後．

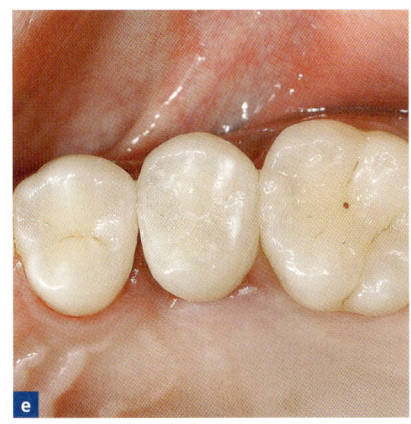

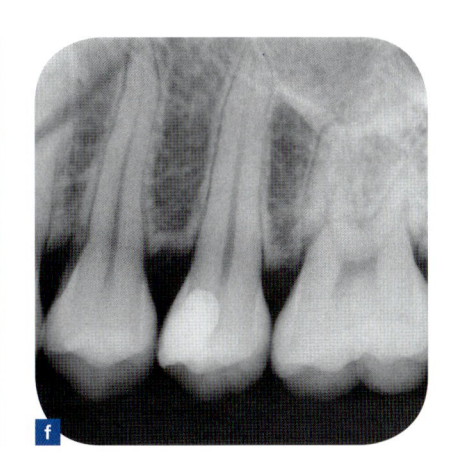

コンポジットレジンと審美修復

そこでこの項では，GV Blackが提唱した窩洞の6条件を，CR充填に特化して再検証してみたい．

適正な窩洞外形（outline form）

基本的なCR修復のための「窩洞外形」は，う蝕に侵された歯質を除去した状態がそのまま移行されることが多い．すなわち，不規則な外形線をあえて円滑にする必要はなく，遊離エナメル質の除去も必要とされない(Fig 2)．

このことは，窩洞の縮小につながるのみならず，大臼歯や前歯の隣接面う蝕の窩洞形成法の概念を変えた．すなわち，トンネル形成で代表されるように，辺縁隆線を保存したままの修復が可能になり，II級窩洞をより短時間で機能的に修復できるようになった(Fig 3)．

「適切な窩洞外形」のなかに「予防拡大」という概念がある．すなわち，う蝕の再発を防ぐために不潔域を避けて自浄域に窩洞外形を設定するという考えである．不潔域

トンネル法における窩洞の条件

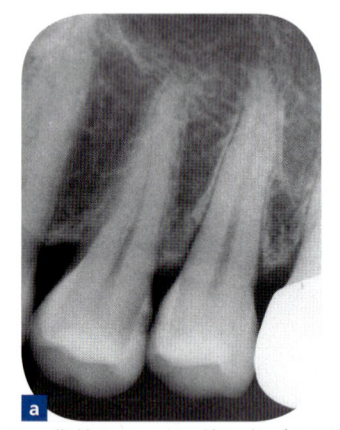

Fig 3a 術前のエックス線写真．|4の遠心隣接面部に進行したう蝕がみられる．

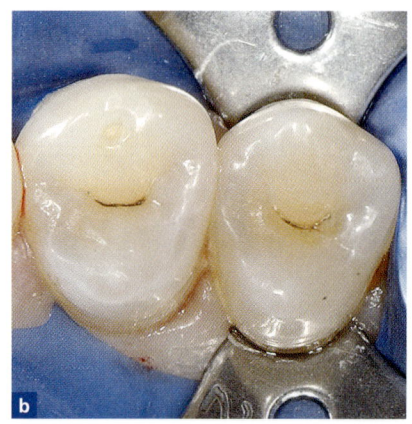

Fig 3b 術前の咬合面観．遠心辺縁部には健全なエナメル質が十分保存されているようにみえる．

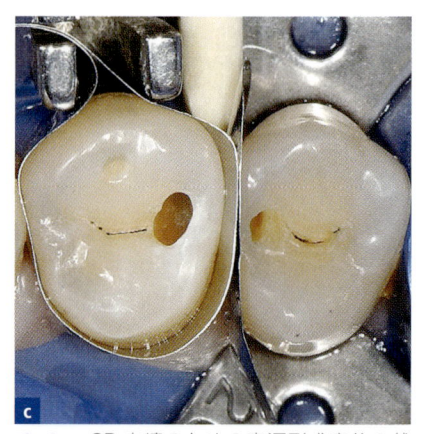

Fig 3c CR充填のための窩洞形成直後の状態．|5の近心にも象牙質まで達するう蝕がみられたので，より小さいアクセス窩洞が形成されている．

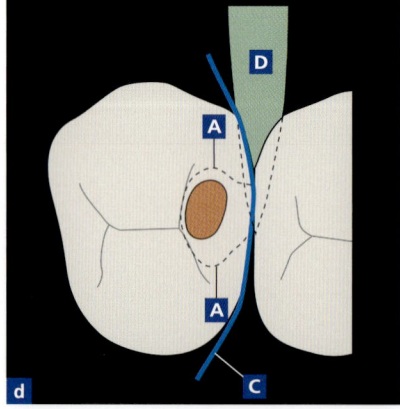

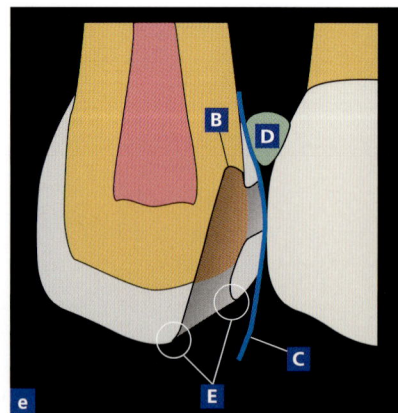

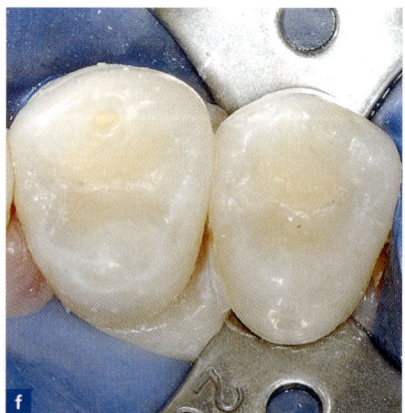

Fig 3d, e トンネル形成窩洞を表す模式図．可及的に辺縁隆線を保存して隣接面う蝕部の除去が可能な最小限のアクセス孔を咬合面に形成する．隣在歯を保護するために，金属マトリックス(**C**)を歯間部に挿入して行う．隣接面の象牙質‐エナメル境に沿って，頬舌側方向(**A**)と歯肉縁下方向(**B**)に，十分にう蝕象牙質を除去する．咬合面のアクセス孔にはベベルを付与する(**E**)．トンネル法では，隣接面部のエナメル質に着色した歯質を残すことになるが，やむをえない．形成後は，新たなマトリックスバンド(**C**)とウェッジ(**D**)を挿入してから，一連のCR充填に移行する．

Fig 3f CR充填後．辺縁隆線を保存することで，形態の付与が簡便になる．

CR修復における適切な「窩縁形態」

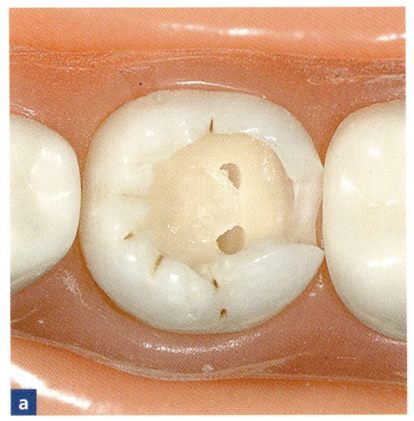

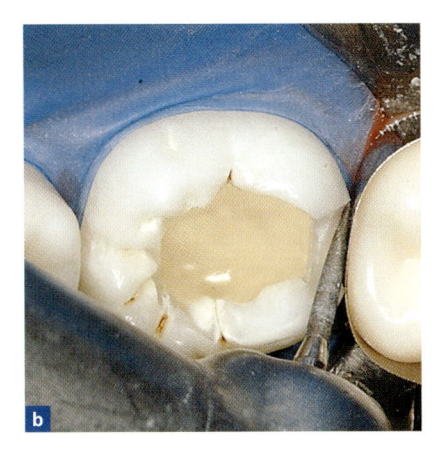

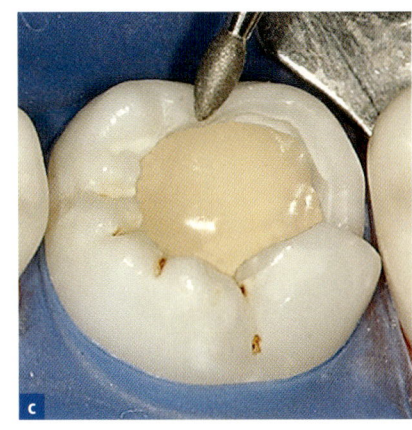

Fig 4a 術前．
Fig 4b 隣接面部での窩縁形態の付与．遊離エナメルの形態が三次元的に不規則であったり，充填されたCRが破折しやすいようであれば，隣接面の窩縁形態の修正を行う．
Fig 4c ベベルの付与．臼歯部の咬合面部ではベベルの付与を否定している術者も少なくないが，形成面がエナメル小柱に平行と考えられる部位では，わずかにベベルを付与することで，辺縁封鎖がより確実になると想像できる．

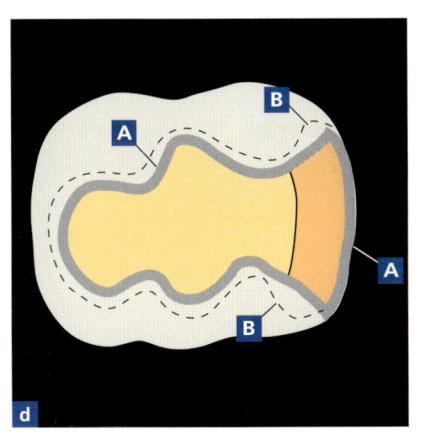

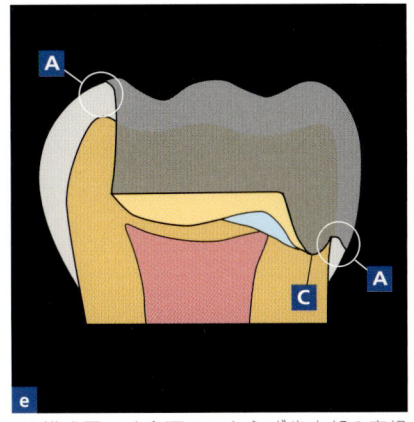

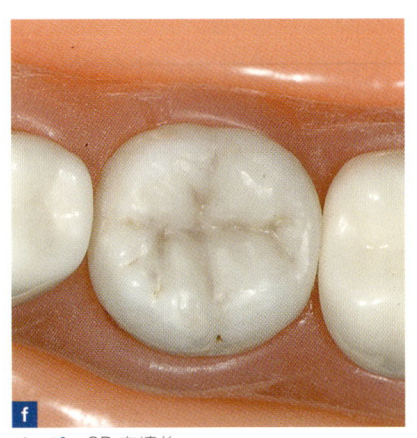

Fig 4d, e 大臼歯のCR修復Ⅱ級窩洞の条件を示す模式図．咬合面のみならず歯肉部の窩縁のエナメル質（**A**）にもベベルを付与することで辺縁封鎖が得られやすい．隣接面部（**B**）と歯肉側壁部（**C**）では，意図的にアンダーカットを形成することで，修復物の脱離を防止できると同時に，辺縁封鎖がより確実になると考えられる．

Fig 4f CR充填後．

とは，自浄作用によって清掃されにくい場所，食物残渣がたまってう蝕になりやすい歯面領域を指す．小窩裂溝，隣接面，最後臼歯遠心面などがそれに当たる．しかし，CR充填ではこの概念の果たす役割は少ないと考えられる．その理由は，予防拡大は不要なエナメル質の除去を求めることになり，minimal intervetion（MI）の考えに反するからである．また，近年う蝕学の発展は，解剖学的な側面よりもむしろう蝕原因細菌の有無，砂糖の摂取量と頻度，歯質，唾液といったことに，う蝕の原因の重きをおいている．さらに，理論的にいえば，長年かかって自然にう蝕に侵された部分のみを除去して修復すること自体が，う蝕リスク部位を窩洞外形内（自浄域）に包括したことになる（う蝕リスク部位がCRに置き換わったことになる）と考えられる．（Fig 2, 3）．

適正な保持形態（retention form）

「保持形態」とは，修復物の脱離を防止するための窩洞形成条件といえる．CR充填では，う蝕歯質を削除した時点で少なからずアンダーカットが存在しているので，厳密な保持形態は必要ない場合が多い．また，歯質接着

性があることから，Ⅳ級のような窩洞でも保持形態を付与する必要が少ない．しかし，Ⅱ級窩洞では，隣接面部の頬側壁および舌側壁にアンダーカットを付与することによってCRの破折や脱離を防止できるように考えられる（**Fig 4, 5**）．同様な考えで，歯肉側壁部では，エナメル-象牙質境に沿って窩洞を形成しておくこと（掘り下げておくこと）もCRの脱離や辺縁漏洩を防ぐうえで有利であると考えている（**Fig 3d, e, Fig 4d, e, Fig 5**）．またⅤ級窩洞では，とくに歯肉側のマージン部で辺縁漏洩が防止できにくいことから[3,4]，アンダーカットの付与が脱離防止に有効であると考えられる（**Fig 6**）．

十分な抵抗形態（resistance form）

「抵抗形態」とは，窩洞形成後の残存歯質の破折に対する抵抗性と，充填物の疲労破折に対する抵抗性の2つのことを意味している．CRが歯質と強固に接着し，それが長期間維持されれば，歯質に対する抵抗形態は無視できると考えられる．すなわち，充填されたCRと歯質が一体となり，歯-CR複合体ができあがる．そして，摩耗や咬耗のみが歯とCRの存続を左右すると考えられる．しかし，現実にはどれくらい長期間CRが実際の口腔内で歯質と強固に接着しているかはわからないので，残存歯質がきわめて薄い部位では直接咬合力が加わらないよ

大臼歯Ⅱ級窩洞の臨床例

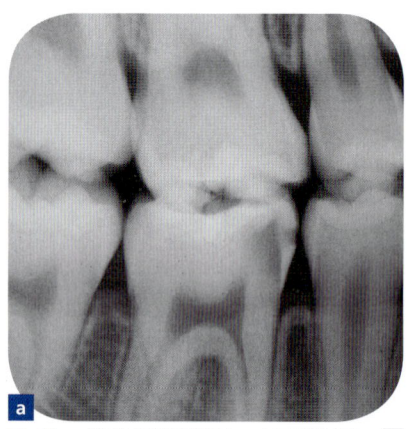

Fig 5a 術前の咬翼法エックス線写真．6⏌の近心に進行した隣接面う蝕がみられる．

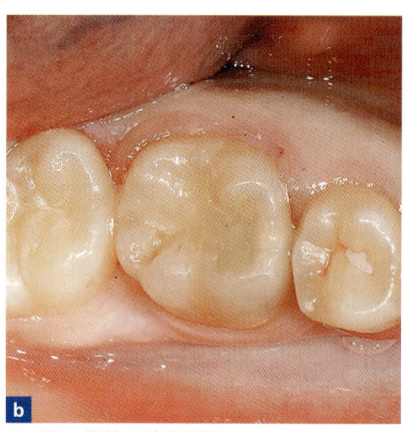

Fig 5b 術前の咬合面観．

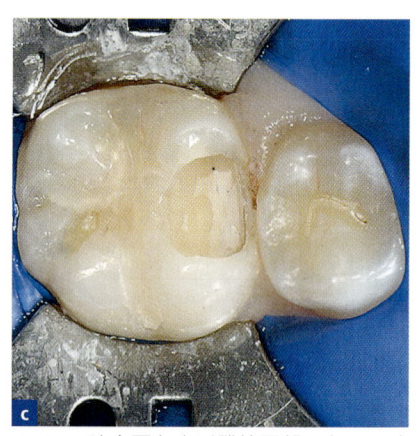

Fig 5c 咬合面および隣接面部における適切な窩縁形態，保持形態，抵抗形態を考慮した窩洞形成後の状態．

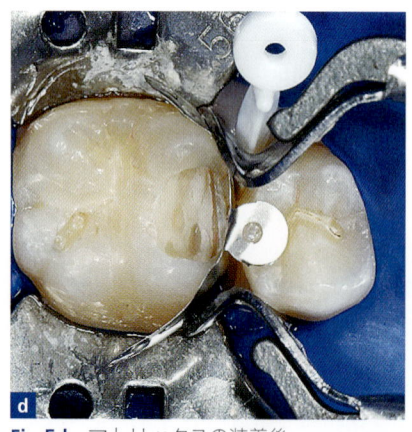

Fig 5d マトリックスの装着後．

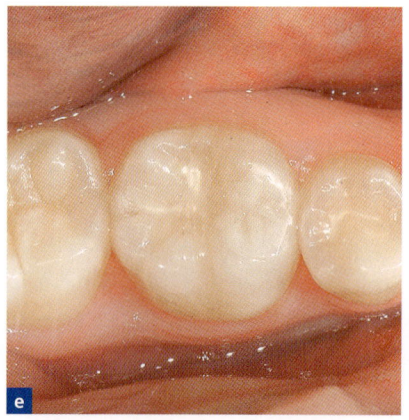

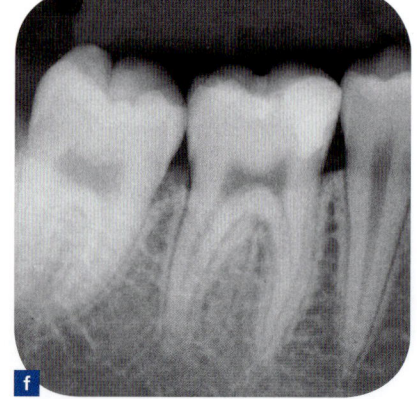

Fig 5e, f CR修復2年半後．露髄があったにもかかわらず，問題なく機能と審美を保持したまま経過している．

Ⅴ級窩洞における保持形態

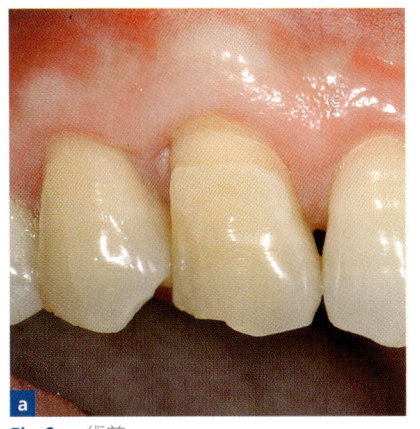

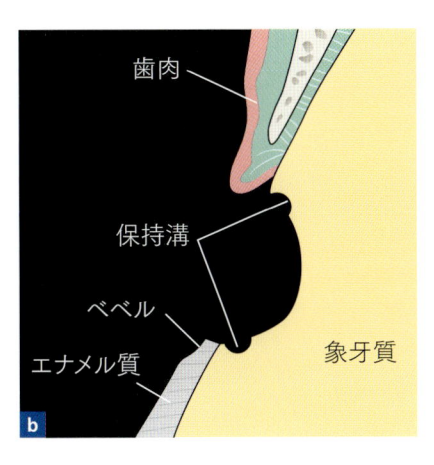

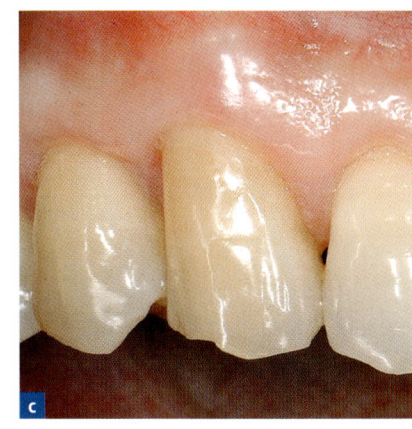

Fig 6a 術前.
Fig 6b 窩洞形成を示す模式図. エナメル質部にはベベルを，窩洞内にはアンダーカット（保持溝）を付与することで，修復物の脱落防止と辺縁封鎖が期待できる.
Fig 6c CR充填後.

うに，咬合面の歯質をある程度削除して，CRで咬合面全体を覆うことが歯質保存（破折の防止）につながるかもしれない. 逆に，Ⅱ級窩洞をCRで修復する場合，近遠心的にある程度のCRの厚みがないと，CRの破折につながるかもしれない(**Fig 4**).

同じ理由で，Ⅳ級窩洞では，切端部でCRの厚みを十分取ることが理想的であるが，咬合関係によっては切端部でCRを薄くせざるを得ず，CRの破折や早い咬耗につながる場合がある.

必要な便宜形態（convenience form）

CR充填における「便宜形態」とは，以下のようなものが考えられる.

臼歯部の隣接面う蝕をトンネル法でCR修復するときに隣在歯が存在する場合，咬合面からう蝕部位へアクセスするための便宜的な窩洞形成が必要となる(**Fig 3d, e**).

Ⅱ級窩洞を充填する場合，適切なマトリックスを隣接面に挿入する必要がある. そのために，隣接面をわずかにスライスカットしてマトリックスの挿入を可能にしたり，マトリックスの形態にフィットするような形態に隣接面を形態修整（トリミング）することがある(**Fig 4b**).

適切な窩縁形態（cavity margin）

CR充填において，エナメル質にベベルを付与する必要性は主に2つある.

1つはCRと歯質の接着性を高めるためである. エナメル小柱に垂直にエッチングを行った場合に，もっとも多くのレジンタグの形成が期待でき，接着強度が上がる. これにより辺縁封鎖がより確実になり，術後疼痛や白線が生じにくくなると考えられる[5〜9].

他の1つは，審美である. 歯質とCRの移行がバットジョイントであれば，両者の境目が目立ちやすい. したがって，ロングベベルやウエーブベベルを付与することで歯質からCRへなだらかに移行させ，境界をわかりにくくできる(**Fig 7c**). さらに，保持形態が付与できにくいⅣ級窩洞では，ベベルのつけ方（接着強度）が修復物の予後を左右する[10].

窩洞の無菌的処置（cleaning of the cavity）

少し意味合い（目的）は異なるが，ラバーダムを使うことがCR充填では重要である. 窩洞を唾液で汚染しないこと，万一の露髄に備えることもさることながら，防湿は接着処理にとって重要な条件の1つである.

IV級窩洞の窩縁形態

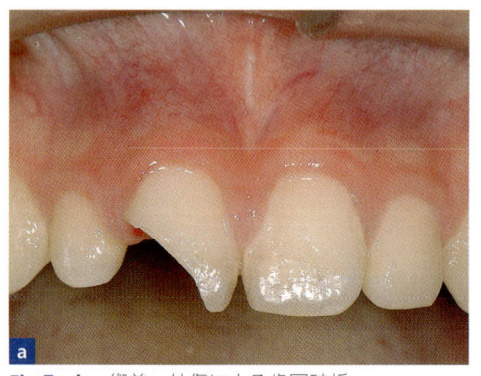

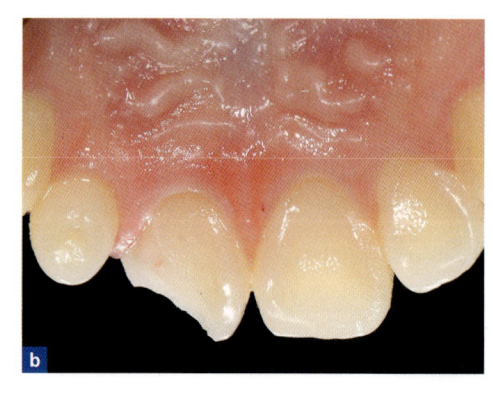

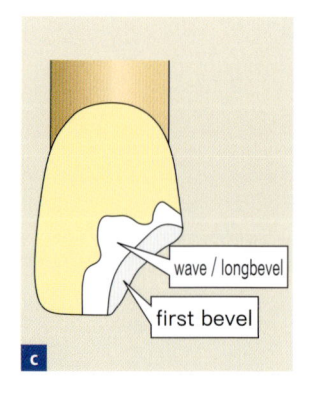

Fig 7a, b 術前．外傷による歯冠破折．
Fig 7c IV級窩洞の窩縁形態．IV級窩洞では，保持形態を付与できにくいので，ロングベベルを付与することで接着力を高めることができる．また，ロングベベルまたはウェーブベベルにより，CRから歯質へ色調がなだらかに移行するために，審美的にも有利と考えられる．

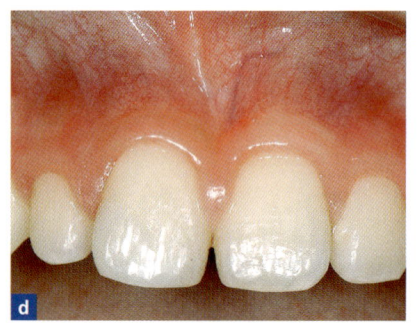

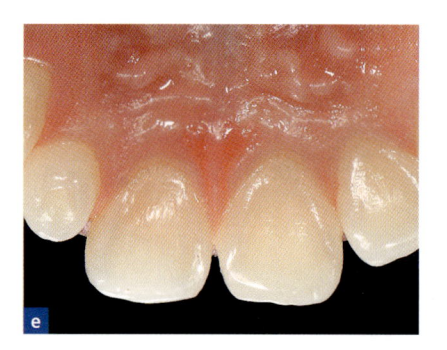

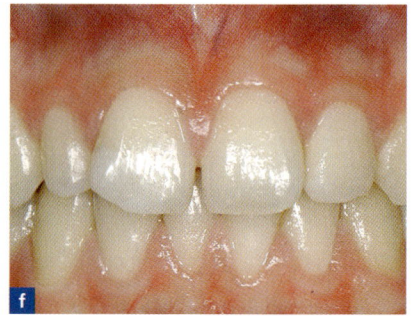

Fig 7d, e CR修復直後．
Fig 7f 3年後．歯ぎしりのためかCRの咬耗が大きい．しかし，修復物そのものの脱離は起こっていないことは注目に値する．

おわりに

歯質に高い接着性があるとはいえ，それだけではCR修復が長期間の咬合力に耐える（脱離を免れる）ことはできないであろう．口腔内のような劣悪な環境（湿潤状態）では，有機質特有の劣化は免れない．したがって，上記の窩洞の条件の1つひとつを考慮した繊細な窩洞形成が充填物の予後のみならず歯髄の保護の観点からも要求されよう．

参考文献

1. Black GV. A work on operative dentistry. Vol 2：The technical procedures in filling teeth. Chicago：Medico-dental Publishing Company, 1908.
2. 田上順次，千田彰，奈良陽一郎，桃井保子・監修．保存修復学21．第4版．京都：永末書店，2011．
3. Manhart J, Chen HY, Mehl A, Weber K, Hickel R. Marginal quality and microleakage of adhesive class V restorations. J Dent 2001；29(2)：123-130.
4. Kubo S, Yokota H, Yokota H, Hayashi Y. Microleakage of cervical cavities restored with flowable composites. Am J Dent 2004；17(1)：33-37.
5. Schmidlin PR, Wolleb K, Imfeld T, Gygax M, Lussi A. Influence of beveling and ultrasound application on marginal adaptation of box-only Class II (slot) resin composite restorations. Oper Dent 2007；32(3)：291-297.
6. Swanson TK, Feigal RJ, Tantbirojn D, Hodges JS. Effect of adhesive systems and bevel on enamel margin integrity in primary and permanent teeth. Pediatr Dent 2008；30(2)：134-140.
7. Oliveira CA, Dias PF, Dos Santos MP, Maia LC Split mouth randomized controlled clinical trial of beveled cavity preparations in primary molars：an 18-Month follow up. J Dent 2008；36(9)：754-758. Epub 2008 Jun 25.
8. Coelho-de-Souza FH, Klein-Júnior CA, Camargo JC, Beskow T, Balestrin MD, Demarco FF. Double-blind randomized clinical trial of posterior composite restorations with or without bevel：6-month follow-up. J Contemp Dent Pract 2010；11(2)：1-8.
9. Coelho-de-Souza FH, Rocha Ada C, Rubini A, Klein-Júnior CA, Demarco FF. Influence of adhesive system and bevel preparation on fracture strength of teeth restored with composite resin. Braz Dent J 2010；21(4)：327-331.
10. Coelho-de-Souza FH, Camacho GB, Demarco FF, Powers JM. Influence of restorative technique, beveling, and aging on composite bonding to sectioned incisal edges. J Adhes Dent 2008；10(2)：113-117.

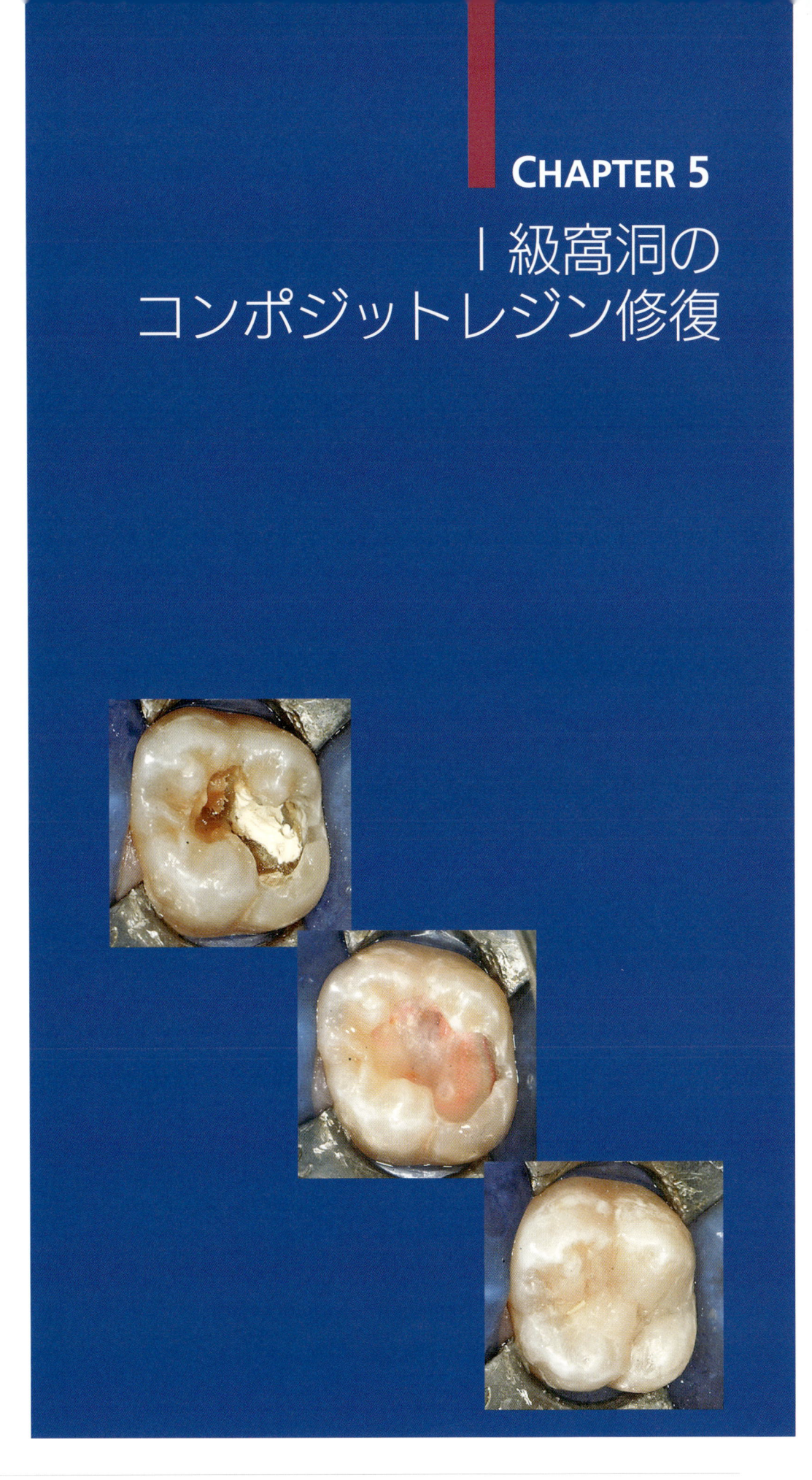

CHAPTER 5
I級窩洞の
コンポジットレジン修復

はじめに

このCHAPTERでは，I級窩洞のコンポジットレジン（以下，CR）修復を通して，CR修復における基本的な術式（治療の流れ）を解説する．

小窩裂溝う蝕の修復の術式

う蝕リスクが高い患者では，う蝕が進行しやすい部位を初期う蝕の段階で充填することが好ましい場合がある．とくに，大臼歯の咬合面や頬側の小窩裂溝は，う蝕多発進行部位である．小窩裂溝を予防充填も含めて充填するかどうかの判断は慎重に下さなければならないが，すると判断したなら，充填には細心の注意を払って行いたい．以下に，治療の流れ（術式）を示す．

ラバーダムの装着

可及的にラバーダムを行う（Fig 1a, b）．若年者では唾液が多く，CRは水分を排除した環境で充填したい．ラバーダムができないような場合は，CR充填を諦めるぐらいの覚悟が必要である．したがって，ラバーダムができないような場合，萌出間もない歯では後述するグラスアイオノマーセメントによる充填を行うようにしている．

歯面清掃

ロビンソンブラシと研磨用ペーストの荒いタイプのものを用いて歯面を清掃する（Fig 1c）．小窩裂溝充填に限らず，歯面清掃はCR充填の大切な作業である．

小窩裂溝の清掃と開拡

小窩裂溝部は，深い溝の底部でう蝕が進行していることがある．したがって，超音波スケーラー（Fig 1d）やタービン用フィッシャーバー（Fig 1e, f）で最小限の開拡を行う．

う蝕歯質の除去

小窩裂溝の開拡が終わったら底部を注視する．う蝕歯質があればラウンドバーなどで除去する（Fig 1g）．

エッチング，ボンディング

ほとんどの窩洞面がエナメル質であるので，エッチングを15秒行ったあと十分に乾燥を行い，ボンディング材の塗布，乾燥，光照射を行う（Fig 1h～j）．

フロータイプCRを充填

フロータイプCRを窩洞およびエッチング面全体に塗布する．エクスプローラーなど先の鋭利な器具で充填部をなぞり，気泡が窩洞内に残らないようにしてから光照射を行う（Fig 1k）．窩洞が深い部位では，水平積層法（Fig 1l）を行う．咬合調整が必要な場合を除いて，小窩裂溝のCR充填の研磨の必要性は少ないように思われる．

萌出間もない歯に予防充填を余儀なくされる場合，筆者は従来型グラスアイオノマーセメントを充填することが多い．理由は，ラバーダムができなくても充填がしやすいこと，エッチングあるいはプライミングやボンディングの必要がないこと，ある程度の接着性と機械的強度があること，フッ化物徐放性によるう蝕予防効果が期待できることなどである．必要が生じれば，数年後にCR充填へやり変えすればよいと考えている．

CHAPTER 5　I級窩洞のコンポジットレジン修復

小窩裂溝の充填

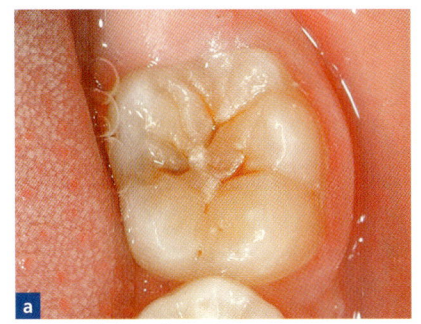

Fig 1a　術前．10歳，男子．

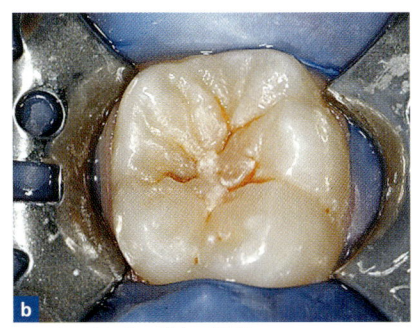

Fig 1b　ラバーダムの装着．

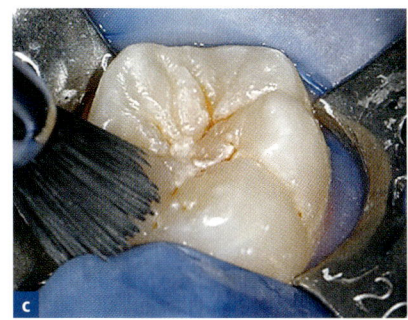

Fig 1c　歯面清掃．

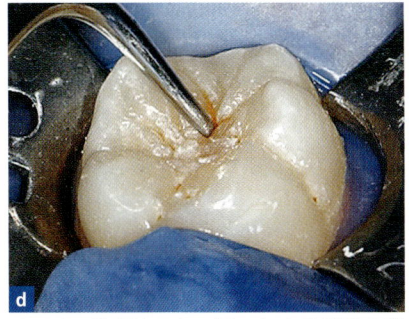

Fig 1d　超音波スケーラーによる裂溝の清掃．

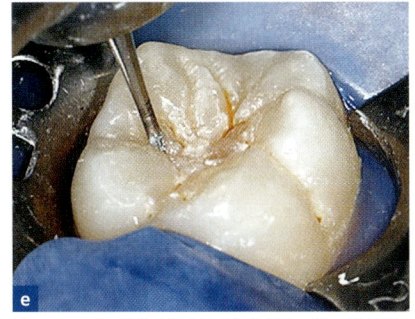

Fig 1e　できるだけ先端の細いバーを用いて小窩裂溝の必要最小限の開拡を行う．

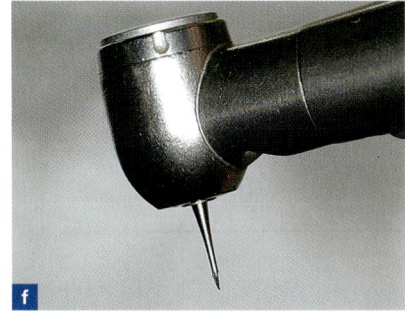

Fig 1f　SS WHITE社の「Fissurotomy bur」．

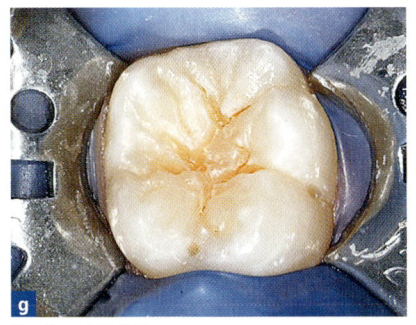

Fig 1g　形成後．

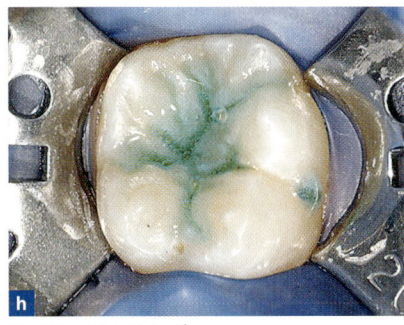

Fig 1h　エッチング．

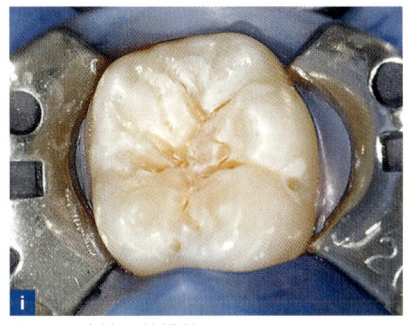

Fig 1i　水洗，乾燥後．

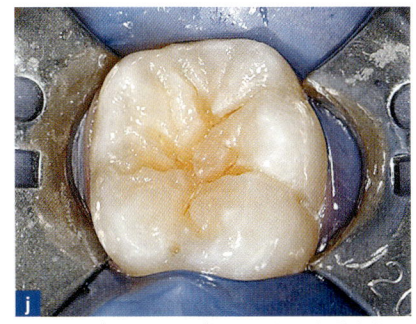

Fig 1j　ボンディング材の塗布，光重合後．

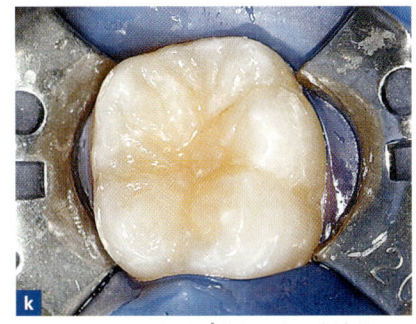

Fig 1k　フロータイプCRによる充填後．

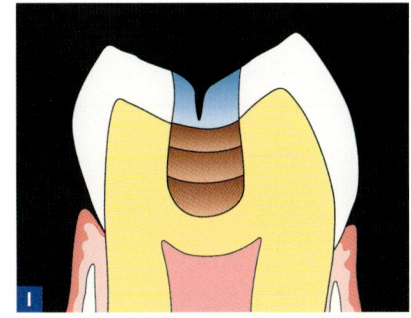

Fig 1l　水平積層法を示す模式図．幅が細く深い窩洞では水平的に積層することにより，重合収縮応力を少なくできることを示す．
*参考文献14より改変・引用

露髄をともなうような大臼歯Ⅰ級窩洞CR充填の術式

　以下に，歯髄腔近くまで咬合面う蝕が進行した第一大臼歯のⅠ級窩洞(有髄歯)を例に挙げ，筆者が行っているCR充填の詳しい術式の流れを示す．

診査，診断
　エックス線検査，電気歯髄検査(EPT)，冷水痛検査，問診などで，不可逆性の歯髄炎でないことを確かめる(**Fig 2a, b, Fig 3a~c**)．

麻酔とラバーダムの装着
　麻酔を行ったあとに，ラバーダムを装着する(**Fig 2c, Fig 3d**)．ラバーダムは，基本的には患歯に装着するが，患歯にかからない場合は隣接する後方歯に装着する．

う蝕象牙質の除去と覆髄
　筆者は，基本的に1ステップエキスカベーションによるCR歯冠修復を第一選択にしているので(**CHAPTER 3** 参照)，う蝕検知液を使用しながら，必要にして十分なう蝕象牙質を除去する(**Fig 2d~g, Fig 3d**)．露髄がみられた場合は，3％過酸化水素水と2～5％次亜塩素酸ナトリウムで交互洗浄を行い，止血を確認した後に水酸化カルシウムセメント「ライフ」(Kerr／サイブロンデンタル)(**Fig 2h**)，または，MTA(mineral trioxide aggregate)「Pro Root MTA」(デンツプライ三金)で直接覆髄を行う(**Fig 3e**)．診断と処置が正しければ，露髄そのものはそれほど予後に影響を及ぼさないと考えている．

裏層
　う蝕象牙質除去後に露髄して直接覆髄をした場合や，窩底がきわめて歯髄に近い場合，裏層(間接覆髄)を行ったほうが無難である(**Fig 2i, Fig 3f**)．CRは，改良されたとはいえ重合収縮と熱膨張係数は小さくなく，充填後にコントラクションギャップが生じない保証はない．また，近年のボンディングシステムはすぐれた象牙質接着性が期待できるが，長期的な象牙質コラーゲン線維の溶解(崩壊)によるナノリーケージをまったく無視することはできない．これらのことは，術後あるいは将来の微少漏洩(マイクロリーケージ)につながり，歯髄炎や二次う蝕の原因になる可能性がある．そこで，窩底にグラスアイオノマーセメント(従来型グラスアイオノマー，レジン強化型グラスアイオノマーまたはコンポマー)で裏層することを勧めたい．グラスアイオノマーセメントには，歯質接着性があること，硬化収縮がCRより小さいこと，熱膨張率がCRより歯質に近いこと，う蝕予防性があることなどの利点がある[1~4]．
　筆者は，裏層材として，「ベースセメント」(松風)または「ダイラクト」(デンツプライ三金)を多用している．

窩洞の再形成
　裏層が終了した歯は，必要に応じて窩洞を再形成する．窩底を平らにしたり，側壁に付着した余分な裏装材を削除する．

咬合面窩洞外形線へのベベルの付与
　臼歯部CR窩洞の咬合面窩縁にベベルを付与すべきかどうかについて見解が術者によって異なる．臼歯部の咬合面では切削面がエナメル小柱にある程度の角度をもって形成されるために，ベベルの必要性がないとも考えられる．しかし，実際には部位によっては小柱と平行に窩洞断面が形成されることも多く，ベベルをつけることに筆者は利点があると考えている．ただし，ベベルは窩縁を丸める程度にしている．
　ベベルの付与には，スーパーファイン(ダイヤモンド粒子径20～30μm)のバーを用いて行う．スーパーファインのバーを用いる理由は，エナメル質への接着性は，レギュラータイプのダイヤモンドバー(ダイヤモンド粒子径約80μm)の形成面より，20μmの形成面のほうが好ましいとされているからである[5~7]．また，ベベルはエナメル質表面になだらかに移行させることで，研磨後にCRと歯質(エナメル質)の移行部をほとんど識別できなくできる．

エッチング
　約37％のリン酸水溶液を用いて約15秒間エナメル質のエッチングを行う．現在市販されているCRボンディングシステムでは，エナメルエッチングを省略している場合が多いが，エナメル質をエッチングすることでより高

CHAPTER 5 I級窩洞のコンポジットレジン修復

露髄をともなう大臼歯I級窩洞のCR修復

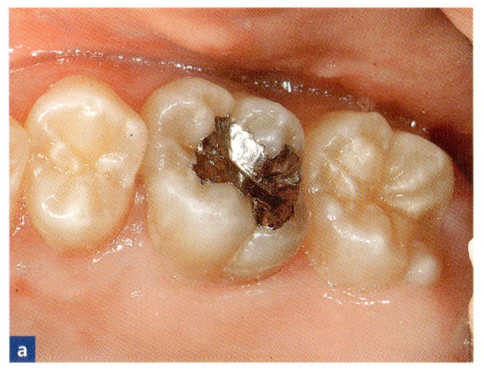

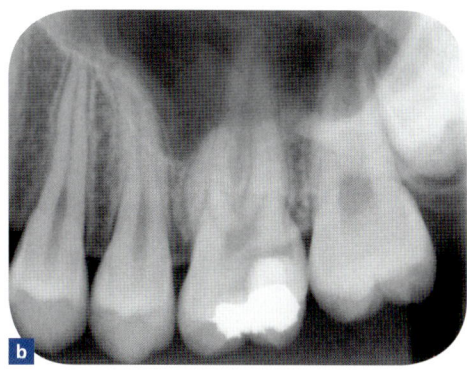

Fig 2a, b　初診時．13歳，女子．上顎左側臼歯部のわずかな冷水痛を主訴として来院．インレー直下に透過像が認められる．

Fig 2c　麻酔下で，インレーを除去したところ，二次う蝕の進行がみられる．
Fig 2d　#8のラウンドバーでう蝕象牙質を大まかに除去し，う蝕検知液で染め出しをした直後．
Fig 2e　染色された象牙質を除去した後．

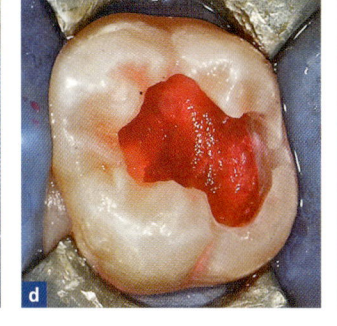

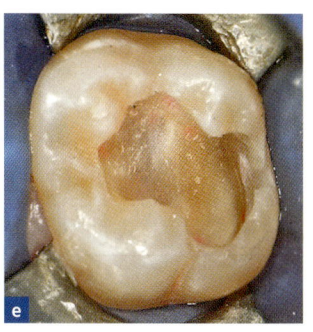

Fig 2f　2度目のう蝕検知液で染め出しを行ったところ．
Fig 2g　注水を時々止めながら，慎重に軟化した象牙質を除去した直後．小さい露髄が確認できる．
Fig 2h　水酸化カルシウムセメント「ダイカル」（デンツプライ三金）による直接覆髄．

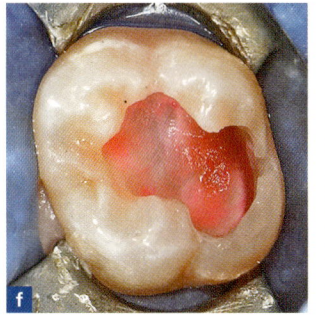

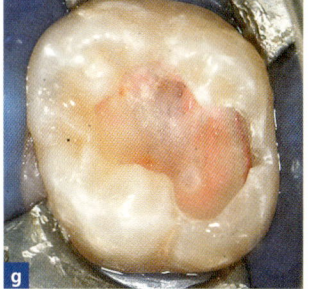

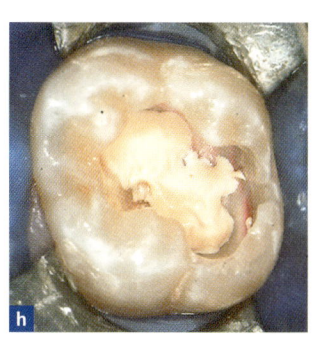

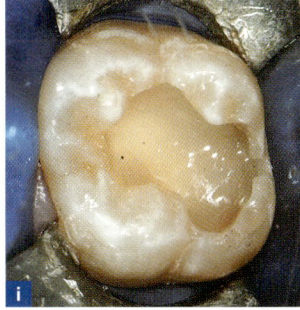

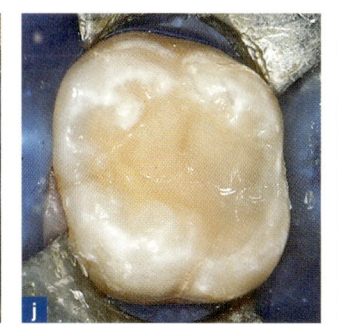

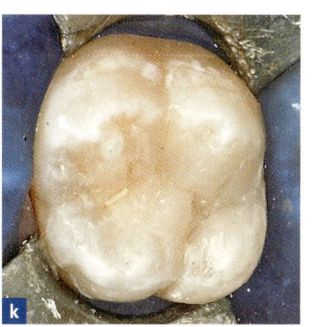

Fig 2i　レジン強化型グラスアイオノマーセメント「ダイラクト」（デンツプライ三金）で間接覆髄を行った直後．必要に応じて，窩洞の再形成とベベルの付与を行う．
Fig 2j　CRの第二層（デンティン層）の充填後．第二層のCR充填に先立ち，窩洞にエッチングとボンディング処理を行う．つぎに，フロータイプのCR「テトリックフロー」（Ivoclar vivadent／白水貿易）を窩洞内面に一層（約0.5mm）置いて重合させる（第一層のCR充填）術式が行われている．
Fig 2k　CR第三層（エナメル層）の充填後．できるだけ耐摩耗性の高いペーストタイプCR「フィルテックシュープリームウルトラA2E」（スリーエムヘルスケア）を充填する．

089

コンポジットレジンと審美修復

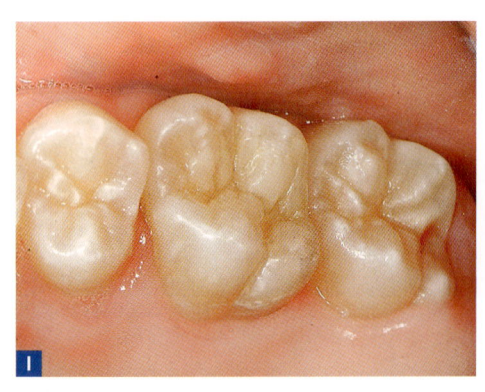

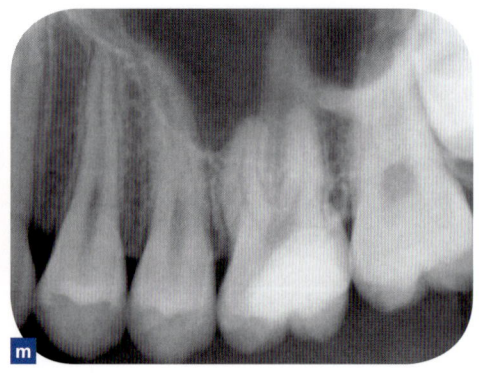

Fig 2l, m　6か月後．不快な臨床症状はない．

いレジンタグ（機械的嵌合力）が形成されることを筆者は期待している．また，象牙質のスメア層を除去するためにエッチングを行う場合もあるが，象牙質のエッチングは5秒以下にとどめたい．長時間の象牙質エッチングは，不要なコラーゲン線維の露出を招き，象牙質接着性のマイナスの要因になりかねない．

プライミングとボンディング

プライミングは，本来象牙質の前処理を意味し，象牙質とボンディング材が接着しやすくするためのお膳立てである（**CHAPTER 2** 参照）．しかし，1回法セルフエッチング法が示すように，プライミング材とボンディング材が1液に集約されている製品も多く，あえてプライミングとボンディングを分けて考える必要性が少なくなりつつある．したがって，以後はプライミングとボンディングをあわせてボンディング処理とよぶことにする．要は，エッチング処理の終わった歯面にメーカーの指示通りのボンディング処理を施すことが次のステップになる．

気をつけなければならない点は，ボンディング材のなかに水や溶剤が含まれている点である．したがって，ボンディング材を十分にエアブローして被着面から水分や溶媒を完全に除去してから光重合照射を行わないと，接着性の低下を招くことになる．筆者は，ボンディング材として，「ボンドフォース」（トクヤマデンタル）または「クリアフィルメガボンドFA」（クラレメディカル／モリタ）を多用している．

第一層レジンの築盛

筆者は臼歯部のCR充填を行う場合，3層に分けて異なったCRを築盛している．第一層の築盛はフロータイプCRで行う（**Fig 2i, Fig 3g**）．これは歯質やボンディング材とぬれがよい（接着性が高い）ことと，弾性率がペーストタイプCRより低い（のびやすい）ためにコントラクションギャップが生じにくいことを期待したものである．ペーストタイプCRの前に，1層のフロータイプCRを使うことに意義が少ないという論文[8, 9]と，使用することを評価する論文[10〜11]がある．したがって，フロータイプCRを必ずしも用いる必要性はないかもしれないが，使用しない場合は，積層充填（2mm以内の厚さで積層重合していく）を厳守しないと窩壁とCRの間にコントラクションギャップが生じることが指摘されている[8, 9]．また，フロータイプCRを使用する場合には，一塊でペーストタイプのCRを追加充填した場合，コントラクションギャップがフロータイプCRとペーストタイプCRの間で生じることが報告されている[9]．したがって，流れのよいフロータイプCRで内面を一層充填することに加え，ペーストタイプCRを積層充填することに利点があるように思われる．しかし，フロータイプCRは，材料学的にレギュラータイプCRより少し劣ることが危惧されるので，0.5〜1.0mmの厚さにとどめたい．とくに，咬合面窩洞外形線ではほとんど盛らないように注意している．筆者は，この目的で「エステライトクイックハイフロー」（トクヤマデンタル）または「フィルテックシュープリームウルトラフロー」（スリーエムヘルスケア）を多用している．

第二層レジンの築盛

第二層の部分は，象牙質にあたる部分を築盛する（**Fig 2j, Fig 3h**）．この部分は充填全般のなかでもっとも多量のCR充填を必要とする．そこで，この目的には比較的重合収縮が少ないCRを選択することと，「対角積層法」

090

CHAPTER 5　Ⅰ級窩洞のコンポジットレジン修復

大臼歯Ⅰ級窩洞のCR修復例

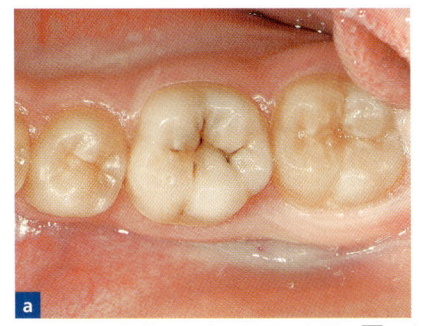

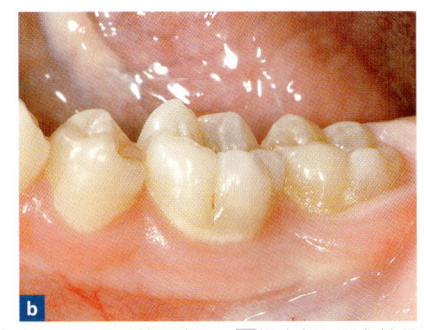

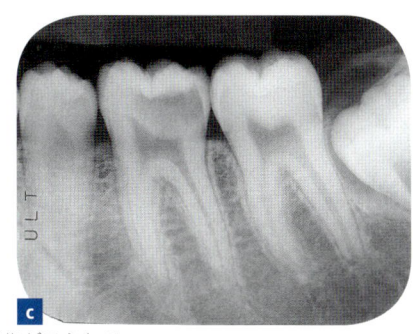

Fig 3a〜c　術前．14歳，男子．主訴：「6の冷水痛．エックス線写真で，「6根尖部に硬化性骨炎像がみられる．

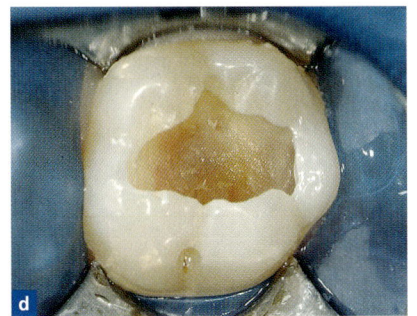

Fig 3d　う蝕象牙質の除去後．髄角部でわずかな露髄がみられた．

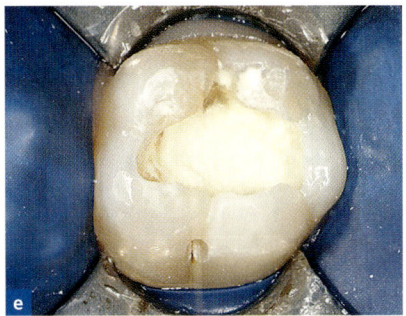

Fig 3e　MTA「ProRoot MTA」（デンツプライ三金）による覆髄．

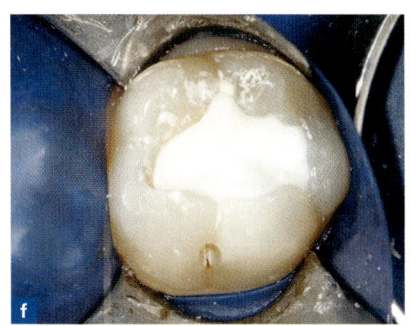

Fig 3f　グラスアイオノマーセメント「ベースセメント」（松風）による裏層．

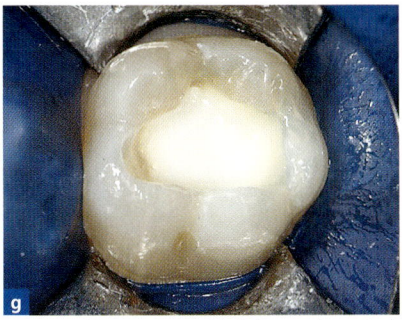

Fig 3g　第一層CRの築盛後．これに先立ち，裏層材の硬化後に再形成を行い，エッチングとボンディング処理を行う．

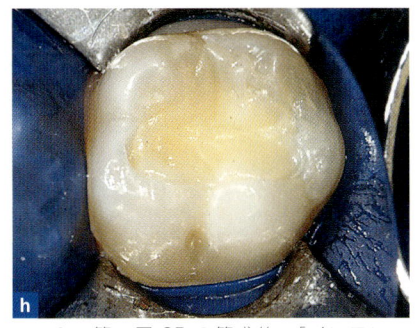

Fig 3h　第二層CRの築盛後．「インテンスA3」（Ivoclar Vivadent）を用いた．

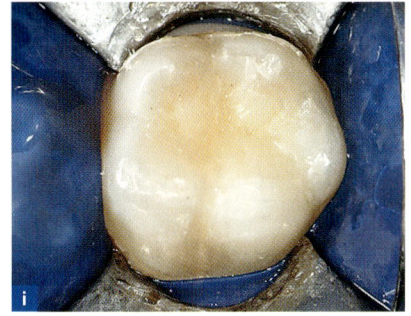

Fig 3i　第三層CRの築盛後．ペーストタイプ「フィルテックシュープリームウルトラA2E」（スリーエムヘルスケア）を用いた．

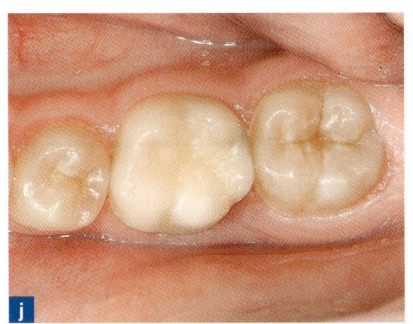

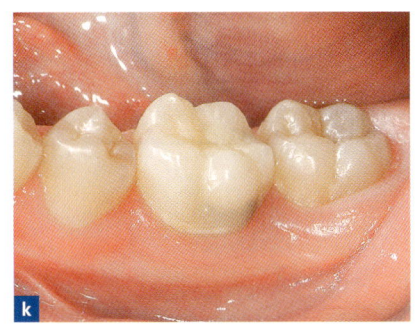

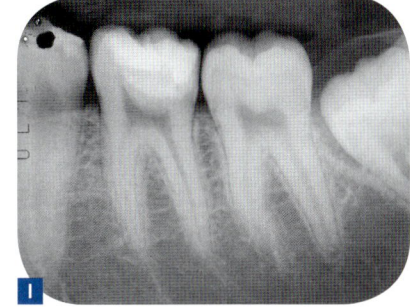

Fig 3j〜l　術後10か月のエックス線写真．臨床的不快症状はなく，硬化性骨炎像が消失している．しかし，MTA独特の歯冠の変色がみられる．

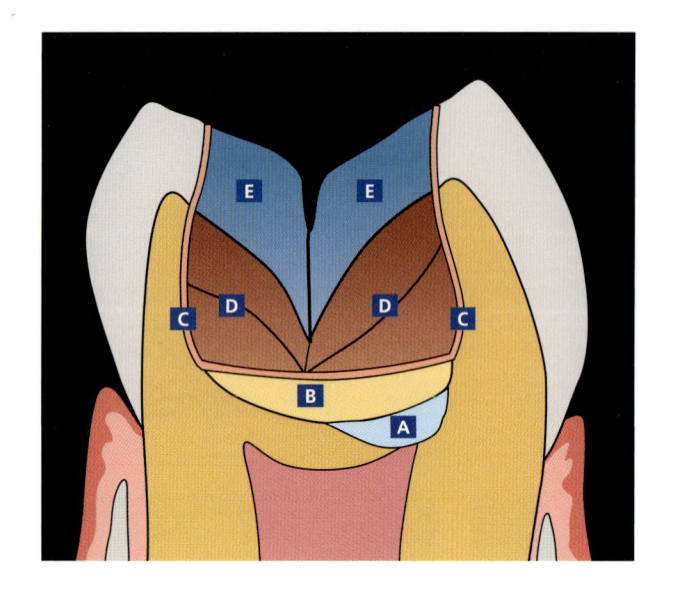

Fig 3m CR充填の最終状態を示す模式図．露髄をともなうような大きな齲蝕に罹患した大臼歯のCR修復は，水酸化カルシウムセメントまたはMTA（**A**），グラスアイオノマーセメント（**B**），フロータイプCR（**C**），象牙質部ペーストタイプCR（**D**），エナメル質部ペーストタイプCR（**E**）の5層構造から構成されていることを示す．幅広で深い窩洞では，対角的に積層することで重合収縮応力を少なくできることを示す（対角積層法）．基本的には，水平積層法（**Fig 1l**）でも同じ効果が期待できる．＊参考文献14より改変・引用

（**Fig 3m**）または水平積層法（**Fig 1l**）を採用することが有効であると考えている．対角積層法では，次項のエナメル質部のCRの充填と形態付与がしやすいように，溝を深くしておくことがコツである．

第三層レジンの築盛

エナメル質に相当する部分を築盛，形態付与する（**Fig 2k, Fig 3i**）．咬合面にくるCRはできるだけ耐摩耗性の高いものを使用したい．また，臼歯部とはいえある程度審美に影響するので，できるだけ色の近似したものを採用したいと考えている．この目的で，筆者は通常「フィルテックシュープリームウルトラ」（スリーエムヘルスケア）のA2E色を多用している．第三層の築盛は，最終的な歯の咬合面形態（溝や隆線）を適切に付与してから光重合させたほうが，チェアタイムの短縮につながる．

咬合調整と形態修整

ラバーダムをはずし，咬合紙を使って，適切な咬み合わせの位置までCRの咬合調整と形態修整を行う．咬合調整および形態修整は，スーパーファインの蕾状タイプ「メリーダイヤ K-33 fff」または「同 K-13S fff」（日向和田精密製作所）が便利である．

研磨

シリコンポイントや研磨材が入ったブラシで臼歯咬合面CRの研磨を行う．筆者は，コントラ用シリコンポイントとして，「コンポマスター#13S」または「同 #28」（松風）を，研磨ブラシとして，「アストラブラシ」（Ivoclar Vivadent）を使用している．研磨は，CR充填当日は避けたほうがよいという研究[16]と，しても問題ないという研究[17]があるが，研磨のためだけに来院してもらうことの正当性を見い出すことはできないように思われる．したがって，可及的に充填当日に研磨を行っている．

無髄大臼歯のⅠ級窩洞のCR修復

Fig 4は，保存不可能な第一大臼歯を抜歯し，同部へ智歯の自家歯牙移植を行った症例である．適切な形態の智歯が移植された場合，適切な時期にCRで歯冠を修復することで，インプラントでは得られない審美と機能の回復が可能になる．

歯根完成歯の移植歯は，通常移植後約1か月で根管充填を行い，根管充填当日に髄腔部分を従来型グラスアイオノマーセメント「ベースセメント」で充填しておく（**Fig 4d**）．その後，3〜4か月間移植歯を自然挺出させることで，移植歯の近心移動と挺出が期待でき，隣在歯とのコンタクトポイントと対合歯との咬合接触が回復される（回復に近づく）．歯の自然移動がほぼ終われば，咬合面のアクセスホールをCRで充填する．こうすることで，自家歯牙移植の価値（機能と審美の回復，経済性など）が飛躍的に高まると考えている．

無髄大臼歯Ⅰ級窩洞のCR修復

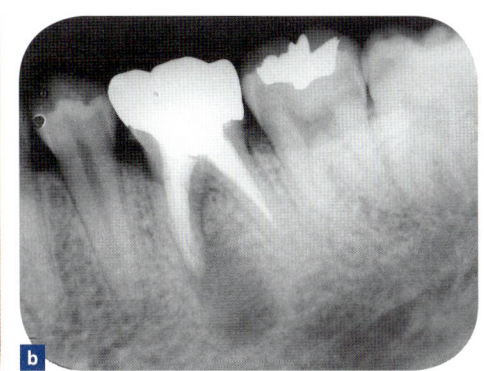

Fig 4a, b 術前．27歳，女性．｢6 近心根が歯根破折しており，半埋伏の智歯｢8 の移植が適応と考えられた．

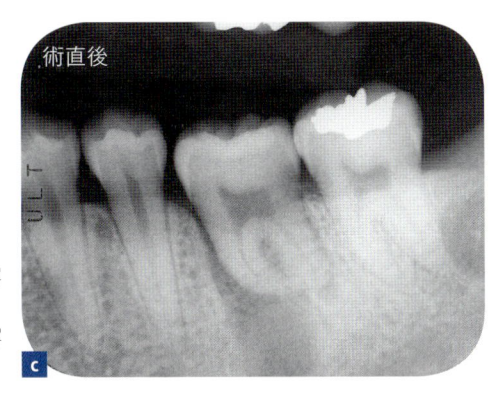

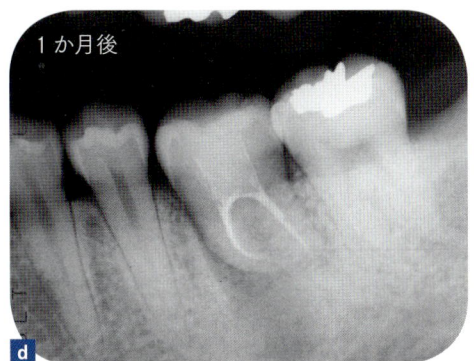

Fig 4c 移植直後のエックス線写真．
Fig 4d 1か月後のエックス線写真で根管充填直後．

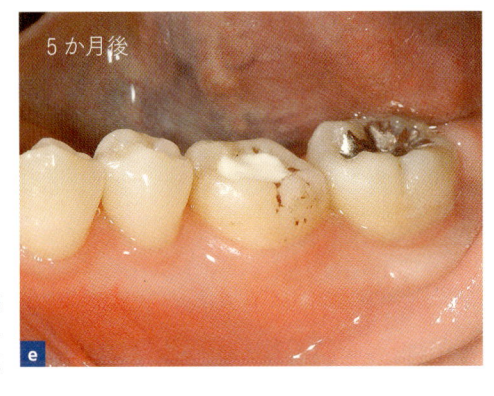

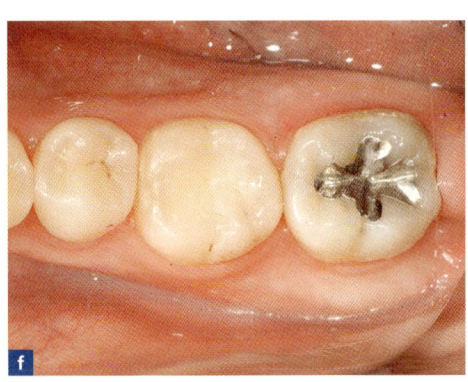

Fig 4e 5か月後の臨床写真．CRによる歯冠修復直前．髄室部は，従来型グラスアイオノマーセメント｢ベースセメント｣が充填されている．
Fig 4f CRによる歯冠修復直後．Ⅰ級窩洞を形成し，エッチング，ボンディングの後に，窩洞内面にフロータイプのレジン｢テトリックフロー｣をひき，あとはペーストタイプのCR｢フィルテックシュープリームウルトラ A2E｣（スリーエムヘルスケア）で咬合面を回復した．
Fig 4g, h 5年後．エックス線写真でも問題はみられず，機能と審美が回復・維持されている．

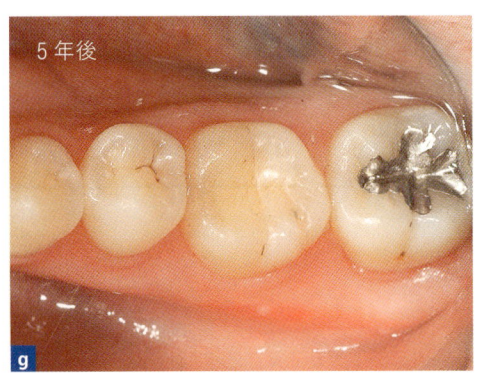

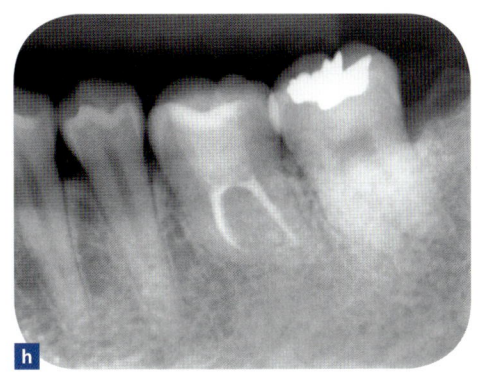

おわりに

I級窩洞で，CR充填の基本的な流れを説明した．その根拠は **CHAPTER 2, 3** に詳しく考察されているので参照してほしい．また，上記の基本術式は，小臼歯，前歯など，歯の種類と窩洞の形態に大きく左右されることはなく，おおむね適用できると考えている．

参考文献

1. Davidson CL, Mjor IA (eds). Advances in Glass-Ionomer Cements. Chicago：Quintessence Pub, 1999.
2. Kwon YH, Kwon TY, Ong JL, Kim KH. Light-polymerized compomers：coefficient of thermal expansion and microhardness. J Prosthet Dent 2002；88(4)：396-401.
3. Sidhu SK, Carrick TE, McCabe JF. Temperature mediated coefficient of dimensional change of dental tooth-colored restorative materials. Dent Mater 2004；20(5)：435-440.
4. Lührs AK, Geurtsen W. The application of silicon and silicates in dentistry：a review. Prog Mol Subcell Biol 2009；47：359-380.
5. Glanz PO. Adhesion to teeth. Int Dennt J 1977；27：324-332.
6. Mount GJ. An Atlas of Glass-Ionomer Cements：A Clinician's Guide, ed 3. London：Martine Dunitz, 2001.
7. Mount GJ. Changes in operative dentistry − Beyond G.V. Black. In：Roulet JF, Vanherle G (eds). Adhesive technology for restorative dentistry. London：Quintessence Publishing, 2005：47-62.
8. Figueiredo Reis A, Giannini M, Ambrosano GM, Chan DC. The effects of filling techniques and a low-viscosity composite liner on bond strength to class II cavities. J Dent 2003；31(1)：59-66.
9. Miguez PA, Pereira PN, Foxton RM, Walter R, Nunes MF, Swift EJ Jr. Effects of flowable resin on bond strength and gap formation in Class I restorations. Dent Mater 2004；20(9)：839-845.
10. Davidson CL, de Gee AJ. Relaxation of polymerization contraction stresses by flow in dental composites. J Dent Res 1984；63(2)：146-148.
11. Haak R, Wicht MJ, Noack MJ. Marginal and internal adaptation of extended class I restorations lined with flowable composites. J Dent 2003；31(4)：231-239.
12. De Goes MF, Giannini M, Di Hipólito V, Carroilho MR, Daronch M, Rueggeberg FA. Microtensile bond strength of adhesive systems to dentin with or without application of an intermediate flowable resin layer. Braz Dent J 2008；19(1)：51-56.
13. Nikolaenko SA, Lohbauer U, Roggendorf M, Petschelt A, Dasch W, Frankenberger R. Influence of c-factor and layering technique on microtensile bond strength to dentin. Dent Mater 2004；20(6)：579-585.
14. Spreafico R, Roulet JF. Composite layering. In：Roulet JF, Vanherle G (eds). Adhesive technology for restorative dentistry. London：Quintessence Publishing, 2005：11-26.
15. Niu Y, Ma X, Fan M, Zhu S. Effects of layering techniques on the micro-tensile bond strength to dentin in resin composite restorations. Dent Mater 2009；25(1)：129-134. Epub 2008 Jul 9.
16. Asmussen E, Jorgensen KD. A microscopic investigation of the adaptation of some plastic filling materials to dental cavity walls. Acta Odontol Scand 1972；30(1)：3-21.
17. Yap AU, Ang HQ, Chong KC. Influence of finishing time on marginal sealing ability of new generation composite bonding systems. J Oral Rehabil 1998；25(11)：871-876.

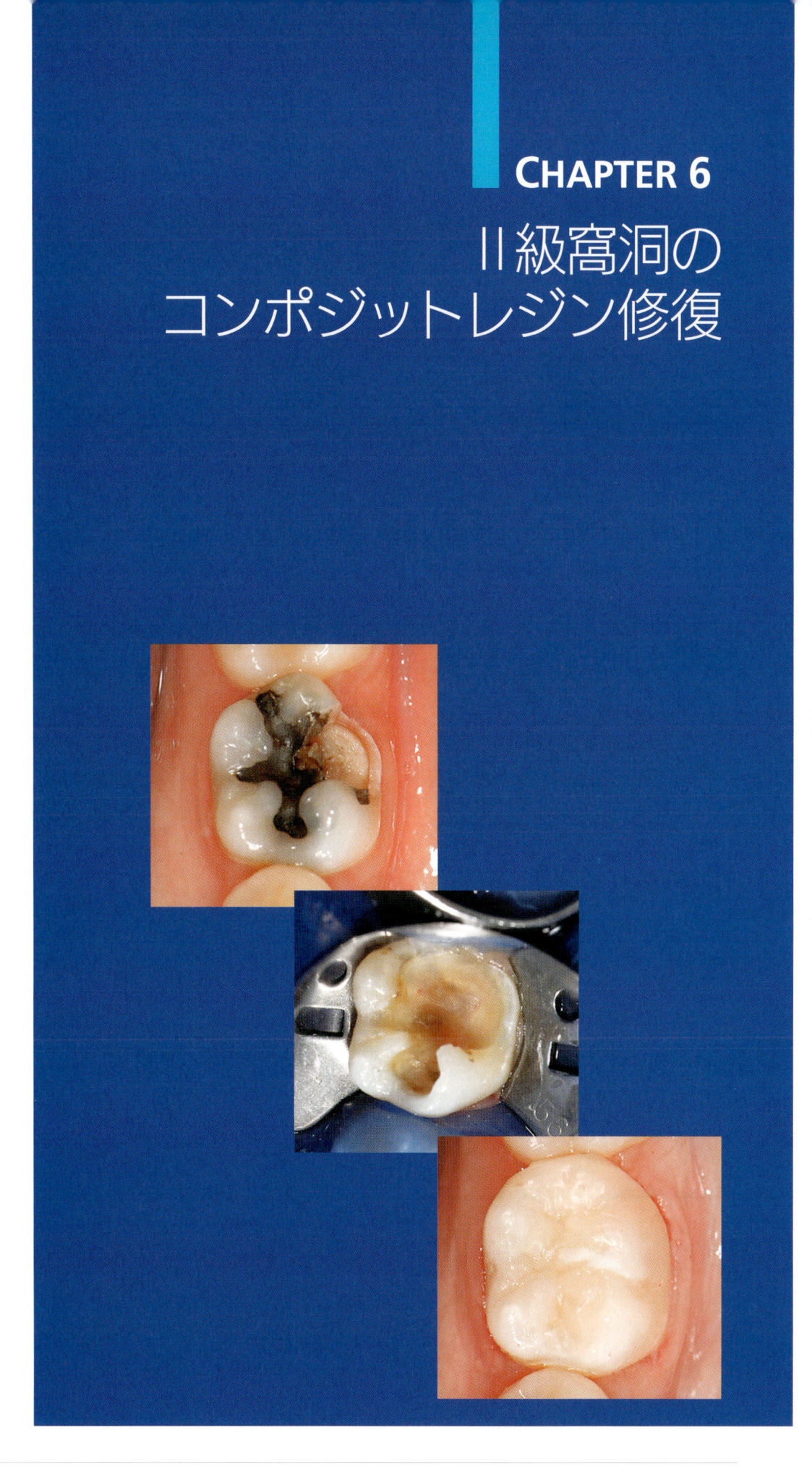

CHAPTER 6
II級窩洞の
コンポジットレジン修復

はじめに

臼歯部のコンポジットレジン(以下，CR)修復の適応症が爆発的に増えた背景には，接着性・操作性・耐摩耗性などの物性の向上に加え，隣接面形態を回復させるさまざまなマトリックスの開発・導入があげられる．そこで，この CHAPTER では，基本的な充填術式に加え，マトリックスの種類，選択基準(適応症)，使用法について詳しく解説したい．

大臼歯 II 級窩洞 CR 修復術式の流れ

以下に，う蝕により遠心辺縁歯質を喪失した第一大臼歯の II 級窩洞(有髄歯)を想定して，筆者が行っている CR 充填の詳しい術式の流れを示す．

1．診査，診断

エックス線検査，電気歯髄検査(EPT)，冷水痛検査，問診などで，不可逆性の歯髄炎でないことを確かめる(Fig 1a)．

2．麻酔とラバーダムの装着

麻酔を行ったあとに，ラバーダムを装着する(Fig 1b)．ラバーダムは，基本的には患歯に装着するが，隣接面の回復を要するような窩洞では，隣接する後方歯に装着し，かつ患歯の 2 歯前方歯までラバーダムをかけて露出させたほうが便利である場合も多い．これにより，両隣在歯の隣接面が明示しやすく(隣接面う蝕が確認しやすく)なること，歯列に沿った咬合面形態が再形成しやすくなること，後述するマトリックスの装着が行いやすくなることがあげられる．

3．う蝕象牙質の除去と覆髄

う蝕象牙質を可及的に除去する(CHAPTER 2 参照)．露髄がみられた場合は，3％過酸化水素水と 2〜5％次亜塩素酸ナトリウムで交互洗浄を行い，止血を確認した後に水酸化カルシウムセメント「ライフ」(Kerr／サイブロンデンタル，Fig 1c)，または，MTA(mineral trioxide aggregate)「ProRoot MTA」(デンツプライ三金)で直接覆髄を行う(CHAPTER 2 参照)．

4．裏層

う蝕象牙質除去後に露髄して直接覆髄をした場合や，窩底がきわめて歯髄に近い場合，裏層(間接覆髄)を行う(Fig 1d)．CR が改良されたとはいえ，重合収縮と熱膨張係数は小さくなく，充填後にギャップが生じない保証はない．また，近年のボンディングシステムはすぐれた象牙質接着性が期待できるが，長期的な象牙質コラーゲン線維の溶解(崩壊)によるナノリーケージをまったく無視することはできない．これらのことは，術後あるいは将来のマイクロリーケージ(微少漏洩)につながり，歯髄炎や二次う蝕の原因になる可能性がある．そこで，窩底にグラスアイオノマーセメント(従来型グラスアイオノマー，レジン強化型グラスアイオノマーまたはコンポマー)で裏層すること勧めたい．グラスアイオノマーセメントには，歯質接着性があること，硬化収縮が CR より小さいこと，熱膨張率が CR より歯質に近いこと，う蝕予防性が期待できること，などの利点がある．グラスアイオノマーセメントで裏層することで CR の量を減らすことができるので，結果的にコントラクションギャップの可能性を低くできる．また，仮にギャップができたとしても，CR とグラスアイオノマーセメントの間でそれが生じるために，ギャップによる問題が直接歯髄に及ばない．筆者は，この目的で，「ベースセメント」(松風)または「ダイラクト」(デンツプライ三金)を多用している．

5．隣接面の形態修正とベベルの付与

う蝕が隣接面に大きく及んでいる場合，辺縁隆線を含め隣接面部の窩洞外形線を適切な形に仕上げる必要がある．プレカーブが付与されたキドニー型のマトリックス(Fig 6, 8 参照)を利用して隣接面の形態を回復する場合，隣接面のエナメル質がある程度スライスカットされた状態が望ましい．このとき，まず隣在歯を金属マトリックスバンド(Fig 3 参照)で保護して隣接面のスライスカットを行うことを勧めたい(Fig 1e, f)．このようなマトリックスバンドによる隣在歯の保護は，隣接面のスライスカット時にのみするのではなく，隣在歯にバーが触れる可能性がある場合は窩洞形成の初期(う蝕象牙質の除去時)から使用したい．また，スライスカットは研磨用の

大臼歯Ⅱ級窩洞のCR充填術式の流れ

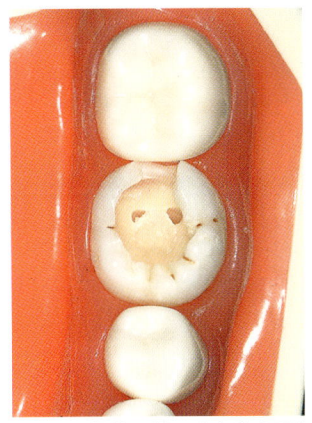

Fig 1a 術前．第一大臼歯（天然歯）が露髄をともなうようなう蝕で，可逆性の歯髄炎であるのを想定している．

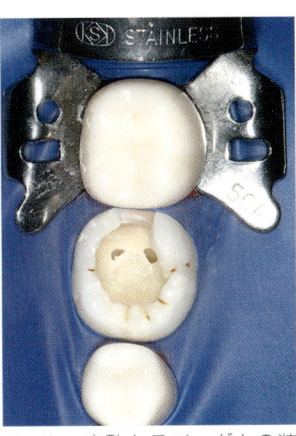

Fig 1b 麻酔とラバーダムの装着後にう蝕象牙質を除去したことを示す．遠心髄角部に露髄がある．

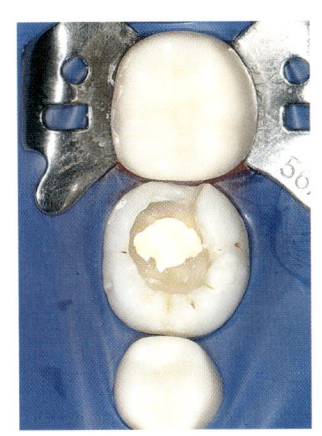

Fig 1c 水酸化カルシウムセメントによる直接覆髄．

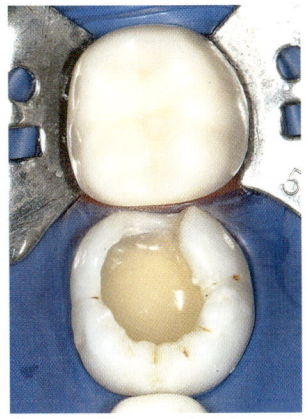

Fig 1d グラスアイオノマーセメント（またはコンポマー）による裏層．

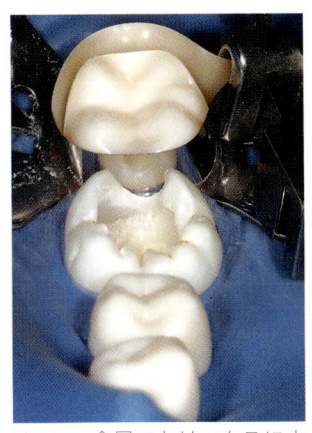

Fig 1e 金属マトリックスによる隣在歯の保護．このような保護は，窩洞形成の初期の段階からすることを勧めたい．

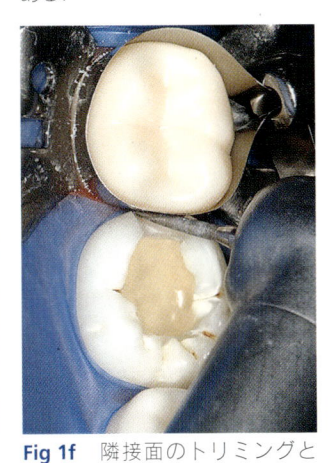

Fig 1f 隣接面のトリミングとベベルの付与．スーパーファインのバーを使用する．

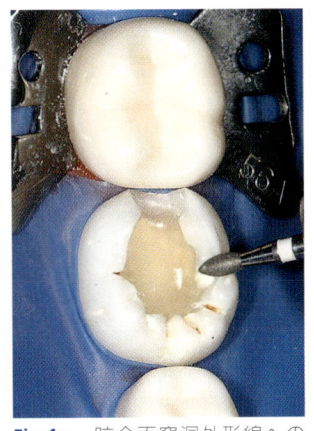

Fig 1g 咬合面窩洞外形線へのベベルの付与．スーパーファインのバーを使用する（露髄がない場合，f, gの作業がc～eの作業の前にくる場合が多い）．

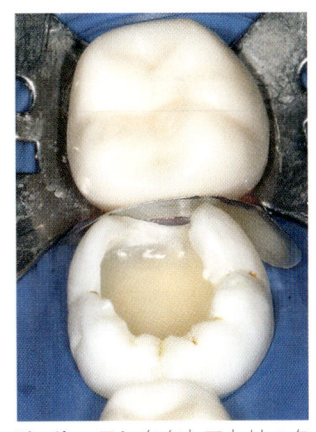

Fig 1h コンタクトマトリックスの挿入．

スーパーファインのバーを用いて最小限の形成にとどめるほうが形態の回復がしやすい（**Fig 1f**）．

隣接面う蝕の範囲が小さい場合，エナメル質保存の観点からスライスカットは行わない場合も多い（**Fig 7**参照）．このような場合，先のプレカーブのついたマトリックスは挿入が困難であれば，トッフルマイヤー型マトリックスリテーナー（以下，トッフルマイヤーのリテーナー）と金属マトリックスバンド（**Fig 3**）を利用する．

6．咬合面窩洞外形線へのベベルの付与とアンダーカットの付与

辺縁部でのコントラクションギャップを可及的に抑えるために，ベベルを付与したい（**Fig 1g**）．この場合も，スーパーファイン（ダイヤモンド粒子径20～30μm）のバーを用いて行う．

臼歯部のCR窩洞にベベルをつけないという考えもあるが，エナメル小柱の走向が窩縁全周で同じではないこ

097

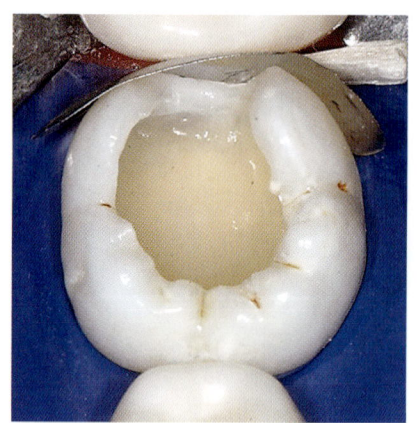

Fig 1i　ウェッジの挿入．

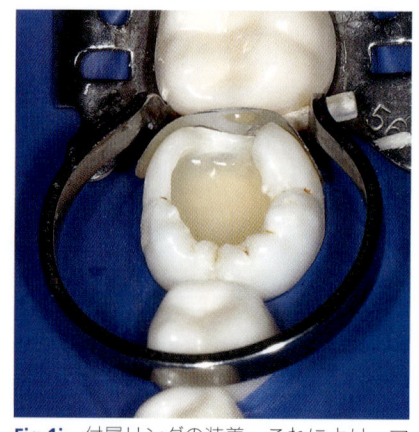

Fig 1j　付属リングの装着．これにより，マトリックスが歯面に沿う．

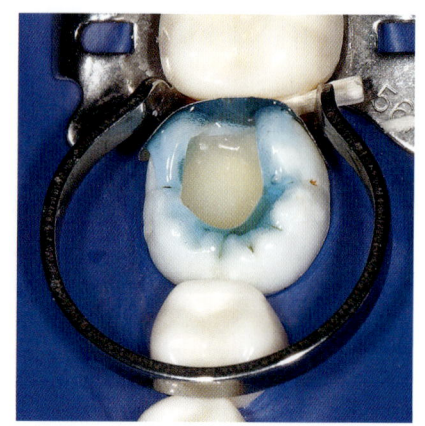

Fig 1k　エッチング．約37％のリン酸でエナメル質は約15秒，象牙質は約5秒エッチングを行う．

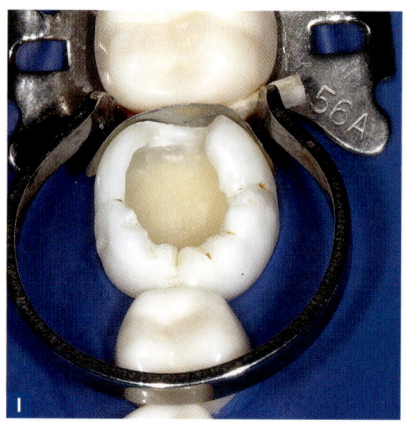

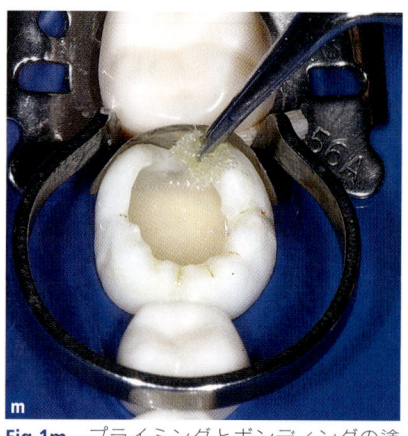

Fig 1l　水洗，乾燥．

Fig 1m　プライミングとボンディングの塗布．各ステップで十分な乾燥を行う．

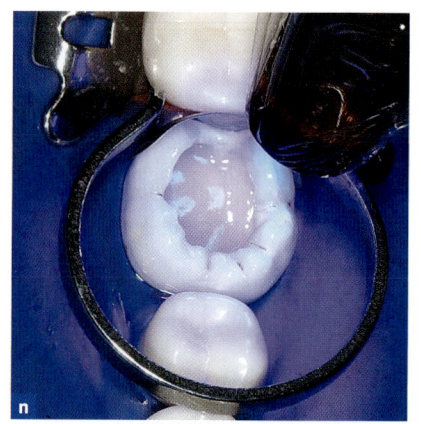

Fig 1n　ボンディング材の光重合．

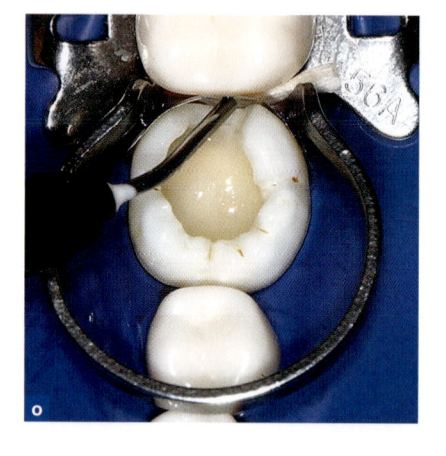

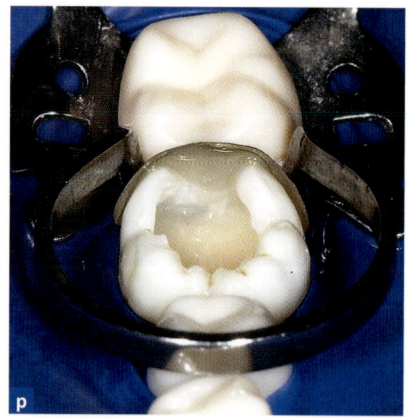

Fig 1o, p　隣接面の形態付与．フロータイプのコンポジットレジン(以下，CR)で隣接部を築盛する．

とと，わずかなベベルの付与が修復の予後(耐久性)を悪くするとは思えないという考察から，筆者は必要に応じてベベルをつけることにしている．同様に，隣接面歯肉側窩縁にもベベルを付与している(**Fig 2**参照)．

さらに，CRの脱離，破折，隣接面の歯肉辺縁からのコントラクションギャップを予防する観点から，隣接面頬舌側壁と歯肉側壁部にラウンドバーでアンダーカットを付与するようにしている(**Fig 2**参照)．

(注：露髄がない場合，**5**，**6**の工程が**4**の工程の前にくる場合が多い)

7．マトリックスの装着

隣接面の形態およびコンタクトポイントを適切に回復するために，マトリックスを処置する歯に装着する(**Fig 1h**)．隣接面が少し開いているような場合は，「コンタクトマトリックス」(**Fig 6**，製造：Danville Material社／発売元：モリムラ)，大きく開いている場合は，「V－リングシステム」(ジーシー，**Fig 8**)が便利である．マトリックスを隣接面部に挿入したあと，ウェッジを歯肉辺縁部に挿入してマトリックスと窩洞の隙間をなくす(**Fig 1i**，この場合のウェッジはマッチの軸を使った自家製)．同時に，隣在歯との間をわずかに拡大することができ，修復後にコンタクトポイントの適切な圧を回復できる．付属のリングを装着することでマトリックスを歯面に沿わせることができる(**Fig 1j**)．

もし，隣接面の歯質が大きく失われている場合，う蝕の進行が歯肉縁下に及んでいる場合，あるいは，形成時あるいは充填時に出血や歯肉溝滲出液がみられる場合は，キドニー型マトリックスでは対応できないことが多い．このような場合は，金属マトリックスバンドとトッフルマイヤーのリテーナーを利用することで対応できる(**Fig 4,5,13,15**参照)．

8．エッチング

約37%のリン酸水溶液「37%リン酸エッチングジェル」(ペントロンジャパン)を用いて約15秒間エナメル質のエッチングを行い(**Fig 1k, l**)，水洗・乾燥する．現在市販されているCRボンディングシステムでは，エナメルエッチングを省略している場合が多いが，エナメル質をエッチングすることでより高いレジンタグ(機械的嵌合力)が形成されることを筆者は期待している．

また，象牙質もスメア層を除去するためにエッチングを行う場合もある．ただし，象牙質のエッチングは5秒以内にとどめたい．長時間の象牙質エッチングは，不要なコラーゲン線維の露出を招き，象牙質への接着のマイナスの要因になる(**CHAPTER 2**参照)．

9．ボンディング(プライミングを含む)処理

エッチング処理が終わった歯面にメーカーの指示どおりのボンディング処理(プライミング処理を含む)を施すことがつぎのステップになる．気をつけなければならない点は，ボンディング材(プライミング材を含む)の中に水や溶剤が含まれている点である．したがって，ボンディング材を十分にエアブローして被着面から水分や溶媒を完全に除去してから光重合照射を行わないと接着性の低下を招くことになる．筆者は，ボンディング材として，「ボンドフォース」(トクヤマデンタル)または「クリアフィルメガボンドFA」(クラレメディカル／モリタ)を多用している(**Fig 1m, n**)．

10．隣接面の形態付与

CRの築盛は，まず隣接面をフロータイプCRで形態付与することからはじめる．先にセットしたコンタクトマトリックスの内面全体に辺縁隆線よりわずかに高い位置までフロータイプCRを添付してから光硬化させる(**Fig 1o, p**)．フロータイプCRを使う理由は，CRの添付が容易なこと，不必要な圧がマトリックスにかからないためにマトリックスの変形を起こさないこと，流動性がよいために隅々までCRがいきわたること，である．また，接着性がよいことも最初にフロータイプのCRを用いる理由の1つである．

11．第一層レジンの築盛

筆者は臼歯部のCR充填を行う場合，3層に分けて異なったCRを築盛している．第一層の築盛はフロータイプCRで行なう(**Fig 1q**)．これは歯質やボンディングレジンとのぬれがよい(接着性が高い)ことと，弾性率がレギュラータイプCRより低いためにコントラクションギャップが生じにくいことを期待したものである(**CHAPTER 2**参照)．フロータイプCRは，材料学的にレギュラータイプCRより少し劣ることが危惧されるので，約0.5mmの厚さにとどめたい．とくに咬合面窩洞外形線では厚くならないように注意している．筆者は，この目的で「エステライトフロークイックハイフロー」(トクヤマデンタル)，「フィルテックシュープリームウルトラフロー」(スリーエムヘルスケア)，「テトリックフロー」(Ivoclar Vivadent)を多用している．

12．第二層レジンの築盛

第二層の部分は，象牙質にあたる部分を築盛する．この部分は充填全般のなかでもっとも多量のCR充填を

コンポジットレジンと審美修復

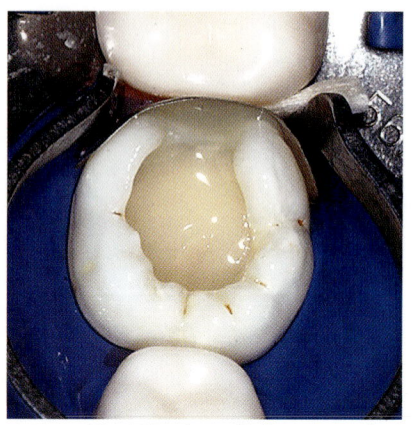

Fig 1q 第一層レジンの築盛．フロータイプのCRで窩洞の内面全体とベベル部を一層覆う．

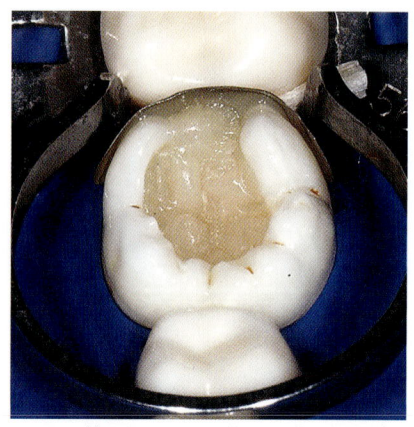

Fig 1r 第二層レジンの築盛．重合収縮ができるだけ小さいCRで象牙質部を，頬側と舌側に分けて対角積層する．

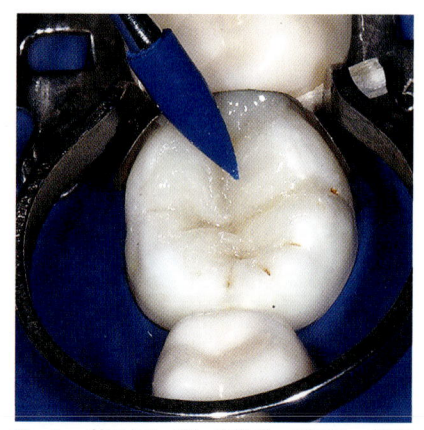

Fig 1s 第三層レジンの築盛．研磨性・耐摩耗性のすぐれたCRでエナメル質部を築盛する．できるだけ最終的な形態に仕上げてから光照射するのがコツである．

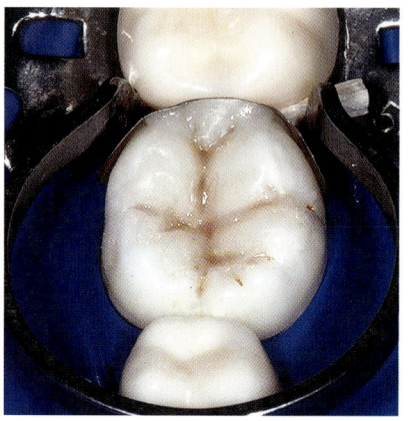

Fig 1t ステイニング．必要に応じて溝にステインをいれる．

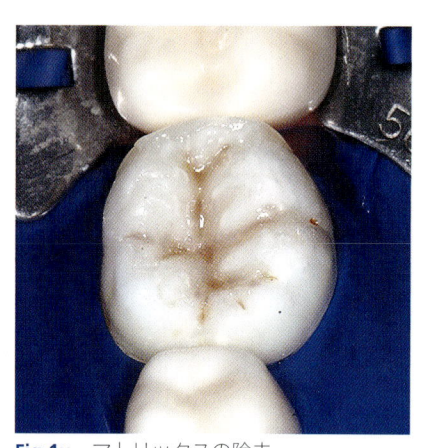

Fig 1u マトリックスの除去．

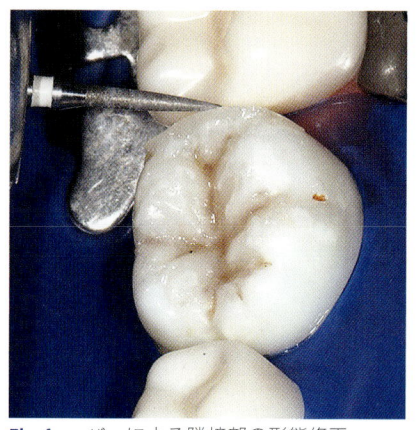

Fig 1v バーによる隣接部の形態修正．

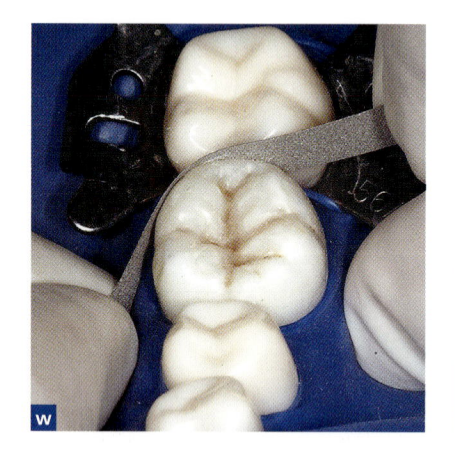

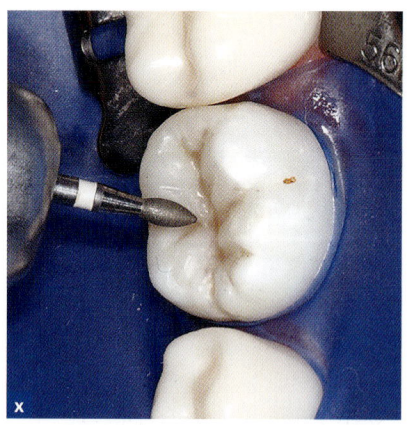

Fig 1w メタルストリップによる隣接部の形態修正．また，同部の形態修正に「ラミニアチップ」（**CHAPTER 7 Fig 1t, u** 参照）が役立つ．

Fig 1x 咬合面の形態修正．

必要とする．そこで，この目的には重合収縮が少ないCRを選択することと，対角積層法または水平積層法（**CHAPTER 2** 参照）を採用することが有効であると考えている（**Fig 1r**）．この目的で，筆者は「テトリックNセラムA3」（Ivoclar Vivadent），または「フィルテックシュープリームウルトラA3B」（スリーエムヘルスケア）を多用している．このとき，次の項のエナメル質部のCRの充填と形態付与がしやすいように，溝を深くしておくことがコツである．

Fig 1y 咬合調整．

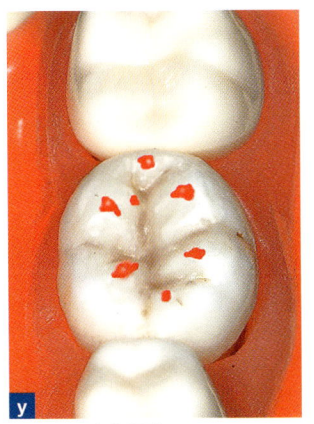

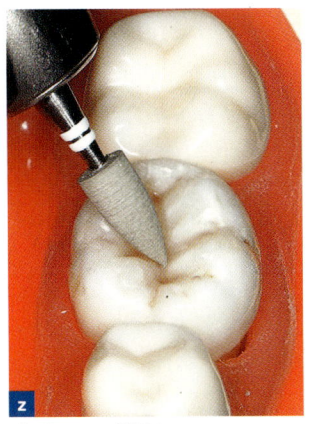

Fig 1z, aa 研磨．

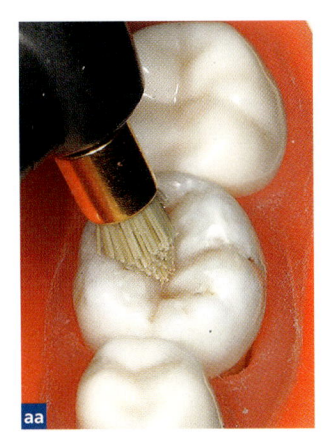

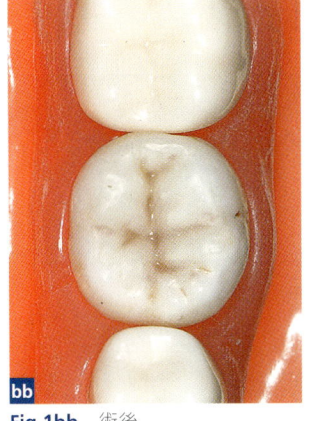

Fig 1bb 術後．

13．第三層レジンの築盛

　エナメル質に相当する部分を築盛，形態付与する（**Fig 1s**）．咬合面にくる CR はできるだけ耐摩耗性の高いものを使用したい．また臼歯部とはいえ，ある程度審美に影響するので，できるだけ色の近似したものを採用したいと考えている．この目的で，筆者は通常「フィルテックシュープリームウルトラ A 2 E」（スリーエムヘルスケア）を多用している．第三層の築盛は，歯の咬合面形態を十分に付与してから光重合させたほうが，最終的には作業時間の短縮につながるし，対角積層法を 1 回で実行したことと同じようになる．

14．ステイニング

　患者が望めば，溝にステイン色のレジン「テトリックカラー」（Ivoclar Vivadent）を流して重合する（**Fig 1t**）．

15．形態修正

　マトリックスを外し（**Fig 1u**），CR の形態修正を行う（**Fig 1v～x**）．隣接面部のバリやオーバーハングしたレジンは，スーパーファインのフレーム形態バー「メリーダイヤ C-22Sfff」（日向和田精密製作所）をタービンにつけて削除を行う（**Fig 1v**）．バーがアクセスできないような隣接面部は，メタルストリップ「ニューメタルストリップス #600C」（ジーシー，**Fig 1w**）やプロフィンハンドピースと「ラミニアチップ」（モリムラ，**CHAPTER 7 Fig 1b, u** 参照）を使用する．

　咬合面の形態修正は，スーパーファインの蕾状タイプ「メリーダイヤ K-33fff」（日向和田精密製作所，**Fig 1x**）などを用いて行う．

16．咬合調整

　ラバーダムを外し，咬合紙を使って，適切な咬み合わせの位置まで CR の形態修正（咬合調整）を行う（**Fig 1y**）．咬合調整によって裂溝がなくなってしまった場合は，再度裂溝をスーパーファインのバーを使って形成する．咬合調整および裂溝の再形成は，スーパーファインの蕾状タイプ「メリーダイヤ K-33 fff」または「同 K-13S fff」（日向和田精密製作所）が便利である．

17．研磨

　シリコンポイントや研磨材が入ったブラシで臼歯咬合面 CR の研磨を行う．筆者は，コントラ用シリコンポイントとして，「コンポマスター#13S」または「同 #28」（松風）（**Fig 1z**）を，研磨ブラシとして，「アストラブラシ」（Ivoclar Vivadent，**Fig 1aa**）を使用している．

　Fig 2 は，II 級窩洞形成の要点を図で表したものである．参照されたい．

窩洞形成の要点を示す模式図

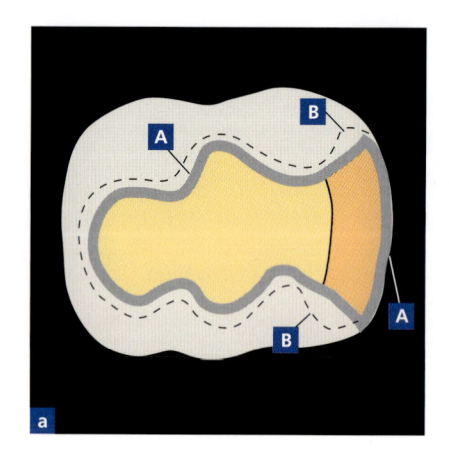

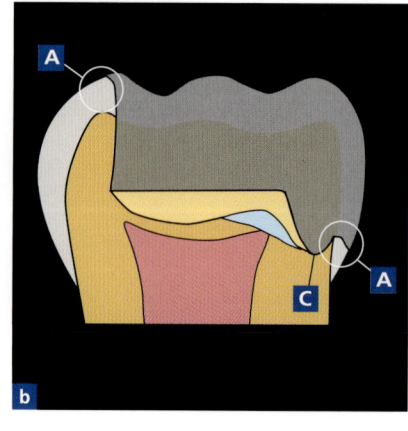

Fig 2a 咬合面から見た窩洞の概形．エナメル質全周になだらかなベベル（**A**）をつける．隣接面部では，CRの脱離力に抵抗させる目的で，頰舌的なアンダーカットをラウンドバーでつける（**B**）．
Fig 2b 近遠心的断面からみた窩洞の概形．CRの浮き上がりによる辺縁漏洩を防止する目的で，隣接面の歯肉辺縁部窩壁にラウンドバーで溝を掘る（**C**）．

隣接面マトリックスの選択基準

Ⅱ級窩洞のCR充填の成否は，マトリックスの選択と使用方法にかかっているといっても過言ではない．筆者は，
①金属マトリックスバンド「マトリックスバンド」（デンテック）と，トッフルマイヤーのリテーナー「タッフルマイヤーマトリックスバンド」（アドルフシュバイクハルト社製，輸入販売：スマートプラクティス〔日本〕, **Fig 3**）
②豊隆（contour）が付与されたキドニー型のマトリックス「コンタクトマトリックス」（モリムラ, **Fig 6**）と，リングリテーナー
③「V‐リングシステム」（ジーシー, **Fig 8**）
④豊隆付きマトリックスバンド「Contoured Tofflemire Bands」（Premier社製／販売：SmartPractice〔米国〕，日本未発売, **Fig 11**）と，トッフルマイヤーのリテーナーを症例に応じて使い分けている．

マトリックスバンドとタッフルマイヤーマトリックスバンド（Fig 3）

バンドの幅と形態に種類があり，乳歯・小臼歯・大臼歯・前歯部など，さまざまな隣接面のCR修復に用いることができる．この金属マトリックスバンドの利点は，隣接面の歯質が大きく失われていても形態が回復しやすいこと（**Fig 4, 5**），う蝕が歯肉縁下深くに達しても使用が可能なこと（**Fig 13, 15**），コンタクトがきつい症例でも挿

マトリックスバンドとタッフルマイヤーマトリックスバンド

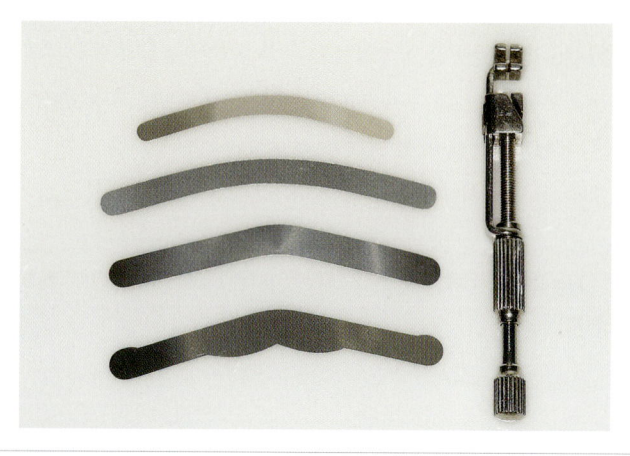

Fig 3 左上から下へ：「マトリックスバンド」J, I, A, Bタイプ（デンテック）．右：「タッフルマイヤーマトリックスバンド」（輸入販売：スマートプラクティス〔日本〕）．

CHAPTER 6　II級窩洞のコンポジットレジン修復

金属マトリックスバンドを用いたII級窩洞のCR修復例①

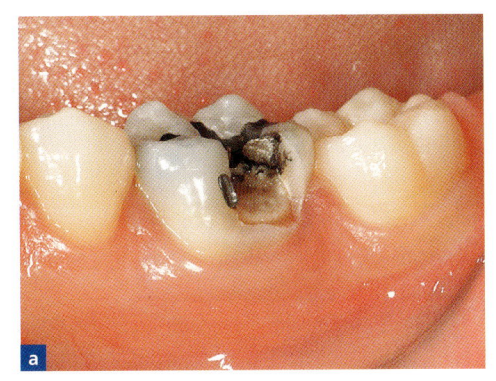

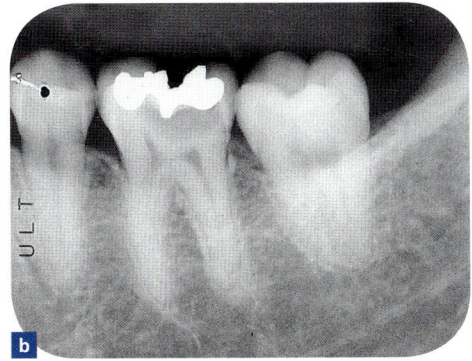

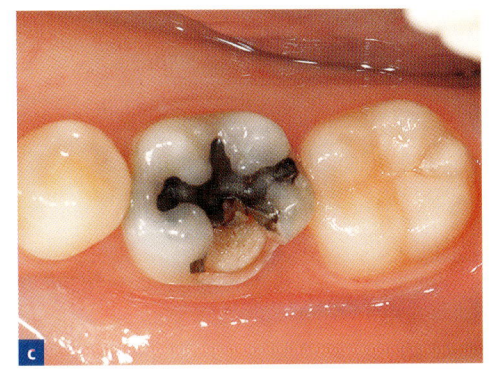

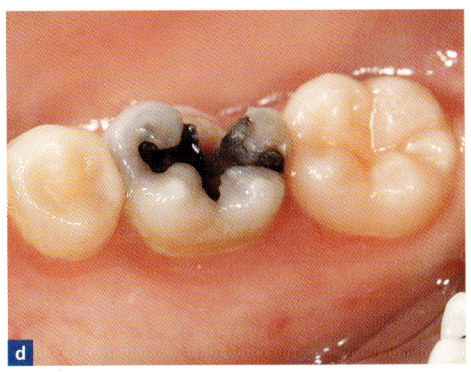

Fig 4a〜d　術前．24歳，女性．主訴：「6の冷水痛．問診，臨床所見，エックス線所見から，可逆性の歯髄炎と診断された．

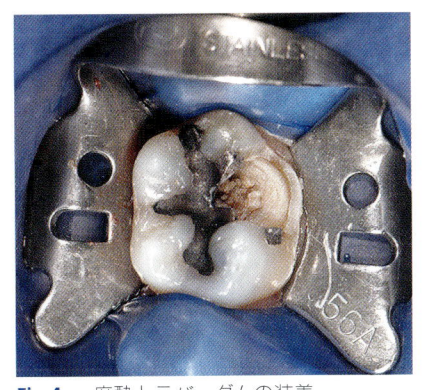

Fig 4e　麻酔とラバーダムの装着．

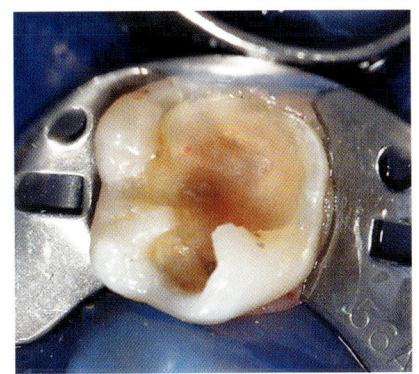

Fig 4f　う蝕象牙質の除去．

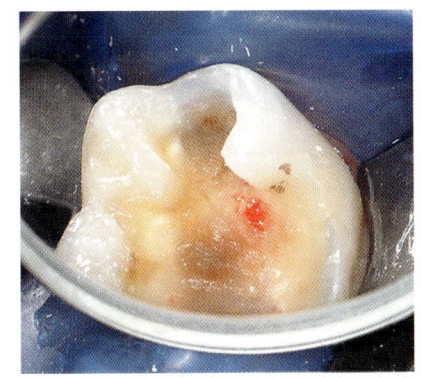

Fig 4g　近心頬側隅角に点状露髄をみとめる（ミラー観）．

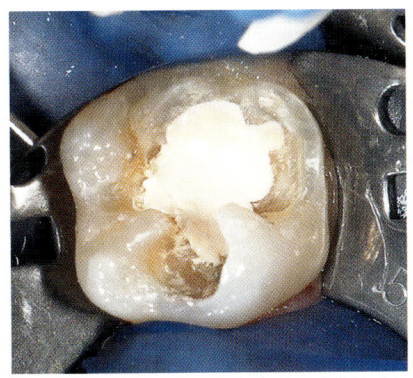

Fig 4h　水酸化カルシウムセメント「ダイカル」（デンツプライ三金）による覆髄．

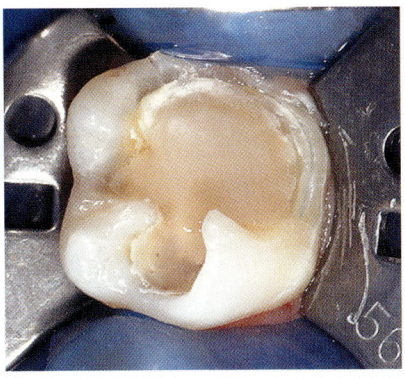

Fig 4i　グラスアイオノマーセメント（またはコンポマー）による裏層．

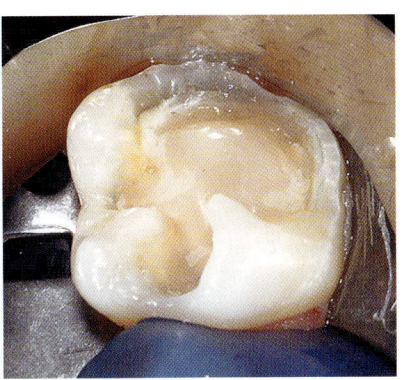

Fig 4j　金属マトリックスの挿入．この場合は「トッフルマイヤーのリテーナー」は使用できなかった．

103

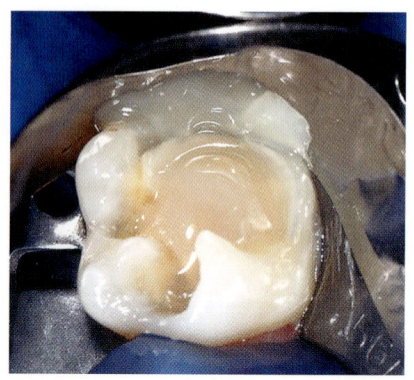

Fig 4k フロータイプ CR による隣接面の形態付与.

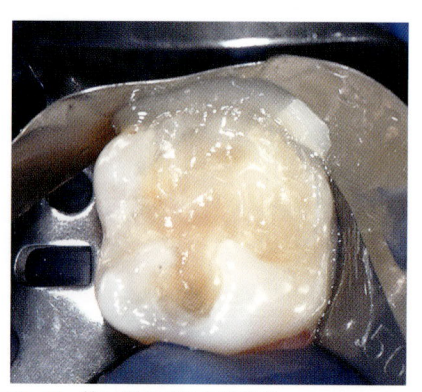

Fig 4l 第二層の CR の築盛後.

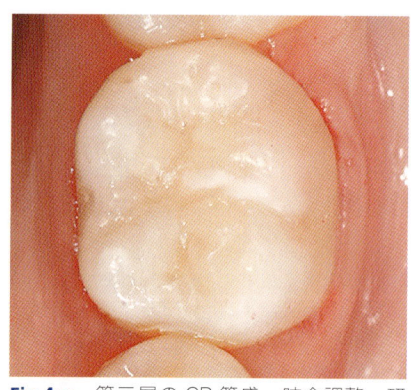

Fig 4m 第三層の CR 築盛，咬合調整，研磨後.

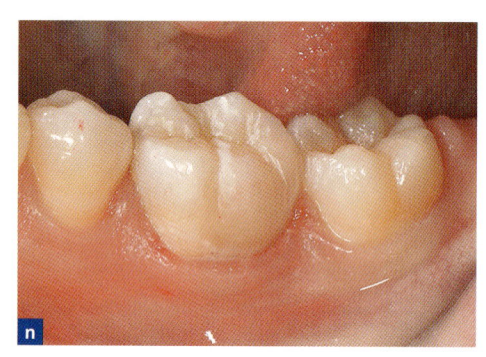

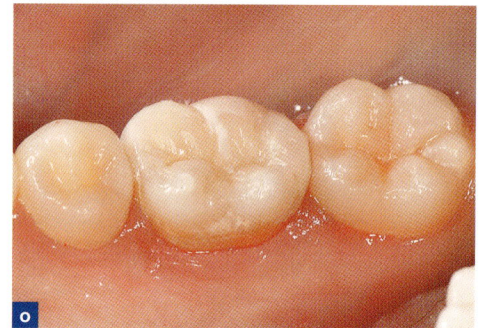

Fig 4n, o 術直後.

入が可能なこと(**Fig 17, 18**)，近遠心の隣接面形態(MOD窩洞)を同時に回復したいとき(**Fig 5**)など適応の範囲が広いこと，である．

通常は，窩洞の形態にあわせて金切りバサミとペーパーポイントでマトリックスの歯肉縁部をトリミング(形態修整)してから用いる(**Fig 11 c, d** 参照)．とくに，MO または DO といった片側の隣接面窩洞では，窩洞形成されていない隣接面部(う蝕になっていない隣接面)に一致した部分のマトリックスを三日月型にトリミングしないと，窩洞形成された隣接面歯肉縁下にマトリックスが挿入できにくいことになる(う蝕が歯肉縁下深くに達している場合はトリミングしない)．

このマトリックスの欠点は，隣接面形態が平面になりやすいことや，コンタクトポイントが歯冠側に位置しやすいことである．また，隣接面の歯質が大きく削除されている症例では，コンタクトを適切に回復することが難しいことがあげられる．後者の欠点を補うためには，コンタクトポイントの下までをまず回復し，その後に歯冠側を回復する2ステップ法でコンタクトを回復する方法を筆者は採用している(**Fig 11**参照)．また，2本の歯の連続した隣接面窩洞を回復する場合では，最初の窩洞をこの金属マトリックスを用いて CR 充填を行い，CR の隣接面部を立体的に形態修正，研磨してから，もう1つの窩洞を適切なマトリックス，たとえば「コンタクトマトリックス」や「V‐リングシステム」を用いて充填する方法が推奨される(**Fig 15**)．

CHAPTER 6　II級窩洞のコンポジットレジン修復

金属マトリックスバンドを用いたII級窩洞CR修復例②

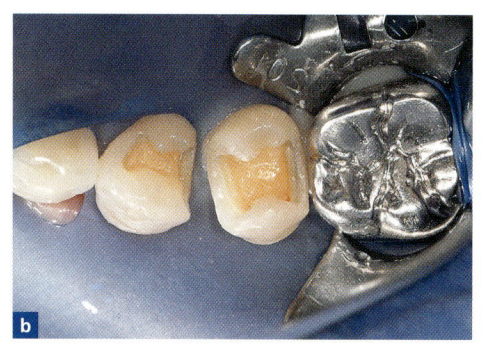

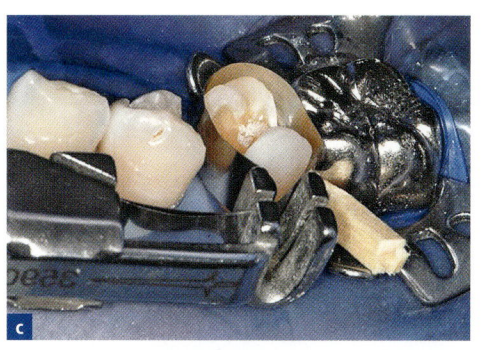

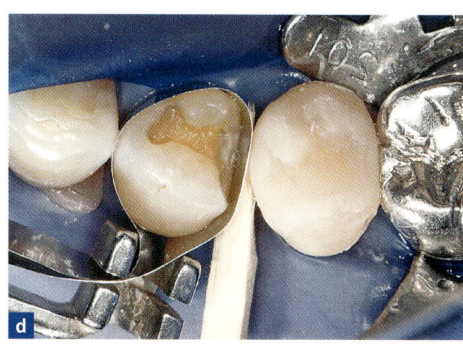

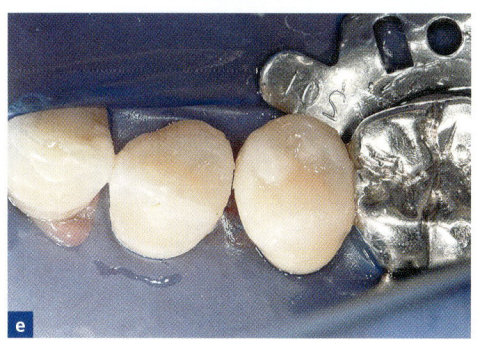

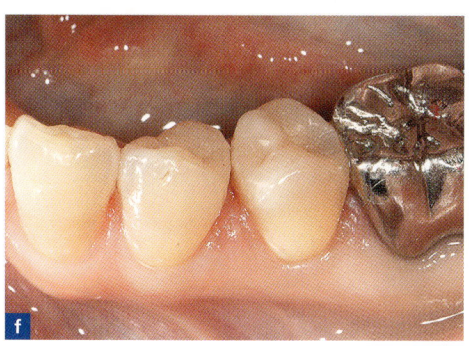

Fig 5a 術前．33歳，女性．⌊4 5 のインレー脱離部の修復を希望．
Fig 5b ラバーダムの装着と窩洞形成後．

Fig 5c ⌊5 に「金属マトリックスバンド」を装着した状態．
Fig 5d ⌊5 のCR充填が終了し，近心面の形態修正をしてから⌊4 にマトリックスバンドとウェッジを装着した．

Fig 5e ⌊4 5 のCR充填直後．
Fig 5f 術後

コンタクトマトリックス（Fig 6）

　豊隆付きキドニー型のマトリックスとリングリテーナーを用いることで，隣接面を適切な球面で回復できる（Fig 7）．欠点としては，コンタクトポイントがきつい場合に用いることが困難なことと，隣接面の歯質が大きく失われている窩洞では，使用が困難なことが挙げられる．

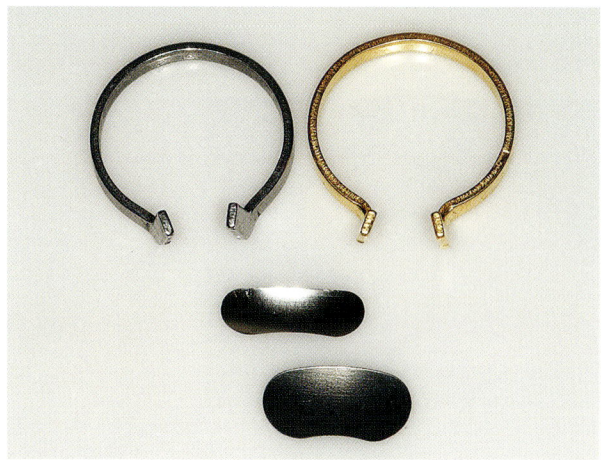

コンタクトマトリックス

Fig 6 「コンタクトマトリックス」(製造：Danville Materials／輸入：エイコー／発売：モリムラ)．左上：Inward ring．右上：Outward ring．中央：Thin, Small．下：Thin, Large．このほか，トライアルキットにリングを装着するためのプライヤーが組み込まれている．

105

コンポジットレジンと審美修復

コンタクトマトリックスを用いたⅡ級窩洞のCR修復例

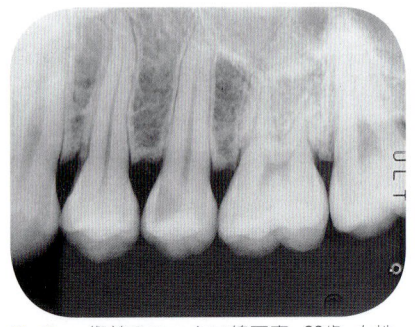

Fig 7a 術前のエックス線写真. 22歳, 女性. 主訴：|5の冷水痛.

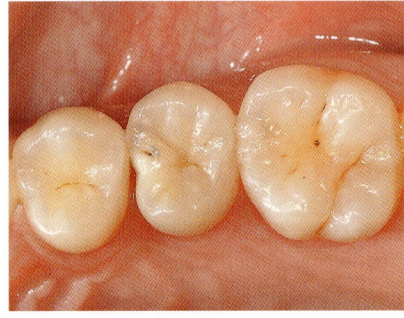

Fig 7b 術前の咬合面観.

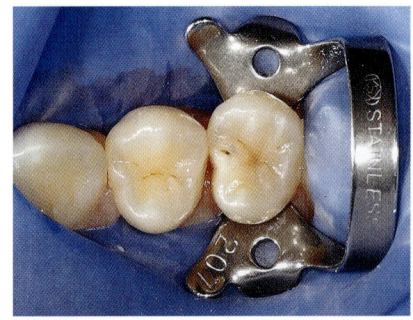

Fig 7c 麻酔とラバーダムの装着.

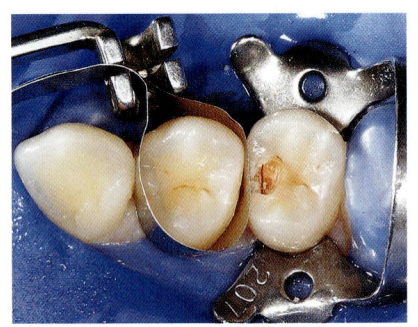

Fig 7d 隣在歯の保護と窩洞形成.

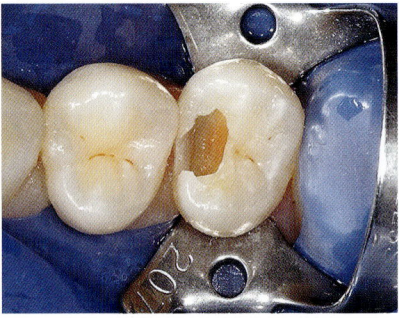

Fig 7e う蝕象牙質の除去と窩洞形成後.

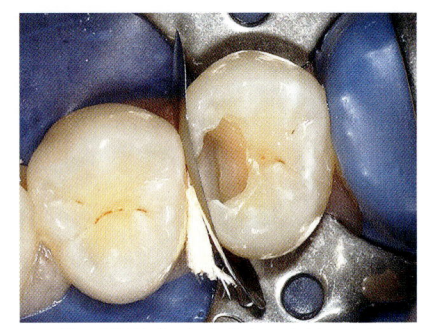

Fig 7f 裏層と「コンタクトマトリックス」とウェッジの挿入.

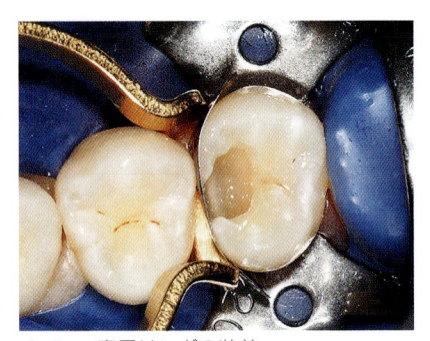

Fig 7g 専用リングの装着.

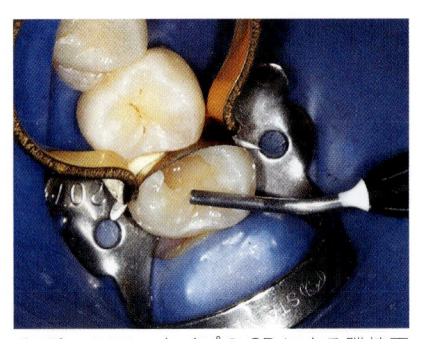

Fig 7h フロータイプのCRによる隣接面の形態付与.

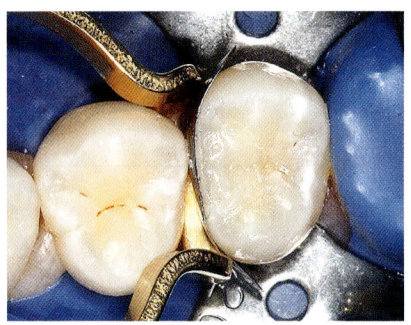

Fig 7i 第一～第三層CRの築盛後.

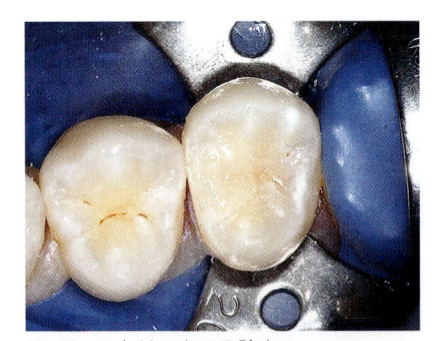

Fig 7j マトリックスの除去.

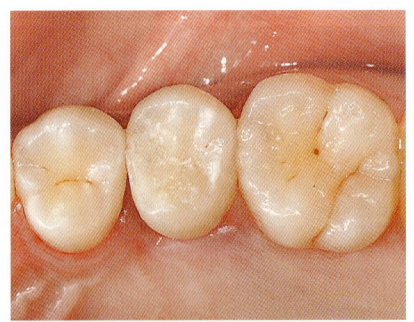

Fig 7k 咬合調整, 研磨後.

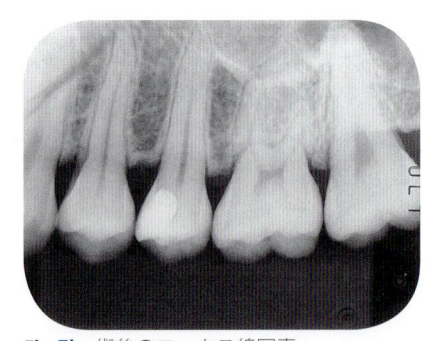

Fig 7l 術後のエックス線写真.

CHAPTER 6　II級窩洞のコンポジットレジン修復

V‐リングシステム（Fig 8）

　隣接面を適切な形態と圧力を付与しながら回復できる画期的なシステムである．これにより，II級CR充填の適応症が飛躍的に拡大したとっても過言ではない．いくつかのメーカーから同じようなシステムも発売されている（たとえば，「コンポジタイト3D」モリタ）が，筆者が使用している「V‐リングシステム」（ジーシー）について使用法を説明する．

　このシステムの特徴は，豊隆付きキドニー型のタブマトリックス，ウェーブウェッジ，V‐リングの3つから構成されていることである．

V‐リングシステム

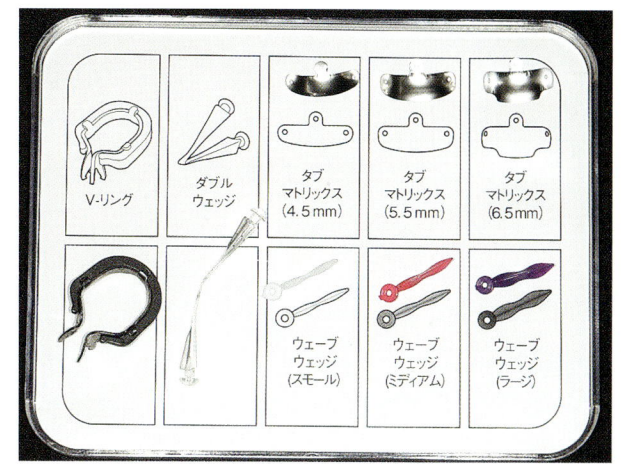

Fig 8　「V‐リングシステム」（ジーシー）は，ダブルウェッジ，タブマトリックス（3種類），ウェーブウェッジ（3種類），V‐リングからなる．このほかに専用のフォーセプスが用意されている．

V‐リングシステムの使い方（模型）

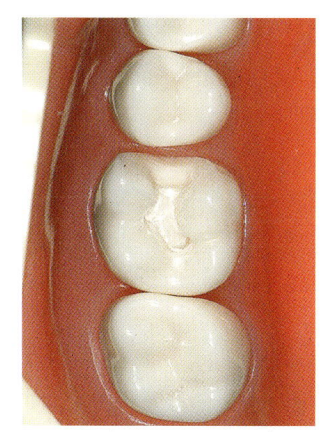

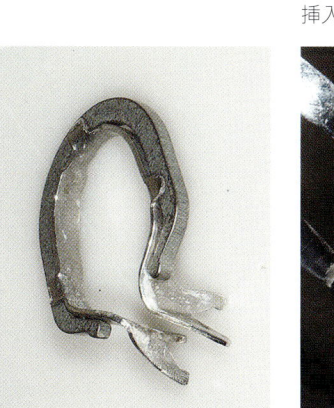

Fig 9a　術前．インレーが脱離した窩洞を示す．
Fig 9b　窩洞形成がおわった隣接面部に，タブマトリックスを挿入する． 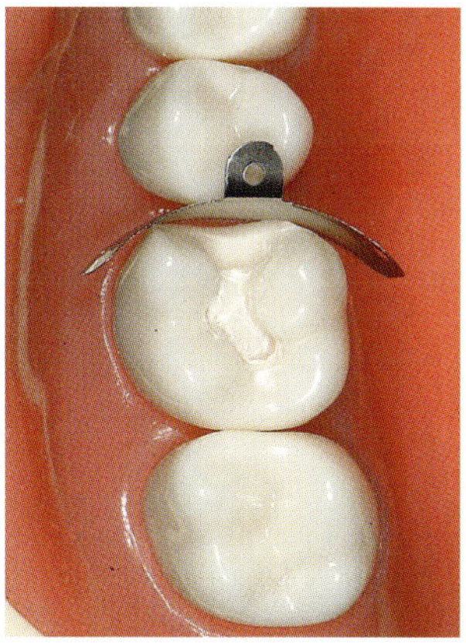
Fig 9c, d　ウェーブウェッジの挿入．ウェッジを挿入することで，隣接面窩洞底部にマトリックスが圧接される． 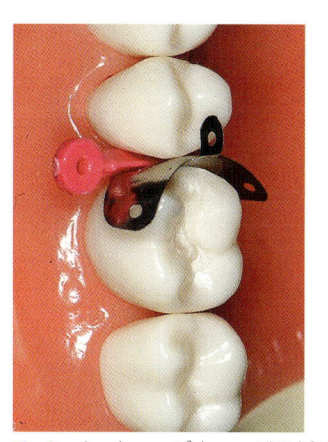 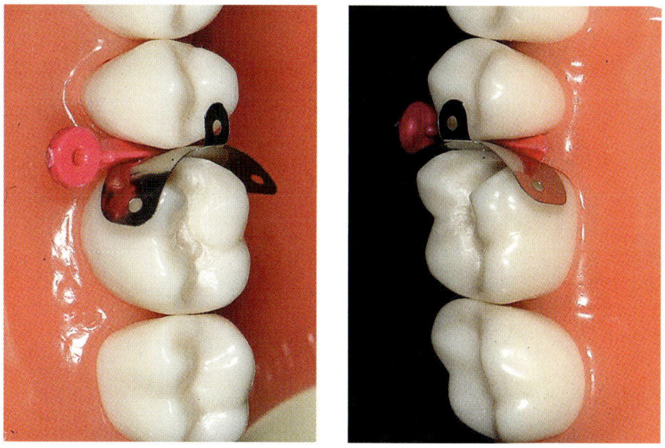
Fig 9e　V‐リング．歯間部にはまり込む部分がVの字に賦形されている．
Fig 9f　専用のフォーセプスでリングを開きながら保持してリングを歯間部に挿入する．
Fig 9g　V‐リングを装着したところ．
Fig 9h　Vの字形態のおかげで，ウェッジをよけながら隣接面の形態に沿うようにマトリックスを歯に圧接することができる．また，リングのばねの力で歯と歯が押し広げられるので，修復後に適度な圧力がコンタクトに加わることになる．

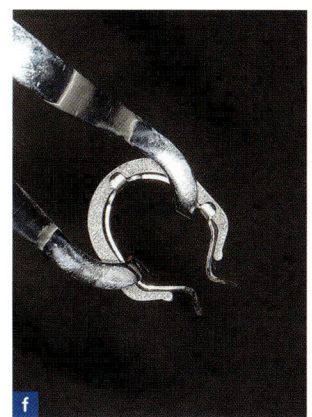

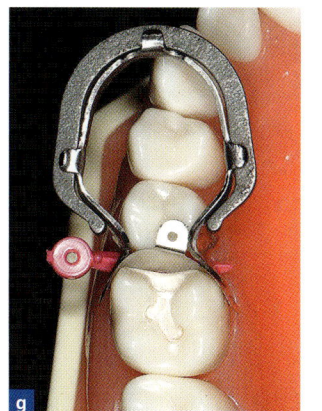

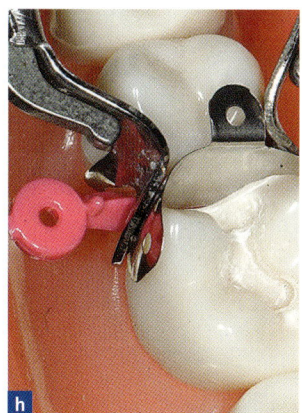

タブ・マトリックスは，大・中・小の3種類あり，窩洞の大きさに合わせて選択できる．また，タブがついているので隣接面への挿入が容易であり，適切な強度があるためにマトリックスの形態が保持されやすい(Fig 9c)．

ウェーブウェッジは大・中・小の3種類があり，隣接面の広さに応じて選択でき，マトリックスを歯肉縁部で歯質に圧接できる．また，歯冠乳頭をある程度避けて挿入できるように内側がくりぬかれているので，ある程度歯肉縁下の窩洞にも対応できる．さらに，頬側と舌側で同時にマトリックスが隣接面に圧接できるようにウェーブ形をしている(Fig 9e, f)．

最大の特徴(利点)は，V-リングである．隣接面でマトリックスを歯に圧接する部分がVの字に形態付与されており(Fig 9g)，これにより臼歯隣接面で歯とマトリックスが隙間なく移行的になる(Fig 9h)．また，リングの圧力により歯が近遠心的に押しひろげられるために，きつくコンタクトポイントが回復される(隙間ができにくい)．上記のことがすべて統合され，たとえインレー窩洞(Fig 9a, b)のような窩洞でも，CRで適切な隣接面形態を回復することが可能になる．Fig 10は，V-リングシステムを用いたCR修復の術式の流れについて詳しく解説した症例である．参照されたい．

V-リングシステムを用いた大臼歯II級窩洞のCR修復例

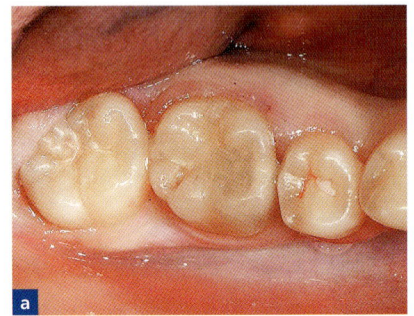

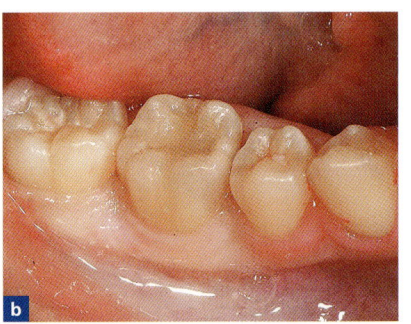

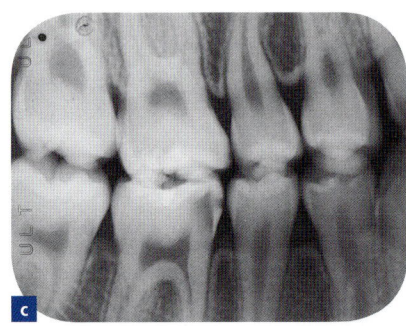

Fig 10a〜c 術前．13歳，男子．6⏋に冷水痛がみられ，エックス線写真から，6⏋に進行した隣接面う蝕が認められる．

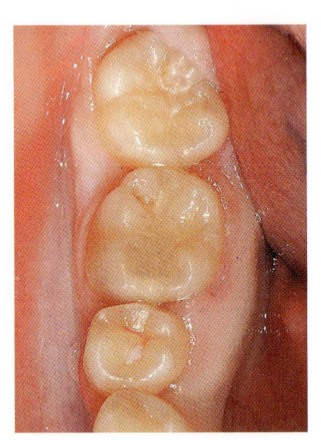

Fig 10d 術前の咬合面観．

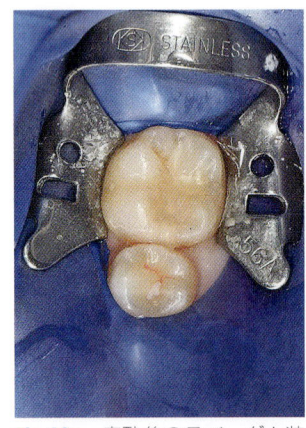

Fig 10e 麻酔後のラバーダム装着．

Fig 10f う蝕部へのアクセス．

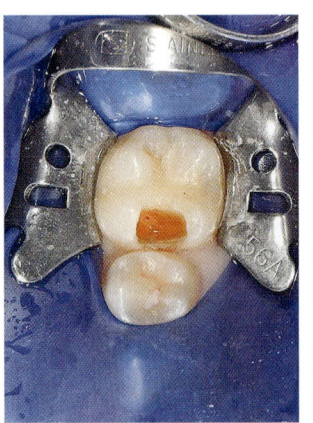

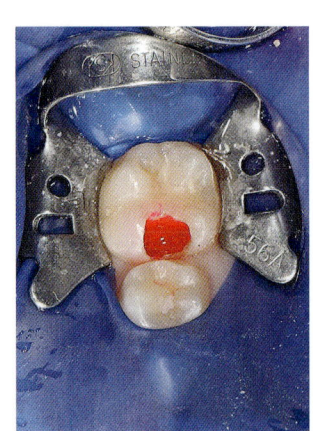

Fig 10g う蝕検知液による染め出し．

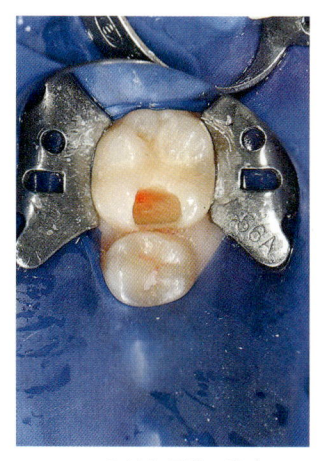

CHAPTER 6　II級窩洞のコンポジットレジン修復

Fig 10h　う蝕象牙質の除去.

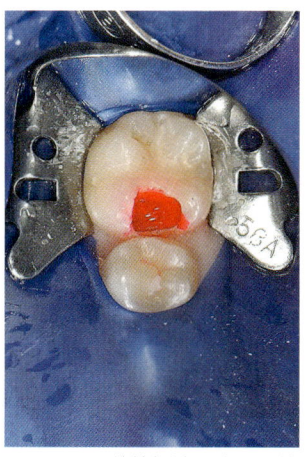

Fig 10i　う蝕検知液による再染め出し.

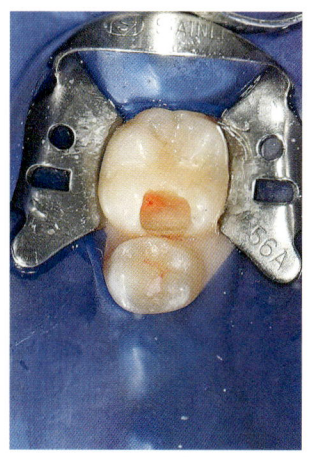

Fig 10j　う蝕象牙質の再除去. 髄角にわずかな露髄がみられる.

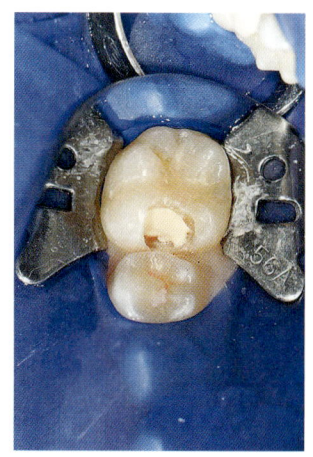

Fig 10k　「ライフ」（Kerr／サイブロンデンタル）による直接覆髄.

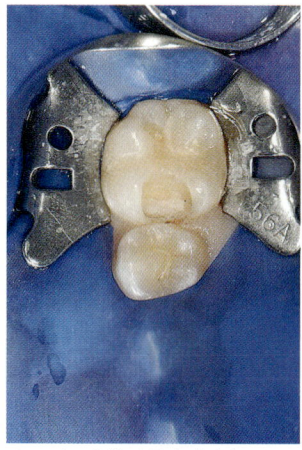

Fig 10l　「ダイラクト」（デンツプライ三金）による裏層.

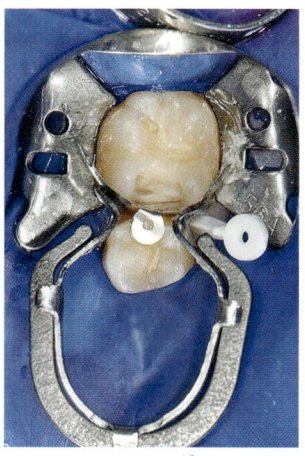

Fig 10m　V‐リングシステムの装着.

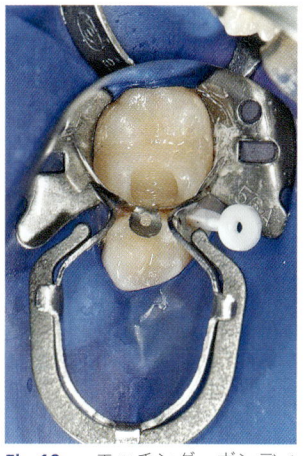

Fig 10n　エッチング・ボンディング処理後.

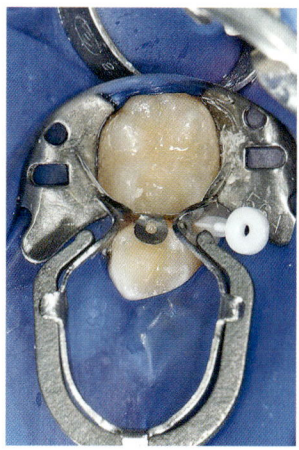

Fig 10o　第一層のレジン「エステライトフロークイックハイフロー」（トクヤマデンタル）充填後.

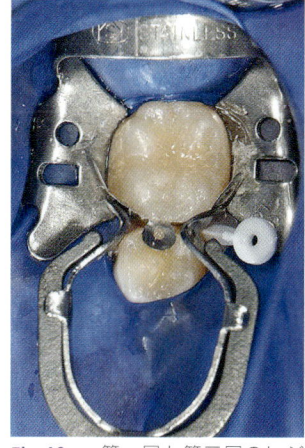

Fig 10p　第二層と第三層のレジン「フィルテックシュープリームウルトラA2E」（スリーエムヘルスケア）充填後.

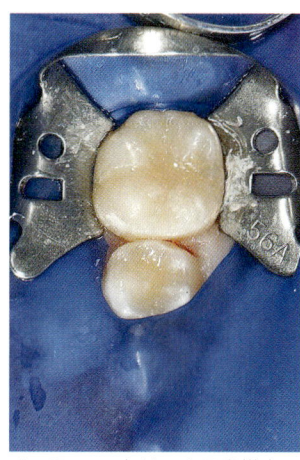

Fig 10q　マトリックスの撤去.

Fig 10r　形態修正後.

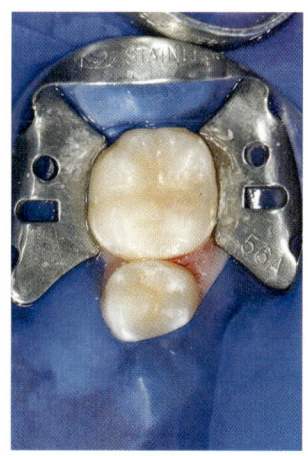

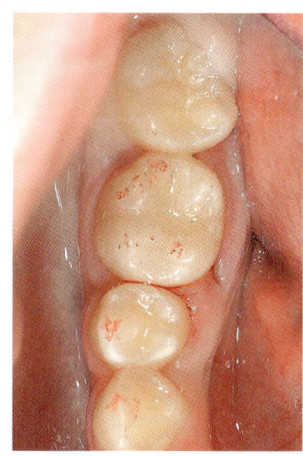

Fig 10s　咬合調整後.

109

Fig 10t~v 1か月後.

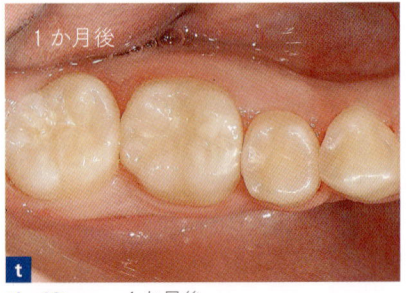

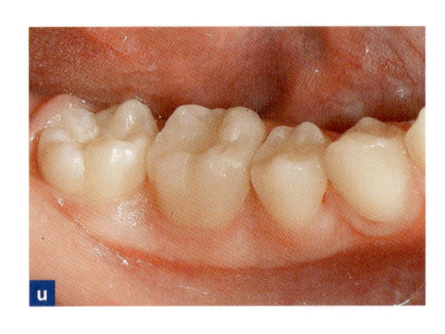

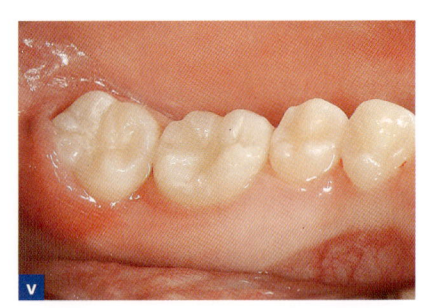

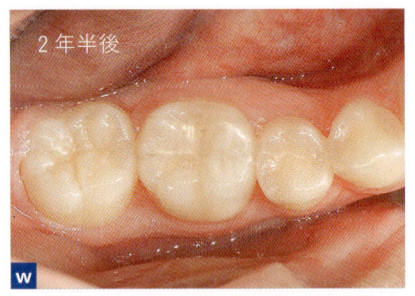

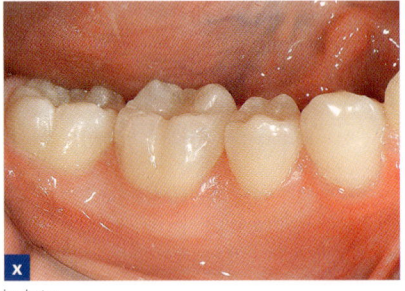

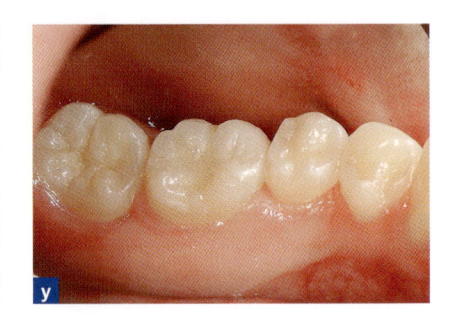

Fig 10w~y 2年半後. 臨床的不快症状はみられない.

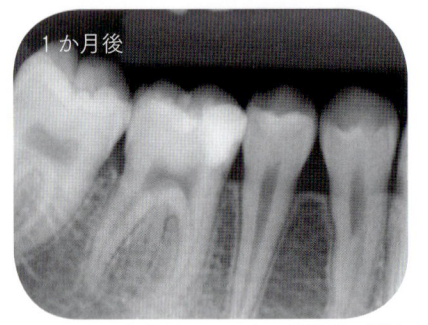

Fig 10z 1か月後のエックス線写真. 6の近心根尖部にまだ硬化性骨炎が認められる.

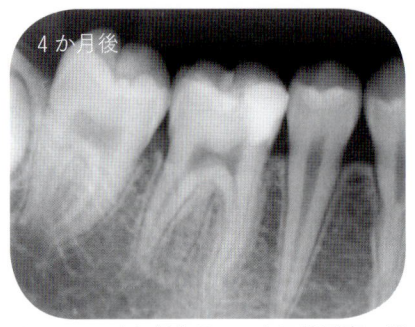

Fig 10aa 4か月後のエックス線写真. 硬化性骨炎が改善傾向にある.

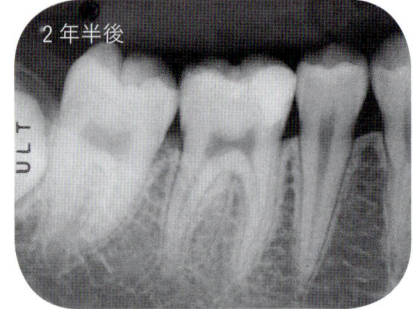

Fig 10bb 2年半後. 硬化性骨炎は完全に消失している（歯髄の炎症が改善している目安になる）.

Contoured Tofflemire Bands（Fig 11）

　豊隆が付与された金属マトリックスバンドで, 従来の平面的な金属マトリックスバンドの欠点を補った画期的なマトリックスバンドといえる. これにより, 隣接面を適切な丸みを付与して形態を回復させることが可能になる. ただし, 歯肉縁下にう蝕が進行している場合は, 窩洞の辺縁とマトリックスを圧接することが逆に困難になる場合もあるので, 適応症を選択しなければならない.

　Fig 11は, クラウンの形成が行われている小臼歯の形態をCRで回復しようとした場合の修復ステップを模型で示したものである. このような修復のキーポイントは, いかに隣接面の形態を回復するかである. このデモ例では, 「Contoured Tofflemire Bands」とトッフルマイヤーのリテーナーを用いて行ってみた. まず, バンドをリテーナーに装着し, 隣接面の形態にあわせて金切バサミでバンドのトリミングを行う（**Fig 11a~d**）. トリミングされた縁はペーパーコーンで研磨する. マトリックスを該当歯に挿入し, マトリックスを近心側へ押し当てた状態にし, まず近心半分の隣接面シェルをハイフロータイプのCRでシェル状に回復する（**Fig 11e~g**）. ただし, CRの盛り上げはコンタクトポイント付近か, やや下までとする. 同じことを遠心半分でも行う（**Fig 11h**）. つぎに, マトリックスバンドを少し上（咬合面より）にずらし, 歯冠側（コンタクトポイントから上）の近遠心および舌側のシェルをハイフロータイプのCRで1度に築盛する（**Fig 11i**）. 後は, 第2層のレジン（**Fig 11j**）と第3層（**Fig 11k, l**）の

CHAPTER 6　II級窩洞のコンポジットレジン修復

Contoured Tofflemire Bands を用いた臼歯歯冠の形態修正（模型）

Fig 11a　「Contoured Tofflemire Bands」（Premier社製／日本では未発売）．
Fig 11b　トッフルマイヤーのリテーナーにバンドを装着したところ．

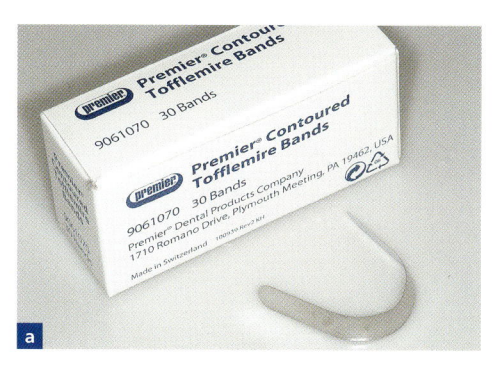

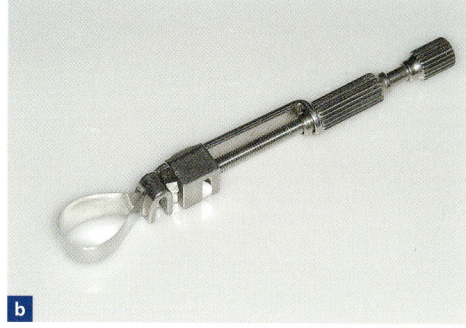

Fig 11c　金切りバサミで隣接面歯肉部のトリミングを行う．
Fig 11d　トリミングが終わったバンド．鋭利な部位はペーパーコーンで研磨しておく．

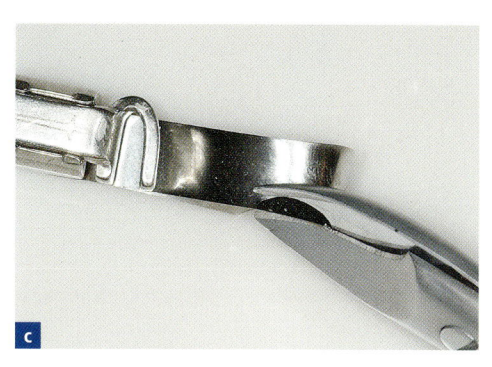

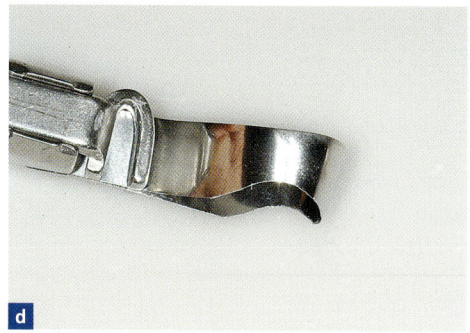

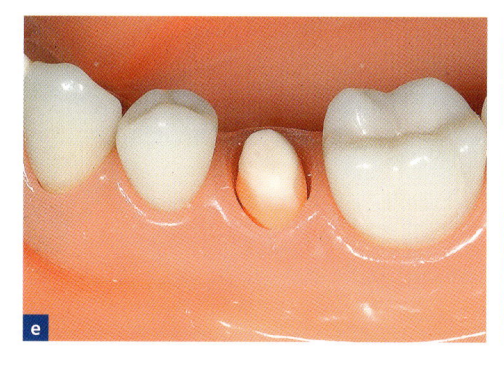

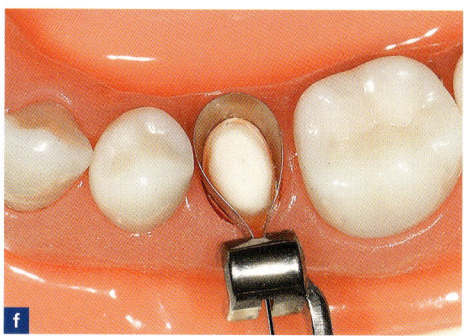

Fig 11e　術前．
Fig 11f　バンドの試適．

Fig 11g　近心および舌側のレジンシェルの築盛．バンドを ̄4 ̄の遠心面に押し当てながら，ハイフロータイプの CR を流し，光重合する．
Fig 11h　遠心および舌側のレジンシェルの築盛．バンドを ̄6 ̄の近心面に押し当ててハイフロータイプの CR を流し込み，光重合する．

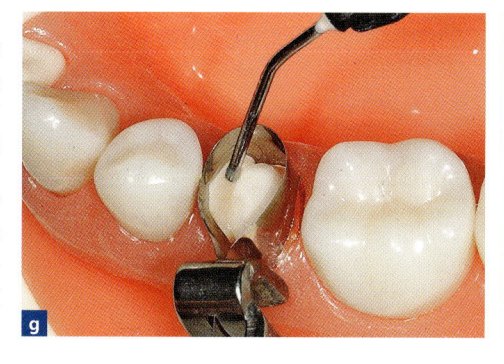

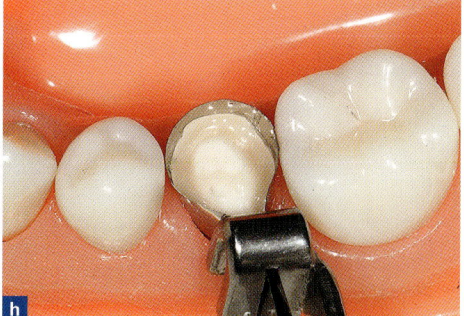

111

コンポジットレジンと審美修復

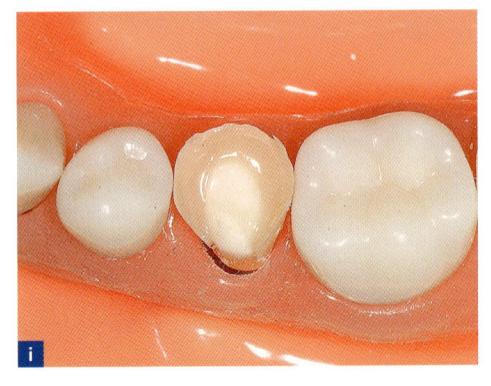

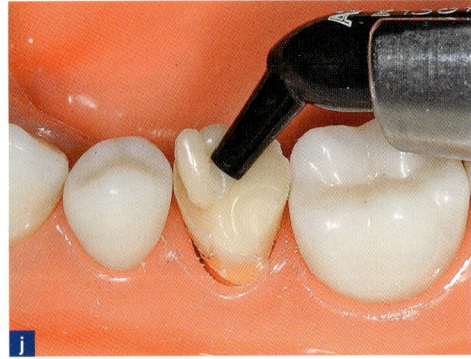

Fig 11i gとhの操作が終わったら，バンドを歯冠側へずらし，歯冠側のレジンシェルを築盛する．

Fig 11j 第二層のCRの築盛．デンティン色のCRを盛る．

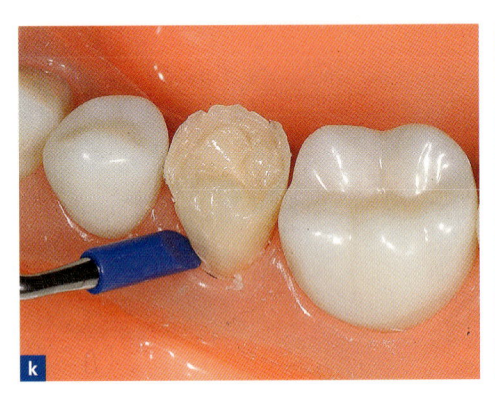

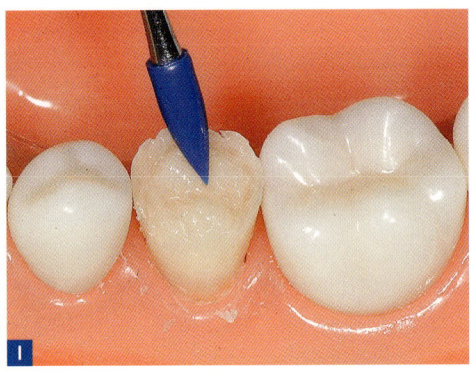

Fig 11k, l 第三層のCRの築盛と形態付与．エナメル色のCRを盛り，唇側および咬合面の形態を築盛する．

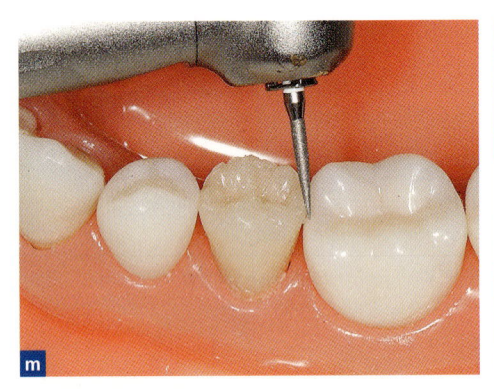

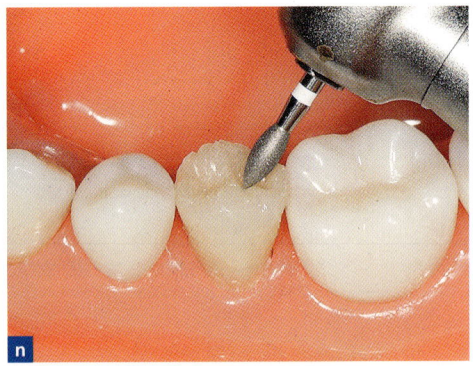

Fig 11m, n 形態修正．スーパーファインのダイヤモンドバーで，全体の形態修正を行う．

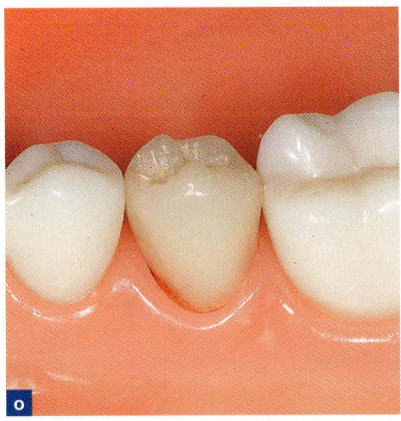

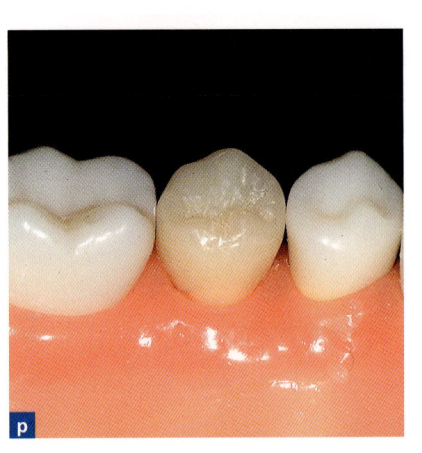

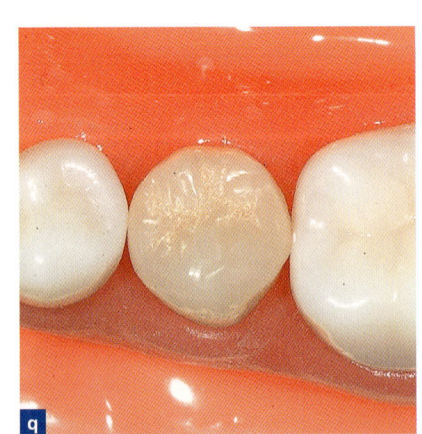

Fig 11o〜q CRによる歯冠形態修正の終了．

CHAPTER 6　Ⅱ級窩洞のコンポジットレジン修復

CR による移植歯の形態修正

Fig 12a, b　術前．25歳，女性．
‾5が先天的欠損しており，不適切なブリッジによる機能の回復が行われている．‾4はポスト一体型の歯冠修復物が装着されている．

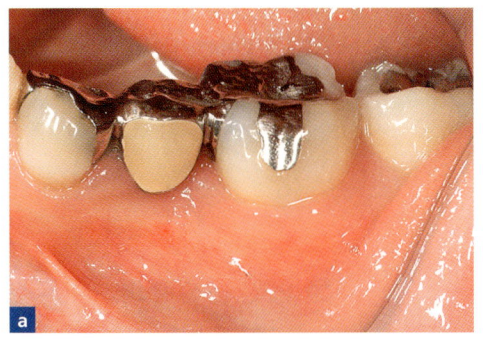

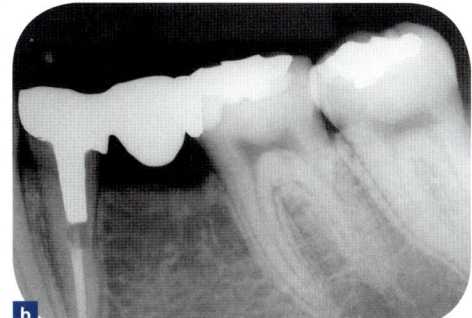

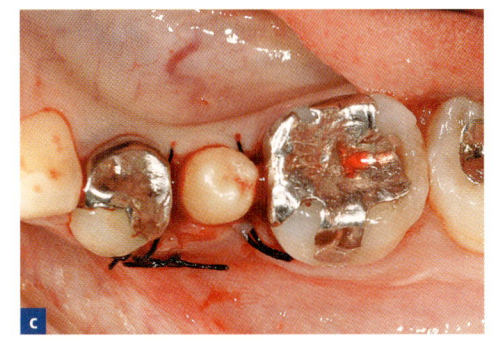

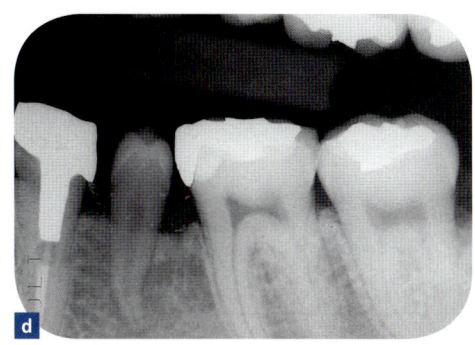

Fig 12c, d　ダミーの切り離しと，|8の‾5への移植直後．

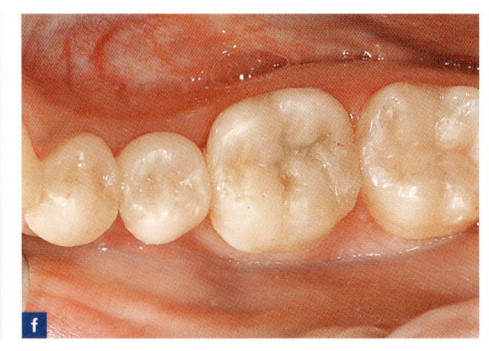

Fig 12e　移植後1か月．移植歯の根管充填直後．
Fig 12f　移植後3か月の咬合面観．‾4 5 6 7はすべてCRで歯冠修復が行われている．

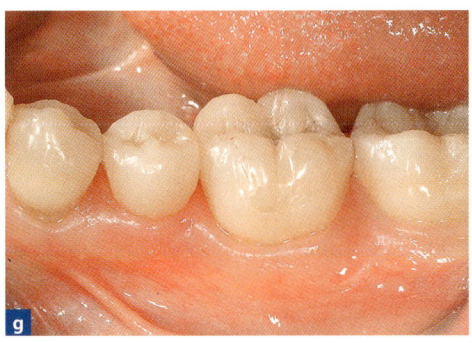

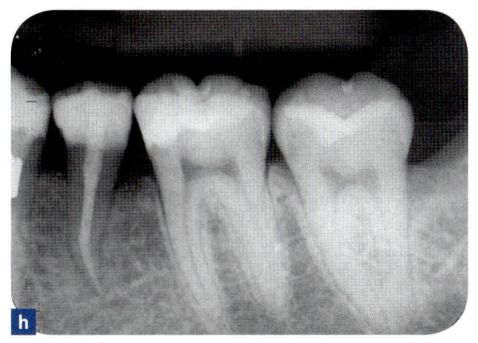

Fig 12g　移植後3か月の頰側面観．
Fig 12h　移植後3か月のエックス線写真．

築盛し，形態修正（**Fig 11m～q**）を行う．

Fig 12は，|8（矮小歯）を歯の先欠部‾5へ移植し，その後，CRで形態修正を行った症例である．このような形態修正は，金属マトリックスバンドとトッフルマイヤーのリテーナーを用いて行うが，豊隆が付与されていない従来型の金属マトリックスバンドでも可能である．

失活歯の CR 修復

失活歯という理由で CR 修復を行っていけない根拠は見当たらない．むしろ失活歯ほど，歯質の削除量を最小限に抑えるような修復処置（CR 修復）が歯の延命につながると考えられる．したがって，CR 修復で終えるという前提で抜髄処置を進めていくことが，結果的により多くの歯質の保存につながることになる．

Fig 13 は，非可逆性の歯髄炎と診断された小臼歯の，術前から CR 修復までの一連の治療の流れを示したものである．仮封中に起こるかもしれない感染の危険性を考えれば，抜髄から根管充填までをできれば同日に行うことが理想である（**Fig 13a, b**）．根管充填後は，CR 修復を行うことで審美と機能を 1 日で改善できる（**Fig 13c～h**）．これらの治療術式は，すべてではないにしても大臼歯を含む上下顎の臼歯に適応できるが，審美に影響する小臼歯部ではとくに患者に利益をもたらし，ひいては患者とのより高い信頼関係を築くことが可能であると考えている（**Fig 14**）．

失活歯の CR 修復①

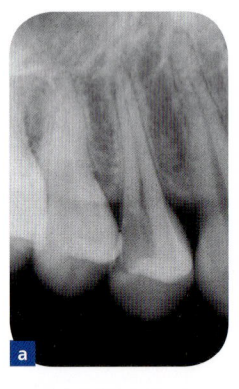

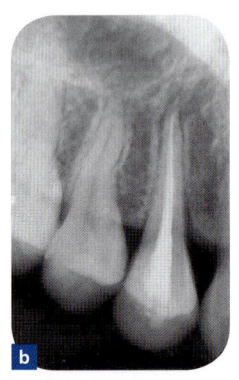

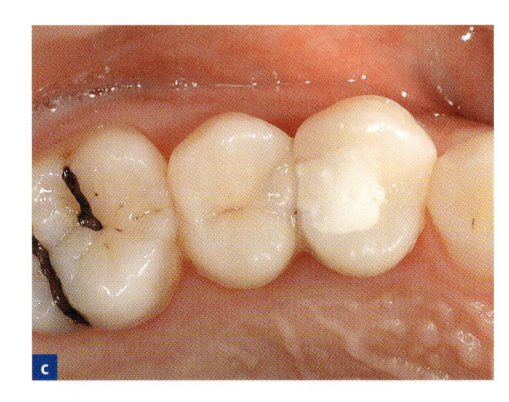

Fig 13a 初診時のエックス線写真．27 歳，女性．4̲| の非可逆性歯髄炎で来院．
Fig 13b 麻酔抜髄即日根管充填直後．**a** と同日．
Fig 13c 2 回目の来院時．5̲ 4̲| の CR 修復前．根管処置を行ったあとに CR 修復を想定しているので，歯冠をほとんど削合していないことに注目．
Fig 13d 窩洞形成後．
Fig 13e 5̲| の CR 充填後，4̲| にマトリックスを装着して第一層の CR を充填した直後．

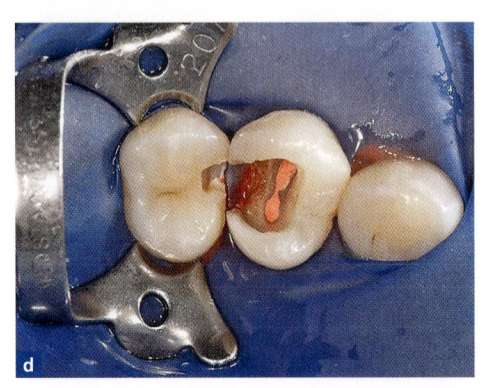

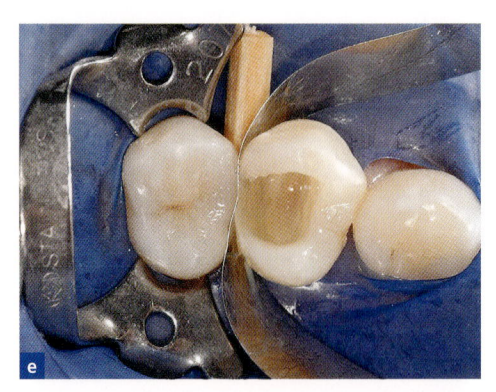

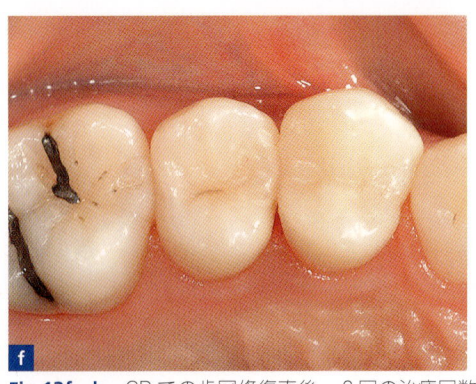

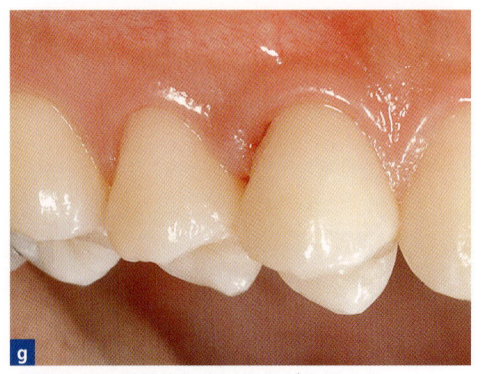

Fig 13f～h CR での歯冠修復直後．2 回の治療回数で，根管処置と審美的な歯冠修復が完了する．

失活歯の CR 修復②

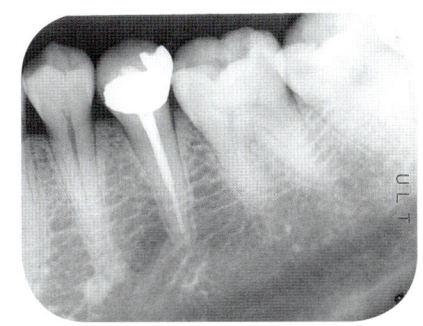

Fig 14a 抜髄，根管充填直後のエックス線写真．23歳，女性．

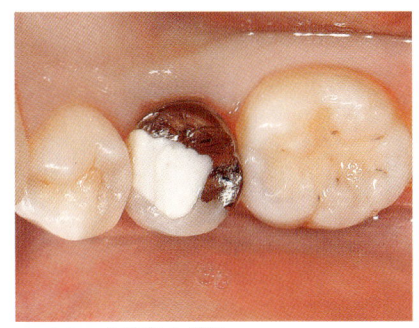

Fig 14b 修復前の状態．

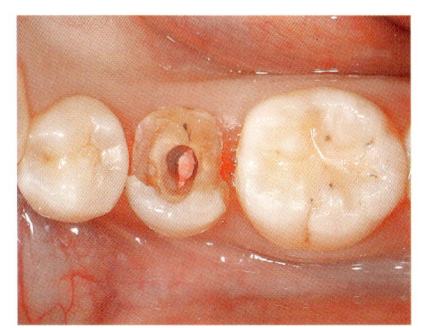

Fig 14c 4/5冠の除去と窩洞形成後．

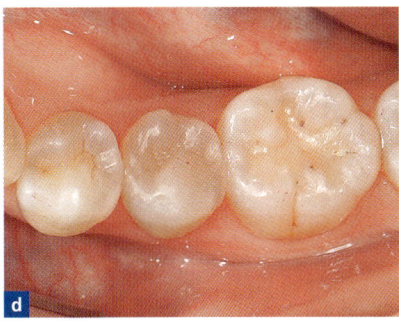

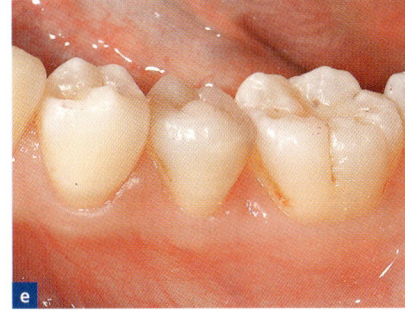

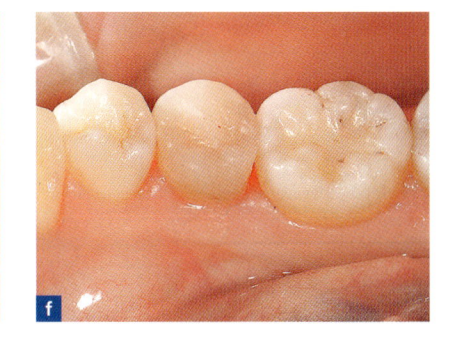

Fig 14d～f CR 充填後．気になっていた金属修復が改善されたことに患者は満足している．

乳歯の CR による歯冠修復

　筆者の臨床では，生活歯・失活歯にかかわらず，乳歯の歯冠修復のほとんどすべてが CR に依存している．Fig 15は，D̄ の根管処置と ĒD̄ の歯冠修復を1日で終えた症例である．少ない来院回数によって機能と審美が回復されることは，本人のみならず，親にとっても福音である．とはいえ，乳臼歯のう蝕の大半が隣接面う蝕が進行したものであることを考えると，マトリックスの使い方が治療時間や修復結果を大きく左右するといえよう．

乳歯の CR による歯冠修復

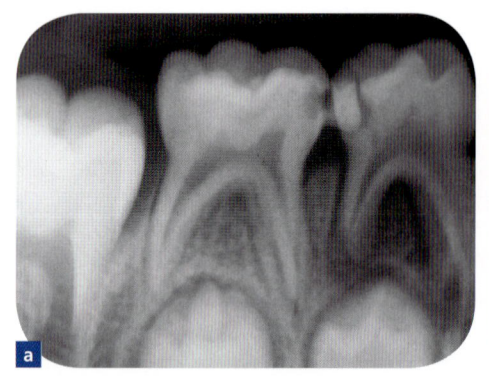

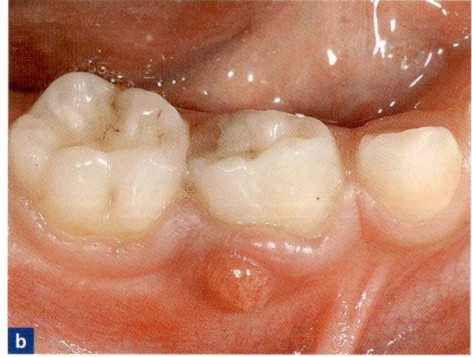

Fig 15a, b 初診時．5歳，男児．D|のアブセス（膿瘍）と痛みで来院．ED|ともに隣接面う蝕が進行している．

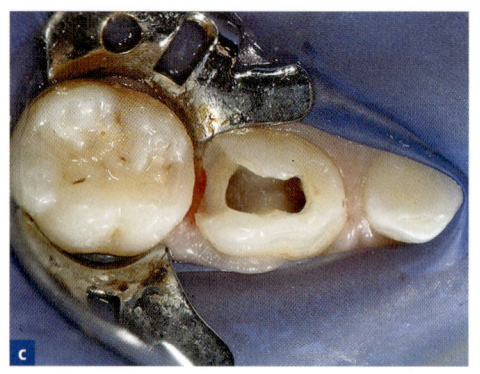

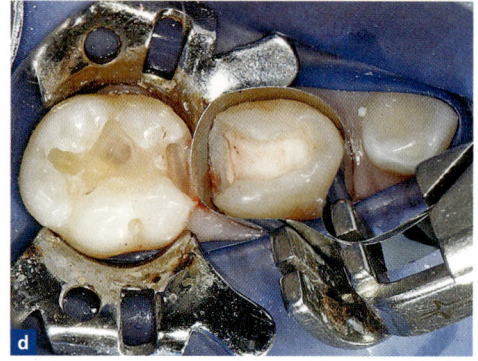

Fig 15c D|の根管処置時．根尖近くまで歯髄壊死が進行していた．

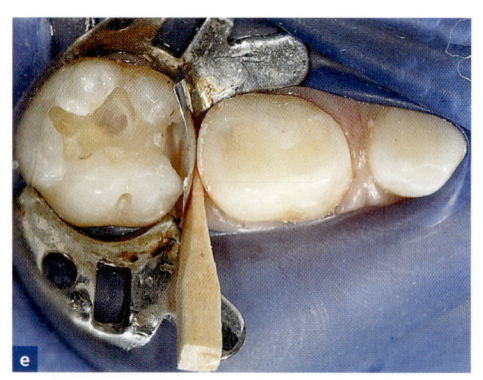

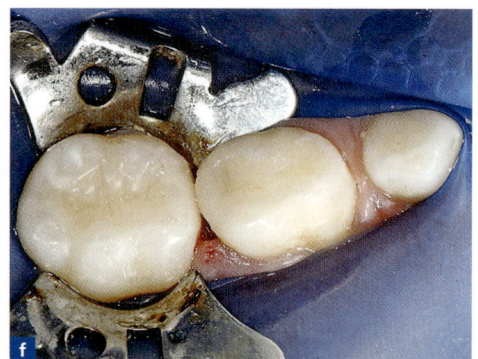

Fig 15d D|の CR 充填（修復）直前．これに先立ち，根管拡大，清掃，根管充填（ビタペックス）を行い，グラスアイオノマーセメント「ベースセメント」（松風）で裏層が行われている．隔壁として，金属マトリックスバンドとトッフルマイヤーのリテーナーが装着されている．

Fig 15e E|の CR 修復直前．隔壁として，「コンタクトマトリックス」と木製ウェッジが使用されている．

Fig 15f ED|の CR 修復直後．

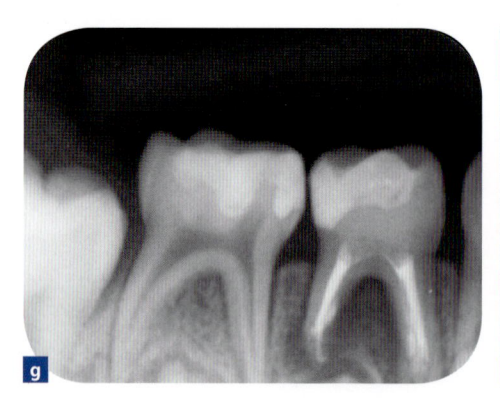

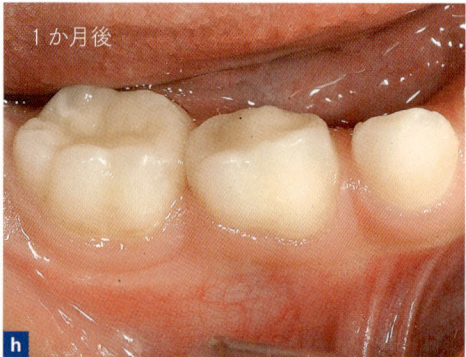

Fig 15g 治療後のエックス線写真（根管充填の確認）．a〜g はすべて同日の写真である．

Fig 15h 1か月後．頬側のアブセスは消失している．

CHAPTER 6　II級窩洞のコンポジットレジン修復

小臼歯隣接面う蝕のトンネル法によるCR修復

　CR充填の困難な作業の1つとして，隣接面形態の復元があげられる．とくに，辺縁隆線の形態を元通り回復することは難しいし，時間を要する．そこで，可及的に辺縁隆線を保存したまま隣接面う蝕を修復するために，トンネル法を応用したい（Fig 16～18）．本来，トンネル

トンネル法の要点を示す模式図

Fig 16a　咬合面から見た概略図．
Fig 16b　近遠心的断面図．まずダイヤモンドのミニマルインターベンション用バーなどで，歯のやや中央側から隣接部に向かって窩洞を形成する．つぎに，う蝕象牙質の範囲に応じてロングネックのラウンドバー＃2～＃4でう蝕象牙質を除去する．このとき，う蝕がエナメル質 - 象牙質境に沿って進行しているので，頬舌側方向（**A**）と歯肉縁下方向（**B**）には十分窩洞を広げる（この方向への拡大には露髄の心配はない）．隣在歯が健全な場合は，最初から金属マトリックスバンドを挿入して（隣在歯を保護しながら）窩洞形成を行う．形成後は，新たなマトリックスバンド（**C**）と必要に応じてウェッジ（**D**）を挿入してから，一連のCR充填に移行する．C-factorが大きいので，充填は水平積層法を行う．なお，咬合面の窩縁にはベベルをつける（**E**）．

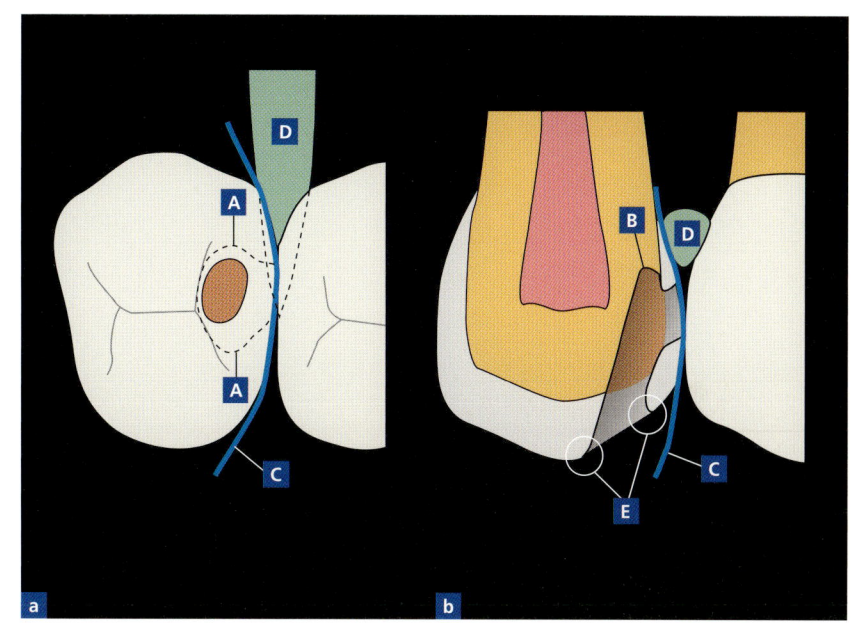

トンネル法による隣接面う蝕のCR修復

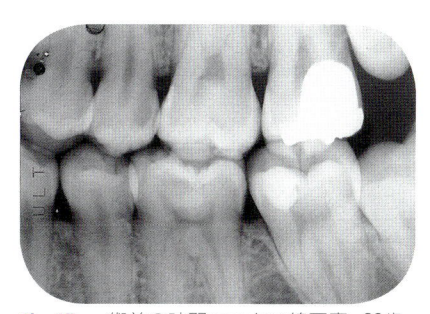

Fig 17a　術前の咬翼エックス線写真．28歳，女性．自覚症状はない．

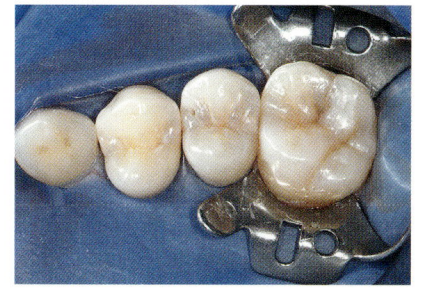

Fig 17b　ラバーダムの装着．

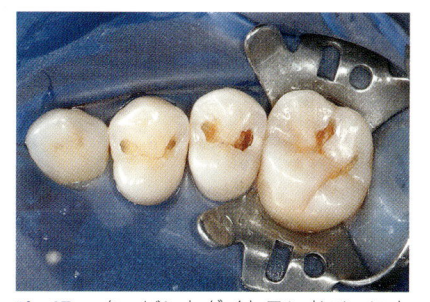

Fig 17c　タービンとダイヤモンドバーによるエナメル質（アクセスホール）の形成．

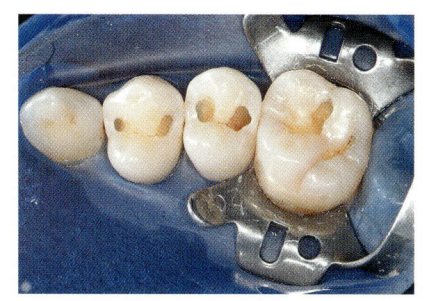

Fig 17d　ラウンドバーによるう蝕象牙質の除去．

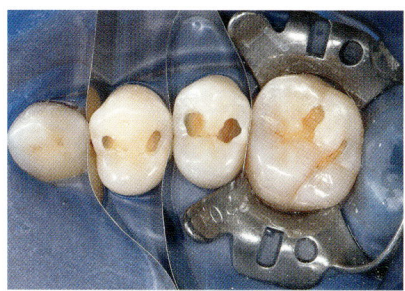

Fig 17e　マトリックスバンドの装着．

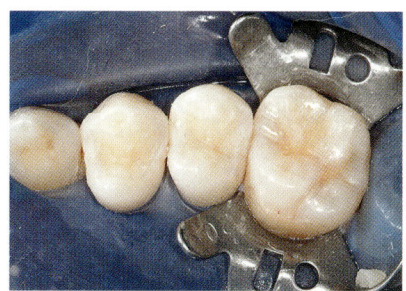

Fig 17f　CRの充填後．

法は不必要な歯質の除去を避けるMIの一環として導入された術式であるが[1～13]，比較的大きな窩洞でも，まずこのトンネル形成に準じた窩洞形成を試みたい(**Fig 17**). **CHAPTER 2**で考察したように，隣接面部での咬耗量は咬合面のそれより大きい．したがって，隣接面のエナメル質を可及的に保存することによって，この問題を最小限に食い止めることが可能である．

トンネル法の問題点として，十分なアクセスが得られにくいために，う蝕象牙質を取り残す可能性があることや，多くの遊離エナメル質を咬合面と隣接面に残すことが危惧されるかもしれない．また，窩洞形態からしてC-factor(**CHAPTER 2 Fig 4q** 参照)の値が大きくなりやすい．しかし，う蝕象牙質の除去は，ある程度アクセスホールを大きめにすることで対応できるし，遊離エナメル質はリン酸エッチングを応用した接着システムを確実に行うことでCRによる裏打ち補強が期待できる．また，高いC-factor値に対しては，積層法で対応できると考えている．

筆者がトンネル形成および他の小さい窩洞形成に好んで用いているダイヤモンドバーは，「MIダイヤモンドバー」(松風)，「B's MIバー」(日向和田精密製作所)，ペアー形状のダイヤモンドバー「E-330」，ロングシャンク・ラウンドバー「F-008XLf」および「F-010XLf」(いずれも日向和田精密製作所)などである．

おわりに

II級窩洞のCR充填は，慣れない歯科医師にとっては簡単ではないし，時間を要する作業である．しかし，インレーまたはアンレーに要する形成，印象，TEK，セットという一連の煩雑な作業に比べれば最終的には時間の節約につながるし，歯質の保存，歯髄の保護につながる．「急がば回れ」のことわざを掲げたい．

トンネル法による大臼歯隣接面う蝕のCR修復

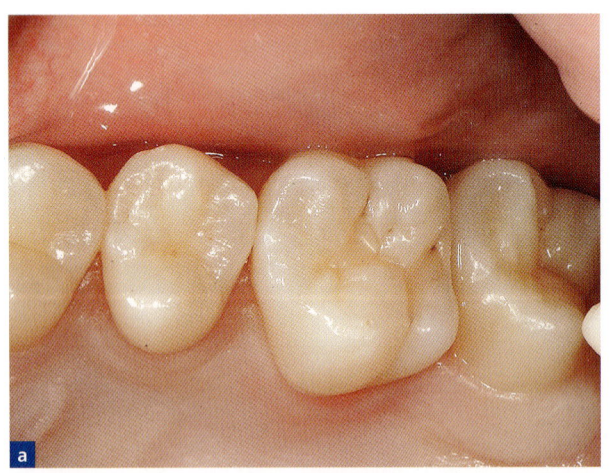

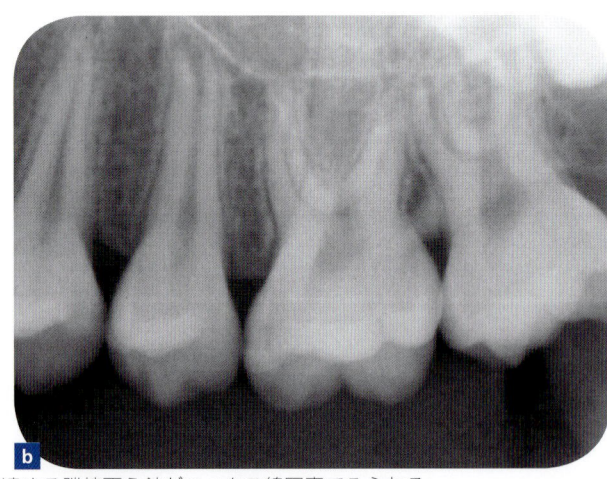

Fig 18a, b 術前．14歳，女子．自覚症状はないが，|6の近心に象牙質に達する隣接面う蝕がエックス線写真でみられる．

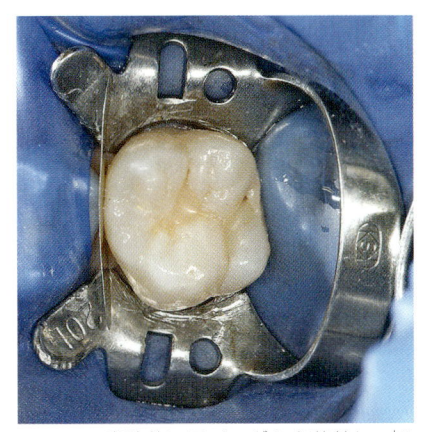

CHAPTER 6　Ⅱ級窩洞のコンポジットレジン修復

Fig 18c　麻酔後にラバーダムを装着し，|5 の遠心面を保護するために金属マトリックスを短く切って歯間部に挿入した状態．

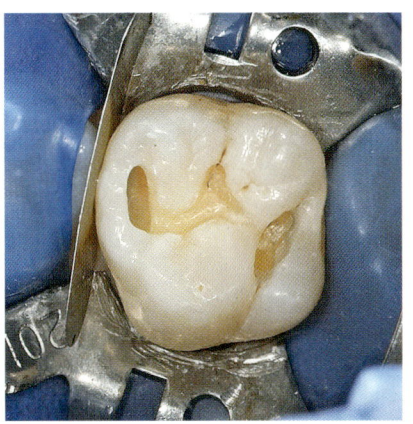

Fig 18d　トンネル法によって近心のう蝕象牙質を除去した後．同時に，既存の充填物を裂溝から除去した．

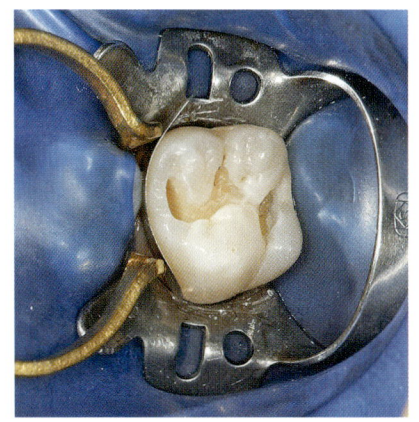

Fig 18e　リングリテーナーを装着し，マトリックスが|6 の近心面に沿うようにした．こうすることで，隣接面から CR から洩れ出ることを防ぐことができる．

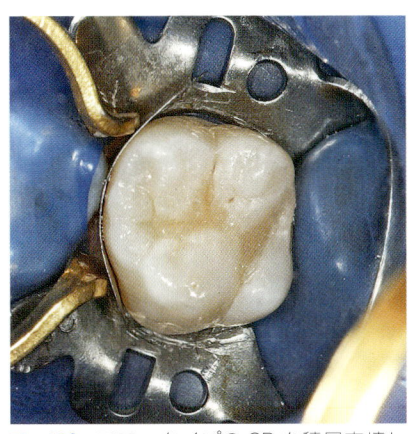

Fig 18f　フロータイプの CR を積層充填した直後．

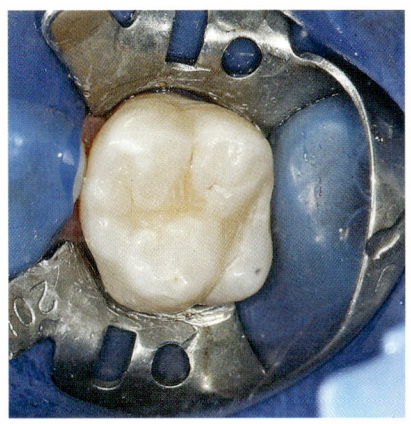

Fig 18g　マトリックスの除去後．

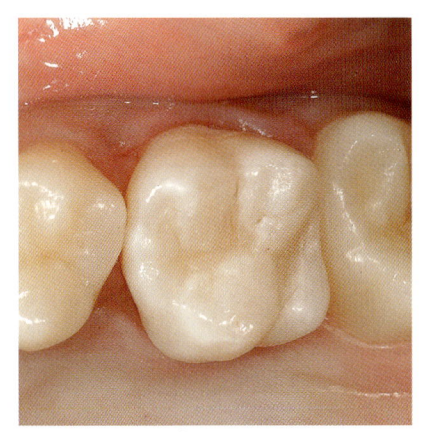

Fig 18h　ラバーダムの除去後．

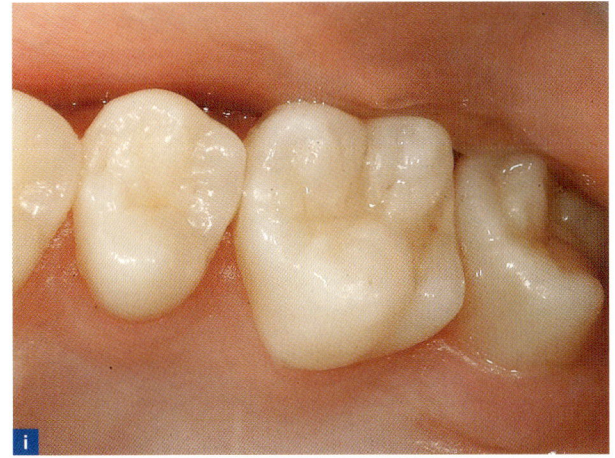

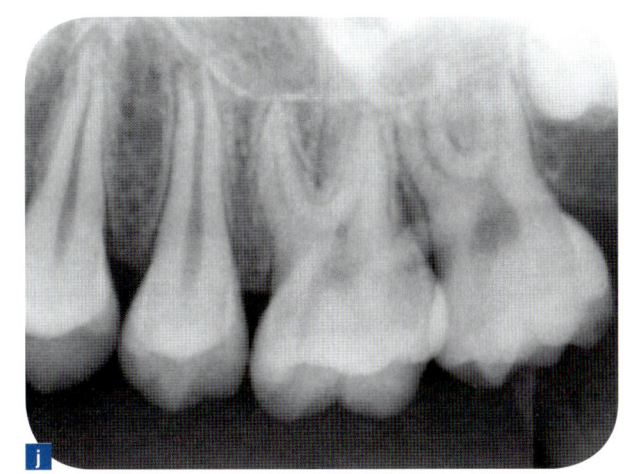

Fig 18i, j　2 週間後．不快症状はなく，CR のオーバーハングもみられない．

参考文献

1. Tyas MJ, Anusavice KJ, Frencken JE, Mount GJ. Minimal intervention dentistry: a review. FDI Commission Project 1-97. Int Dent J 2000；50(1)：1-12.
2. Strand GV, Tveit AB. Effectiveness of caries removal by the partial tunnel preparation method. Scand J Dent Res 1993；101(5)：270-273.
3. Strand GV, Tveit AB, Espelid I. Variations among operators in the performance of tunnel preparations in vitro. Scand J Dent Res 1994；102(3)：151-155.
4. Strand GV, Tveit AB, Gjerdet NR, Eide GE. Marginal ridge strength of teeth with tunnel preparations. Int Dent J 1995；45(2)：117-123.
5. Strand GV, Tveit AB, Eide GE. Cavity design and dimensions of tunnel preparations versus composite resin Class-II preparations. Acta Odontol Scand 1995；53(4)：217-221.
6. Strand GV, Nordbo H, Tveit AB, Espelid I, Wikstrand K, Eide GE. A 3-year clinical study of tunnel restorations. Eur J Oral Sci 1996；104(4(Pt 1))：384-389.
7. Strand GV, Nordbo H, Leirskar J, von der Fehr FR, Eide GE. Tunnel restorations placed in routine practice and observed for 24 to 54 months. Quintessence Int 2000；31(7)：453-460.
8. Papa J, Cain C, Messer HH. Efficacy of tunnel restorations in the removal of caries. Quintessence Int 1993；24(10)：715-719.
9. Hasselrot L. Tunnel restorations in permanent teeth. A 7 year follow up study. Swed Dent J 1998；22(1-2)：1-7.
10. Holst A, Brannstrom M. Restoration of small proximal dentin lesions with the tunnel technique. A 3-year clinical study performed in Public Dental Service clinics. Swed Dent J 1998；22(4)：143-148.
11. Nicolaisen S, von der Fehr FR, Lunder N, Thomsen I. Performance of tunnel restorations at 3-6 years. J Dent 2000；28(6)：383-387.
12. Horsted-Bindslev P, Heyde-Petersen B, Simonsen P, Baelum V. Tunnel or saucer-shaped restorations: a survival analysis. Clin Oral Investig 2005；9(4)：233-238. Epub 2005 Aug 23.
13. Losche GM. Diagnosis and restoration of proximal carious lesions. In: Roulet JF, Vanherle G (eds). Adhesive technology for restorative dentistry. London: Quintessence Publishing, 2005：63-86.

CHAPTER 7
III級窩洞の
コンポジットレジン修復

はじめに

　コンポジットレジン(以下，CR)がその真価をもっとも問われるのは，前歯修復への応用であろう．minimal intervention(以下，MI)が時間と料金をも包括した言葉(治療)であるとすれば，前歯隣接面う蝕を CR で効率よく美しく修復できることは，MI として CR に課せられた大きな役割となろう．この **CHAPTER** では，Ⅲ級窩洞の基本的な修復術について解説を行う．

Ⅲ級窩洞の CR 充填(治療の流れ)

　上顎前歯隣接面う蝕(Ⅲ級窩洞)の修復では，口蓋側から窩洞形成を行うことが基本である．可及的に唇面のエナメル質を残すことにより，本来の歯の美しさや形態を保存できるからである．しかし，唇面にまで歯質の実質欠損が及んでいるような場合や，エナメル質の変色が進行している場合は，唇側から窩洞形成するほうが速くて適切な形成ができ，CR 充填もスムーズに行うことができるので，術者はストレスから少しだけ開放される．また，適切なマトリックスの選択が修復時間の短縮と充填後の美しさに影響する．口蓋側からアクセスした場合は，主に金属マトリックスとトッフルマイヤー型マトリックスリテーナー(以下，トッフルマイヤーのリテーナー，**CHAPTER 6** 参照)を使い，唇側からアクセスした場合は，透明マトリックス「マトリックステープ」(スリーエムヘルスケア)を用いるのが筆者の基本原則となっている．上記の窩洞形成(アクセス)の基本原則と，マトリックスの基本原則を守れば，Ⅲ級窩洞はそれほど時間をかけずにスムーズに充填することができるはずである．この基本原則を念頭に入れ，**Fig 1，2** を参照しながら以下の治療の流れを解説する．

1．診査，診断

　エックス線写真検査，電気歯髄検査(EPT)を行い，歯髄に問題がないことを確かめておく(**Fig 1a, b, Fig 2a, b**)．これを怠ると，充填後に歯髄炎や，歯髄壊死の症状が現れた場合，術前からすでにあった問題か，術後新たに起こった問題かの診断がつきにくい．

2．麻酔とラバーダムの装着

　有髄であれば局所麻酔を行い，その後ラバーダムを装着する(**Fig 1c〜e** と **Fig 2c**)．前歯部の充填では，ラバーダムは第一小臼歯から反対側の第一小臼歯までを露出させるような方法を筆者は採用している．このほうがラバーダムをかけやすいし，前歯部の歯列全体を把握しやすい．また，形成・充填時に器具を到達させやすい．

3．歯面清掃

　ロビンソンブラシまたはラバーカップに研磨ペーストをつけて，歯面(唇舌側両方)を十分に清掃する(**Fig 1f, g**)．これで着色が落ちない場合は，ウルトラファインのダイヤモンドバーなどで歯面全体を清掃することも必要である．CR 充填では，この操作をきちんと行うかどうかが結果を大きく左右する．

4．金属マトリックスバンドによる隣在歯の保護

　Ⅲ級窩洞を形成する場合，隣在歯を傷つけないように金属マトリックスバンドを隣在歯に装着して保護する(**Fig 1h, i**)．

5．窩洞形成

　先にも述べたように，基本的には口蓋側からアクセスする(**Fig 1k, Fig 2d**)．しかし，隣接面から唇側に実質欠損や強い着色がある場合は唇側からアクセスするほうが術者のストレスが少ない(**Fig 1j**)．窩洞外形辺縁にはベベルをつける(**Fig 2e, f**)．ベベルはなだらかな斜面とし，徐々に歯質に移行させる．また，遊離エナメルがある場合，エナメル質内縁と外縁の移行部をまるく仕上げるのがコツである．エナメル質の鋭縁を残すと充填後に接線効果が生じ，CR 充填部と歯質との境界がわかってしまう(きれいな充填とならない)ことが多いからである．臼歯部と同じように，う蝕の進行が少ない窩洞では，口蓋側からトンネル形成を行うことで辺縁隆線が保存されるので，充填が簡便になる(**Fig 2d**)．

Ⅲ級窩洞の CR 充填術式例①

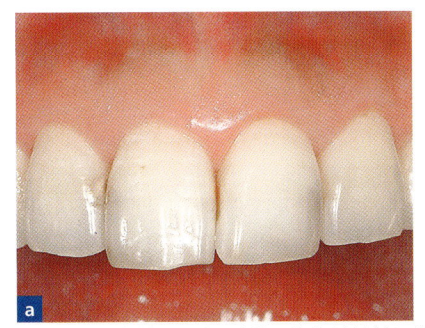

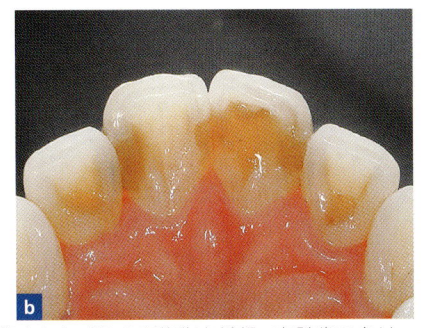

Fig 1a, b 術前．43歳，女性．かなり以前に修復された CR の再修復を希望．有髄歯であり，自覚症状はない．

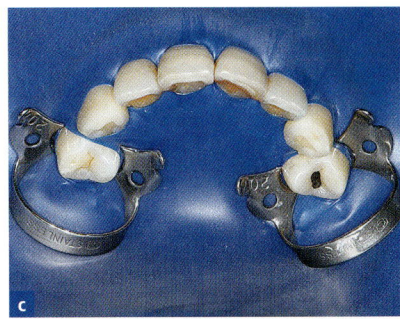

Fig 1c ラバーダムの装着．局所麻酔後にラバーダムを装着する．クランプの装着しやすさ，形成，充填のやりやすさから，4|4 にラバーダムを装着する．

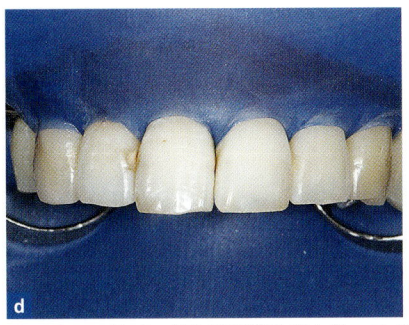

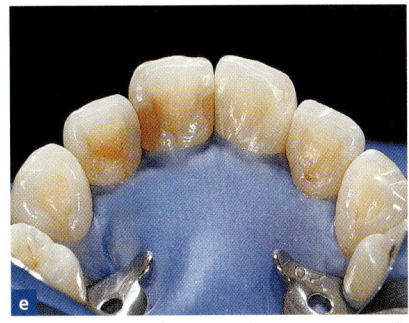

Fig 1d, e ラバーダム装着後の拡大像．ラバーダムで歯冠乳頭が完全に覆われるように，穴と穴の間隔を十分に広くしておく．なお，1|2 は前回の来院時に修復が終了している．

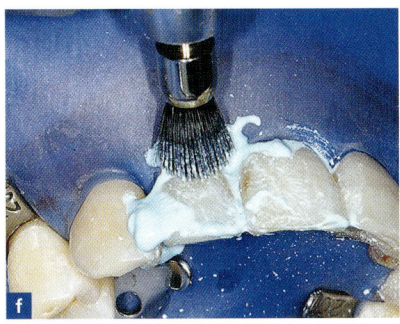

Fig 1f 唇面の清掃．汚れや着色をロビンソンブラシに荒い研磨ペーストをつけて落とす．

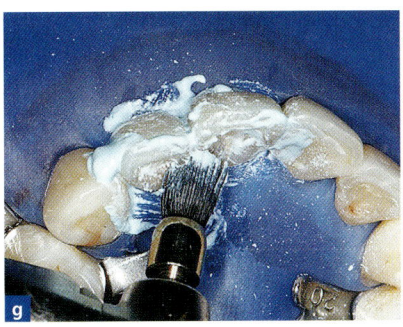

Fig 1g 口蓋側の歯面清掃．

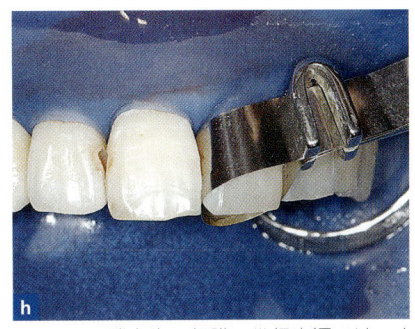

Fig 1h, i 隣在歯の保護．Ⅲ級窩洞では，まず隣在歯に金属マトリックスバンドを装着し，形成時にバーで傷つけないように保護する．

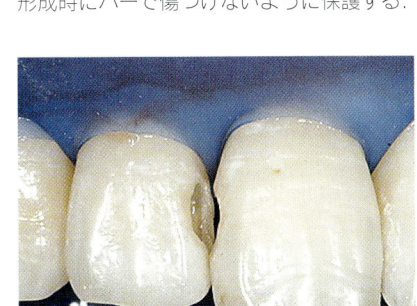

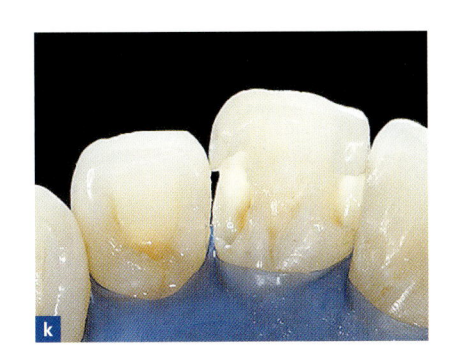

Fig 1j, k 窩洞形成．古い CR はすべて除去したあとに，う蝕象牙質を可及的に除去する．窩洞辺縁全体にベベルをつける（**Fig 2** 参照）．ベベルは窩縁が丸くなるように，また徐々に歯質に移行するようにスロープ状（ロングベベル）に形成する（**CHAPTER 4 Fig 7c** 参照）．

コンポジットレジンと審美修復

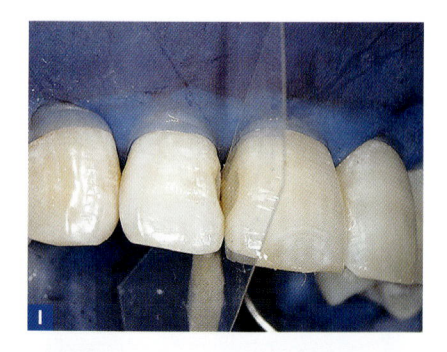

Fig 1l [2]近心窩洞の充填．窩洞形成が終了したら，隣在歯を保護した状態でエッチングとボンディングを行う．近心の窩洞は唇側からアクセスしたので透明マトリックス「マトリックステープ」（スリーエムヘルスケア）を利用して充填する．歯肉縁上の窩洞では，口蓋側にウェッジを挿入する．窩縁が歯肉縁下に及ぶ場合は出血するので，ウェッジは使用しない．多数の窩洞を充填する場合は，小さい窩洞から1歯ずつ充填する．このような透明マトリックスの装着は，透明マトリックスで隣在歯を保護した状態でエッチング，ボンディングを終わった後で，新たな透明マトリックスを用いて行うのが通常である．

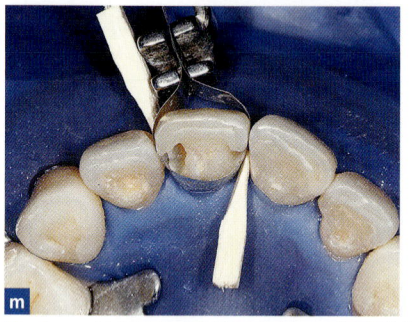

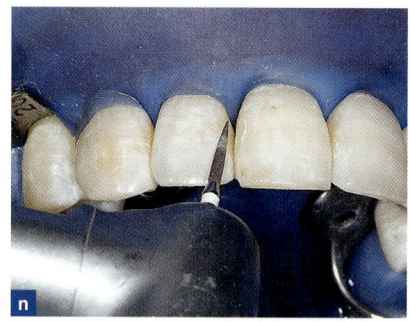

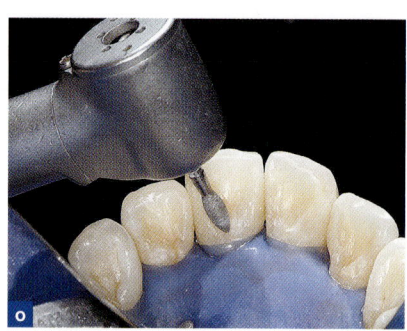

Fig 1m [1]の近遠心窩洞の充填．[1]の窩洞は口蓋側からアクセスしたので，金属マトリックスバンドとトッフルマイヤーのリテーナー（**CHAPTER 6** 参照）を利用して充填する．歯肉縁部の窩洞辺縁とマトリックスの適合を得るためにウェッジを挿入する．ウェッジは原則として口蓋側から挿入するが，例外も存在する．この状態で，エッチング，ボンディング，CR充填へ移行する．充填は2層構造とし，フロータイプのCRを一層充填したあとに，ペーストタイプのCRを充填する．

Fig 1n, o CRの形態修正．充填したCRをスーパーファインのダイヤモンドバー「メリーダイヤ C-22S または K-13S」（日向和田精密製作所）あるいはウルトラファインのダイヤモンドバーを用いて形態修正する．

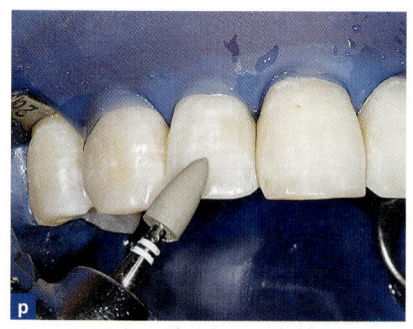

Fig 1p 研磨．ダイヤモンド粒子入りの研磨用シリコンポイント「コンポマスター CA13S または 28」（松風）で最終研磨を行う．

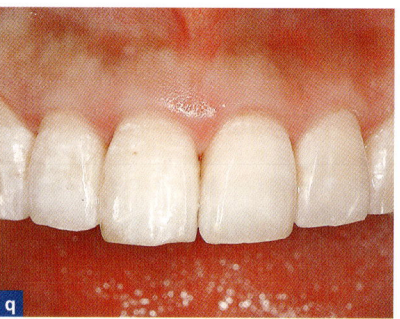

Fig 1q, r 術後．近年のCRは研磨面が滑沢なものが多く，また，ベースレジンの変色もほとんどない．ブラッシングが正しく毎日行われれば，審美性を長期間維持できるはずである．使用したCRは「パルフィークエステライト A2」（トクヤマデンタル）．

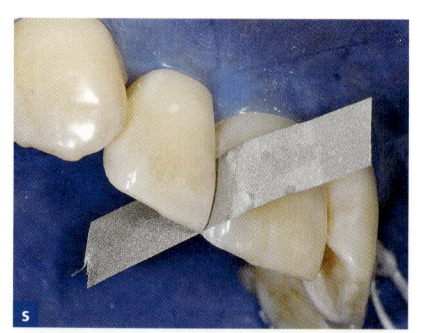

Fig 1s メタルストリップスを用いた隣接面の形態修正．オーバーハングした隣接面のCRは，「メタルストリップス」（ジーシー）を用いて形態修正することができる．

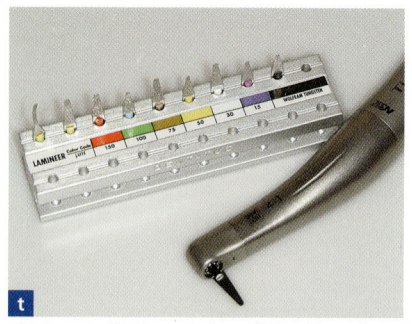

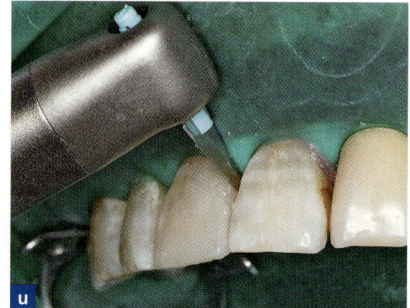

Fig 1t, u 「ラミニアチップ」（モリムラ）を用いた隣接面の形態修正．「ラミニアチップ」を「ティーマックス X55」（ナカニシ）に装着して隣接面を効率的に形態修正することができる．
Fig 1s〜u の操作は，通常 **Fig 1p** の研磨の前に行う．

6．覆髄と裏層

臼歯部のCR充填（**CHAPTER 5,6**）で考察したように，わずかな露髄がみられた場合は，水酸化カルシウムセメント「ライフ」（Kerr／サイブロンデンタル）で覆髄を行ったあと，グラスアイオノマーセメントで裏層を行うのが理想的である．しかし，前歯は臼歯に比べてボリュームが小さく，上記2種の材料を充填することが困難なこともあるため，「ライフ」による覆髄のみにとどめることも多い．露髄がない場合は，筆者は裏層を行っていない．

7．マトリックスバンドの装着

口蓋側から窩洞形成を行った場合，金属マトリックスバンドとトッフルマイヤーのリテーナーを原則使用する（**Fig 1m**）．症例によっては，「コンタクトマトリックス」を使用することもできる（**Fig 2g~i**）．しかし，唇側から窩洞形成を行った場合は，透明マトリックス「マトリックステープ」を使用してCR充填を行う（**Fig 1l**）．

金属マトリックスとトッフルマイヤーのリテーナーを使う理由は，滲出液や血液が窩洞のなかに入ることを確実に防止できる利点や，マトリックスバンドを手で保持する必要がないことである．ただし，光照射は口蓋側から行うことが原則となるので，十分な時間光照射を行う必要がある．

透明マトリックスを使用する理由は，唇側からアクセスをした場合，光重合の関係で金属マトリックスが使用できないためである．透明マトリックスを用いる場合も，エッチング，ボンディング前に隣在歯を保護する目的で透明マトリックスを隣接面部に挿入しておくほうがよい．

8．エッチングとボンディング

「37％リン酸エッチングジェル」（ペントロンジャパン）でエナメル質を15秒，象牙質を5秒エッチングする．十分水洗後，使用するボンディング材の説明書にしたがってボンディングを行う．筆者は，ボンディングシステムとして，「クリアフィルメガボンドFA」（クラレメディカル／モリタ），「ボンドフォース」（トクヤマデンタル）を使い分けている．基本的に，窩洞形成は多数歯同時に行うが，充填は1歯ずつしか行わないので，エッチング，ボンディングも1歯ずつ行う．したがって，隣接した2歯以上の歯を同日に修復を行う場合，最初の歯のCR充填と形態修正が終了してから，つぎの窩洞のエッチング・ボンディングを行うことになる（**Fig 2g~j**）．透明マトリックスはボンディング材と接着しやすいので，光照射後に新たなマトリックスに取り替える．

9．第1層のCR充填

フロータイプのCR「エステライトフロークイックハイフロー」（トクヤマデンタル），または，「フィルテックシュープリームフロー」（スリーエムヘルスケア）を用いて，窩洞の内面に薄い一層CR充填を行う．フロータイプのCRを使用する理由は，操作性と接着性が高くコントラクションギャップを可及的に防ぐことが期待できるからである（**CHAPTER 3**参照）．また，窩洞とマトリックスの移行部にも隙間なくCR充填できるためである．

10．第2層のCR充填

ペーストタイプのCR「パルフィークエステライトA2またはA3」（トクヤマデンタル），または，「フィルテックシュープリームウルトラA2E」（スリーエムヘルスケア）を用いて窩洞の残りの部分を充填する．窩洞が大きい場合は積層充填が好ましい．ペーストタイプのCRを使用する理由は，研磨性，耐摩耗性がよりすぐれているためである．しかし，ペーストタイプのCRの代わりに，機械的性質が向上したフィラー高密度配合型フロータイプCR「エステライトフロークイック」（トクヤマデンタル），または，「フィルテックシュープリームフロー」（スリーエムヘルスケア）のみで積層充填することも可能である．

11．形態修正と研磨

スーパーファインのダイヤモンドバー「メリーダイヤC-22S」「メリーダイヤK-13S」など（日向和田精密製作所）で形態修正を行い（**Fig 1n, o**），ダイヤモンド粒子配合のシリコンポイント「コンポマスターCA」（松風，**Fig 1p**）などで研磨を行う（**Fig 1q, r, Fig 2k, l**）．

隣接面の歯肉縁近くにオーバーハングしたCRは，「メタルストリップス」（ジーシー，**Fig 1s**），または，「プロフィンハンドピース」（モリムラ）または「ティーマックスX55」（ナカニシ）に「ラミニアチップ」（モリムラ）をつけて形態修正と研磨を行うと便利である（**Fig 1t, u**）．

III級窩洞の CR 充填術式例②

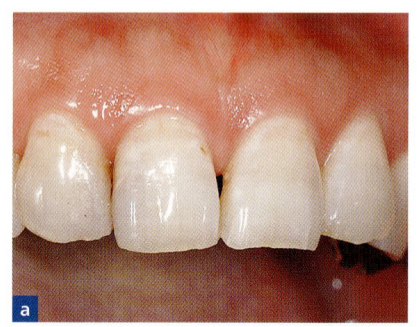

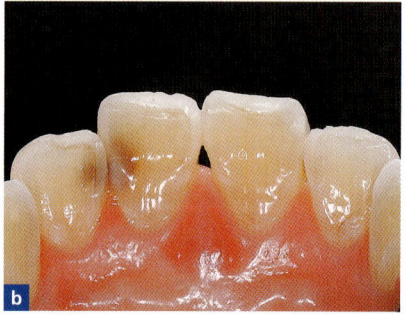

Fig 2a, b 術前．48歳，女性．2̲1̲の隣接面う蝕の処置の希望．自覚症状はない．

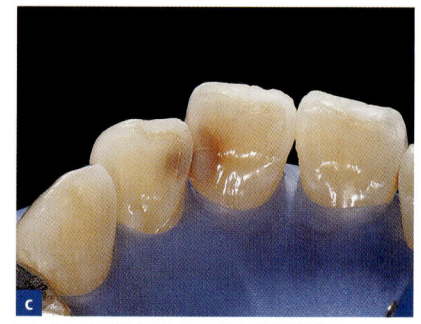

Fig 2c 麻酔とラバーダムの装着後．

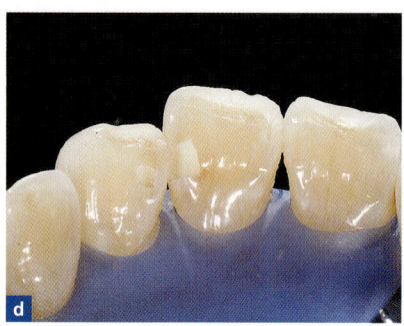

Fig 2d 窩洞形成．可及的に辺縁隆線を保存する．2̲はトンネル法による窩洞形成を行った．

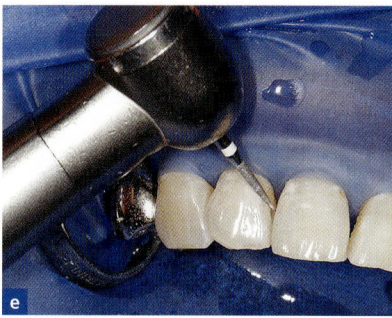

Fig 2e, f ベベルの付与．スーパーファインのダイヤモンドバーを用いてロングベベルを形成する．

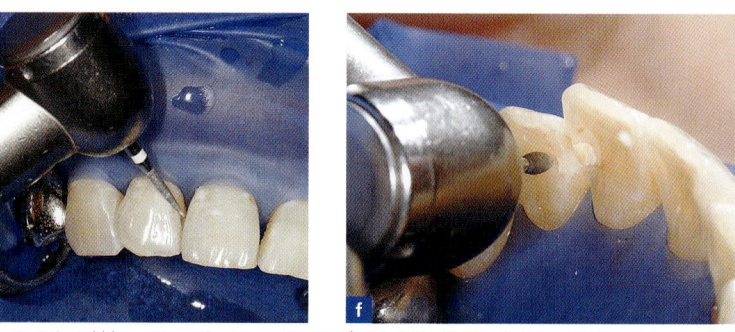

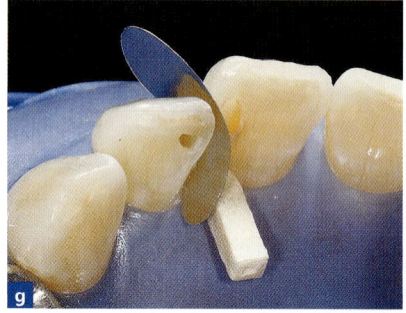

Fig 2g 2̲のマトリックスの装着．この症例では，「コンタクトマトリックス」（モリムラ）が形態を回復するうえで適切であると考えられた．

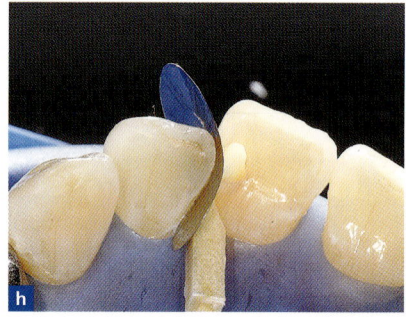

Fig 2h 2̲の CR 充填．マトリックスを装着した状態で，エッチング・ボンディングを行い，フロータイプの CR で積層充填を行う．

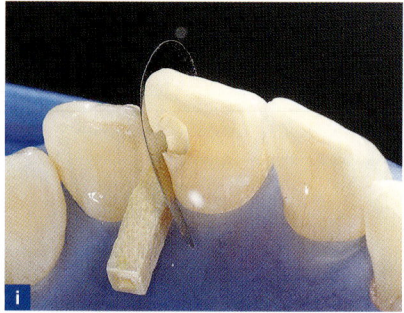

Fig 2i 1̲のマトリックスの装着．新たなマトリックスを1̲の遠心面に挿入し，エッチング・ボンディングを行う．

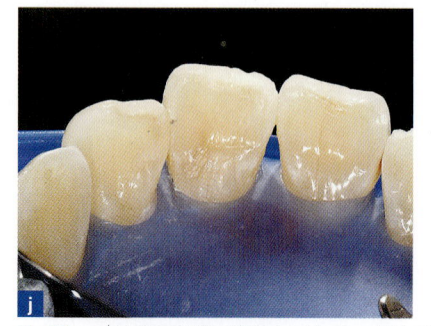

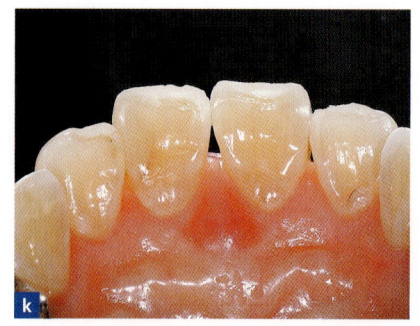

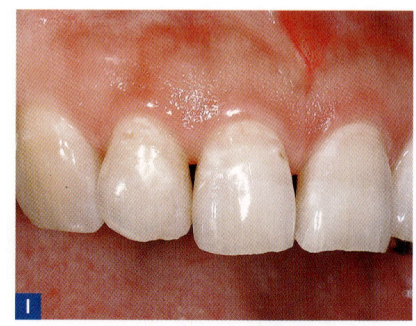

Fig 2j 1̲の CR 充填．窩洞とマトリックスの内面全体に一層のフロータイプ CR を充填した後に，ペーストタイプの CR を充填した．

Fig 2k, l 形態修正と研磨後．使用した CR は「パルフィークエステライト A2」．

III級窩洞の CR 充填術式例③

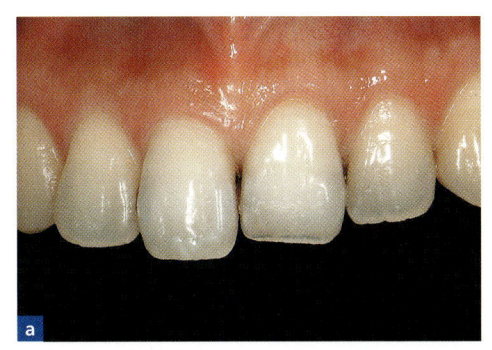

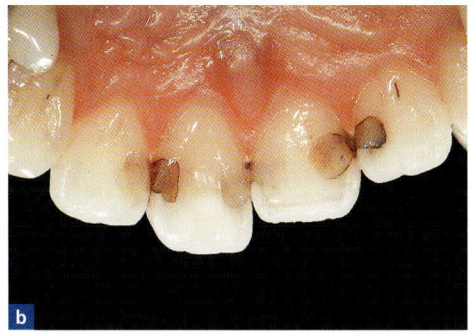

Fig 3a, b 術前．32歳，女性．2 1｜1 2 の CR の再修復を希望．

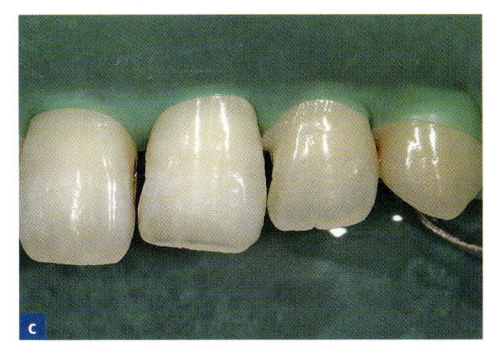

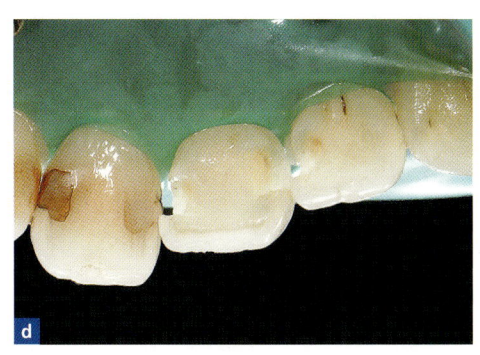

Fig 3c, d 局所麻酔，ラバーダムの装着，古い CR の除去，窩洞形成後．

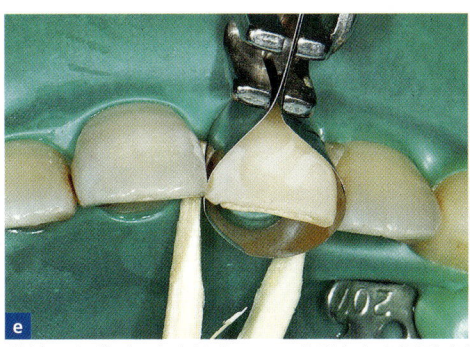

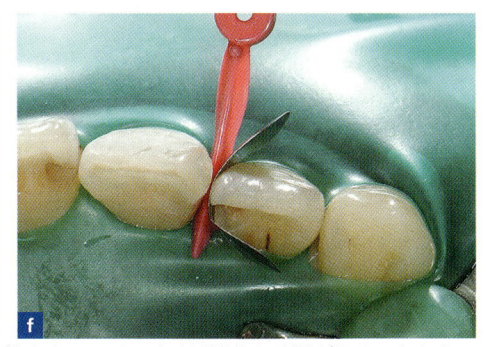

Fig 3e ｜1 にマトリックスバンドを装着．まず，｜1 を充填する．口蓋側から窩洞形成が行われていることや近遠心に窩洞があることから，金属マトリックス「Contoured Tofflemire Bands」（Premier 社製，日本では未発売）とトッフルマイヤーのリテーナーを用いた．歯頸部での適合を得るために，木製ウェッジ（自家製）が挿入されている．

Fig 3f ｜2 のマトリックスの装着．｜1 の充填と形態修正が終了してから，｜2 の充填を行う．窩洞が歯肉縁上にあること，近心面のみにあることから「コンタクトマトリックス」を使用した．適合を得るために，「ウェーブウェッジ」（ジーシー）を歯間部に挿入した．

Fig 3g, h ｜1 2 の CR 充填後．通常 1 回の来院では，2 歯の修復が限度である．使用した CR は「フィルテックシュープリームフロー A1」（スリーエムヘルスケア）．

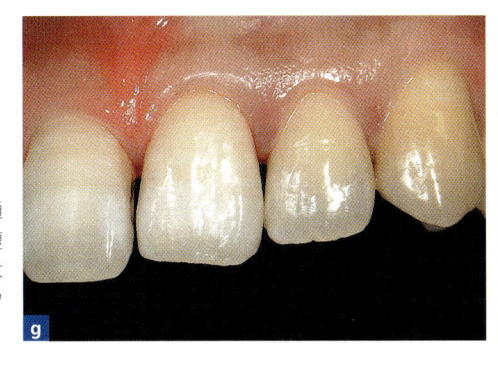

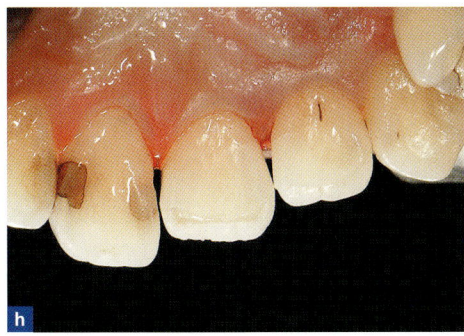

コンポジットレジンと審美修復

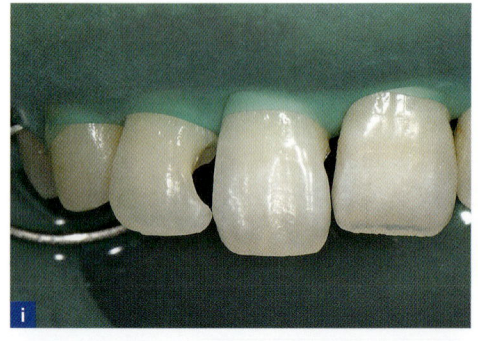

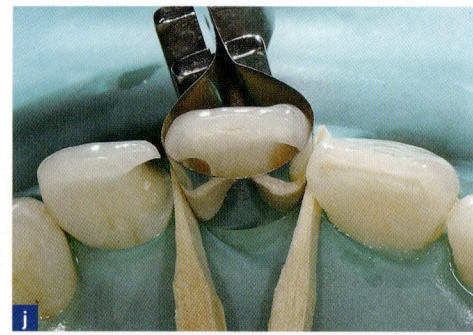

Fig 3i　2 1|の窩洞形成後.
Fig 3j　1|のマトリックスの装着後の状態.

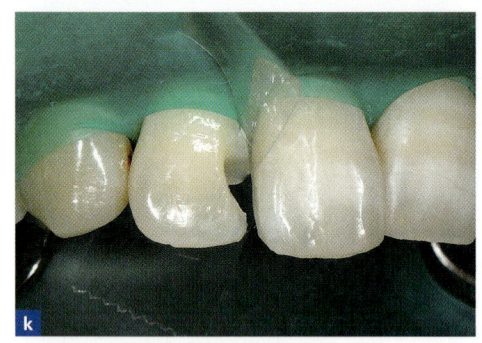

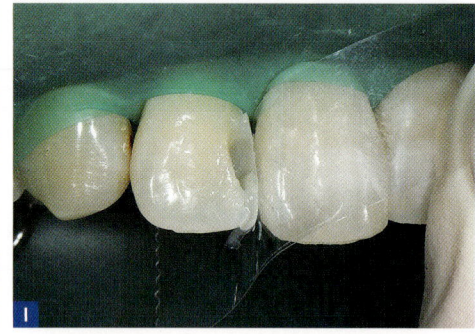

Fig 3k, l　2|の隣接面CRシェルの作成. 2|は窩洞が大きいため，適切にコンタクト回復するために，CRシェル法を採用した（**CHAPTER 8 Fig 1**を参照）．透明マトリックスで歯頸部隣接面をまず築盛し，その後に隣接面全体を築盛する．こうすることで，歯間部に隙間を残さないように修復できる．

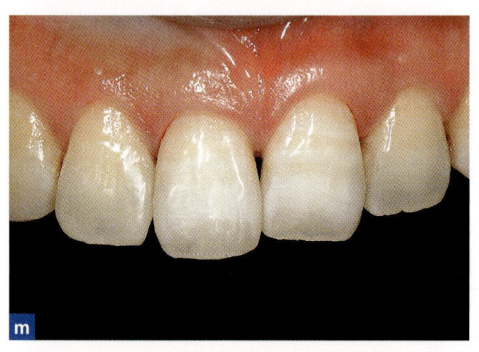

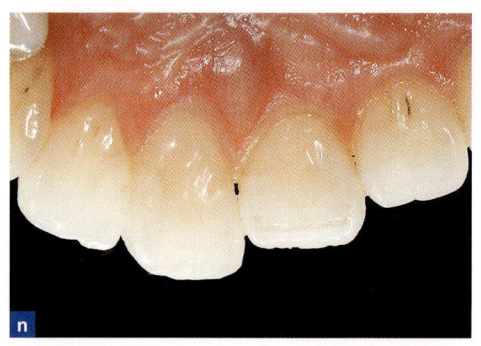

Fig 3m, n　2 1|の修復直後．使用したCRは|1 2と同じである．

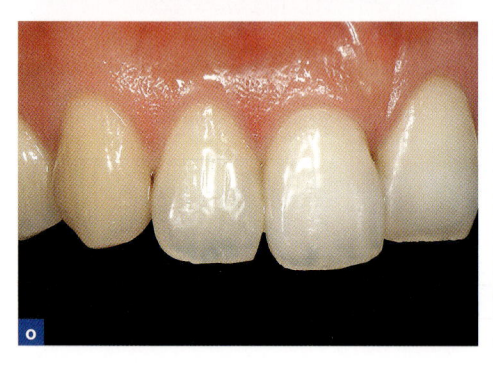

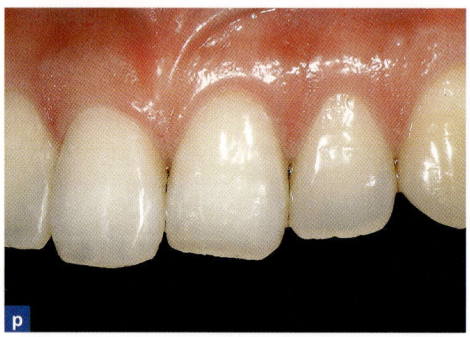

Fig 3o, p　術後1週間（|1 2の修復からは2週間後）．ラバーダムやウェッジにより一時的に退縮した歯間乳頭が戻っていることに注目．

　1歯のCR充填の形態修正・研磨まで終わった時点で，窩洞形成が終わっている他の歯の充填を項目**7**から再度順次行い，CR充填する．したがって，1回の来院で充填できるのは通常2歯ぐらいが限度と考えている．

おわりに

　Ⅲ級のCR充填は，マトリックスの選択と使い方をマスターすればそれほど難しい処置ではない．また，小さい窩洞では色あわせも困難ではない．しかし，窩洞が大きく高い審美性が要求される場合には，**CHAPTER 10, 11**のマルチレイヤーテクニックに準じて積層充填することが推奨される．

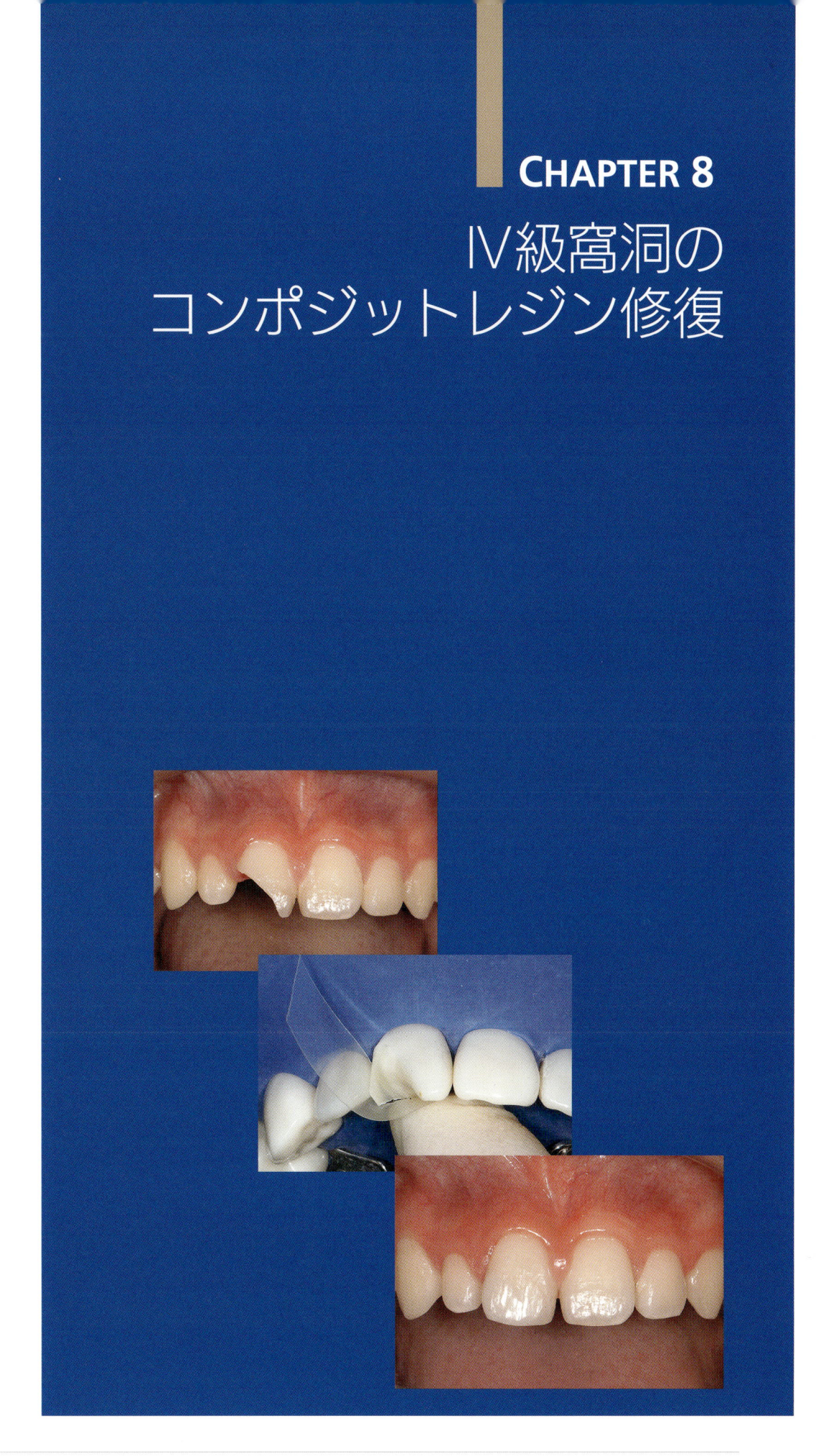

CHAPTER 8
IV級窩洞の
コンポジットレジン修復

はじめに

　意外であるが，前歯のう蝕が進行して切端まで修復を必要とする症例（IV級窩洞）は多くはない．この **CHAPTER** の症例もほとんどが外傷による歯冠破折である．原因はともかく，IV級窩洞の大半が中切歯であり，修復面積も大きいことから，より一層の審美的コンポジットレジン（以下，CR）修復が要求される．とはいえ，IV級窩洞でまず大切なことは，失われた隣接面形態をいかに早く，また適切に回復することである，と筆者は考えている．そこで，この **CHAPTER** では，IV級窩洞における形態の回復方法に主眼を置いた修復の流れについて解説する．審美に主眼を置いた修復方法については，**CHAPTER 10，11** マルチレイヤーテクニックを参照されたい．この本のなかで，前歯の形態回復または形態修正を CR で行うような術式では，この **CHAPTER** で紹介するテクニックがいつも基本となっている．

「CR シェル法」による形態回復と CR 充填

　「CR シェル法」とは，筆者が独自に命名した術式である．フロータイプの CR と適切なマトリックスを用いて，隣接面と口蓋面の歯冠形態概形を一層の CR でつくる（築盛する）ことをそのようによぶ．以下に，その術式を用いた CR 修復の流れ（ステップ）について解説する．

1．診査，診断

　エックス線写真や電気歯髄診断（EPT）などから，歯髄の生活反応を把握する（**Fig 1a, b**）．

2．ラバーダムの装着

　局所麻酔を行った後，ラバーダムを装着する．歯面清掃を行い，プラークや着色を除去する（**Fig 1c**）．

3．歯髄保護と窩洞形成

　露髄があれば必要に応じて，わずかな断髄と覆髄を行う（**Fig 1d**）．IV級では，ロングベベル（**CHAPTER 4 Fig 7c** 参照）を付与することで将来の修復物の脱落が起きにくいと想像している．

4．隣接面の形態の回復

　窩縁が歯肉縁下にまで到達しているような症例では金属マトリックス（**Fig 1e**）を，縁上ではあれば，透明マトリックスと金属マトリックスのどちらかを隣接面部にまず挿入する．エッチング，ボンディング操作が終わったら，ハイフロータイプの CR をマトリックス面に沿って一層流し（**Fig 1f**），光重合させる．マトリックスを外すと，隣接面の形態が，薄い CR の層で回復されていることになる（**Fig 1g**）．

5．口蓋面の形態の回復

　透明マトリックスを指で口蓋面に押し当てた状態で（**Fig 1h**），このマトリックスの面にフロータイプの CR を一層流し，光重合させる．上記，4 と 5 の操作で，隣接面および口蓋面の CR シェル（殻）ができる（**Fig 1i**）ので，この一連の作業を「CR シェル法」とよんでいる．

　症例によっては，4 と 5 の順番をいれかえたほうがスムーズにシェルの築盛ができる．すなわち，透明マトリックスを指で口蓋面へおしあてた状態で口蓋側のシェルを先に製作する方法である．

6．唇側の CR 充填

　上記のシェルのなかに，適切なシェードの CR を築盛する（**Fig 1j**）．IV級窩洞では，通常の CR を単独で築盛すると透明度が高く，口腔内の暗さが反映されて明度が落ちる．したがって，何らかのオペークシェードの CR を単独，または，組み合わせて充填する必要がある．そのためにも，シェルを作成してから CR 充填を行うやり方に利点がある．

7．形態修正と研磨

　年齢にあった表面性状（質感）と形態を付与する（**Fig 1k, l**）．

8．術後経過

　定期的なメインテナンスを行う（**Fig 1m〜q**）．CR の予後は，患者自身の歯磨きを含めた口腔清掃にかかっている（**CHAPTER 2** 参照）．また，CR の咬耗や摩耗はエナメ

IV級窩洞の CR シェル法を用いた CR 修復の流れ

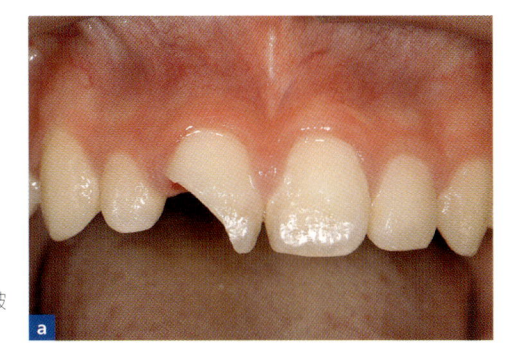

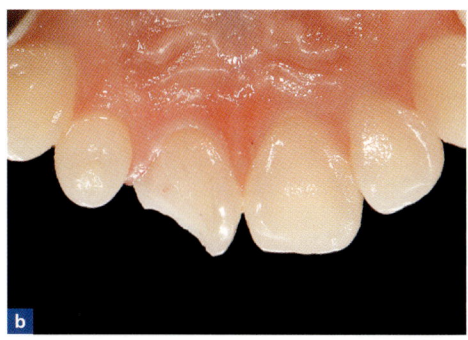

Fig 1a, b 初診時．11歳，男子．わずかな露髄をともなう歯冠破折．1⏌：EPT（＋）．

Fig 1c 浸潤麻酔とラバーダムの装着．
Fig 1d 髄角部のわずかな断髄と水酸化カルシウムセメント「ダイカル」(デンツプライ三金）による覆髄．

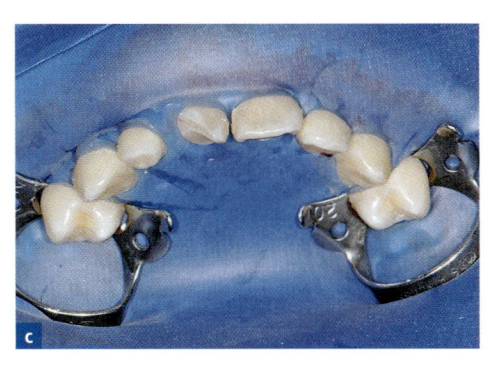

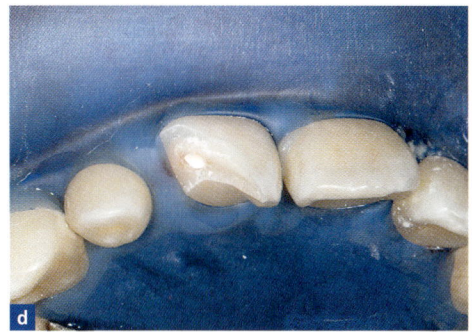

Fig 1e トッフルマイヤー型マトリックスリテーナー（以下，トッフルマイヤーのリテーナー）と金属マトリックスの装着（e〜jは模型で説明）．
Fig 1f 隣接面のシェルの築盛．ハイフロータイプの CR で，隣接面の外形を築盛する．

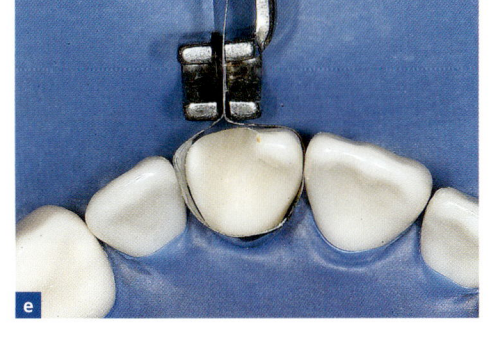

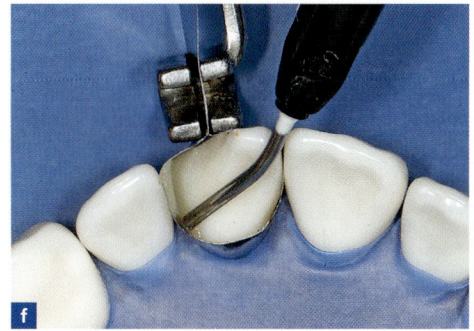

Fig 1g 光重合を行い，マトリックスを除去した直後．できればシェルが唇面に大きくはりでないほうがよい．
Fig 1h 口蓋側のシェルの築盛．透明マトリックスで隔壁をつくり，フロータイプの CR で口蓋側のシェルを築盛する．

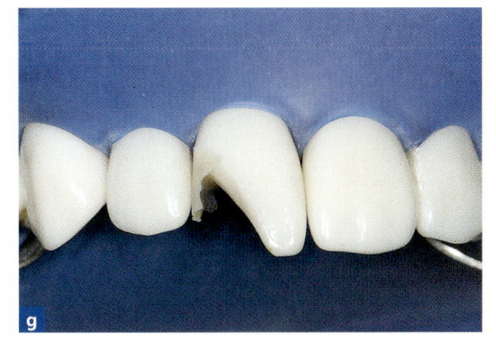

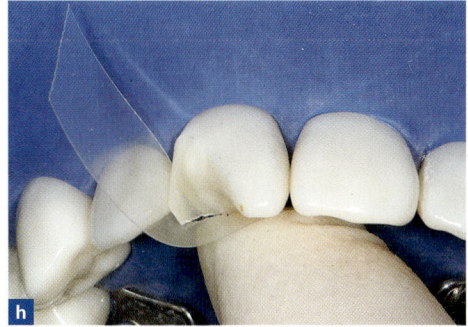

コンポジットレジンと審美修復

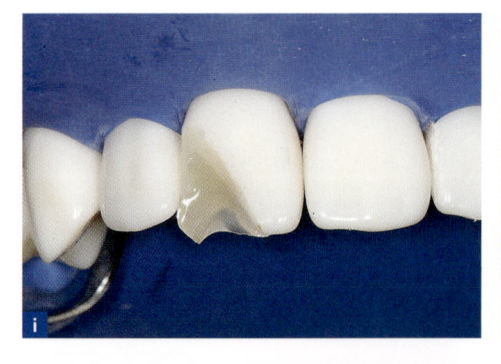

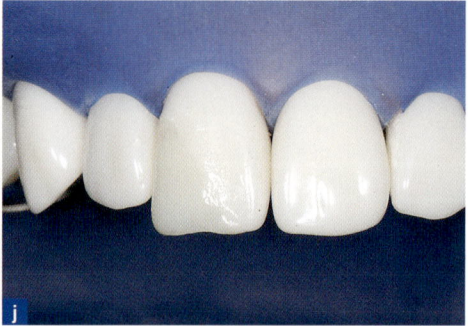

Fig 1i CR シェル法により，隣接面および口蓋面の概形がシェル状に築盛された状態．
Fig 1j 唇側と切端の築盛．ペーストタイプの CR で唇面と切端を築盛する．

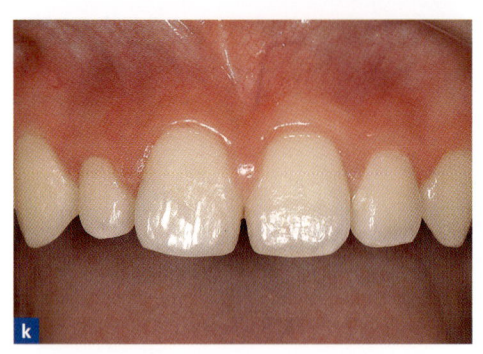

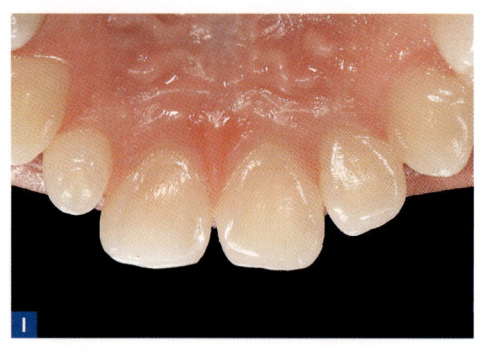

Fig 1k, l 形態修正と研磨直後．形態修正と研磨は **Fig 2o〜u** に準じる．CR は「パルフィークエステライト」（トクヤマデンタル），シェードは OA1 を用いた．

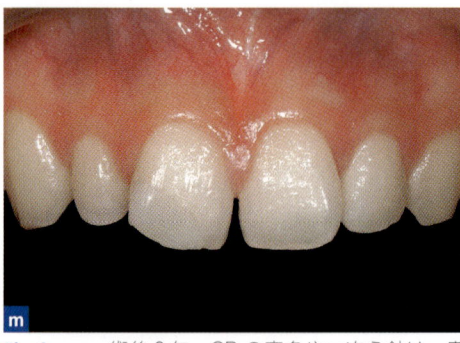

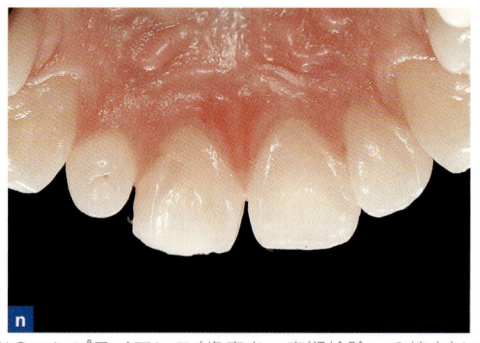

Fig 1m, n 術後 3 年．CR の変色や二次う蝕は，患者のコンプライアンス（歯磨き，定期検診への協力）にかかっている．この症例では，歯ぎしりによる切端の咬耗や，歯磨きや食事による摩耗が生じている．また，年々加齢により歯の彩度が上がり，明度が下がるために，CR と歯質の色調が合わなくなってきている．CR はいつかやり変えが必要なことを物語っているが，逆に，このような変化に対応できる CR に大きな利点を感じる．

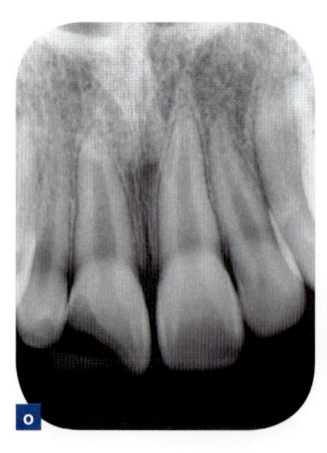

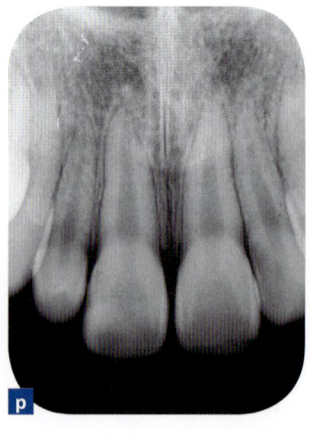

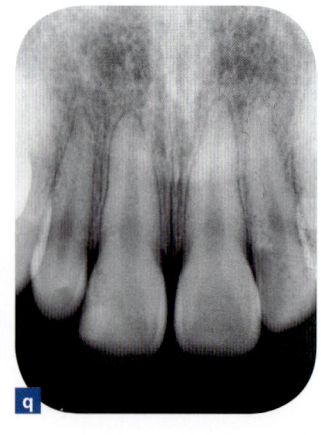

Fig 1o 初診時のエックス線写真．
Fig 1p 術後 9 か月のエックス線写真．
Fig 1q 術後 3 年のエックス線写真．

ル質より大きいので，患者の要望や必要に応じて，再修復の時期を決める（通常は5年から10年を目安にしている）．

シリコンコアを用いた CR 修復

治療（CR修復）に先立って，パテタイプのシリコン印象材で口蓋側のコアを作成しておく方法を紹介する．口蓋側の形態を再現できるマトリックスを事前に作成しておくことで，治療時間（チェアタイム）を短縮できるのが利点である．以下，その術式の流れについて模型を使って解説する．

①口腔内で印象採得を行い，石膏模型を作成する（**Fig 2a**）．
②石膏模型上で治療歯の修復形態を再現する（**Fig 2b**）．
③パテタイプのシリコン印象材で口蓋側のコアを作成する（**Fig 2c, d**）．
④シリコンコアのトリミングを行う（**Fig 2e**）．ラバーダムクランプと競合しない程度に小さく，また，切端はあまり覆わないようにトリミングする．
⑤ラバーダムを装着する（**Fig 2f**）．
⑥シリコンコアを試適する（**Fig 2g**）．
⑦ベベルを含む窩洞形成を行う（**Fig 2h**）．
⑧エッチング，ボンディングの後に，シリコンコアを

IV級窩洞のシリコンコアを用いた CR 修復の流れ

Fig 2a 術前の口腔内を表す模型．印象採得を行い，この状態の石膏模型を作成する．
Fig 2b 石膏模型上で治療歯の修復形態を再現した状態を表す模型．

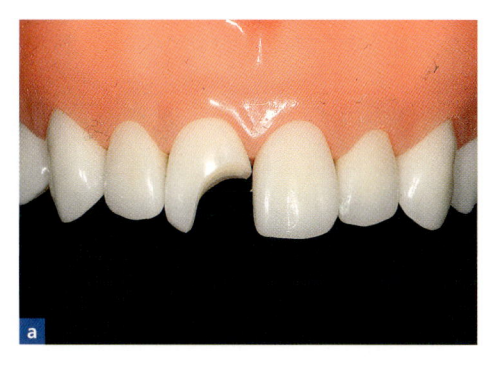

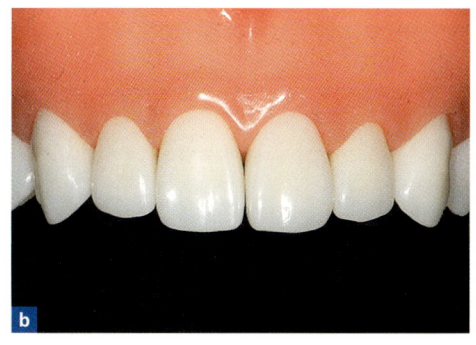

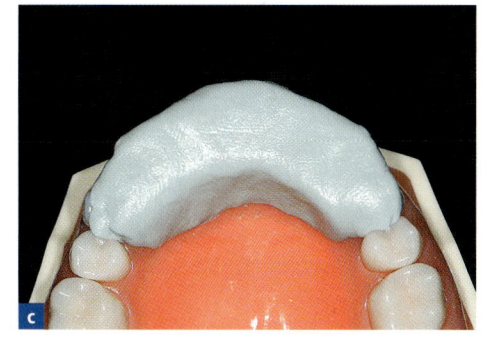

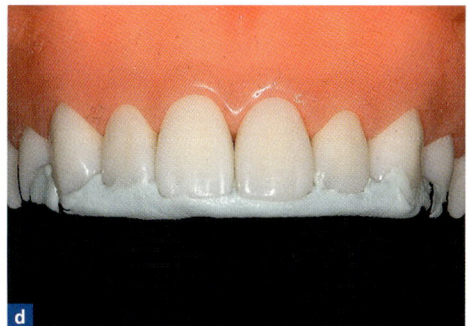

Fig 2c, d パテタイプのシリコン印象材で口蓋側のコアを作成した状態．

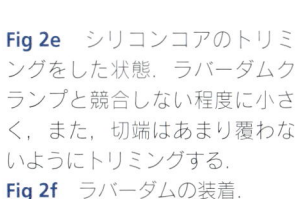

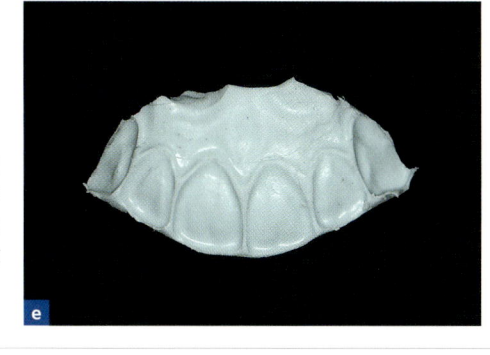

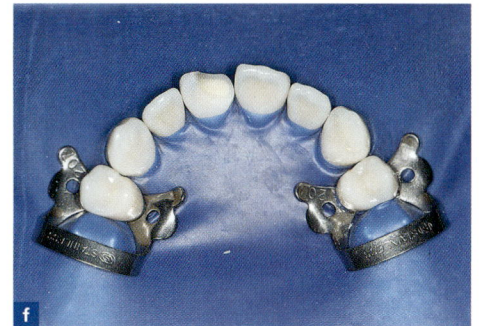

Fig 2e シリコンコアのトリミングをした状態．ラバーダムクランプと競合しない程度に小さく，また，切端はあまり覆わないようにトリミングする．
Fig 2f ラバーダムの装着．

コンポジットレジンと審美修復

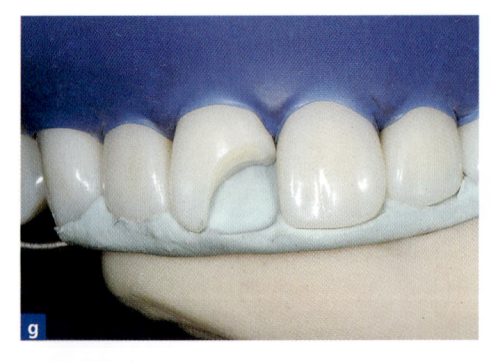

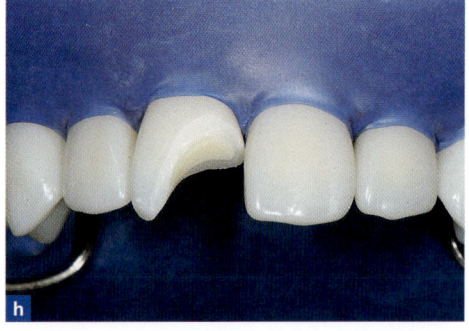

Fig 2g シリコンコアの試適.
Fig 2h 窩洞形成. ベベルはロングベベルとする.

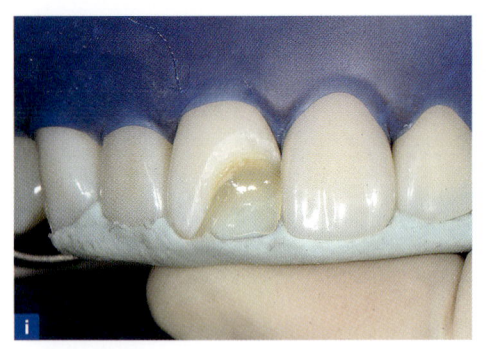

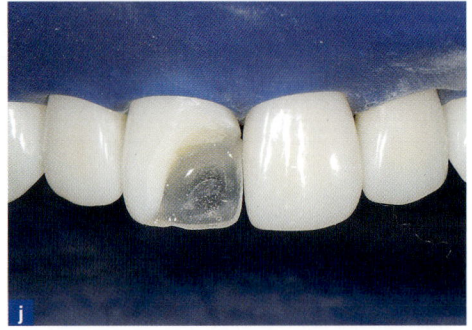

Fig 2i, j 口蓋側のシェルの作成. エッチング, ボンディングの後に, シリコンコアを用いて口蓋側に一層の(シェル状に)CRを充填する. マルチレイヤーテクニック(**CHAPTER 10, 11**参照)でCR充填を行うならば, 口蓋側のCRシェルは透過性が高いCRを使用する.

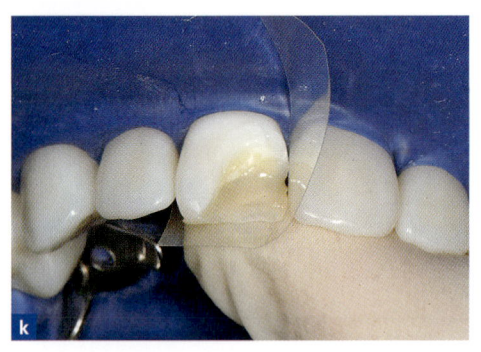

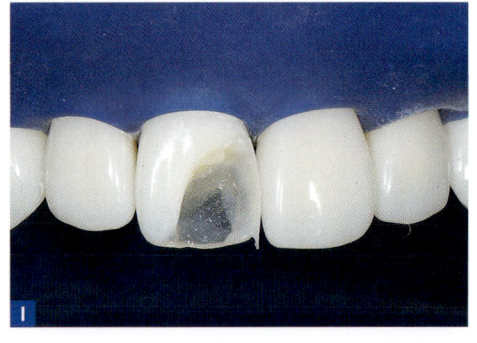

Fig 2k, l 隣接面部のシェルの作成. 透明マトリックスを用いて, 隣接面の形態をフロータイプのCRでシェル状に築盛する. この部位のCRシェルは唇側に張り出さないように注意する.

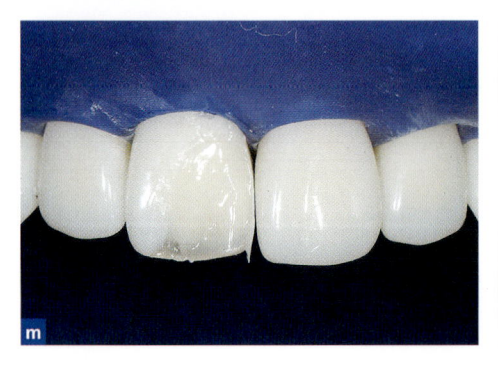

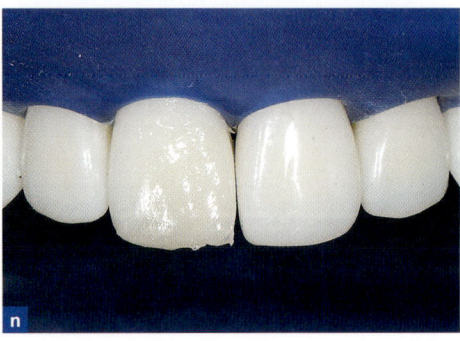

Fig 2m, n 唇側のCRの築盛を行う. マルチレイヤーテクニックでは(**CHAPTER 10, 11**参照), Dentinシェード, Enamelシェード, Trans(Clear)シェードを適切に積層する.

用いて口蓋側に一層の(シェル状に)CRを充填する(**Fig 2i, j**). もし, **CHAPTR 10, 11**で解説されているマルチレイヤーテクニックでCR充填を行うならば, 口蓋側のCRシェルはできるだけ透過性が高いものがよい.
⑨透明マトリックスを用いて, 隣接面の形態をフロータイプのCRでシェル状に築盛する(**Fig 2k, l**). この部位のCRシェルは唇側に張り出さないように注意する. 後から築盛するCR(マルチレイヤーのCR)にシェードがマッチしないからである(単色で築盛する場合は問題ない).
⑩唇側のCRの築盛を行う(**Fig 2m, n**).

CHAPTER 8　Ⅳ級窩洞のコンポジットレジン修復

Fig 2o 唇側の形態修正．バーは「メリーダイヤ C-22S fff」（日向和田精密製作所）．
Fig 2p 口蓋側の形態修正．バーは「メリーダイヤ K-13S fff」（日向和田精密製作所）．

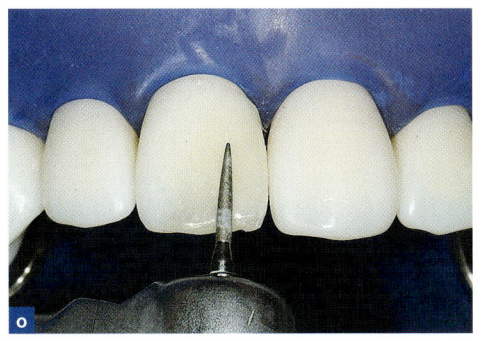

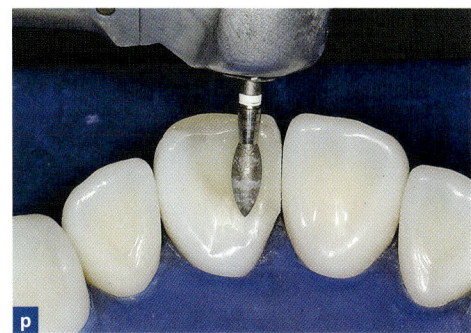

Fig 2q シリコンポイント「コンポマスターCA13S または CA28（松風）による研磨．
Fig 2r ブラシ「アストラブラシ」（Ivoclar Vivadent）による最終研磨．

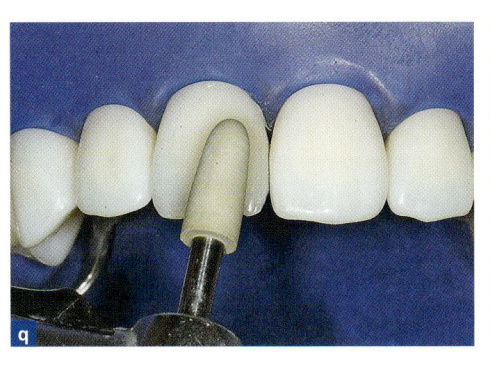

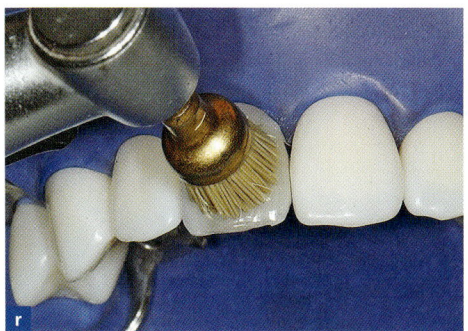

Fig 2s 「ラミニアチップ」（輸入販売：モリムラ）．隣接面の形態修整と研磨にすぐれている．
Fig 2t 「ティーマックス X55」（ナカニシ）．「ラミニアチップ」を上下運動させるハンドピース．

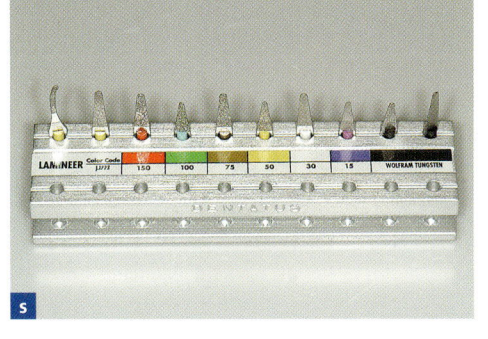

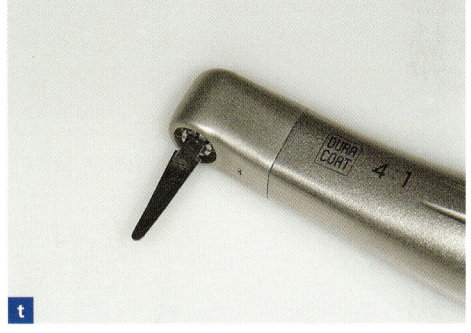

Fig 2u 「ラミニアチップ」を用いた隣接面の形態修正と研磨．Ⅳ級窩洞では，隣接面の形態修正（とくに歯頸部付近）が難しいが，この方法で比較的簡単に形態修正と研磨ができる．
Fig 2v 術後．

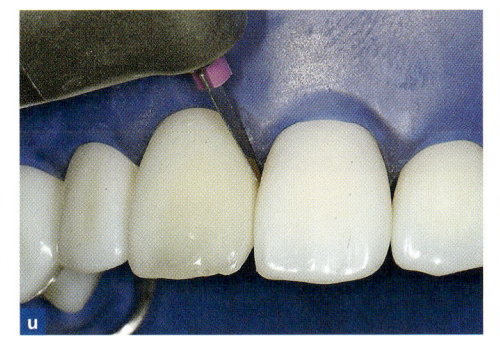

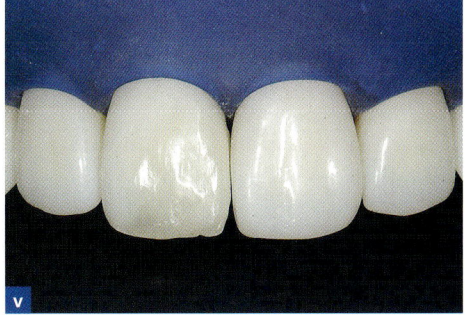

⑪形態修正と研磨（Fig 2o〜v）．

　上記の方法は，シリコンコアを用いて口蓋面の築盛を先に行うこと以外，先に解説した CR シェル法との違いはない．そこで，前者を「直接シェル法」，後者（シリコンコア）を「間接シェル法」とよぶことができよう．大きな窩洞では後者が（Fig 3），普通の窩洞では前者が（Fig 4, 5），適応となるかもしれない．とはいえ，筆者は，ほとんどの症例で，直接シェル法を採用している．**CHAPTER 10, 11** にも，多くの CR シェル法を利用した症例が掲載されているので参照されたい．

135

前歯う蝕の CR 修復例

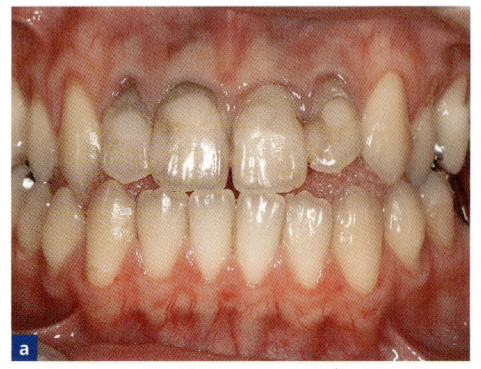

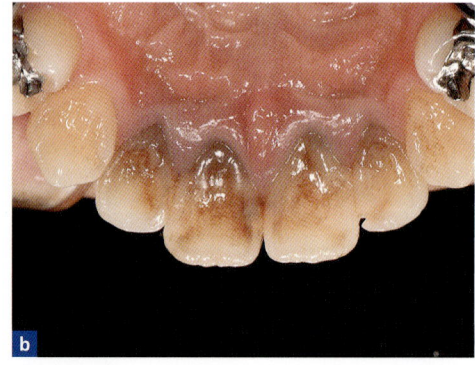

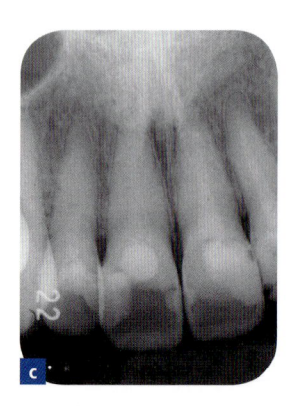

Fig 3a〜c　術前．26歳，男性．2 1|1 2 に二次う蝕が進行している．

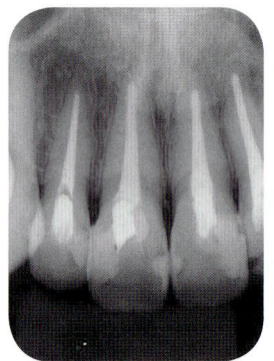

Fig 3d　再根管治療後のエックス線写真．

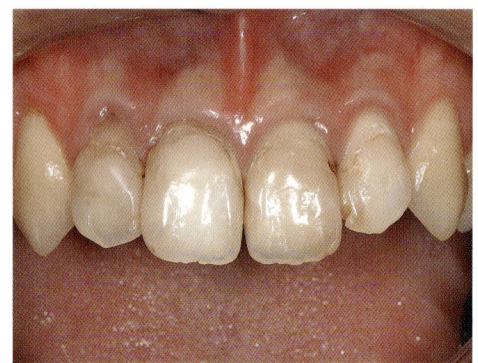

Fig 3e　2 1|1 2 の歯冠の漂白後．漂白法は，**CHAPTER 14** 参照．

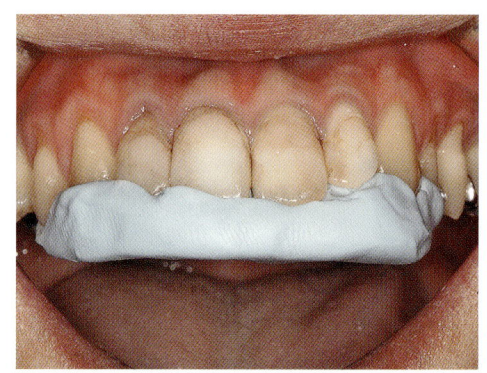

Fig 3f　シリコンコアの作成．

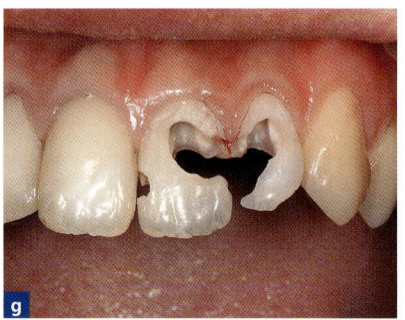

Fig 3g, h　|1 2 のう蝕象牙質と古い CR の除去後（2 1| はすでに修復済）．

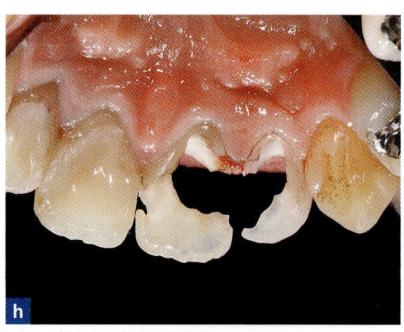

Fig 3i　CR 修復後．

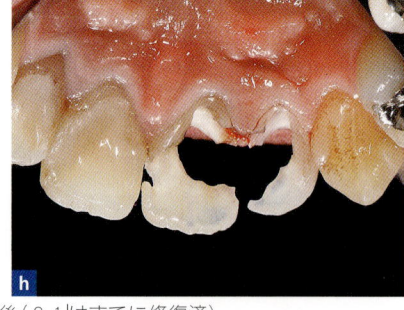

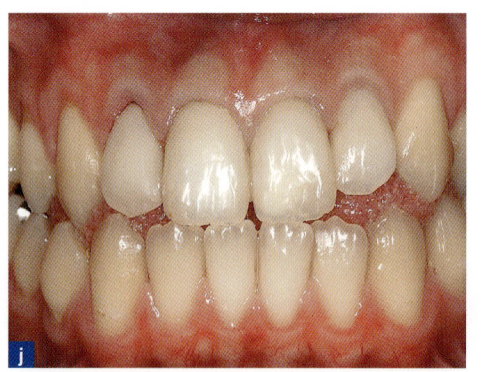

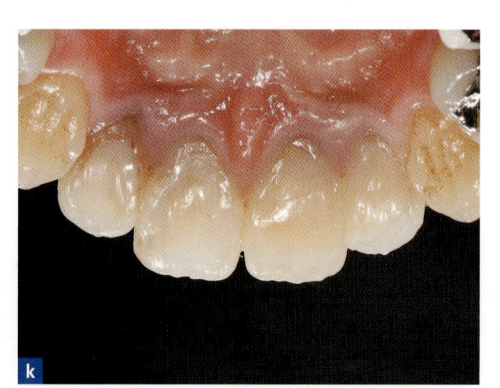

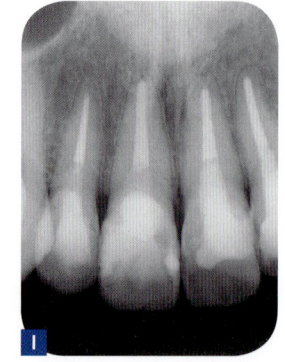

Fig 3j〜l　術後．わずかな歯質（エナメル質）でも保存することで，患者固有の形態を再現しやすい．

外傷歯治療のやり変え例

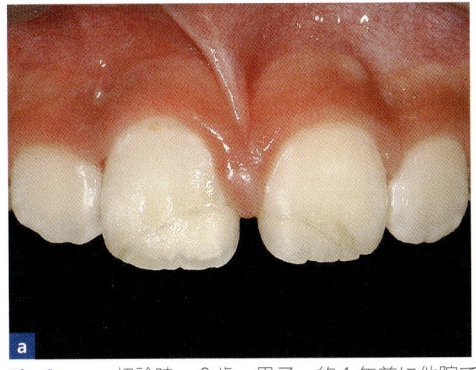

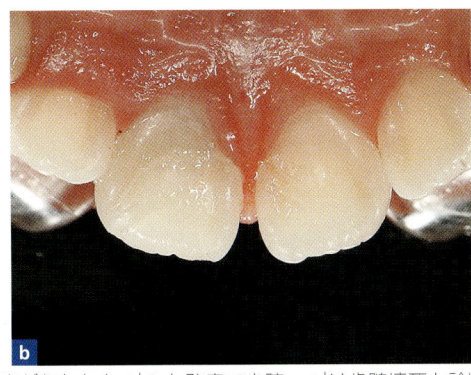

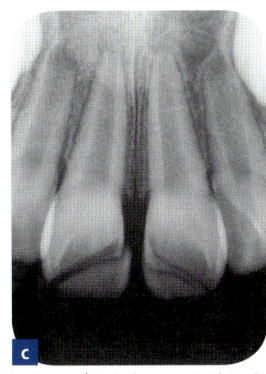

Fig 4a〜c　初診時．8歳，男子．約1年前に他院で治療が行われた 1| の自発痛で来院．1| は歯髄壊死と診断された．1|1 ともに，不適切な破折片の接着が行われている．

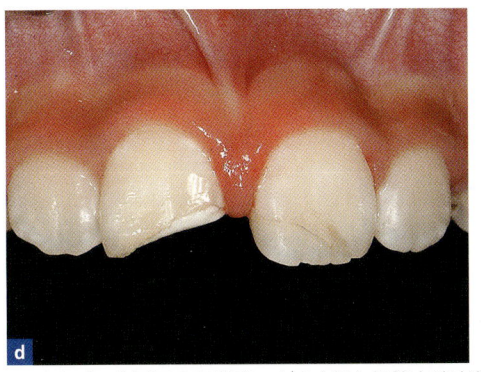

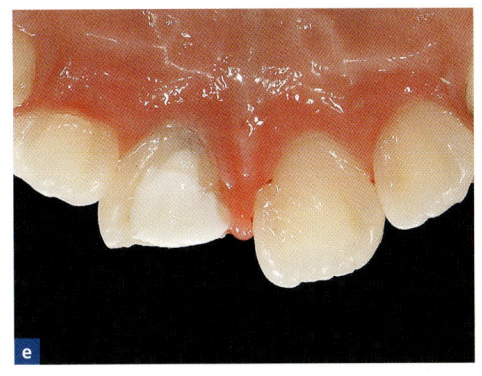

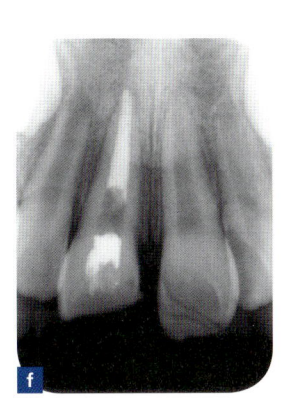

Fig 4d〜f　2回目の来院時．1| の MTA 根管充填直後．

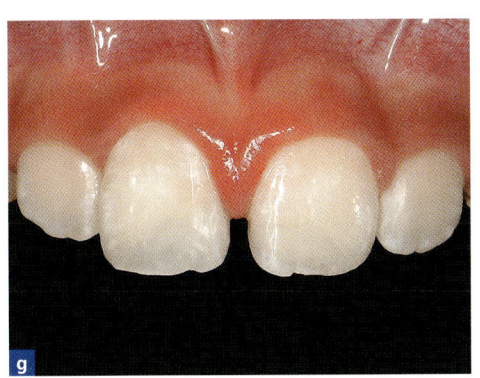

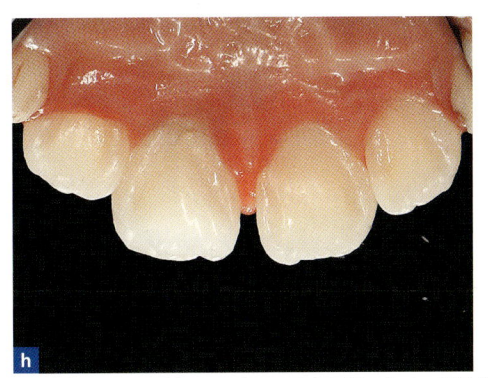

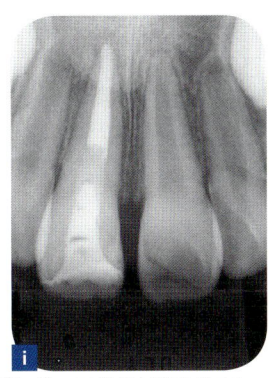

Fig 4g〜i　3回目の来院時．1| は，直接シェル法にて CR 充填（マルチレイヤーテクニック）を行った．|1 は破折線に沿って修復材料を除去し，オペークシェードの CR「エステライトクイックフローOA2」（トクヤマデンタル）で再修復した．

歯冠破折の修復

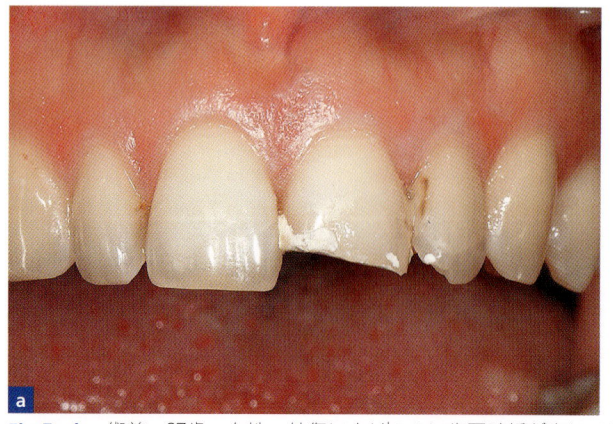

Fig 5a, b　術前．37歳，女性．外傷により|1 2に歯冠破折が生じている．

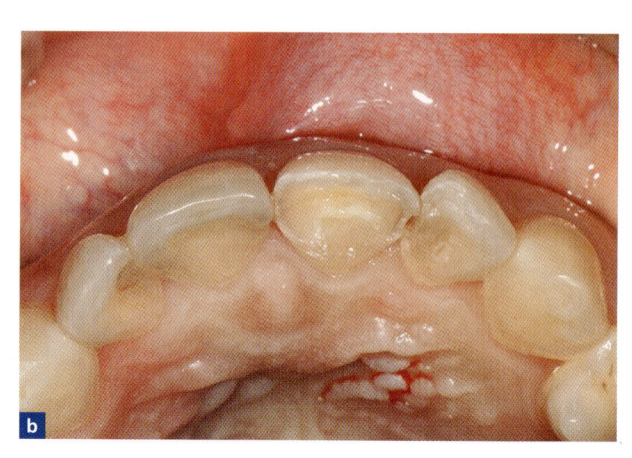

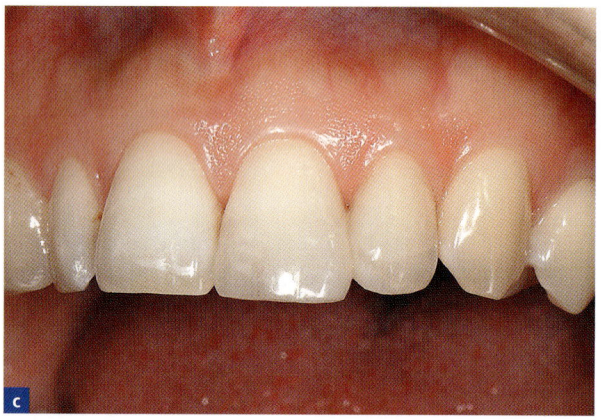

Fig 5c, d　術後．直接シェル法により，CR充填を行った．

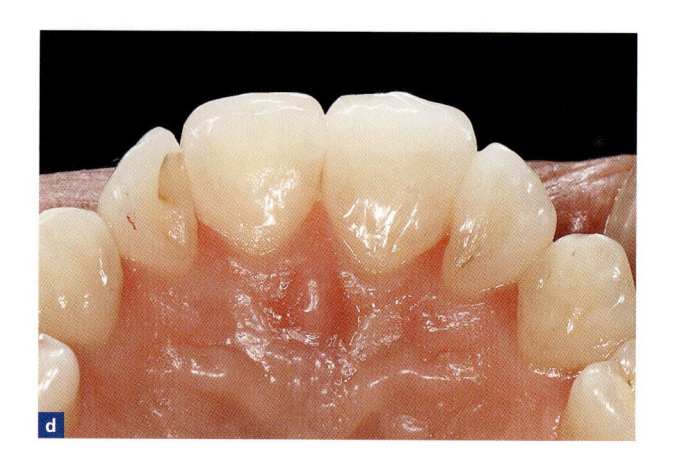

おわりに

　Ⅳ級の充填(修復)方法は，おそらく術者によってまちまちである．どんな方法にも一長一短があるが，CRシェル法は試みる価値は少なくないと考えている．失われた前歯部の隣接面形態の回復は手ごわい．しかし，これを乗り切らないと審美修復は前に進まない．

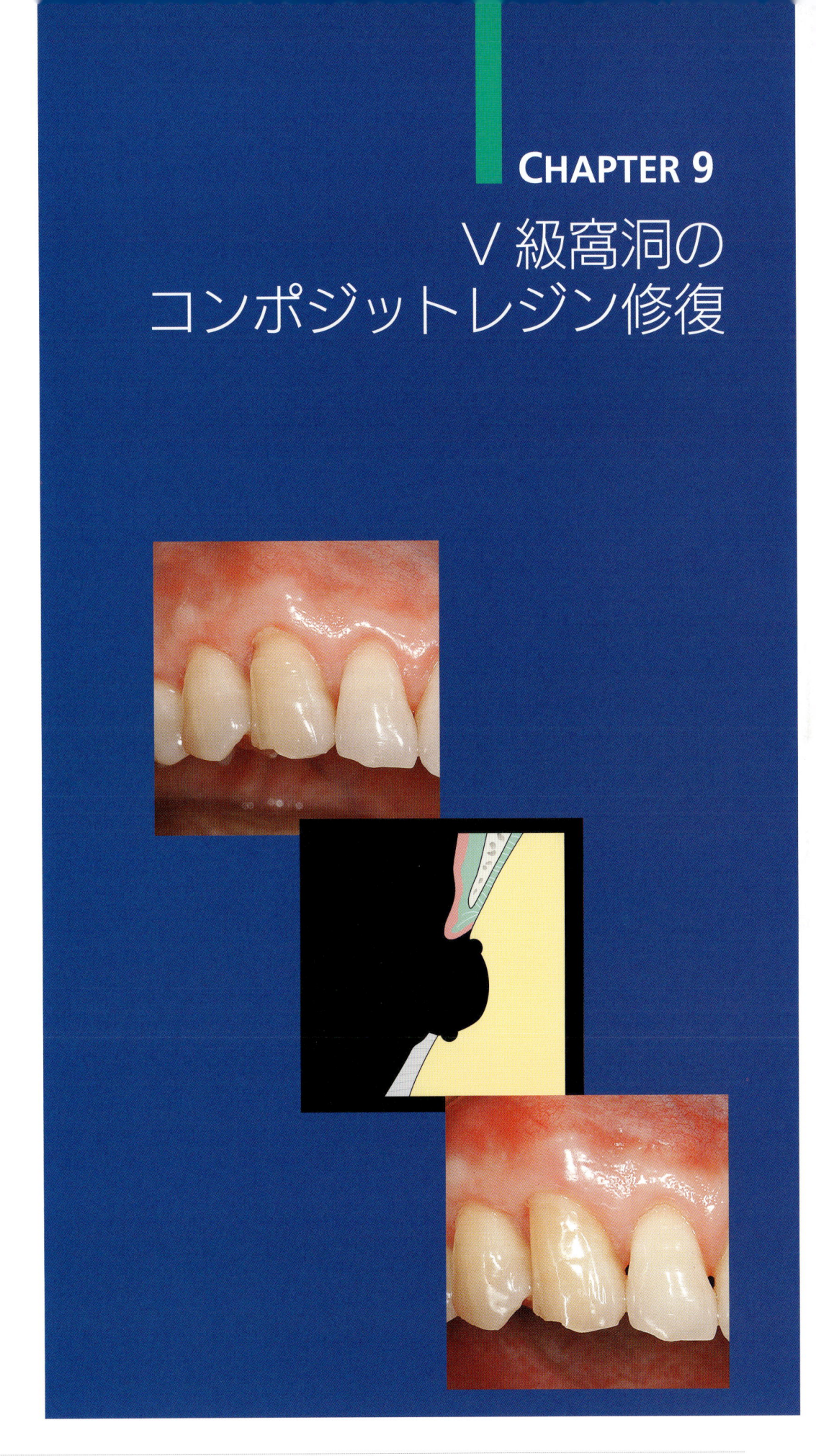

CHAPTER 9
Ⅴ級窩洞の
コンポジットレジン修復

はじめに

　Ⅴ級窩洞のコンポジットレジン（以下，CR）充填は一見簡単なように思えるが，他の窩洞と比較するとその予後は決してよくない[1,2]（**Fig 1**）．その理由としては，アンダーカットのない窩洞形態であること，歯頸側の窩洞マージンが象牙質であること，歯頸部に近い窩洞のため滲出液が窩洞内に侵入しやすいこと，などが考えられる．そのため，Ⅴ級窩洞の予後を高めるためには，他の窩洞と同様に，窩洞の特徴や材料の性質を考慮した術式，確実な手技が必要となる．

Ⅴ級窩洞の特徴

　Ⅴ級窩洞のタイプは，発生原因により，根面う蝕，摩耗，アブフラクション，酸蝕の4つに大別される．臨床的には，これらが単独または組み合わさった状態で存在する．これらを修復する際，それぞれの特徴に応じて形成デザインなどに工夫が必要である．

酸蝕

　もっともシンプルなⅤ級窩洞は，酸蝕によるエナメル質に限局した窩洞である．この場合，窩洞のマージンがすべてエナメル質に囲まれているため，その予後は比較

CR修復の失敗

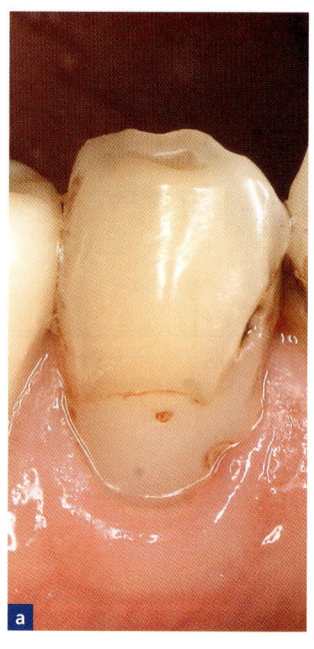

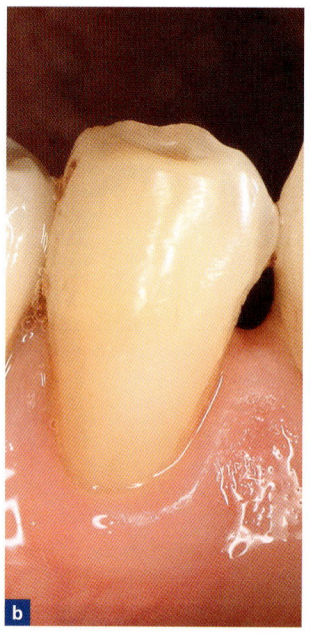

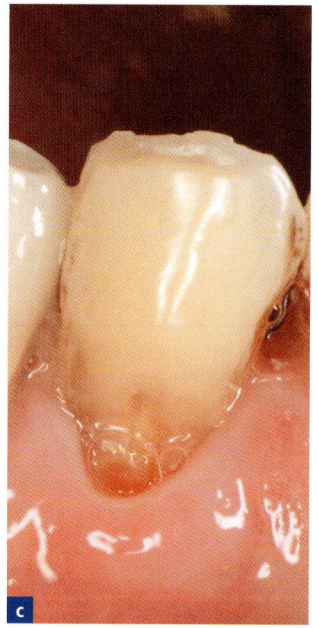

Fig 1a 術前．
Fig 1b 術後．
Fig 1c 1年後．CRが脱離している．

エナメル質に限局したⅤ級窩洞

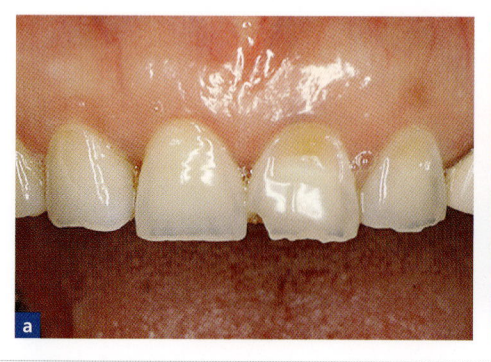

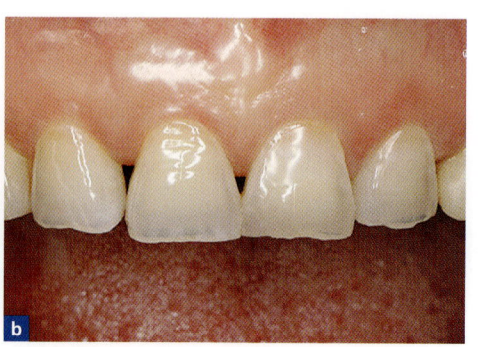

Fig 2a 術前．|1, |2 に酸蝕による実質欠損を認める．
Fig 2b CR修復2年後．CRの脱離やマージン部の着色を認めない．

エナメル質に限局したV級窩洞の窩洞形成

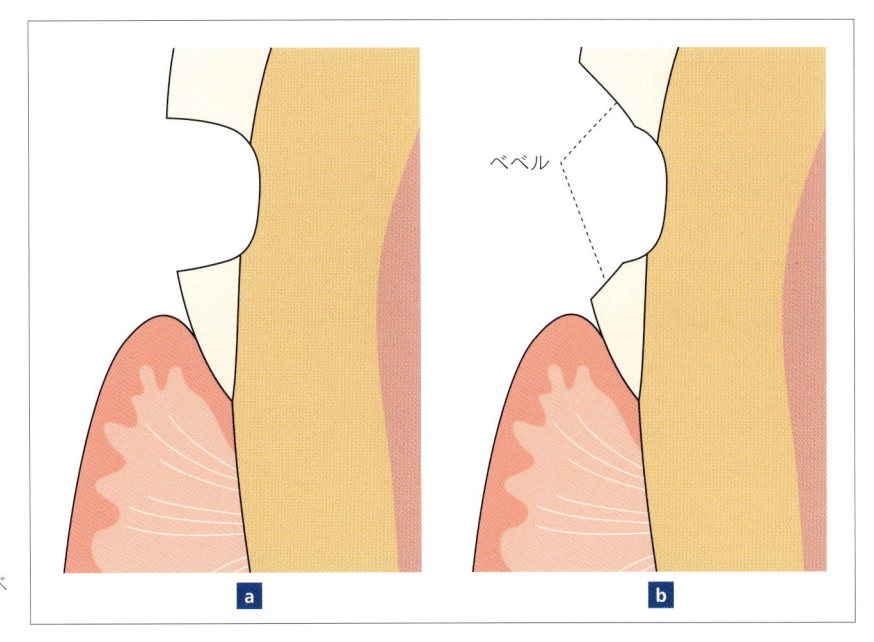

Fig 3a　術前.
Fig 3b　窩洞形成後．エナメル質全周にベベルを形成できることを示す．

歯肉側マージンが象牙質であるV級窩洞の接着界面の破壊

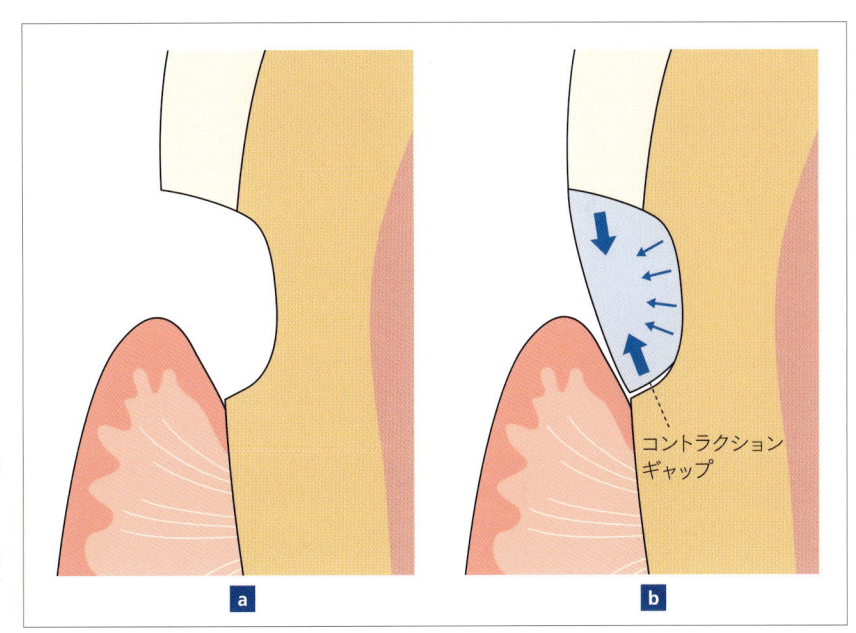

Fig 4a　術前．歯肉側マージンにベベルの形成は難しいため，バットジョイントとなることが多い．
Fig 4b　術後．重合収縮の結果，接着力の弱い歯肉側マージンの接着界面が破壊されやすい．

的よいと考えられる(Fig 2)．また，窩洞が歯肉縁から離れていることが多く，窩洞全周にベベルの形成が可能である(Fig 3)．また，う窩が隣接面にまでおよび，Ⅲ級とⅤ級のコンビネーションとなった場合，後述する方法で窩洞を単純化して充填することで修復しやすくなる(Fig 10)．

根面う蝕，摩耗，アブフラクション

それに対し，根面う蝕，摩耗，アブフラクションによるⅤ級窩洞の場合，窩洞のほとんどが象牙質になり，窩洞の歯肉側マージンは，歯肉に近接していることも多い．そのため，歯肉側マージンにベベルを形成することが難しく，バットジョイントの形成となりやすい(Fig 4a)．

Ⅴ級窩洞 CR 修復における歯頸側マージン部の着色

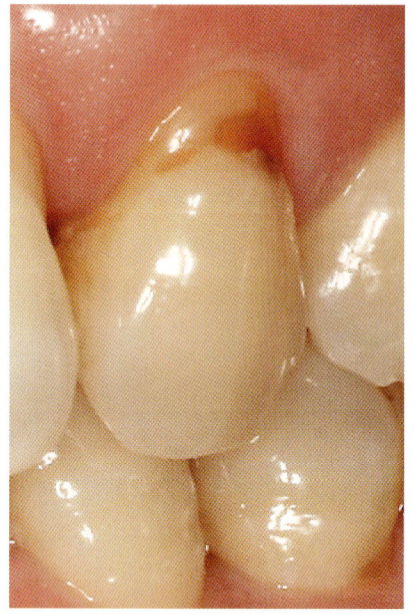

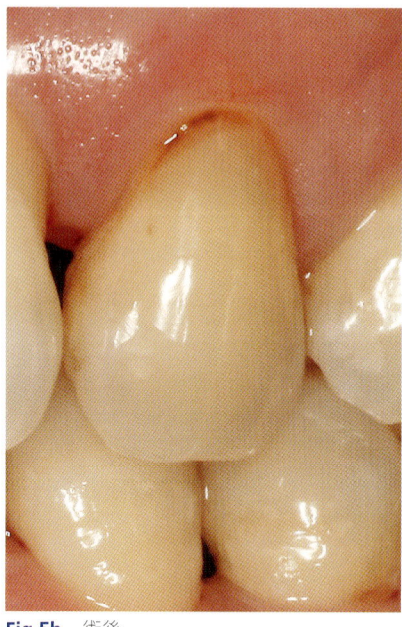

Fig 5a　術前．

Fig 5b　術後．

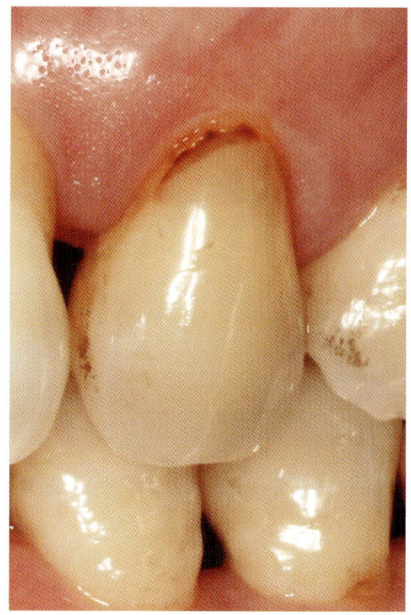

Fig 5c　1年後．歯肉側マージンに着色を認める．マージンギャップが存在すると考えられる．

　また，歯冠側マージンがエナメル質であるのに対し，歯肉側マージンは象牙質になり，重合収縮により接着界面の引っ張り合いが生じ，歯肉側マージンのほうが接着界面の破壊が生じやすいと考えられる（Fig 4b）．このことは，私たちが臨床でよく Ⅴ級 CR 修復の歯肉側マージンが着色しているのをよく見ることからもわかる（Fig 5）．この対策として，歯肉側マージン部近くに保持溝（後述 Fig 7d）を形成すること，積層充填を行うこと，などの配慮が必要になる．保持溝の形成は臨床研究においても有効性が示されており[3]，臨床的にもその有効性を経験している（Fig 6）．

　う蝕のない楔状欠損の場合，それ自身がいつも生物学的な問題を生じるわけではない．したがって，審美的問題や知覚過敏がなく，患者の希望がなければ，修復の対象にならない場合も多い．う蝕のない楔状欠損の場合，欠損部表面が高度に石灰化している場合がある．このような欠損部はボンディング材の酸に対して脱灰が生じにくく，ボンディングシステムの性能を十分に発揮することができない可能性がある[4]．そのため，このような窩洞の場合，高度に石灰化した部位を一層削除することが必要になる．また，象牙質を一層削除し，表面を粗造化することは Ⅴ級窩洞修復の予後を高めるのに有効である[5]．

保持溝（グルーブの形成）の有効性

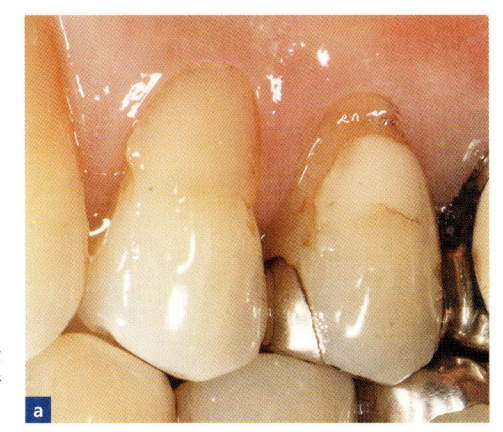

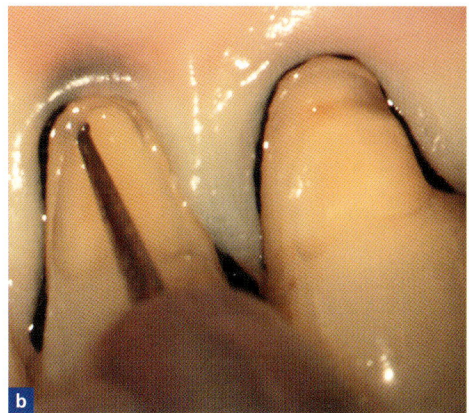

Fig 6a 術前．
Fig 6b └4 のみ保持溝の形成を行った．＊マイクロスコープで撮影

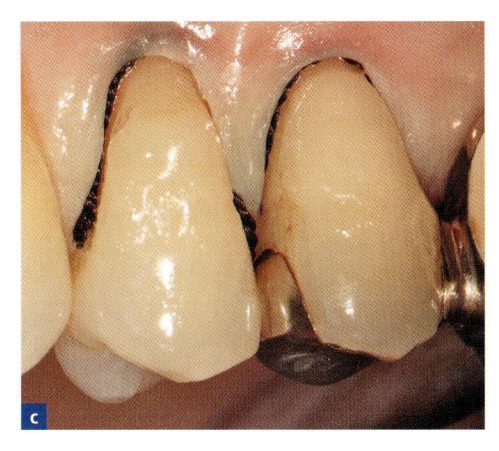

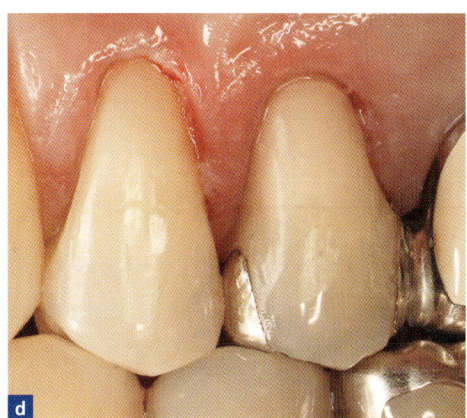

Fig 6c エッチング，プライミング，ボンディング後，歯冠側より積層充填を行う．＊マイクロスコープで撮影
Fig 6d 術直後．一見するとマージン部に問題はない．

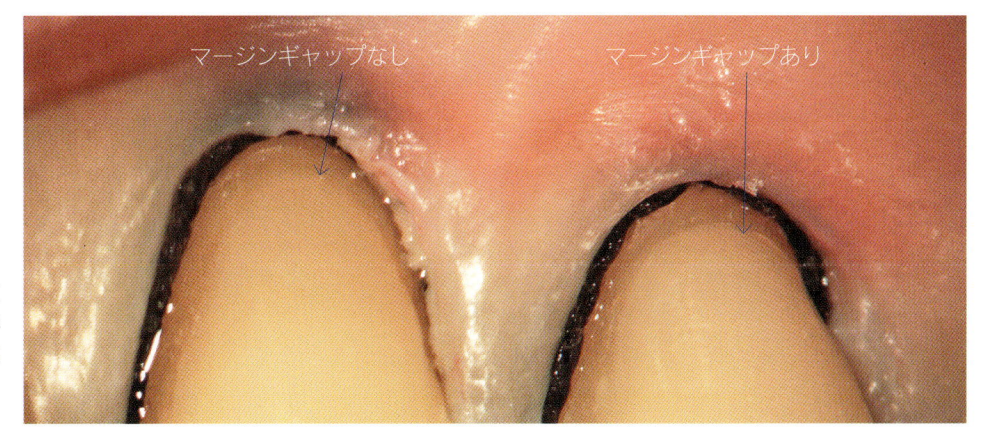

Fig 6e 術直後（強拡大）．└4 にはマージンギャップを認めないが，└5 にマージンギャップによるホワイトマージンを認める．＊マイクロスコープで撮影

マージンギャップなし　　マージンギャップあり

Ⅴ級窩洞のCR充填術式（治療の流れ）

　Ⅴ級窩洞のCR充填方法は，透明のサービカルマトリックスを用いる方法と，フリーハンドで積層する方法の2つがある．可能なら，マトリックスを利用したいが，大きさや形態により使用が困難な場合がある．また，CR修復時には可及的にラバーダムを使用したいが，Ⅴ級窩洞は困難な場合が多い．

　以下に，筆者が行っているⅤ級窩洞のCR充填法を解説する．

1．診査，診断，麻酔
　知覚過敏の有無，窩洞の隣接面部への広がり，歯肉縁下への広がりを把握する（**Fig 7a**）．冷水痛が強い場合は，麻酔が必要であるが，術後，歯髄炎症状がでるかもしれないことを十分に伝えておく．

2．歯面清掃
　歯肉から出血させないように注意して歯面清掃を行う（**Fig 7b**）．

3．窩洞形成
　歯肉縁近くを形成する場合は，ガムリトラクターなどで歯肉を保護しながら形成を行う（**Fig 7c**）．う蝕象牙質を除去したあと，エナメル質にベベルの付与を行う．充填物の脱離を防ぐ意味で，窩洞外形と相似形に，窩洞内に，直径0.5～0.8 mmのダイヤモンドのラウンドバーで保持溝を形成する（**Fig 7d**）．この症例のように，ブラッシングによると思われる楔状欠損は，保持形態などの窩洞形成を行わない場合もあるが，先の考察から歯肉側には保持溝を形成したほうが無難のように思われる．

4．サービカルマトリックスの試適または歯肉圧排
　適切な大きさの透明サービカルマトリックス「トランスペアレント　サービカルフォイル」（KerrHawe／サイブロンデンタル）を選択し，窩洞に試適する（**Fig 7e, f**）．もし，適切な大きさのマトリックスがなければ，大きめのマトリックスを選び，はさみで切って調節する．歯面に沿わない場合は，手でマトリックスを大きく湾曲させてから歯面に試適すると合いやすい．

　サービカルマトリックスを使用しない場合，歯肉の厚みや歯肉溝の深さに合った圧排糸を選択し，歯肉圧排を行う（**Fig 8b, Fig 9c**）．これにより，術前に歯肉縁下にあったマージンが歯肉縁上に確認できるようになることが多い．

5．エッチング，ボンディング
　約37％のリン酸でエナメル質は約15秒，象牙質は約5秒エッチングを行ったあとに，ボンディング処理を行う．

6．CRの充填
　サービカルマトリックスを歯肉溝内にわずかに挿入して，歯肉縁部の窩洞辺縁を明示する（**Fig 7g**）．この状態で（サービカルマトリックスの歯冠側が開いたままの状態で），ペーストタイプのレジンを窩洞内へ多めに填入する．その後，気泡が入らないようにゆっくりとマトリックスを歯面に押し付け，光照射を行う（**Fig 7h**）

　マトリックスを使用しない場合（フリーハンド法，**Fig 8, 9**）は，まずフロータイプのCRにより窩洞全体にライニングを行う（**Fig 9e**）．とくに，保持溝を形成した部位に気泡が入らないように，しっかりとフロータイプCRを流し込む．この際，シリンジの先端がレジンより先に進まないように，CRがシリンジより先行して充填されるようにする．ここで使用するフロータイプCRはフローがよいものが使いやすい．

CHAPTER 9　V級窩洞のコンポジットレジン修復

V級窩洞のCR充填(マトリックス法)

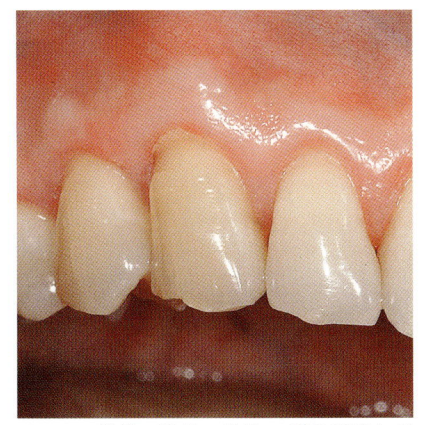

Fig 7a 術前．55歳，男性．3̲の楔状欠損の修復を希望．

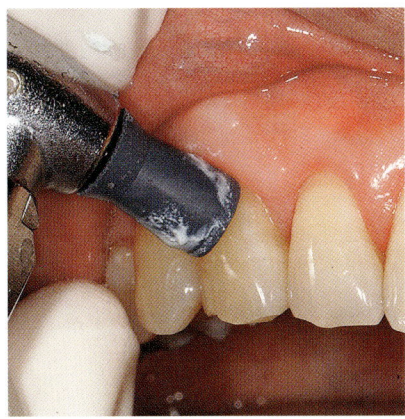

Fig 7b 歯面清掃．

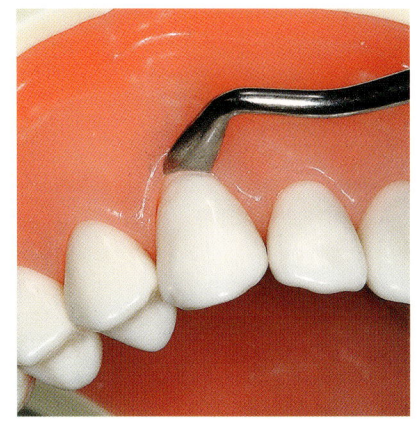

Fig 7c ガムリトラクターの使用．歯肉縁近くの窩洞形成を行う場合は，歯肉を傷つけないようにガムリトラクター(筆者の手作り)を使用するとよい．　　＊模型で説明

(図d ラベル：歯肉／保持溝／ベベル／エナメル質／象牙質)

Fig 7d 窩洞形成の特徴．必要にして十分なう蝕象牙質を除去したあと，エナメル質にベベルの付与を行う．充填物の脱離を防ぐ意味で，窩洞外形に相似形に窩洞内に，直径0.5〜0.8 mmのダイヤモンドのラウンドバーで保持溝を形成する場合もある．

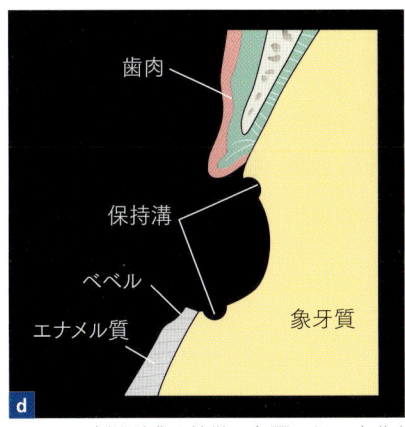

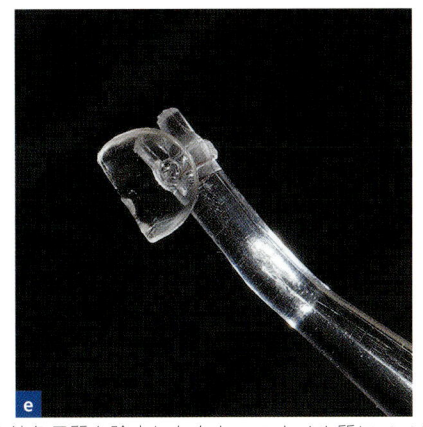

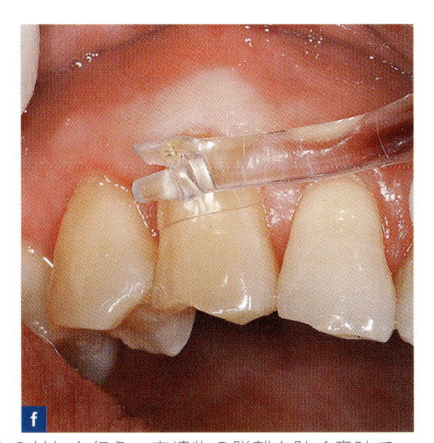

Fig 7e 透明サービカルマトリックスの選択．窩洞外形よりわずかに大きいマトリックスを選択する．

Fig 7f マトリックスの試適．歯肉縁下わずかから窩洞全体をカバーできるかどうかを確かめる．

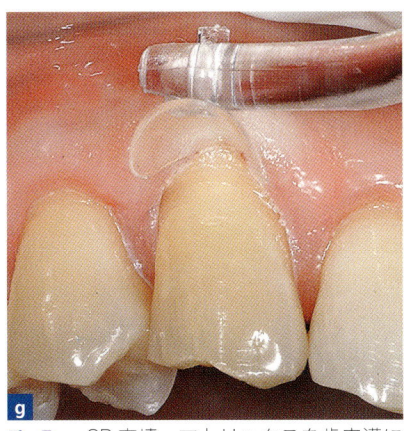

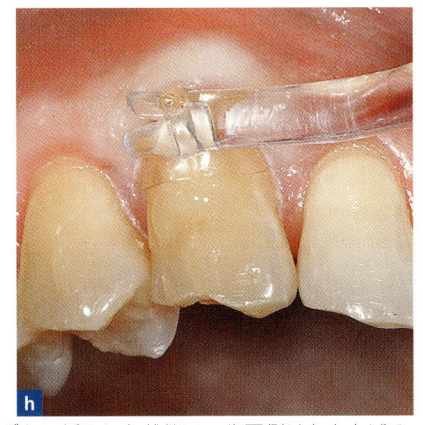

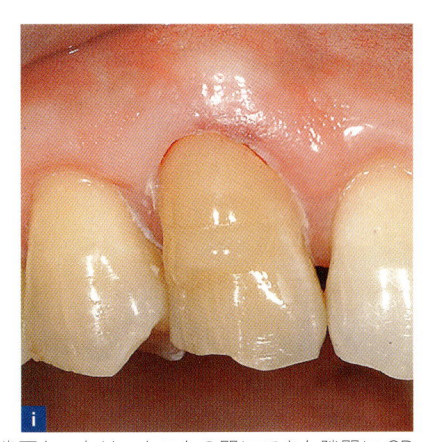

Fig 7g CR充填．マトリックスを歯肉溝にわずかに挿入した状態で，歯冠側はもちあげる．歯面とマトリックスとの間にできた隙間にCR(ペーストタイプ)を充填する．

Fig 7h マトリックスの圧接．マトリックスを均等に歯面に圧接する．この状態で光照射を行う．

Fig 7i 重合直後．

145

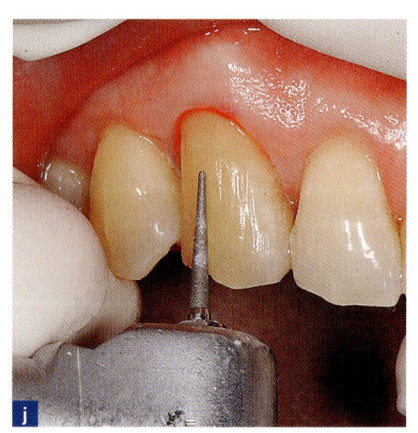

Fig 7j 形態修正と研磨．

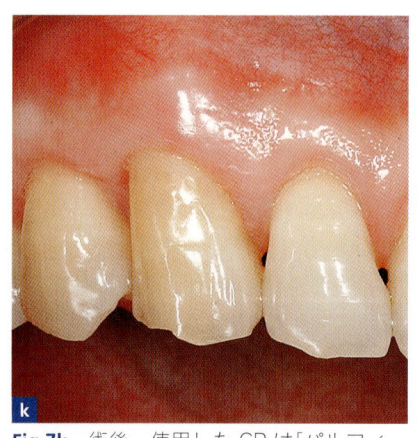

Fig 7k 術後．使用したCRは「パルフィークエステライトA4」（トクヤマデンタル）．

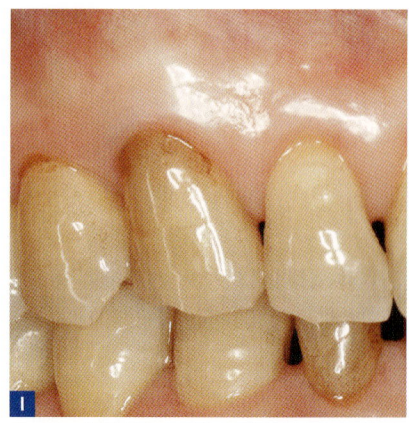

Fig 7l 術後7年．CRの脱落は生じていないが，近心にマージンギャップが認められる．

　つぎに，ペーストタイプのレジンを歯冠側から積層充填していく（**Fig 9f, g**）．歯冠側から充填する理由は，重合収縮応力をできるだけ歯頸部で少なくするためである．1回に使用するCRの量は重合収縮と光の照射深度を考慮し，多くとも直径2mm程度にする．歯冠側から順に積層充填していく．また，歯肉側マージンまでは完全に充填を行わず，1mm程度のスペースを残しておき，このスペースにフロータイプのレジンを充填する方法もある（**Fig 8c**）．窩洞内に十分とどまることができる，流れにくいフロータイプのCRを用いることで，マージン部歯質にCRがしっかりと接した状態で充填を行うことができる．この方法は，窩洞マージンと歯肉が近接していて，ペーストタイプを用いると，歯肉側マージン部にCRを圧接しにくい場合に応用できる．また，ガムリトラクターを用いることで，歯肉とマージンとの距離を十分に確保し，CRと歯肉が接しないように充填する方法も有効である（**Fig 7c**）．さらに，窩洞をすべてフロータイプのCRで積層充填することも可能である．

7．形態修正と研磨

　スーパーファインのダイヤモンドバーとシリコンポイントを用いて形態修正と研磨を行う（**Fig 7j, k**）．

V級窩洞　フリーハンドでのCR充填模式図

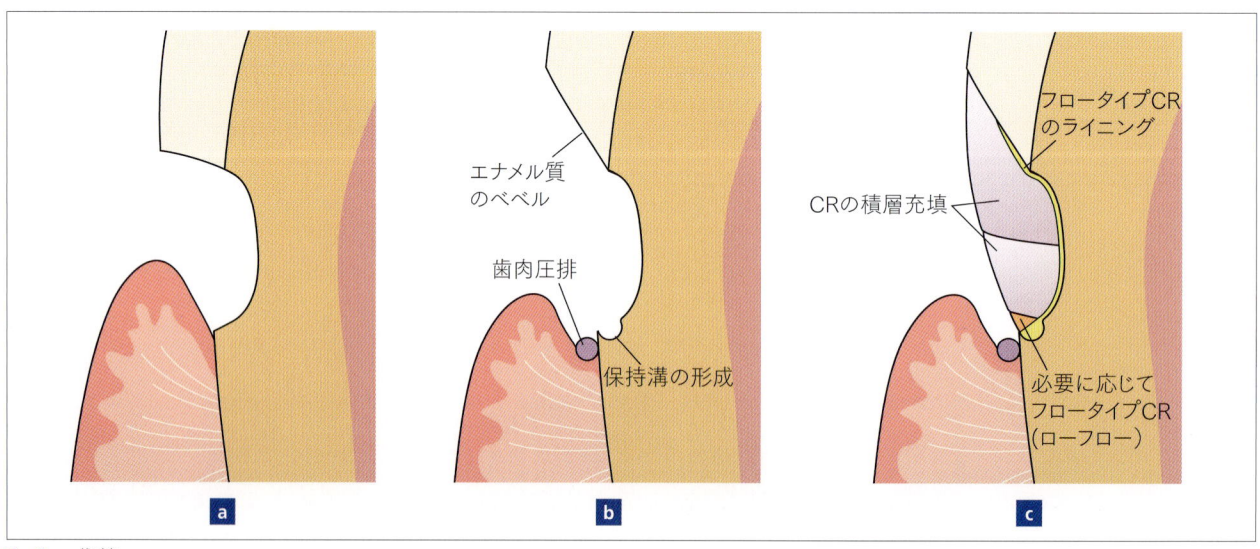

Fig 8a 術前．
Fig 8b 窩洞形成．
Fig 8c CR充填．

CHAPTER 9　V級窩洞のコンポジットレジン修復

V級窩洞　フリーハンドでのCR充填の術式

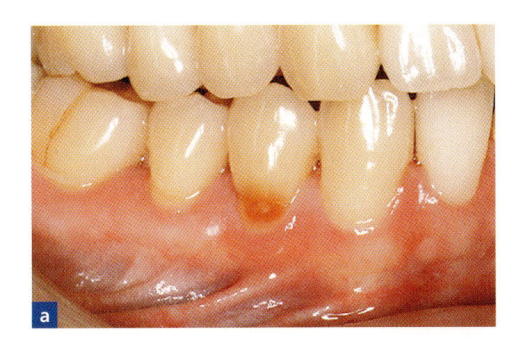

Fig 9a　術前.

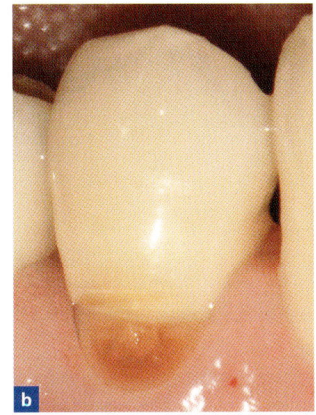

Fig 9b　術前（強拡大）.

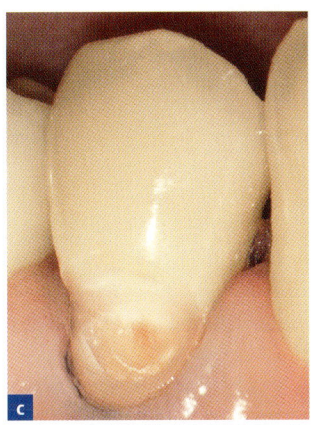

Fig 9c　歯肉圧排と窩洞形成．歯冠側エナメル質にはベベルの形成を行う．

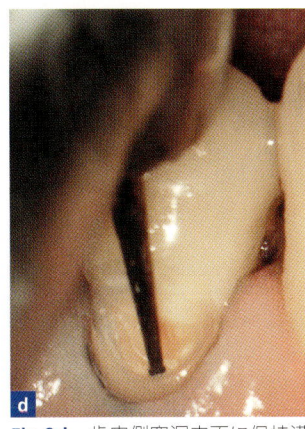

Fig 9d　歯肉側窩洞内面に保持溝（グルーブ形成）を行う．

Fig 9e　エナメル質にリン酸エッチングを行う．

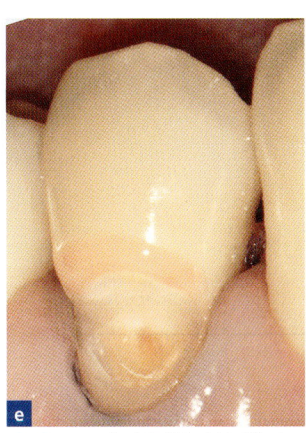

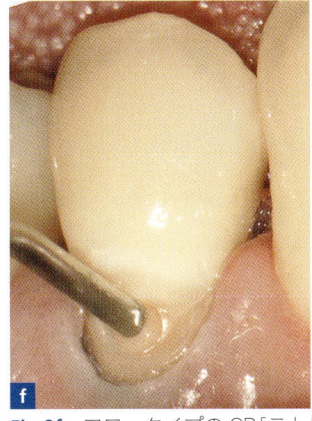

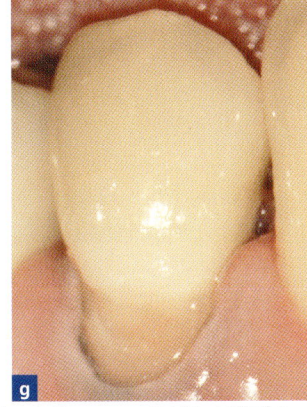

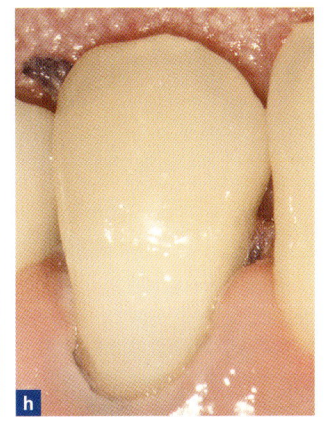

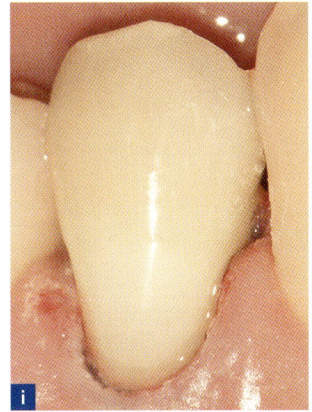

Fig 9f　フロータイプのCR「テトリックN-フローA3」（白水貿易）により窩洞のライニングを行う．
Fig 9g　歯冠側よりペーストタイプのCR「パルフィークエステライトΣ A2」（トクヤマデンタル）を積層充填．
Fig 9h　2層目のCR充填．
Fig 9i　形態修正と研磨．

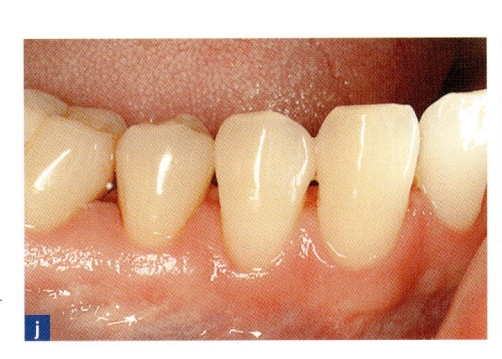

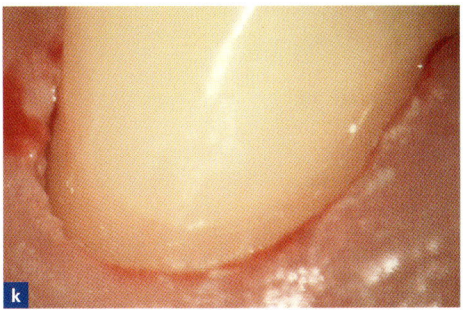

Fig 9j　術後．
Fig 9k　術直後の強拡大像．マージンギャップがみられない．

147

コンポジットレジンと審美修復

Ⅲ級窩洞とⅤ級窩洞の
コンビネーション型窩洞のCR充填法

　この種の窩洞は，基本的に唇側からアクセスする．歯頸ラインに沿ってⅤ級窩洞と，Ⅲ級窩洞がつながったような窩洞形成を行う（Fig 10a～d）．ベベルも含めて窩洞形成が終了したら，エッチング，ボンディングを行う．透明マトリックス「マトリックステープ」（スリーエムヘ

Ⅲ級とⅤ級のコンビネーション窩洞の充填

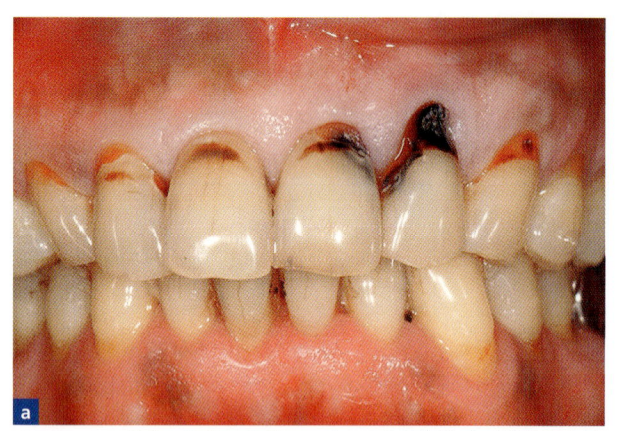

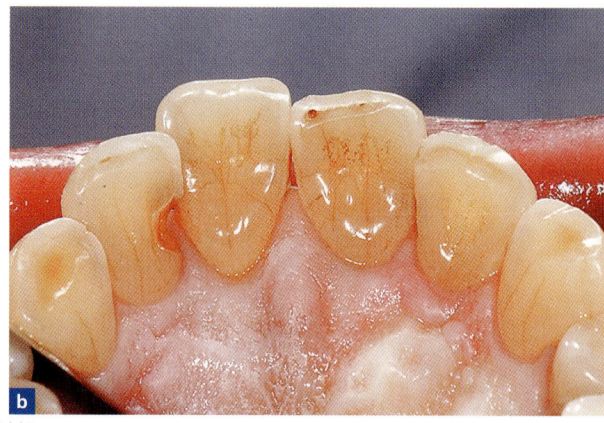

Fig 10a, b 術前．56歳，男性．3┼3の歯頸部および隣接面う蝕の治療希望．

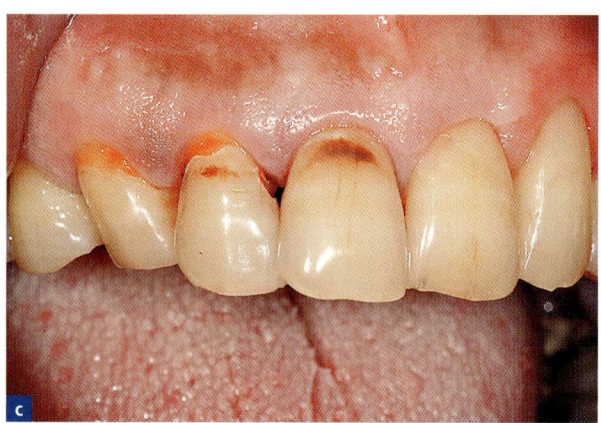

Fig 10c 3 2 1┘の修復前の状態．

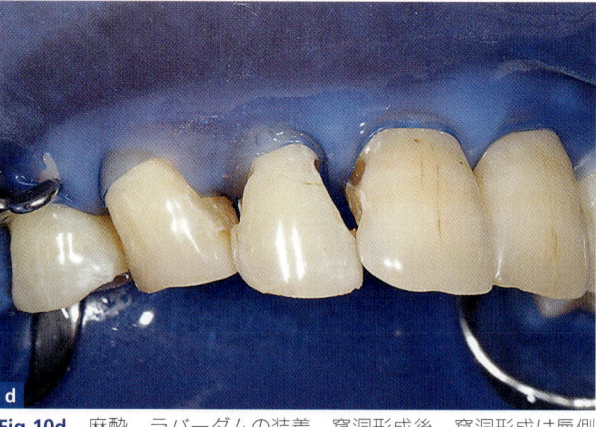

Fig 10d 麻酔，ラバーダムの装着，窩洞形成後．窩洞形成は唇側からアクセスした．

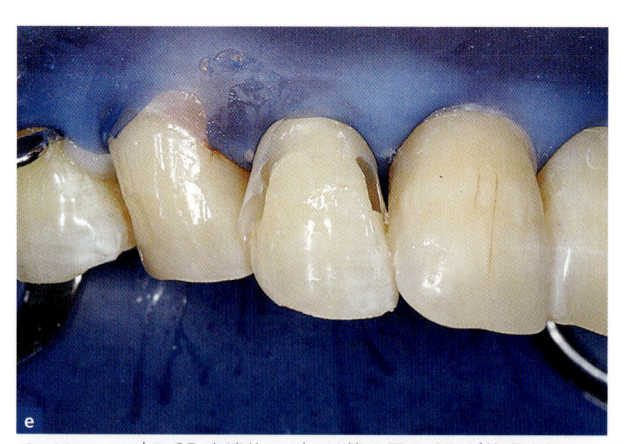

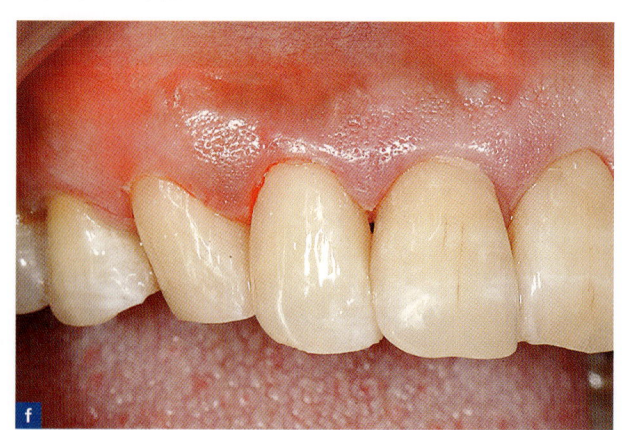

Fig 10e 3 1┘のCR充填後．2┘には第1層のCRが築盛されている．このように，隣接面から唇側にかけてフロータイプのCR「エステライトフロークイックA3」（トクヤマデンタル）でシェルを製作してからペーストタイプのCR「パルフィークエステライトA3」（トクヤマデンタル）で充填すると簡便である．
Fig 10f 3 2 1┘のCR充填後．

Fig 10g, h 術後.

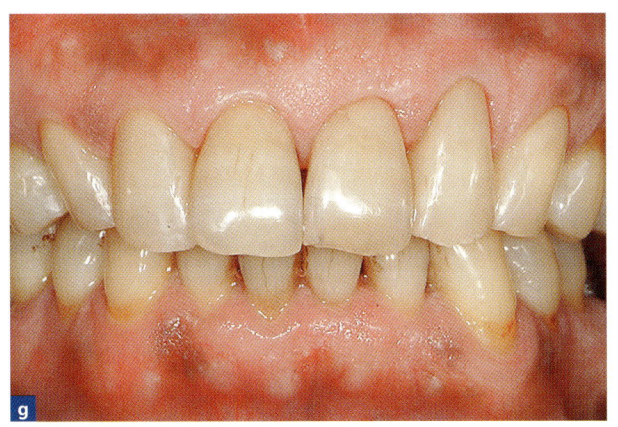

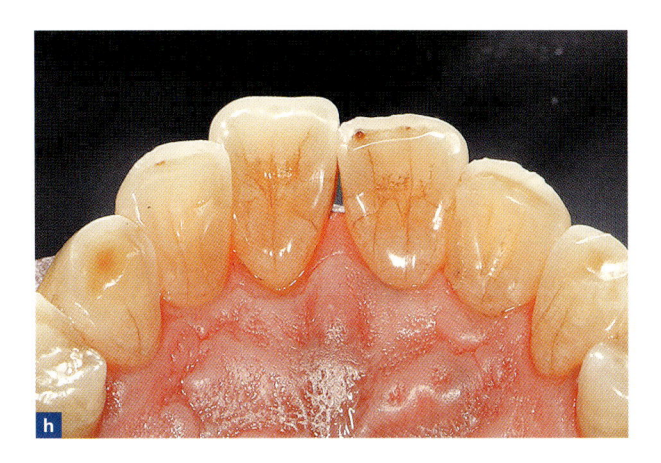

ルスケア）を用いて，まず隣接面から唇側にかけてCRのシェルをつくる（**Fig 10e**）．その後は，窩洞の残りの部分へ適切な色のペーストタイプのCRを充填する（**Fig 10f〜h**）．

おわりに

V級窩洞は，ボンディング材の臨床試験として応用される場合がある．実際には，ボンディング材の in vitro での成績とV級窩洞の臨床成績は必ずしも結びつくわけではないが，「修復の失敗＝脱離」「修復の不備＝マージン部の着色」となって現れることが多く，わたしたちのCR修復の技術を知る簡単な指標になるかもしれない．V級窩洞は，窩洞外形の設定，維持溝の形成，ボンディング材の使用方法，積層充填などの1つひとつの手技がCRの成功にかかわっていることを実感しやすい．CR修復はテクニックセンシティブな修復方法であり，その性能を引き出す術式と確実な手技を行うことが，審美的でより耐久性のあるCR修復へとつながるといえる．

参考文献

1. Mjor IA, Dahl JE, Moorhead JE. Age of restorations at replacement in permanent teeth in general dental practice. Acta Odontol Scand 2000 ; 58 : 97 - 101.
2. Chadwick B, Dummer P, Dunstan F, Gilmour A, Jones R, Phillips L, Rees J, Richmond S, Stevens J, Treasure E. The longevity of dental restorations. A systematic review. National Health System Centre for Reviews and Dissemination Report 19. 2001 ; York : University of York.
3. Kim SY, Lee KW, Seong SR, Lee MA, Lee IB, Son HH, Kim HY, Oh MH, Cho BH. Two-year clinical effectiveness of adhesives and retention form on resin composite restorations of non-carious cervical lesions. Oper Dent 2009 ; 34 : 507 - 515.
4. Tay FR, Pashley DH. Resin bonding to cervical sclerotic dentin: a review. J Dent 2004 ; 32(3) : 173 - 196.
5. Heintze SD, Ruffieux C, Rousson V. Clinical performance of cervical restorations: a meta-analysis. Dent Mater 2010 ; 26(10) : 993 - 1000.

CHAPTER 10
マルチレイヤーテクニック①
色彩学・シェードテイキング

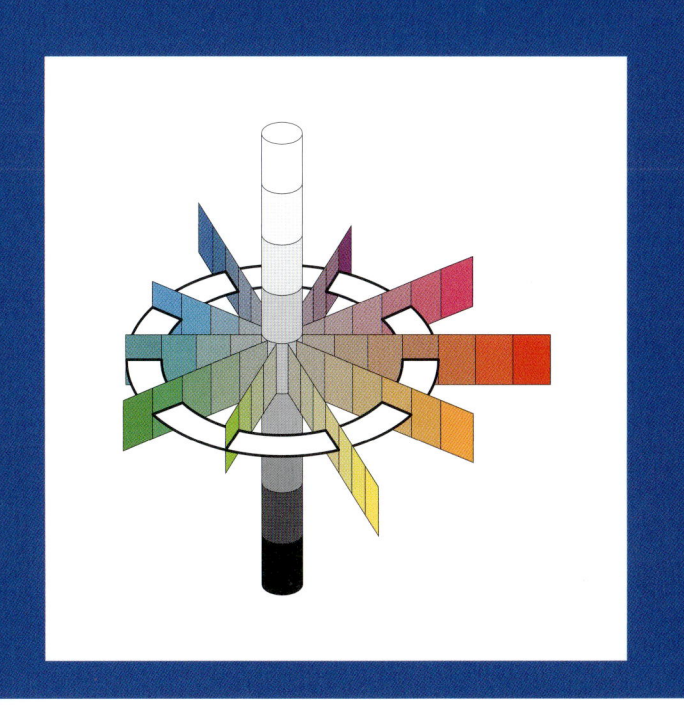

はじめに

前歯部をコンポジットレジン(以下,CR)で審美的かつ正確に修復する場合,隣在歯を含めた周囲の歯質に近似したシェード(色と透明度)および形態と表面性状を再現することで,初めてそれが可能になる(**Fig 1**).CR修復の究極のゴールは,耐久性と同時に,この天然歯への模倣性や美しさの再現にあるといっても過言ではない.しかし,比較的大きな窩洞では,幾種類かのCRを積層(レイヤリング)することによって,初めてそれが可能になる.そこで,この本では3種類以上のCRを用いて積層充填(修復)することを「マルチレイヤーテクニック」とよぶことにし,この**CHAPTER**ではCRで前歯をいかに自然で美しく修復するかについての必要事項について考察する.

歯のシェード

審美的なCR修復を実現するためには,まず正しいシェードを把握し,つぎにそれを再現できるテクニックを培う必要がある.歯のシェードを再現する場合,色(color)と透明度(translucency)の2つの要素を理解することが重要である.

色(color)

色の表示方法には,大きく分けて「色名」による方法,「色の3属性」による方法,「刺激値」による方法,の3つがある[1,2].色名は,赤紫,青緑,褐色というように,色に名前をつけて表す方法で,日常的でわかりやすいが,周囲をとりまく無数の色を名前で表現することは困難である.そこで,色がもっている属性や色刺激をもとに記号や数値で体系的に表す「表色系」が考案されており,物体表面の色知覚を「色の3属性」に与えた記号や数値によって表す方法が一般的に用いられている.

色の3属性

私たちの生活環境を取り巻くすべての物体の色は,大別すると赤・青・黄・緑などの色味のある有彩色(chromatic color)と,白・灰色・黒というような色味のない無彩色(achromatic color)に分けることができる.有彩色は,色相(hue),明度(value),彩度(chroma)の3つの独立した属性(3属性)からなるが,無彩色は明度のみからなる.

3属性で色を標準化した記号や数値で表現した代表的な表色系に,「マンセル表色系」がある.マンセル(Albert H. Munsell)は,米国の美術教師で画家でもあり,色相・明度・彩度にもとづいて多くの色を系統的に配列した表

マルチレイヤーテクニックを用いた前歯修復例

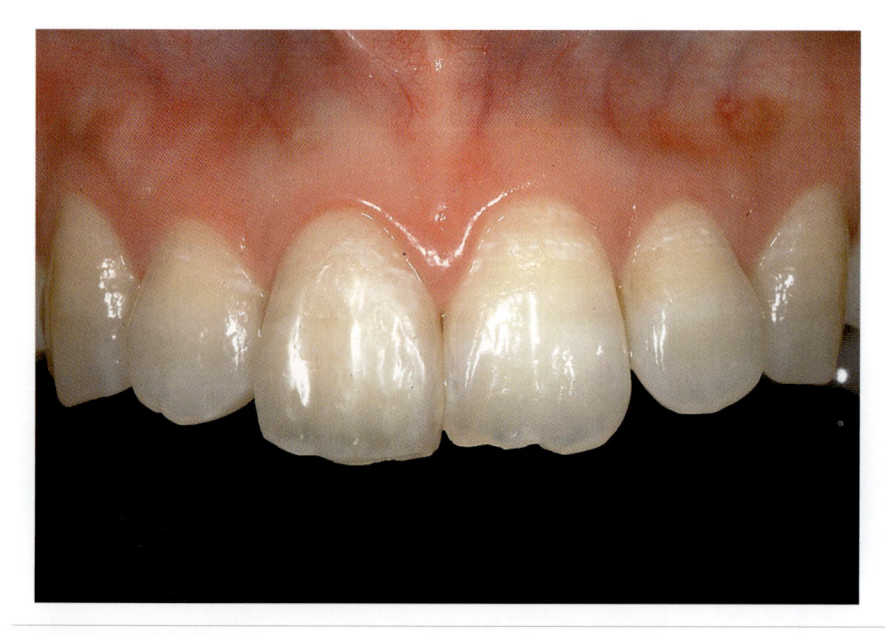

Fig 1 30歳,女性.どの歯のどの部位がCRで修復されているかを想像してほしい.答えは,**CHAPTER 11 Fig 13**に示されている.このような修復は,色,透明度,形態など多くの要素を一致させて始めて可能になる.

CHAPTER 10　マルチレイヤーテクニック①

色の3属性

①色相

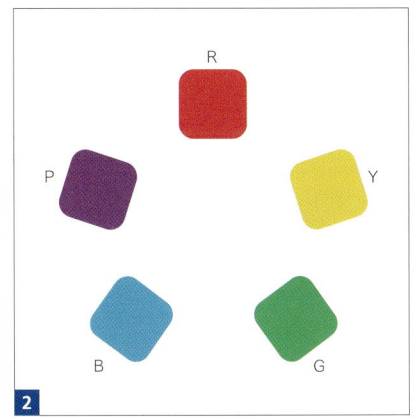

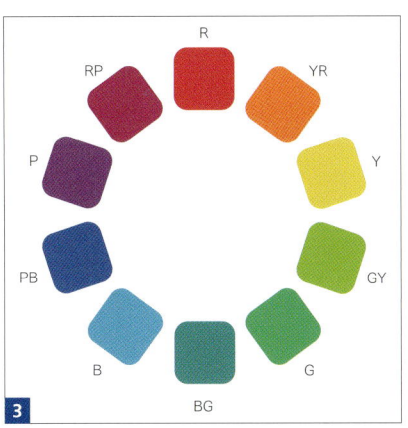

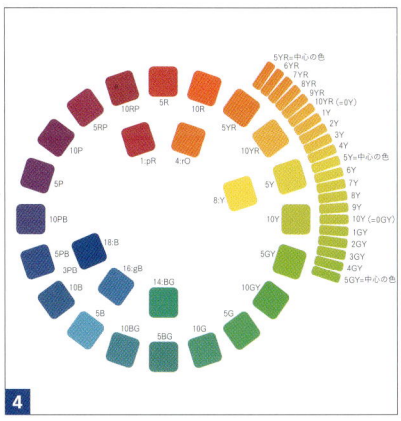

Fig 2　マンセルの基本5色相．上から時計回りに，赤（Red），黄色（Yellow），緑（Green），青（Blue），紫（Purple）が配列されている．
Fig 3　マンセル表色系の色相環（10色相）．**Fig 2**の基本色の間に中間色相（黄赤，黄緑，青緑，青紫，赤紫の5色相）が配列されている．
Fig 4　マンセル表色系の色相環（20色相）．それぞれの色相表示記号には5と10の数字がついており，5のついたほうが代表色相となる．しかし，記号（5Y，5G，5Bなど）と実際われわれがなじんで使っている色名（黄，緑，青など）は必ずしも一致しておらず，マンセル表色系の記号とそれに対応した色として認識しておきたい．

色系を1905年に考案した[2]．しかし今日では，1943年に米国光学会の測色委員会で修正が加えられた「修正マンセル表色系」（現在ではこれをマンセル表色系とよんでいる）が，科学的な表色系として一般に広く利用されている．以下，マンセルの表色系を基本に，色の3属性について解説する（解説文の多くは，参考文献1，2からの引用であることを明記する）．

①色相（Hue）

　色相は，赤，黄，緑，青，紫などのように，色の質の相違，色の種類（色みの性質）を表す属性である．マンセルの表色系では，色相はマンセルが基本色として選んだ赤（Red），黄色（Yellow），緑（Green），青（Blue），紫（Purple）の5つを基本色相とし（**Fig 2**），それぞれの間に中間色相（黄赤，黄緑，青緑，青紫，赤紫の5色相）を加え10色相に分割されている（**Fig 3**）．色相は，円環のうえに均等に配置され色相環（hue circle）として提示される（**Fig 3**）．色相環では，それぞれ対向する位置にある色が補色関係に（2つの色を混ぜると無彩色になる色の組み合わせ：たとえば，赤と緑を混ぜると灰色に）なるように配列されている．**Fig 4**は，20色相で色相環が作成されているが，同じ文字（たとえば，Y，R，GYなど）の前に5と10の数字をつけて色相の区別をしている．そして，色相表示では5のつい

た色相が，その色相記号で表される代表色となる．マンセル表色系の色相を示す記号は，あくまでも記号であり，色名と記号があっていないことがある．たとえば，青の代表色である5BはJIS系統の色名では「緑みの青」ということになり，5PBのほうがわれわれが日常なじんでいる青らしい青ということになる．

②明度（Value）

　色の明るさの度合を表す属性である．光を100％反射する理想的な白の明度を10，逆に光を100％吸収する理想的な黒の明度を0として，その間に9段階に均等に無彩色（グレー）を配置して明度が数値化されている（**Fig 5**）．しかし，理想的な黒や白はつくれないので，色表では，もっとも明るい色を明度9.5，もっとも暗い色を明度1.0となっている．また，有彩色でもグレースケールと比較して明度が判断，表示される．

　シェードテイキングにおいて明度の決定は重要な要素である．たとえば色の選択がよくても，明度をまちがえると結果として満足が得られない．逆に，明度の選択が正しければ色の選択が少々不明であっても結果として満足したものを得ることができる．

③彩度（Chroma）

　彩度は，色味の強さや鮮やかさの度合いを示す属性で，

153

コンポジットレジンと審美修復

②明度

Fig 5 明度の段階を示す概念図．光を100%反射する理想的な白の明度を10，逆に光を100%吸収する理想的な黒の明度を0として，その間に9段階に均等に無彩色（グレー）を配置して明度が数値化されている（注：グレーの濃度と，明度の段階を表す数値は必ずしも一致していない）．

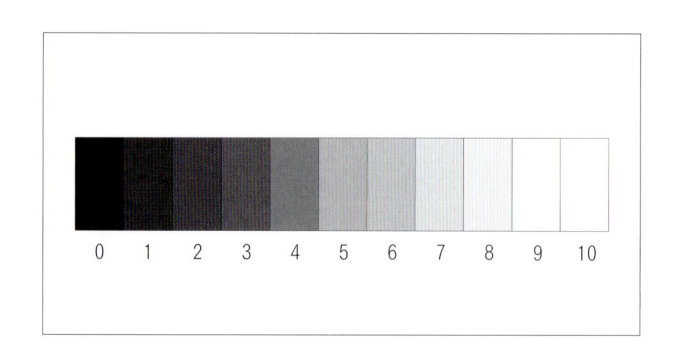

③彩度

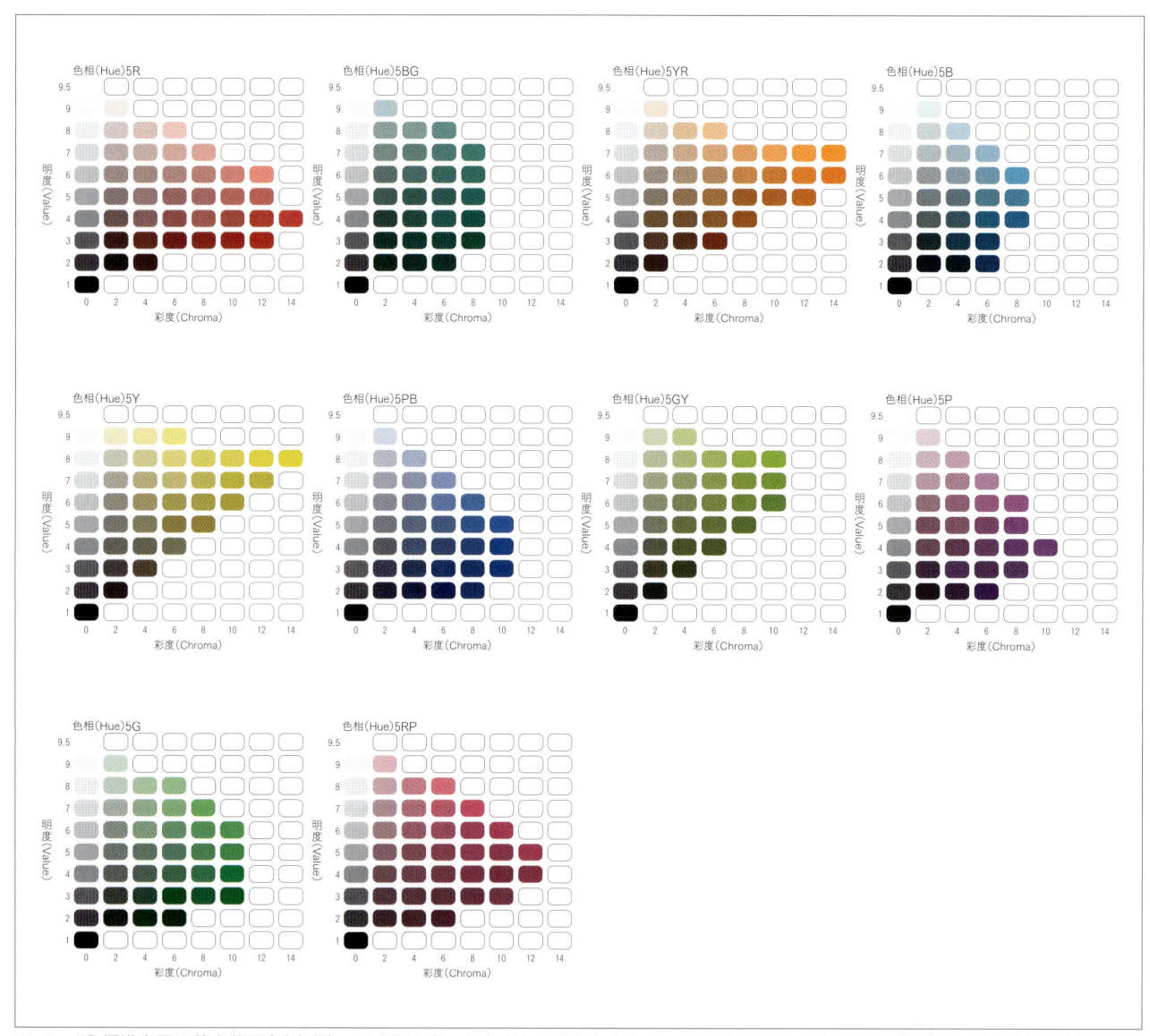

Fig 6 JIS 標準色票の等色相面（10色相）．この図から，それぞれの色相において，彩度と明度と色味の関連がわかる．彩度は無彩色からどれだけ離れているかを数値化（0〜14）して表しており，彩度0はどの色相でも無彩色（グレー）となる．しかし，最高彩度は色相によって異なっており，たとえば青緑（5BG）では最高彩度が8であるのに対し，赤（5R）では14である．

CHAPTER 10　マルチレイヤーテクニック①

同一色相のなかでもっとも彩度の高い色を純色という．この純色に無彩色を混ぜると濁った色になり，彩度が低くなる(**Fig 6**)．

マンセルの表色系では，彩度は無彩色からどれだけ離れているかを数値化(0～14)して表しており，彩度0はどの色相でも無彩色(グレー)となる．しかし，最高彩度は色相によって異なっており，たとえば青緑(5BG)では最高彩度が8であるのに対し，赤(5R)では14である．

マンセル表色系の色の表示方法

マンセル表色系では，色相，明度，彩度を記号化して示されているので，色の違いを記号で示すことができる．これは，マンセル値あるいはマンセル記号とよばれている．

①マンセル表色系の有彩色の表示方法

有彩色の場合は，色の3属性「色相　明度/彩度」の順に，たとえば「5Y 8/14」のように示される．明度と彩度はどちらも数値であるので「/」で区切られている．すなわち，「色相が5Y，明度が8，彩度が14」の色が記号で指定されたことになる．また，マンセルの表色系では，色相(Hue)，明度(Value)，彩度(Chroma)のそれぞれの頭文字をとって「H V/C」と呼ばれることがある．

②無彩色の表示方法

無彩色の場合は，色相がないので，中立を意味する「Neutral」の頭文字「N」と明度の段階を示す数値をつけて「N4」というように示される．無彩色では，色相や彩度は存在しないので，その他の記号は提示されない．

③色立体

色の3属性(色相，明度，彩度)を三次元の立体で表現したものを色立体(color solid)という(**Fig 7**)．明度(グレースケール)を示す垂直軸の周囲に，補色関係にある色相を同心円上に配列し，水平軸(中心軸からの距離)で彩度を表すことで，あらゆる色をこの立体のなかのどこかに位置づけすることができる．マンセルの表色系をこの色立体で表すと，最高彩度がそれぞれの色相で異なるため，**Fig 8**のような複雑な形を呈することになる．

歯科ではもっとも一般的にL*a*b*表色系が使われているが，国際照明委員会(Commission Internationalede Eclairage，略称：CIE)により1976年に制定されたCIE1976(L*a*b*)色空間が採用されている(**Fig 9**)．L*

マンセル表色系の色の表示方法

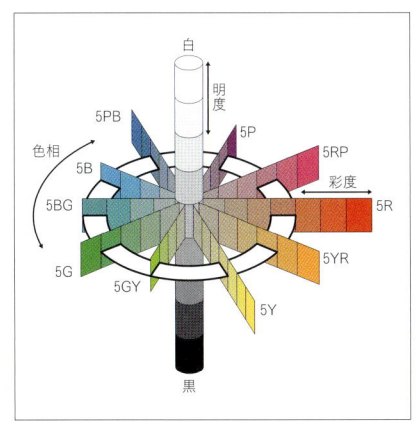

Fig 7 色立体を示す模式図．色の三属性(色相，明度，彩度)を三次元の立体で表現したものを色立体(color solid)という．明度(グレースケール)を示す垂直軸の周囲に，補色関係にある色相を同心円上に配列し，水平軸(中心軸からの距離)で彩度を表すことで，あらゆる色をこの立体のなかのどこかに位置づけすることができる．

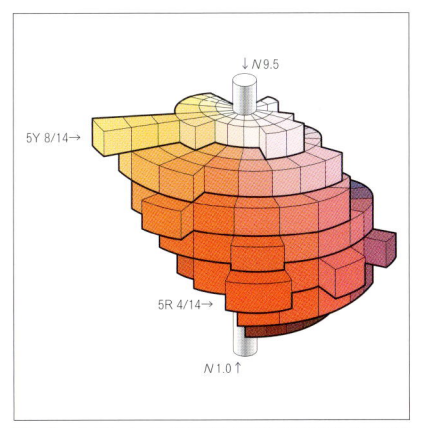

Fig 8 マンセル色立体の概念図(参考文献1を参考に改変提示)．マンセルの表色系を色立体で表すと，最高彩度がそれぞれの色相で異なるため，このような複雑な形を呈することになる．

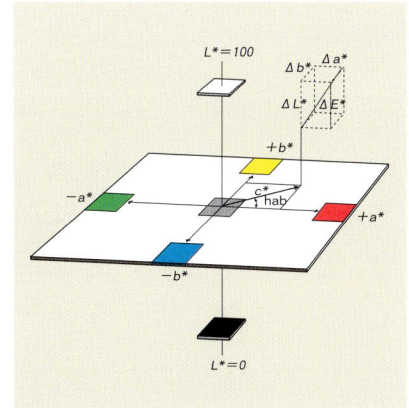

Fig 9 CIE L*a*b*表色系表．L*(エルスターとよぶ)は明度値を示し，a*(エイスター)はgreen-red，b*(ビースター)はblue-yellowの色相値と彩度値を示す．

（エルスターとよぶ）は明度値を示し，a*（エイスター）は green-red，b*（ビースター）は blue-yellow の色相値と彩度値を示す[3]．

透明度（Translucency）

歯のシェードを再現する場合，色と同じように透明度（光の透過性）を再現することがキーポイントなる．物体に光が当たった場合，光の透過・反射・拡散・吸収が生じる．このうち，光が通過してしまうような場合を「透明」(transparent)とよび（**Fig 10a**），光が物体に到着すると通過・反射・拡散が起こるような場合を「半透明」(translucent, **Fig 10b**)，光が物体に到着すると反射する（光の通過が起こらない）場合を「オペーク」(opaque)とよぶ（**Fig 10c**）．

実際の歯では，象牙質は高いオペーク性を有し，エナメル質は半透明性を有する．通常，歯の切端部では，光の透過性は高く，歯頸部では低い．また，若年者では透過性が低いのに対し，高齢者では高い傾向にある．このため，若年者の CR 充填（単色）では，オペーク色を選択する場合が多い．IV級の CR 充填では，単色で CR を充填しようとすると，通常の CR は光透過性が高いために，背景の口腔内の明度が反映され，実際のシェードより暗くなる傾向が高い．したがって，光透過性の低い CR（たとえばオペーク色やデンティン色）と組み合わせる必要がある．

マルチレイヤーテクニックでは，内部にデンティン色，切端と隣接面にエナメル色，最表層にできるだけ透明性の高い CR を一層盛るようにすることがコツである．実際の歯でも最表層には透明度が高い層が一層存在し，これが天然歯の透明感をかもし出していると考えられる．とはいえ，透明度をコントロールすることは，かなりの熟練が必要であり，作業時間も長くなる．

透明度

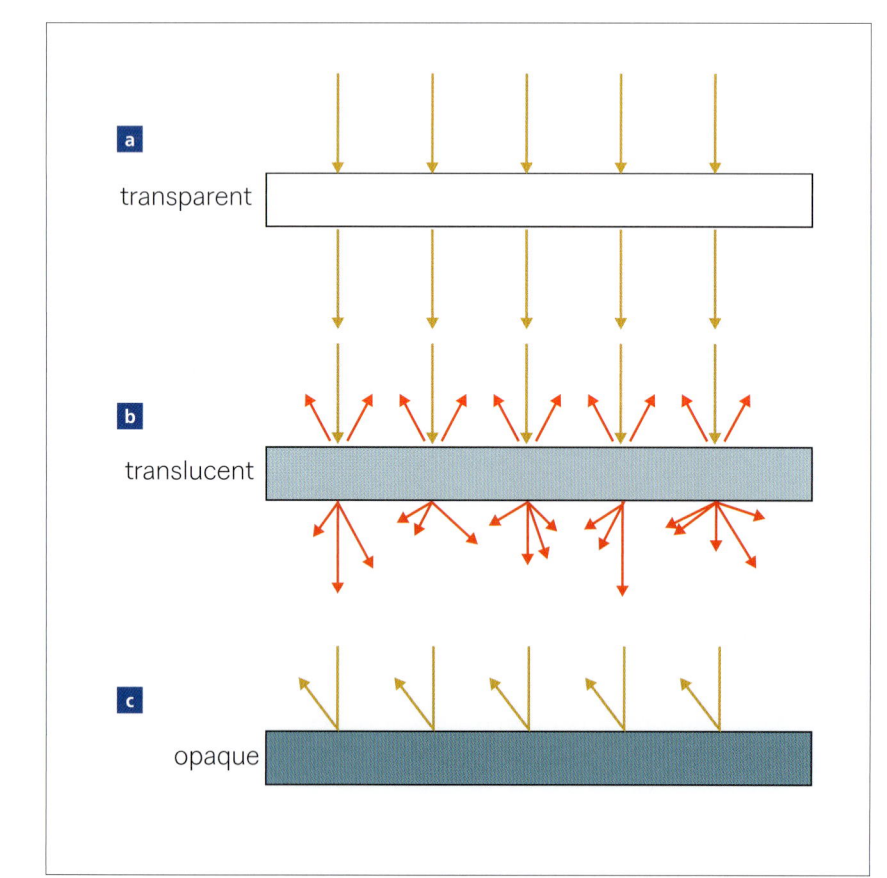

Fig 10 光の透過性(translucency)の分類．
Fig 10a 光が物体を通過してしまう場合を「透明」(transparent)とよぶ．
Fig 10b 光が物体に到着すると，通過・反射・拡散が起こるような場合を「半透明」(translucent)とよぶ．
Fig 10c 光が物体に到着すると反射する（光の通過が起こらない）場合を「opaque」(オペーク)とよぶ．

CHAPTER 10　マルチレイヤーテクニック①

シェードに影響を及ぼすその他の要因

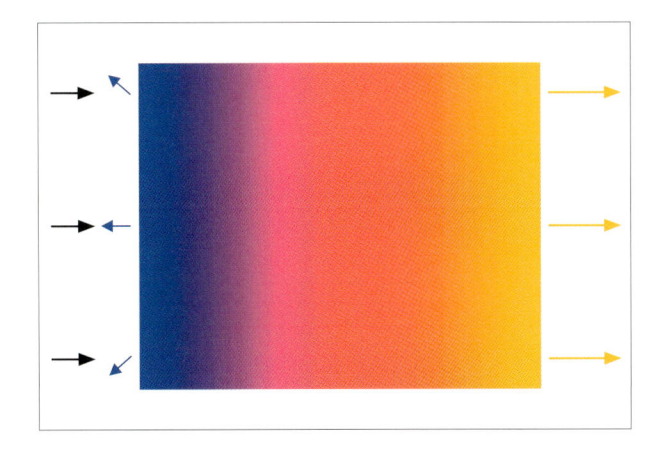

Fig 11　オパール効果．ブルー色は反射し，オレンジ色は通過するようなエナメル質にみられる効果をオパール効果という．

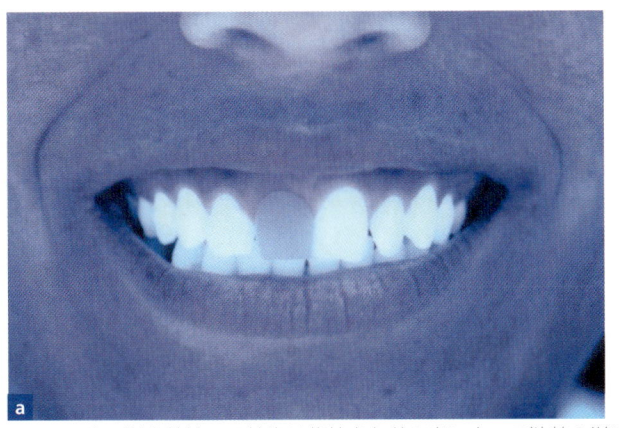

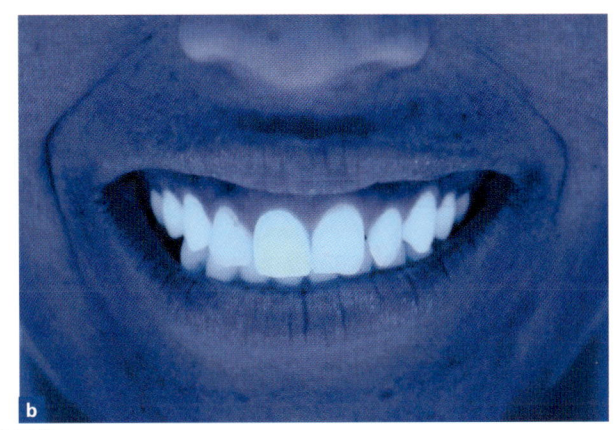

Fig 12　歯の蛍光特性．天然歯は紫外光などの光によって独特の蛍光性を示す．
Fig 12a　<u>1</u>|修復物の蛍光性が十分でない．
Fig 12b　<u>1</u>|に十分な蛍光性を示す修復物が装着されている．

シェードに影響を及ぼすその他の要因

色や透明度以外に，以下の物理的あるいは化学的な要因がシェードの再現性に影響を及ぼす．

①オパール効果(opalescence)

エナメル質はプリズムフィルターの役割をしている．ブルーは反射し，オレンジは通過する．このようなエナメル質にみられる効果を「オパール効果」という(Fig 11)．

②蛍光性(fluorescence)

天然歯は，紫外光などの光によって独特の「蛍光性」が発生する(Fig 12)．CR材料に対しても天然歯同様の蛍光特性が必須であると考えられる．近年のCRは，蛍光性を有するものが多い．

天然歯の色彩学的な特徴

①エナメル質

基本的にはエナメル質には色味がなく，光透過性においてはSemi-Translucent層あるいはより透過度の高いTranslucent層できている(Fig 13)．エナメル質の明度は象牙質より低く，透明性は高い．

②象牙質

象牙質はエナメル質と異なり，明度が高く，光の反射が高い（透明性が低い）とされている(Fig 13)．

③若年層の歯の特徴

エナメル質は高い明度と高いオパール効果を有するが，透過性はやや低い（オペーク色が強い）．また，象牙質は低い彩度を示す(Fig 14a)．

④中年層の歯の特徴

エナメル質は中程度の明度と透過性を有する．象牙質はやや高い彩度を示す(Fig 14b)．

⑤老年層の歯の特徴

エナメル質は薄く，高い透過性と低い明度を有する．クラックやステインがみられる割合が多い．象牙質は非

157

コンポジットレジンと審美修復

常に高い彩度を示す（Fig 14c）．

⑥着色，変色，模様

　加齢とともに，歯の内面や外面に着色または部分的な歯の色の変化が現れる，あるいは強くなる傾向がある（Fig 14d）．この着色や部分的な変色を再現することにより，より近似した歯の修復が可能になる．また，歯にはとくに歯頸部ではそれぞれで独特の縞模様があり，それを再現することで隣在歯により近似させることができる．

天然歯の色彩学的な特徴

Fig 13 天然歯の色彩学的な特徴．解剖学的に，歯冠は象牙質とエナメル質の2種類の硬組織から構成されている．色彩（シェード）的には，象牙質は不透過性（opaque）のシェードを示し，エナメル質は透過性の高いシェード（translucent），または透過性が少し低いシェード（semi-translucent）を示す．

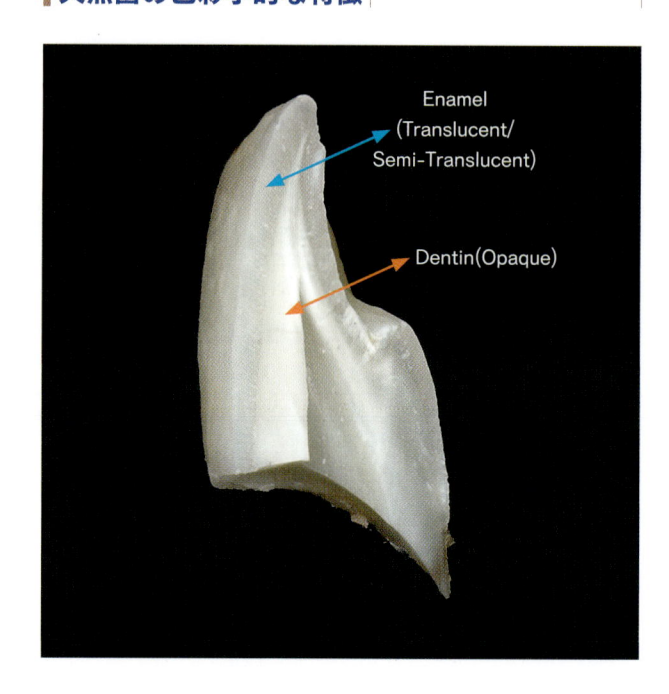

加齢による歯の色調および形態の変化

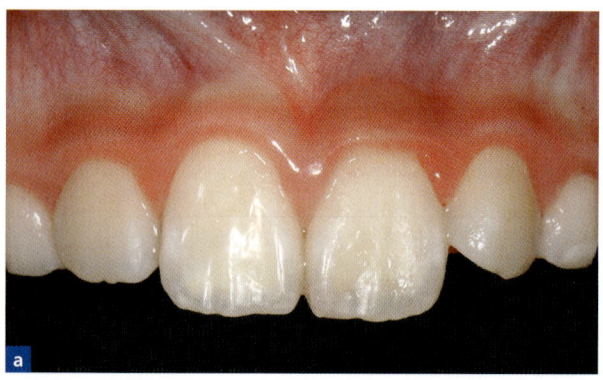

Fig 14a 若年層の歯．エナメル質は，高い明度と高いオパール効果を有するが，透過性はやや低い．また，象牙質は低い彩度を示す．歯の表面はざらつきが目立ち，切端にマメロンの形態が残っている．

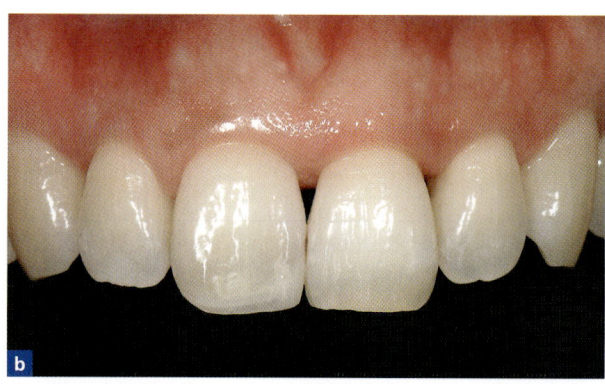

Fig 14b 中年層の歯．エナメル質は中程度の明度と透過性を有する．象牙質はやや高い彩度を示す．

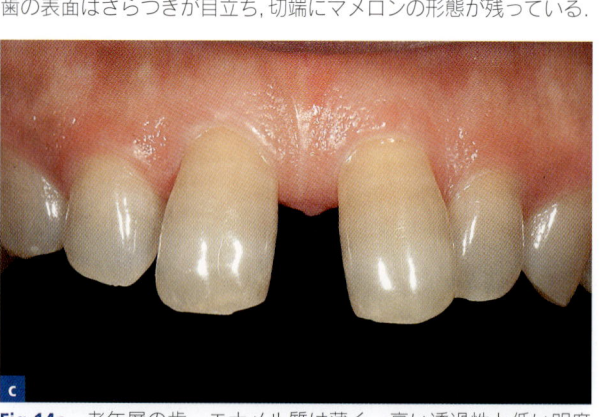

Fig 14c 老年層の歯．エナメル質は薄く，高い透過性と低い明度を有する．象牙質は非常に高い彩度を示す．歯の表面は滑沢である．

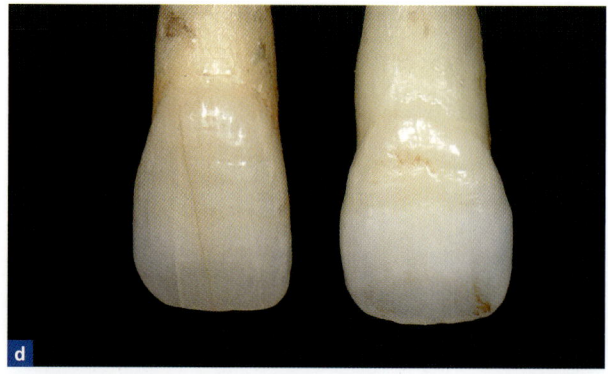

Fig 14d 歯の着色，変色，縞模様．加齢とともに，歯の内面や外面に着色または部分的な色の変化が現れる．また，ヘアーラインとよばれる褐色のスジがみられるようになる場合もある．歯頸部付近では，縞模様が加齢とともに強調される傾向にある．

シェードテイキングに影響を及ぼす要素

　CR修復の色調が合わないことをしばしば経験する．修復直後に気づく場合だけでなく，術直後は色調が合っていたにもかかわらず，次回来院時に色調が合っていないと気づく場合もある．これは，色調を合わせる（シェードテイキング）過程に，影響を及ぼす要素が多く，その過程のどこかでエラーが起きているために生じると考えられる．**Fig 15**に，CRにより色調を再現するまでの過程を示す．最初に光源から歯に光が当たり，歯に当たった光が吸収・反射し，眼に入る．眼に入った光（波長）は，信号として脳に伝達され，脳が色を認識する．そして，その情報をもとに，CRの色を選択し，窩洞に歯の色を再現することになる．この複雑な過程それぞれに，影響を及ぼす因子がある．

　たとえば，光源であれば，光の強さや光の種類が影響を及ぼし，歯であれば乾燥状態や歯の特徴，眼は疲労や全身状態，脳は錯覚，そしてシェードテイキングの方法が影響を及ぼす．色調が合わない場合，これら多くの要素があるために，元の情報が途中で何らかの影響を受け，まちがった情報になってCRに反映される．つまり，伝言ゲームのような状態になっていると考えられる．CRの色調がうまく再現できない場合，これらの要素のうち，どこに問題があるかを考え，その原因に対する対策を行うことが大切である．

照明に関する要素
①照明の明るさ

　照明の明るさにより，歯の色調の見え方は異なる（**Fig 16**）．なぜなら，ある物質が赤や青などそれぞれ特有の色調をもつ仕組みは，光源からエネルギーが物質に当たり，その物質がエネルギーを吸収して反射する際，その吸収率や反射率が異なるためである（**Fig 17**）．もし，光の強さが不足している場合，色を表わすだけのエネルギーが不足していることになる．また，色の種類により必要なエネルギー量が変わり，たとえば，赤と青では光の強さにより，その見え方が異なる．青は，照明の明るさに影響を受けにくいのに対し，赤は影響を受けやすい．照明の明るさが不十分な場合は，赤は暗く見えるが，十分な場合，赤は明るく見える[4]．つまり，照明の明るさにより色の見え方が変化するため，シェードテイキングの際には，歯の色を表わすための十分な光の明るさが必要であることがわかる．その一方，照明が明るすぎると，色の情報が減り，歯の色が白く見える．いわゆる露出が

シェードテイキングに影響を及ぼす要素

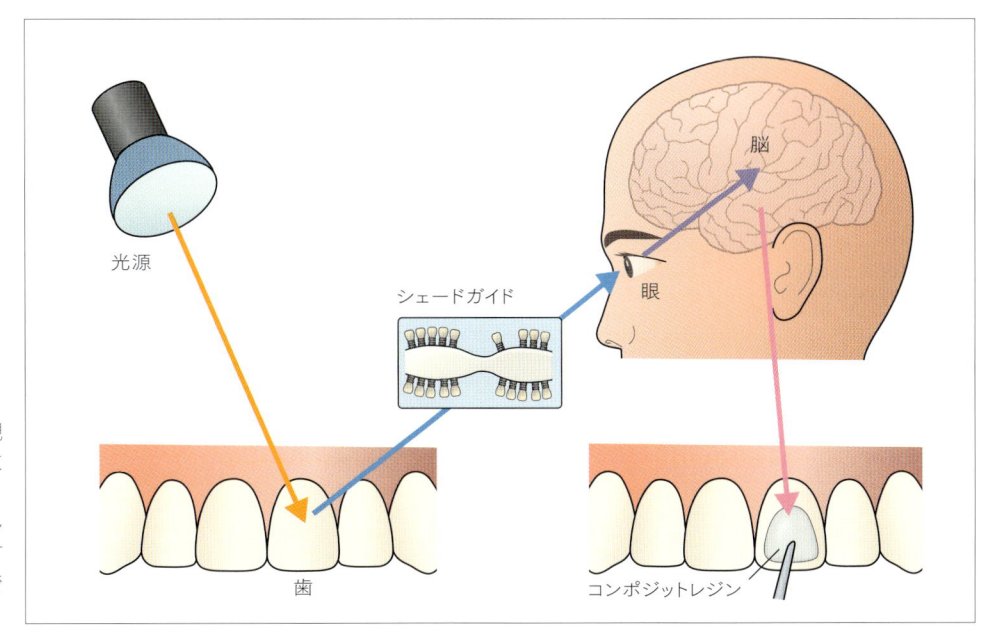

Fig 15 CRにより色調が再現される過程．光源から光が歯に当たり，吸収・反射し，眼に入る．眼に入った光は，電気信号として脳に到達し，色として認識する．この認識した色を，CRで再現する．

照明に関する要素

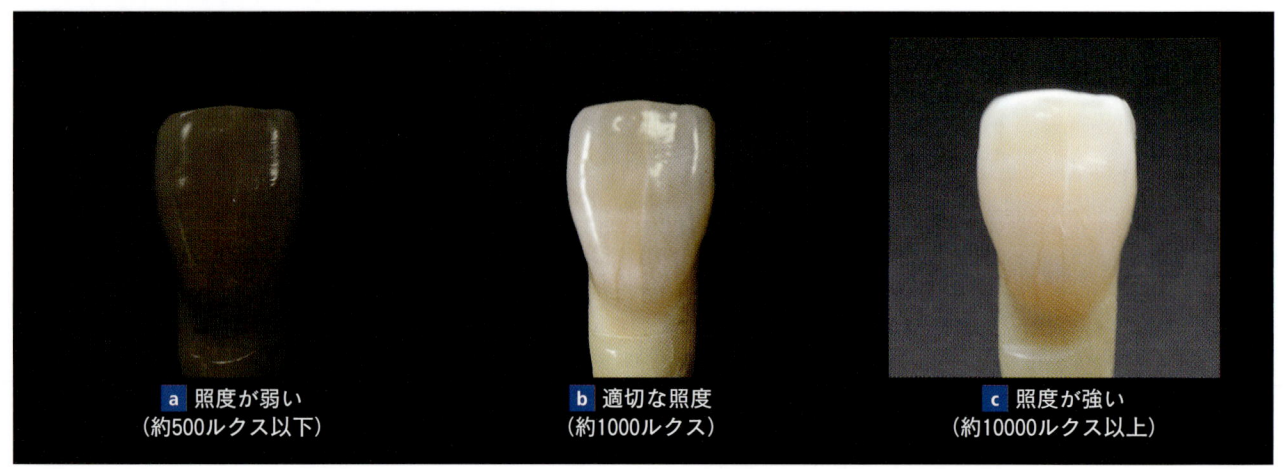

Fig 16a〜c 光の強さによる色調の見え方の違い．フラッシュを用いず，同じシャッタースピード，絞りで撮影した．照度の違いで色の見え方が変化する．光の強さ（照度）が強くても弱くても，色情報が不足することになる．適切な照度（約1000ルクス）のもと，シェードテイキングを行う．

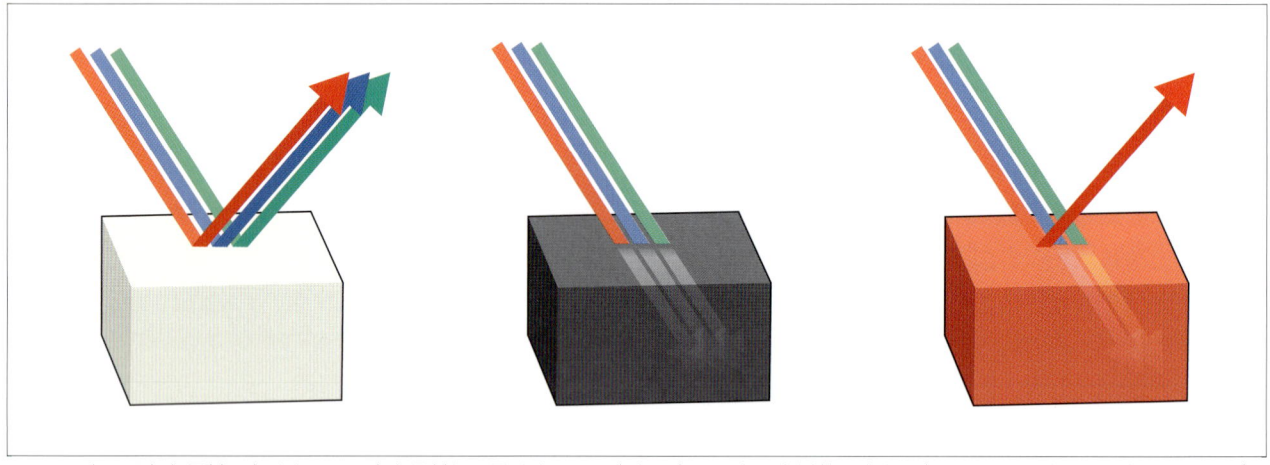

a 照度が弱い（約500ルクス以下）
b 適切な照度（約1000ルクス）
c 照度が強い（約10000ルクス以上）

Fig 17 光の吸収と反射．白はすべての光を反射し，黒はすべての光を吸収し，赤は赤以外の光を吸収することにより，それぞれの色が発生する．

高すぎることにより，白く見える現象である．人物写真の撮影では，逆にこの現象を利用し，肌の色を白く見せることができる．

では，どれくらいの照明の明るさが必要なのだろうか．一般的にシェードテイキングを行う際，「午前10時から午後2時までの，北側の窓から入る間接光が望ましい」といわれる．しかし，臨床では，いつもこの条件でシェードテイキングを行うのは難しいため，調整された照明を用いる．光の明るさの単位として，光の量（光束）を表わす lm（ルーメン），照らされる場所の明るさ（照度）を表わす lx（ルクス），光の強さ（光度）を表わす cd（カンデラ）などがあるが，そのなかでも照度は，照度計を用いて簡便に計測できるため，よく用いられる．「午前10時から午後2時までの，北側の窓から入る間接光」は約1,000ルクスに相当し[5]，蛍光灯により，この照度を確保する．診療室の照度を調べるために，照度計を用いることは有用である．また，時間帯や天候による照度変化を，照度計で調べてもよいかもしれない．もし，ある時間帯に光量が不足する場合は，補助光源を用いる方法がある．

②光の種類

光の種類は色調に影響を及ぼす．直射日光，太陽の間接光，蛍光灯，白熱灯では，色の見え方が異なる．たとえば，同じ蛍光灯のなかでも，「昼光色」と「電球色」を比較すると，電球色は，色が赤寄りに見える（**Fig 18**）．こ

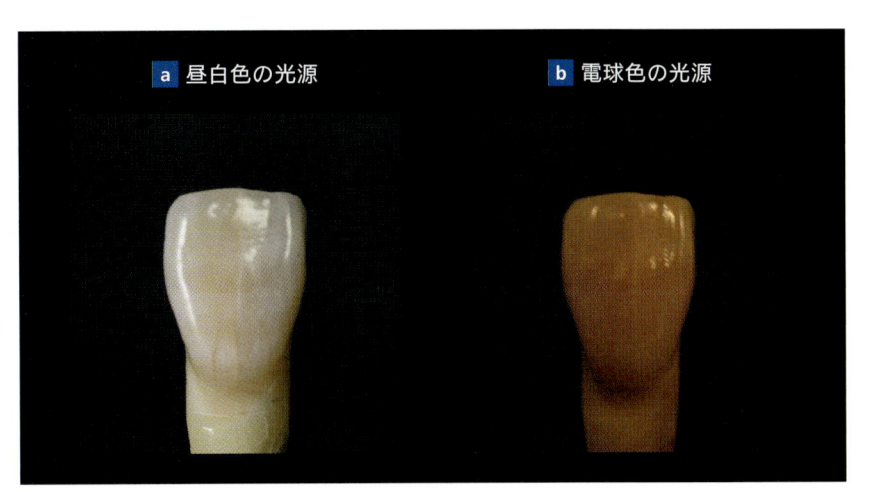

CHAPTER 10　マルチレイヤーテクニック①

Fig 18a, b　光源の種類による色調の違い．フラッシュを用いず，同じシャッタースピード，絞りで撮影した．光源の種類により，歯の見え方が異なる．
Fig 18a　昼白色の光源．昼白色の光源であり，色評価に適切な色温度である．
Fig 18b　電球色の光源．電球色の光源であり，この場合，赤みがかった色が強調される．

れを利用し，肉や魚を販売する際には，裸電球を用い，商品が赤みがかったようにし，鮮度を高く見せる方法がある．これらの色の違いを「色温度」と呼び，K（ケルビン）という単位で表わされる．このように，使用する照明器具による色温度の違いを知るために，色温度計を用い，現在の環境を調べることが理想的であるが，高価な機器が必要であり，現実的ではない．そこで，「午前10時から午後2時までの，北側の窓から入る間接光」に近い色温度（約5,000K）の蛍光灯を選択する[6]．蛍光灯の色の種類として，一般的に「昼光色」「昼白色」「白色」「温白色」「電球色」の5種類がある．このうち「昼白色」が5,000Kに近い（**Table 1**）．

Table 1　各種蛍光ランプの相関色温度．蛍光灯の色の種類により，色温度が異なる．昼白色が色評価に適切な色温度（5,000K）であるが，メーカーによりわずかに異なる．

種類	相関色温度(K)
昼光色	6,500
昼白色	5,000
白色	4,200
温白色	3,500
電球色	2,800

また，「演色性」も重要な要素である．演色性は，ある基準光（一般的には昼光）と比較し，色がどれだけよく見えるかを表わす（**Fig 19**）[7]．演色性を表わす基準とし

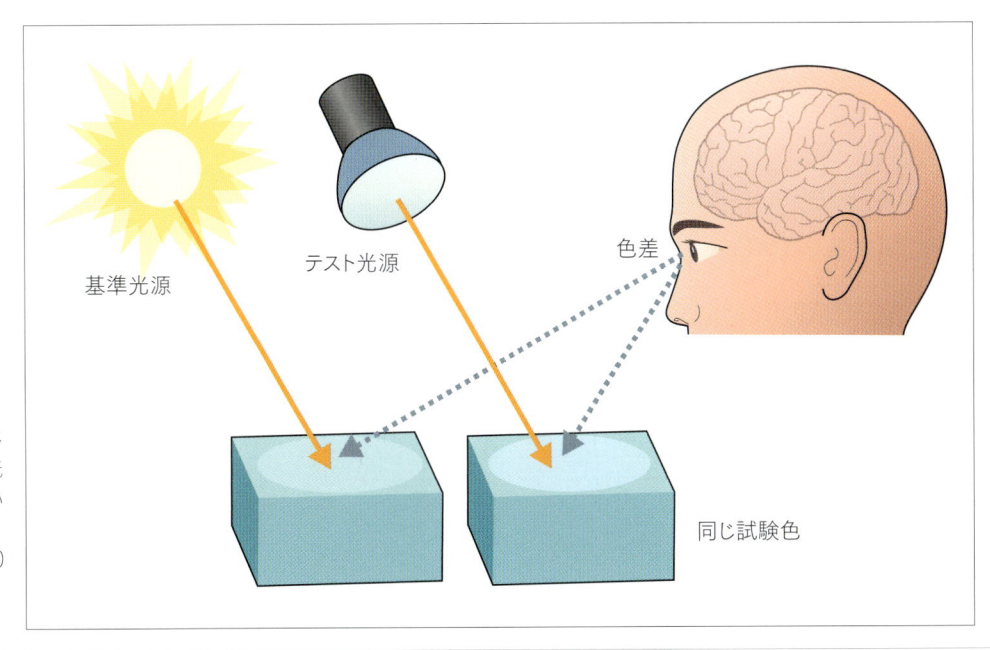

Fig 19　演色性の評価法．同じ試験色を，基準光源とテスト光源の下に置き，色の差が少ないことを，演色性が高いという．まったく同じ色の場合をRa100として表わし，差が出るほど，数字が小さくなる．

161

Table 2 ランプの演色と用途(国際照明委員会(CIE)).演色性は1A〜4まで,5段階に分類される.少なくとも,1B,できれば1Aの光源を用いたい.

演色性グループ	平均演色評価数の範囲	使用用途 好ましい	使用用途 許容できる	代表的なランプ
1A	Ra ≧ 90	色比較・監査 臨床検査 美術館		高演色形蛍光灯 メタルハライドランプ
1B	90 > Ra ≧ 80	住宅 ホテル,レストラン 印刷,塗料,繊維および精密作業の工場		高効率・高演色蛍光灯 高演色形高圧ナトリウムランプ メタルハライドランプ
2	80 > Ra ≧ 60	一般作業の工場	オフィス,学校	高効率形蛍光灯 高演色形高圧ナトリウムランプ メタルハライドランプ
3	60 > Ra ≧ 40	粗い作業の工場	一般作業の工場	水銀灯
4	40 > Ra ≧ 20	トンネル,道路	演色性が重要でない作業の工場	高効率形高圧ナトリウムランプ

て,Ra(平均演色評価数)があり,基準光で見た場合とまったく同じであれば,100となり,違いが大きくなるほど数字が小さくなる.国際照明委員会が演色性を,1A(Ra ≧ 90),1B(90 > Ra ≧ 80),2(80 > Ra ≧ 60),3(60 > Ra ≧ 40),4(40 > Ra ≧ 20)に分類しており(Table 2),一般的にはRaが80を超えると演色性がよいといわれる.Raは蛍光灯の商品カタログに記載されており簡単に確認できる.シェードテイキングを行うには少なくとも1Bの光源,可能であれば1Aの光源を選択したい.

③光源依存性(メタメリズム)

上記のように,光量と光の種類を適切に調整し,正確にシェードテイキングを行い,チェアサイドで自然な色調のCR修復を行えたとしても,他の光源のもとでは色が合わないことがある.これを光源依存性(メタメリズム)という[8].これは歯と使用する材料との性質の違いによるところがあり,すべての環境で色調を合わせることは困難である.

歯に関する要素
①着色

CR修復を行う前に,必ず歯面研磨を行い,歯表面の着色を除去することが大切である(Fig 20).

歯に関する要素

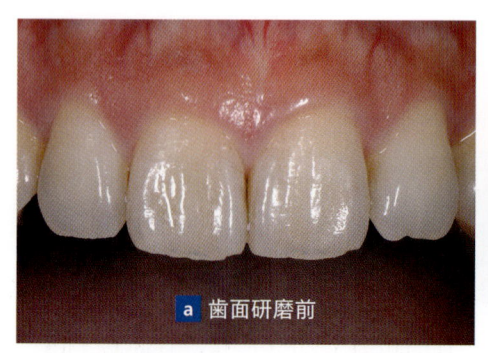

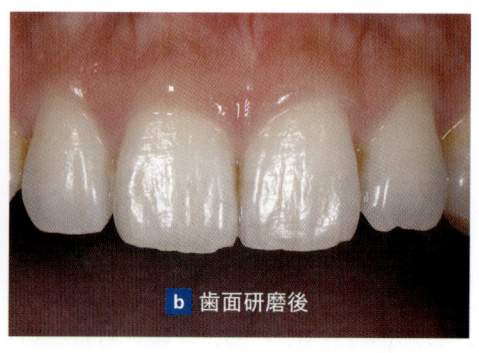

a 歯面研磨前　　b 歯面研磨後

Fig 20a, b 歯の着色.歯面研磨前後で,歯の色が異なる.CR修復前には,歯面研磨が必要である.

CHAPTER 10　マルチレイヤーテクニック①

Fig 21 歯の乾燥による色調の変化.
Fig 21a 術前.
Fig 21b 術後.
1|切端の破折を主訴に来院. 術前と術後の色調を比較すると, 術後のほうが明度が高く, 透明度が低い. とくに, 脱灰部の白色がはっきりと見える.

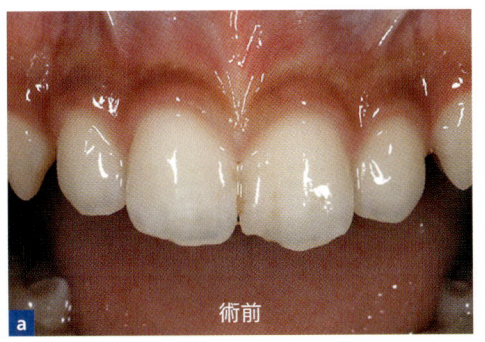

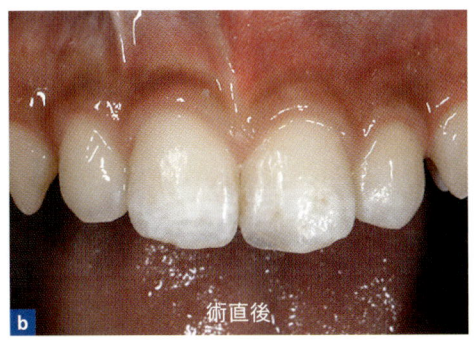

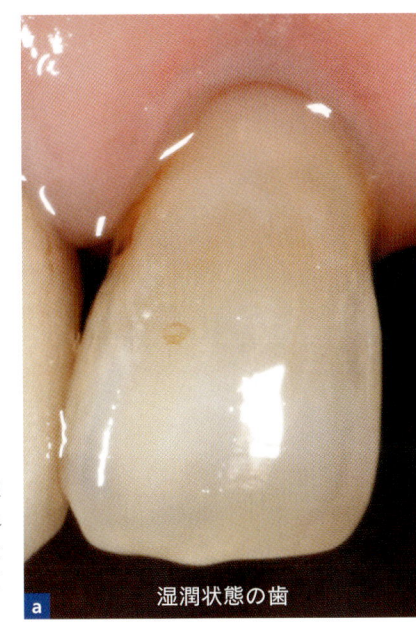

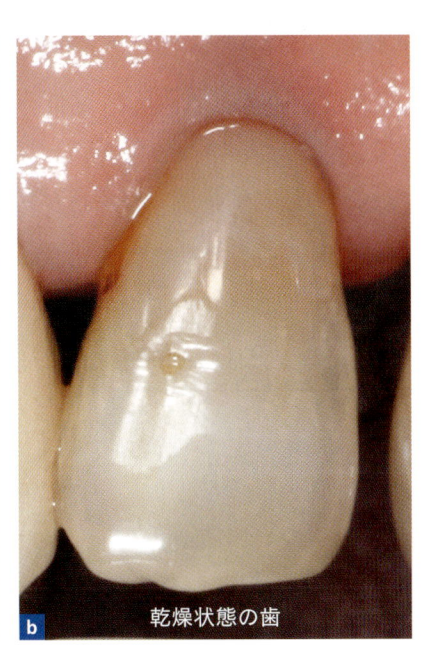

Fig 22a, b 歯の濡れによる見え方の違い. 湿潤状態の歯は, 歯の明度を確認しやすい. それに対し, 乾燥状態の歯は, 光の反射で, 色調を確認しにくい. その一方, 湿潤状態と比較して表面性状を確認しやすい.

②乾燥

　歯は乾燥すると, 明度が高くなる(白くなる, **Fig 21**). そのため, シェードテイキングを窩洞形成後に行うと, 歯が乾燥しており, すでに色調が変化している可能性が高い(より明度の高いシェードを選択する傾向がある). この場合, 修復直後の色調は合っているが, 次回来院時には歯の明度はもと(乾燥前)に戻り, 修復部位が白く目立つことになる. これを防ぐために, 術前にシェードテイキングを行う. また, 長時間かけてシェードテイキングを行うと, 歯はどんどん乾燥し, 明度が高くなるので, 短時間でシェードテイキングを行うことが重要である. また, 歯が乾燥してしまった場合は, 一度患者に口を閉じてもらい, 唾液を浸潤させ, もう1度シェードをとりなおす. しかし, 完全にもとの色に戻るには非常に時間がかかる.

　歯が湿潤状態のときにシェードテイキングを行うのにはもう1つ理由がある. 歯表面が乾燥すると, 歯表面が光を乱反射し, 色調の情報が減るためである. その一方で, シェードテイキング後に, これを利用して歯の表面性状を見る方法もある(**Fig 22**).

　術前に行ったシェードテイキングはカルテに記載しておく. 忘れないようにするだけでなく, 自分自身のシェードテイキングやCR修復の技術を向上するのに役立つ.

③歯の解剖学的特徴と色調への理解不足

　シェードテイキングは, 歯の色を見るが, その見え方は知識や経験によって変化する[9,10]. たとえば, 組織切片は組織学の知識がなければただの模様に見えるだろう. 同様に, 歯の色も, 歯の色や形に対する知識の量や経験によって, その見え方が変化するため, 歯の特徴を熟知しておくことが大切である.

a. 部位による透過性・明度・彩度の特徴

　1本の歯のなかで, 部位により特徴が異なる. 切端部と,

コンポジットレジンと審美修復

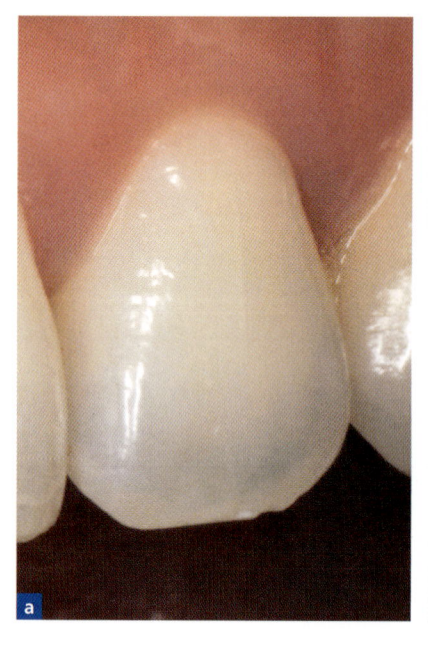

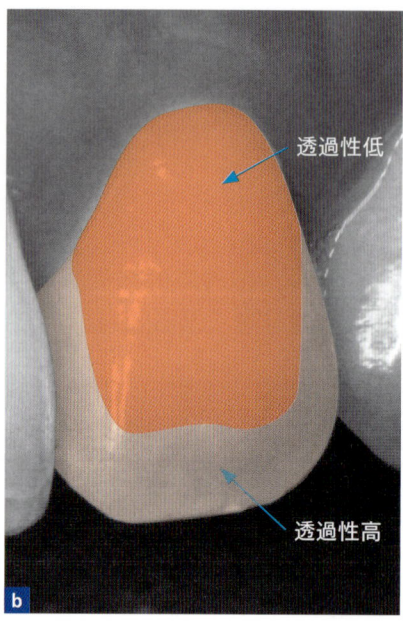

Fig 23a, b 部位による透過性の違い．切端部，隣接面部に透過性の高いエナメル質を認める．歯冠中央部，歯頸部3分の1に不透過性の象牙質を認め，歯頸部に近づくほど彩度が高くなる．

隣接面部は象牙質の裏打ちがないため，エナメル質の透過性が強く表れる．それに対し，歯冠中央部と歯頸部は象牙質の裏打ちがあるために，透過性が少なくなり，歯頸部になるほど，彩度が高くなる（**Fig 23**）．エナメル質は透過性により，その見え方が変化する．エナメル質が脱灰されているほど，不透過性が強くなる（**Fig 24**）．また，加齢とともにエナメル質の透過性が強くなり，色調がアメ色になる傾向がある（**Fig 14a〜c** 参照）．また，エナメル質の部分的な透過性の違いにより白帯が現れる場合がある（**Fig 14d** 参照）．象牙質の特徴として，若年代では

透過性の強いエナメル質の下に，マメロン様の構造が見える場合がある（**Fig 25**）．また，中年代から老年代では，エナメル質の透過性が高くなると同時に，象牙質の彩度が上がる．これらのように1本の歯のなかでも，透過性や明度・彩度が異なるため，それぞれに合わせたCRの色調（種類）や築盛法を選ぶことが重要である．

b．ラインアングル部，切端部，表面性状の特徴

シェードテイキングでは，色調を見ると同時に，形態を観察することも重要である．なぜなら，色調が合っていたとしても，形態が適切でない場合，光の反射により，

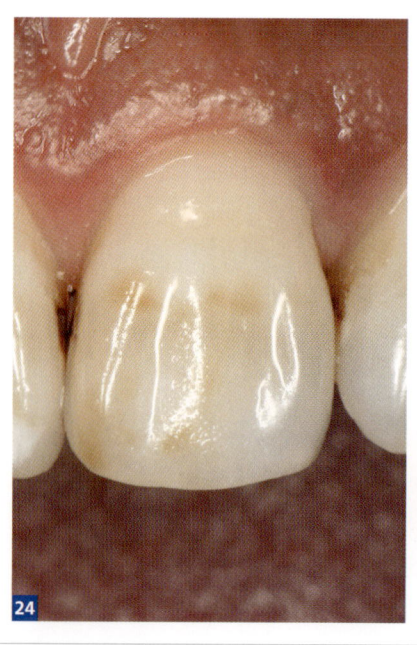

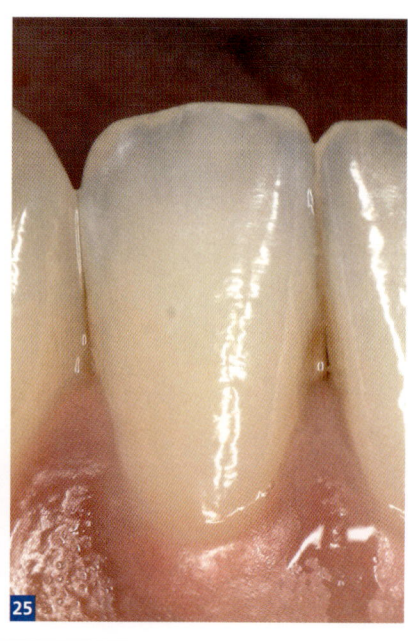

Fig 24 不透過性の強いエナメル質．歯全体の不透過が強く，透明感がほとんどない．

Fig 25 マメロン．萌出まもない切歯の切縁上の3つの丸い隆起（マメロン）に相似形に，象牙質も構築されているのがわかる．

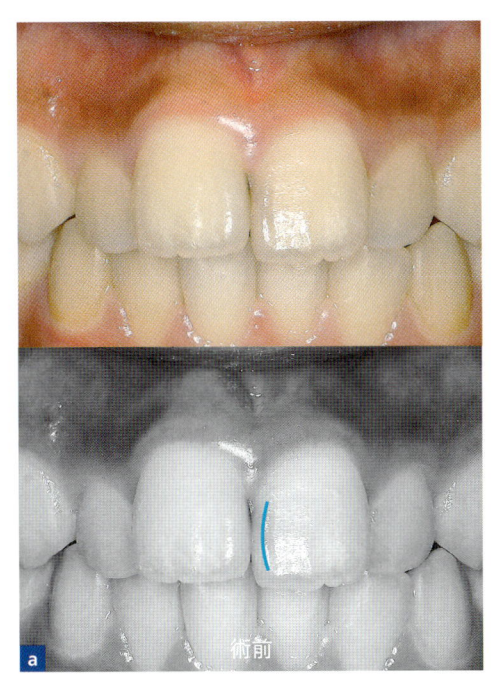

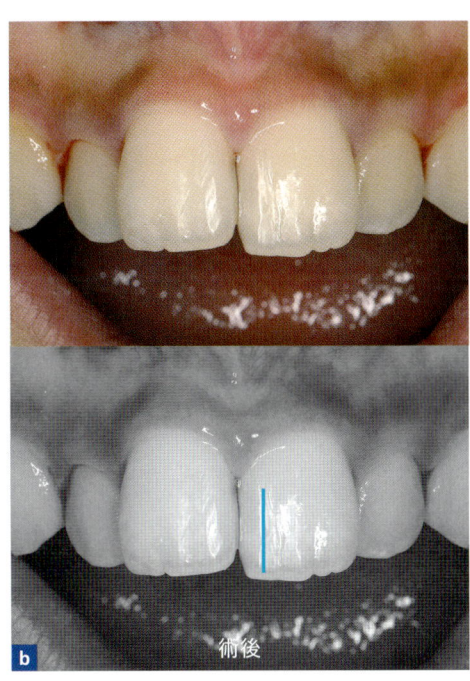

CHAPTER 10　マルチレイヤーテクニック①

Fig 26　CR の形態が不適切なことによる不調和.
Fig 26a　術前.
Fig 26b　術後.
1|1 近心隣接面の CR 修復を行ったが，ラインアングルの形態を再現できていない．とくに，|1 の近心ラインアングルがストレートになっているため，歯冠幅が狭く見える．

形態が不自然な部位がわかりやすくなるからである(**Fig 26**)．歯形態の特徴は，主に，唇側面と隣接面の隅角(以下，ラインアングル)，切端部，表面性状に表れる．

ラインアングル部はもっともその歯の形態を特徴づける．歯の形態を表わす表現として，スクエア型，オーボイド型，三角型，などと表現されるが，これらはラインアングルの形態により決まる(**Fig 27**)．そのため，隣接面を含む修復を行う場合は，このラインアングル部の形態をしっかりと出すことが重要となる．

切端部は，摩耗や咬耗によりその形態が変化し，若年

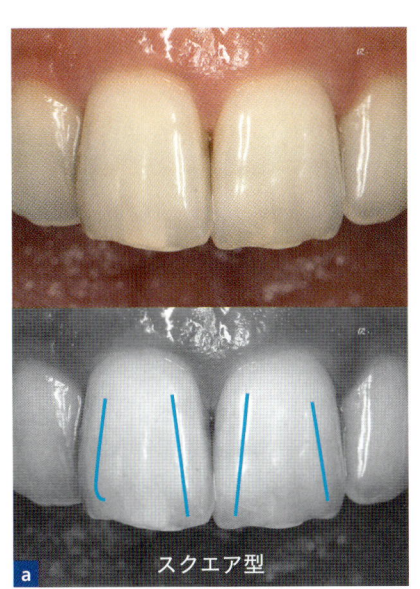

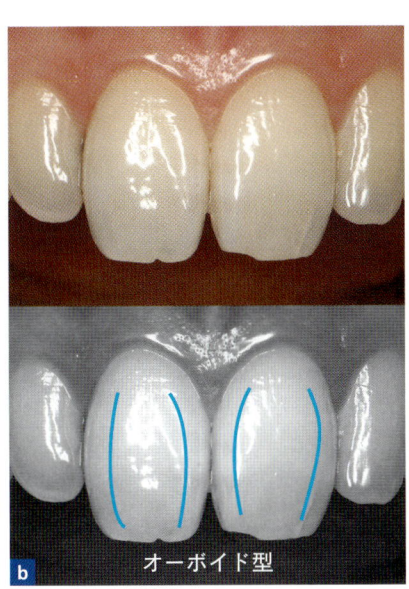

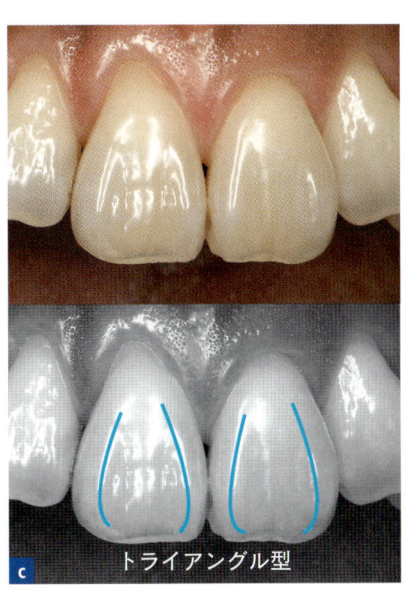

Fig 27a〜c　ラインアングルの形態．ラインアングルの形態により，歯の形態が特徴づけられる．隣接面の CR 修復を行う場合は，この形態の回復に注意する．

165

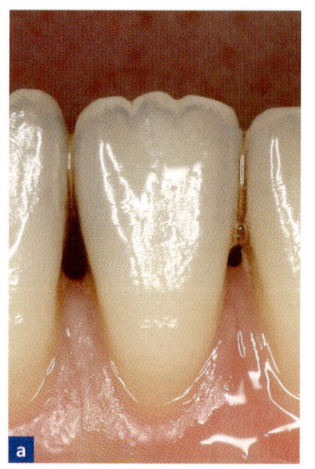

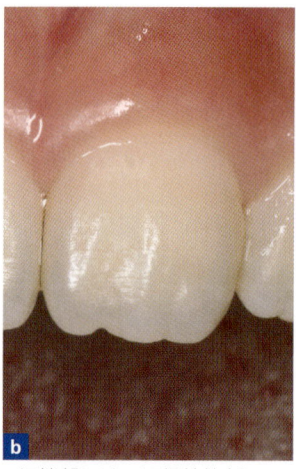

Fig 28a, b 切縁結節．咬耗が少ない切端部には，切縁結節（3つの凸型）を認める．

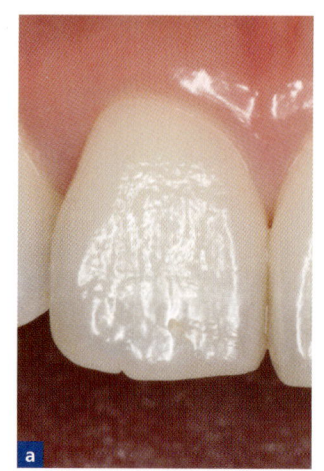

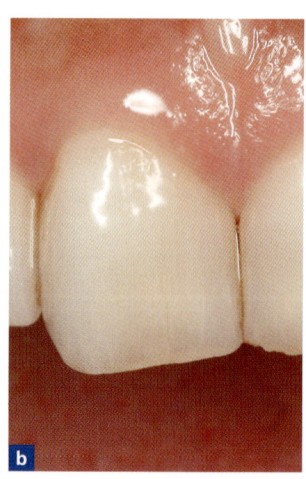

Fig 29a, b 表面性状．歯の表面性状に細かな凹凸があるものと，平滑なものがある．

者では，切縁結節（マメロン）を認めるが（**Fig 28**），咬耗により消失する傾向がある．

表面性状も加齢により変化し，一般的に若年代では微細な凸凹が認められ，加齢とともに滑沢になる（**Fig 29**）．

術者（色の認識）に関する要素
①眼

術者に関する要素として，加齢，疲労，薬物，右目と左目との差などがある．加齢による変化として，水晶体が，より黄色く高密度になるため，青色と灰色の区別が困難になる．光の感受性の低下は，30代からはじまり，臨床的には60代から明らかになり，光の感受性が20歳の約3分の1になるといわれている[11,12]．また，目の疲労や精神的疲労により視覚の低下が生じる．薬物による影響としては，経口避妊薬により青と黄色の視覚の低下が報告されている[13,14]．また，右目と左目の視覚に差がある場合がある（**Fig 30a**）．このときは，左右に同じ色調を並べると，左右の色が異なって見える．これを防ぐためには，シェードタブを左右に並べず，上下に並べるとよい（**Fig 30b**）．

②大脳（錯覚）

正しい光源のもと，眼に入ってきた色情報が適切であったとしても，大脳がその信号を適切に認識するとは限らない．大脳は容易に錯覚を生じる．代表的なものに「同化」や「対比」（明度対比と縁辺対比）がある．「同化」とは，異なる色調の差を本来よりも弱く認識する現象であり，「対比」とは，隣接する異なる色調の差を本来より強く認識する現象である．同化と対比は関係があり，色の幅が1.5mmでは同化傾向が，それより幅が大きくなるほど対比効果が生じやすい[15]．実際の臨床では対比が生じやすい．

a. 明度対比

明度の差がある色を配色したとき，明度の高い色（明るい色）はより明度が高く，明度の低い色（暗い色）はより明度が低くみえる効果をいう（**Fig 31**）．したがって，周囲の明度に配慮してCRのシェードを選択，充填する必要があると同時に，シェードの選択に錯覚が生じないように配慮する必要がある．

b. 縁辺対比

中央の配色をみていると，左隣の明度の低いほうに接しているほうが明るく見える効果をいう（**Fig 32**）．上記と同様な注意が必要である．たとえば，歯を凝視すると，歯自体の色調の違いによる対比（たとえば白帯による強い色調変化）が生じやすく，歯を遠くから眺めると，周囲の色調による対比（たとえば隣接歯，口紅や衣服など）が生じやすいので，とくに対比に注意し，シェードテイキングを行う．

③術者の経験

シェードテイキングに影響を及ぼす要素は数多くあるが，もっとも影響を及ぼす要素は，術者の経験かもしれない[10]．先に，「歯の特徴」として述べたが，同じ歯でも術者により見え方が異なる．ある術者は，その歯を単にA3と判断するかもしれないし，ある術者は，その歯の歯頸部や隣接面，切端部それぞれの評価を行い，さらに，

CHAPTER 10　マルチレイヤーテクニック①

術者（色の認識）に関する要素

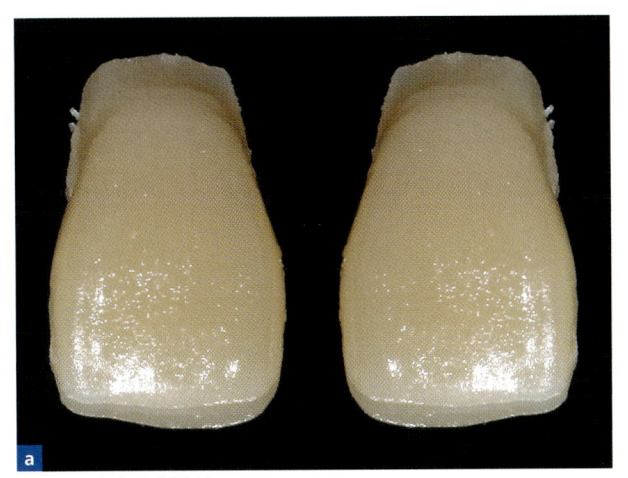

Fig 30　左右の視覚差.
Fig 30a　左右のCRの色調に差があるかどうかを見てほしい．もし，左右のCRの色調が違う色に見えたならば，左右の視覚に差がある可能性がある．なぜなら，ここで用いた左右のCRは同じ写真を反転したものだからである．

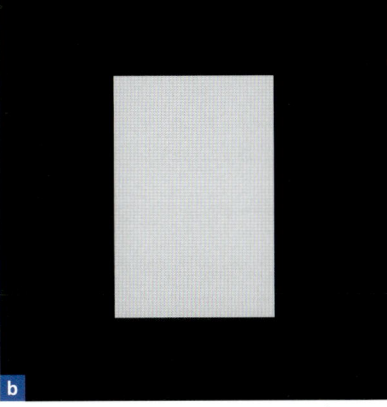

Fig 31a, b　明度対比．同じ明るさでも，周囲が明るければより暗く見え（a），逆はより明るく見える（b）．

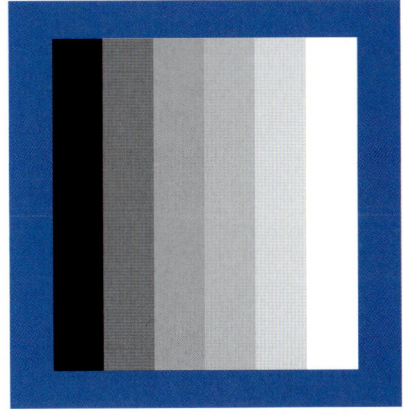

Fig 32　縁辺対比．それぞれのバーの中央の配色をみていると，左隣の明度の低いほうに接しているほうが明るく見える効果をいう．

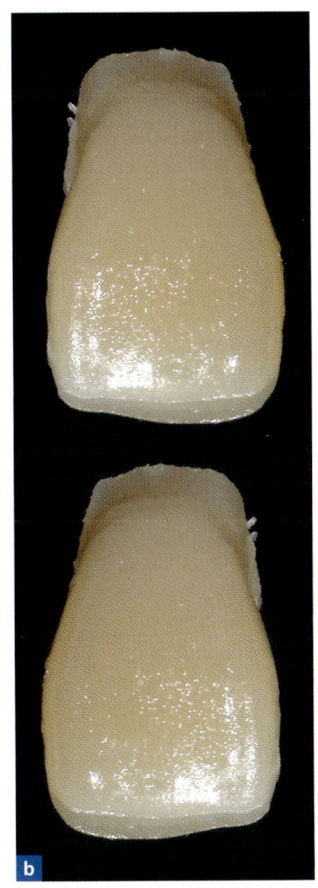

Fig 30b　上下にシェードタブを並べると左右の視覚差をなくすことができる．

白帯や，透過性まで評価するかもしれない．シェードテイキングに影響を及ぼす種々の要素を考慮に入れ，見る目を養うことが重要である．

シェードテイキングの方法

ビタクラシカルシェードガイドを用いる方法

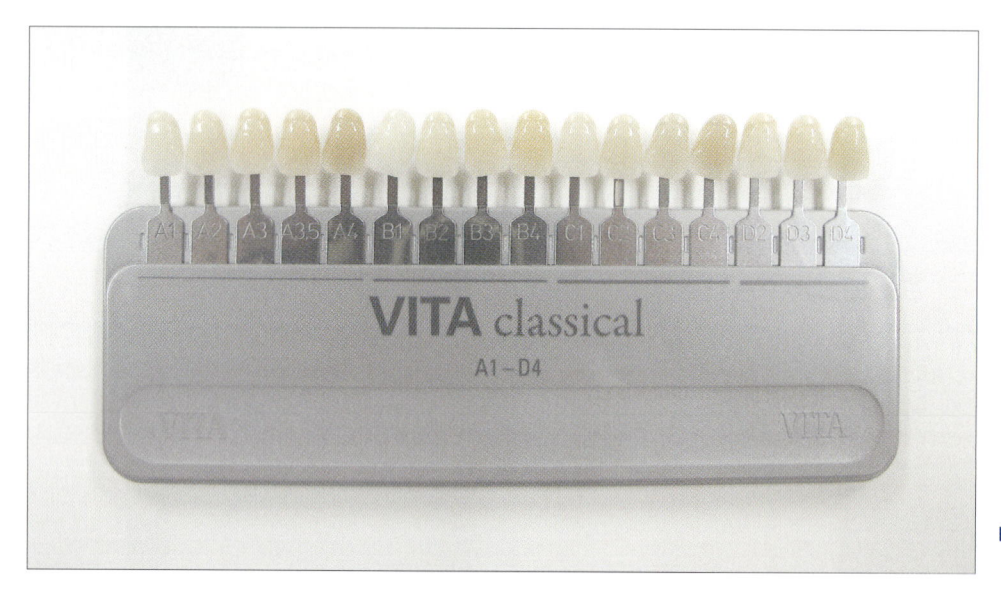

「ビタクラシカルシェードガイド」(VITA／白水貿易)は、数あるシェードガイドのなかで、もっとも多く使用されている(Fig 33)。このシェードガイドは1956年から使用されており、現在も大学教育で使用されていることがその理由だろう。「ビタクラシカルシェードガイド」は、色相に基づき以下の4グループに分けられ、Aは赤茶色、Bは赤みがかった黄色、Cはグレー、Dは赤みがかったグレーを表わす。また、それぞれのグループは、番号が高くなるほど、彩度が高くなり、明度が低くなる順序に並べられている。

しかし、このシェードガイドには、多くの欠点がある。もっともよく知られた欠点は、規則性がないことである。「ビタクラシカルシェードガイド」の色調は経験に基づいており、色の科学に基づいていない。このシェードガイドをCIELAB座標軸で表わすと、明度や彩度に規則性がないことがわかる。よく知られたことであるが、明度順に並べると、B1→A1→B2→D2→A2→C1→C2→D4→A3→D3→B3→A3.5→B4→C3→A4→C4となる。現在ではこれらの問題を解決しようと、「ビタシェードガイド3Dマスター」(Fig 34)や「ビタリニアシェードガイド3Dマスター」(VITA／白水貿易)が開発されている。つぎに問題と

ビタクラシカルシェードガイドを用いる方法

Fig 33 「ビタクラシカルシェードガイド」(VITA／白水貿易).

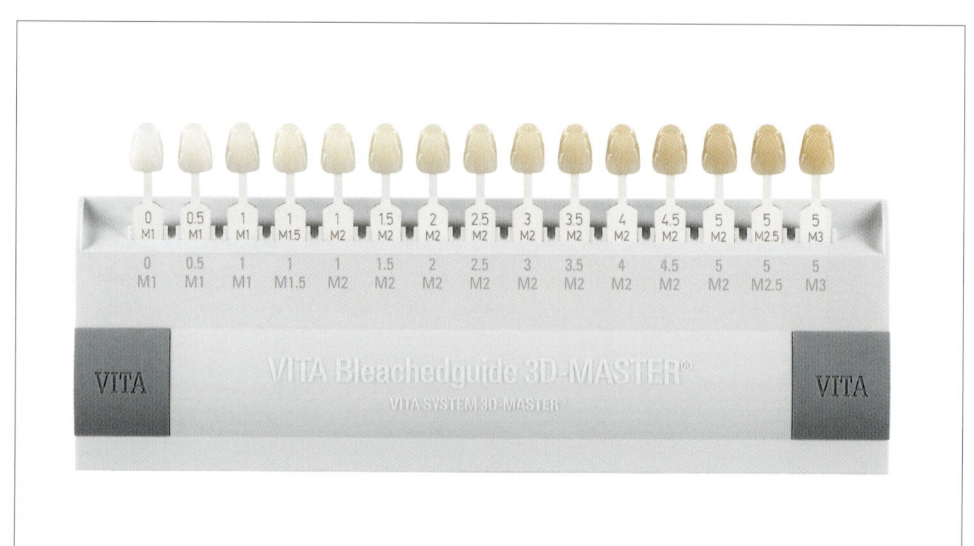

Fig 34 「ビタシェードガイド3Dマスター」(VITA／白水貿易).

Table 3 「ビタクラシカルシェードガイド」とコンポジットレジン「フィルテックシュープリームXT」のDentinシェードの色調差を示す．＊参考文献17より

| Vita Classical guide || Composite guide ||
Color	ΔE2000	Color	ΔE2000
B1	0.0	B1	0.0
A1	1.6	A1	2.9
C1	3.3	A2	5.2
B2	3.3	B2	6.0
A2	5.2	C1	7.6
D2	5.7	A3	7.8
C2	6.5	B3	9.7
B3	8.2	D2	10.2
A3	8.6	C2	10.5
C3	9.1	A3.5	11.6
A3.5	9.1	C3	12.9
A4	12.0	A4	14.5

著者註 色と色の違い（色差）を数値で表す方法 1976年にCIE（国際照明委員会）が定めた色空間「CIELAB表色系」をもとに，色を座標軸上に数値化することができるようになった（Fig 9参照）．この座標軸を利用することで，ある色とある色の違い（色差）を数値で表すことができる．これを「L*a*b*色差」といい，ΔE*abで表す．色を数値で表すことができることは非常に画期的で，目で確認する方法に比べ，非常に正確な色管理を行うことができるようになった．この方法は人の目の色覚をもとに作成されたが，色によっては，ΔE*abと人の目が評価する色差とが，一致しないことがわかった．これを補正するために新しい色差式，「CIE2000」が登場した．この色差は「ΔE2000」として示されている．

なるのが，ロット間のばらつきである．Kingらは，25の「ビタクラシカルシェードガイド」の色のばらつきを調べた結果，代表的な例として，C1とC2の色の違いよりも，同じC1同士のロット間の違いのほうが大きかったと報告している[16]．つまり，ある歯科医師の使用している「ビタクラシカルシェードガイド」の色調は，他の歯科医師が使用している「ビタクラシカルシェードガイド」の色調と異なる可能性がある．

CR修復に応用する場合の最大の問題は，「ビタクラシカルシェードガイド」の色調とCRの色調とが一致しないことである．「ビタクラシカルシェードガイド」と「フィルテックシュープリームXTE」のDentin色を色差順に並べると，それぞれのシェードガイドの並び順が異なる[17]（Table 3）．また，「ビタクラシカルシェードガイド」とそれに対応するCRとの色差（ΔE*ab）は3.9〜22.8と報告されているのに対し[18]，人が感覚的に色の違いを感じるのは1.7〜3.3（ΔE*ab）[19, 20]であり，この違いは無視できない．CR修復において，もっとも信頼できるシェードガイドは，使用するCRを用いて作成したカスタムシェードガイドであろう．

カスタムシェードガイドを用いる方法

CRは，各メーカーにより，同じ色調を表わしていても，実際の色調は異なる場合が多い[21]（Fig 35）．たとえば，ある製品のA3は，他の製品ではA2に相当するかもしれない．さらに同じメーカー内でも，製品により色調が異なる可能性がある．たとえば，フロータイプのA2とペーストタイプのA2で異なることは珍しいことではない．対処法としてもっとも理想的な方法は，使用するCR専用のシェードガイドを用いることである（Fig 36）．しかし，製品により，専用のシェードガイドが販売されていないこともあり，その際はカスタムシェードガイドを作成することが有効である（Fig 37）．また，他の方法として，修復予定のCRを少量歯に盛り，色調を確認する方法がある．しかし，製品によっては重合前後で色調が異なるため（Fig 38），重合前後で色調変化の少ないCRを

カスタムシェードガイドを用いる方法

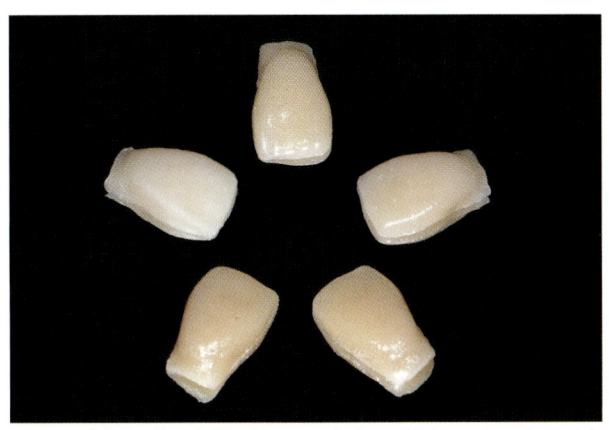

Fig 35 製品による色調の違い．これらのCRは，すべてA3である．同じA3と表示があったとしても，メーカー，製品にこれだけの差があることに注意しなければならない．

コンポジットレジンと審美修復

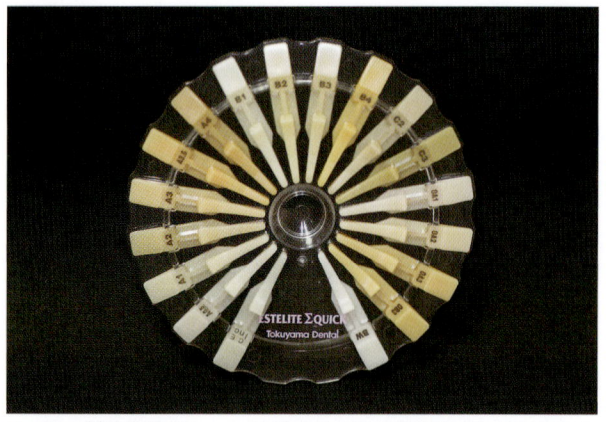

Fig 36 製品専用のシェードガイド．同じ色調を表わしていたとしても，使用するメーカーや製品により色調が異なる．そこで，その製品専用のシェードガイドを用いることが重要である．

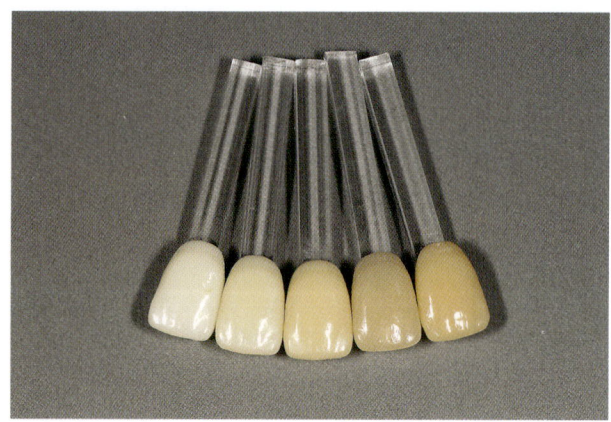

Fig 37 カスタムシェードガイド．製品専用のシェードガイドを用いることが重要であるが，そのようなシェードガイドが市販されていない場合，自家製のシェードガイドをつくるとよい．

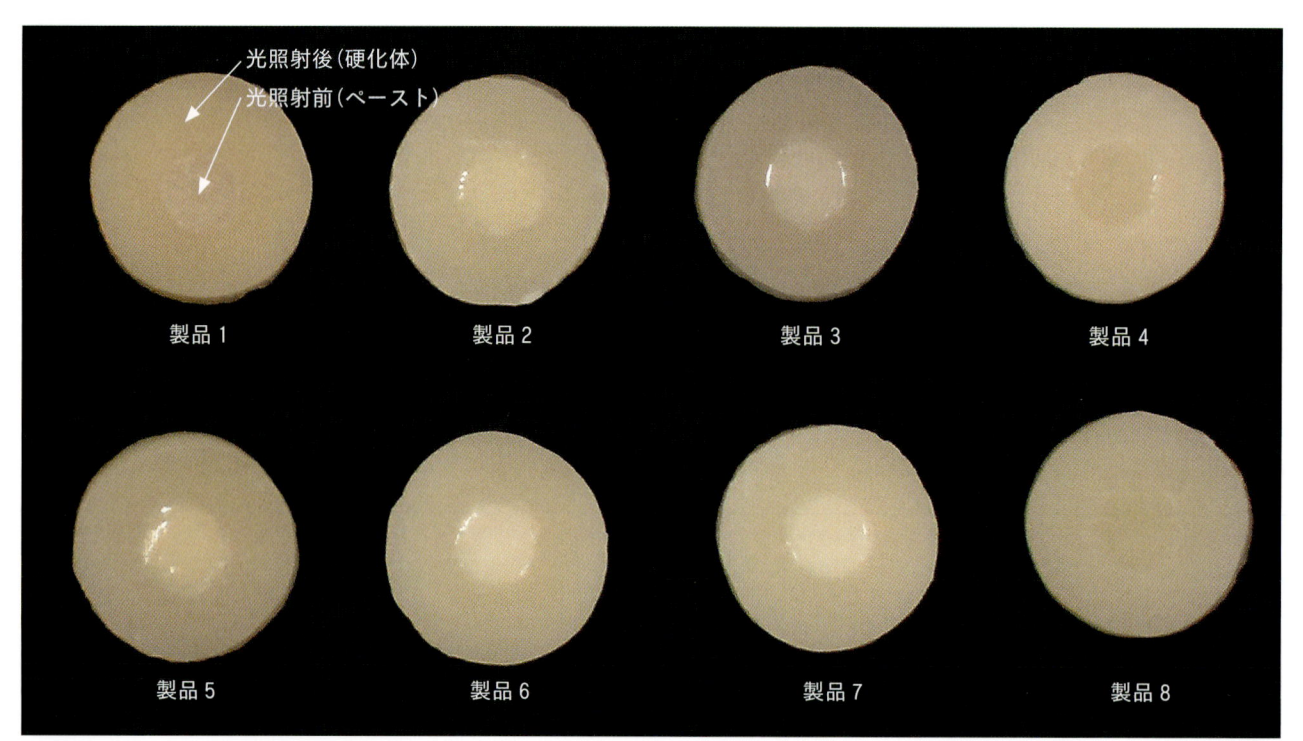

光照射後（硬化体）
光照射前（ペースト）

製品1　製品2　製品3　製品4
製品5　製品6　製品7　製品8

Fig 38 製品による光照射前後の色調の違い．照射前後で，CR の色調が変化する可能性がある．これは製品により異なり，なるべく色調変化の少ないものを選びたい．＊トクヤマデンタルの厚意による

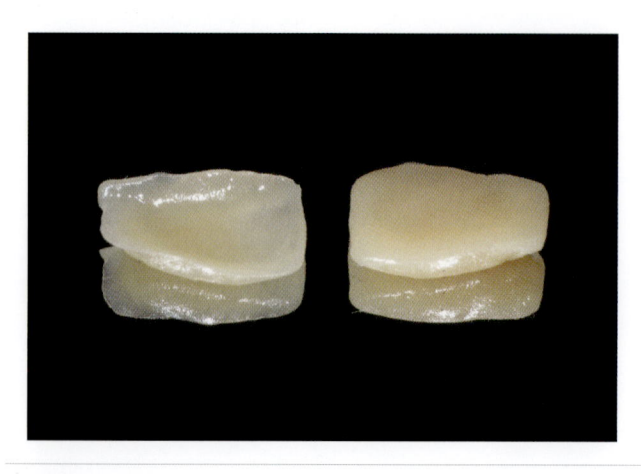

Fig 39 CR の厚みによる色調の違い．左右の CR は同じ色調を用いているにもかかわらず，これだけの色調の違いを生じる．CR の厚みは，色調を決定する重要な要素である．

選択した場合のみ有効になる．重合前後で色調変化のあるCRを用いる場合は，重合させてから色調を確認すればよい．しかし，この方法の欠点は，すぐに色調を決定できないために，歯が乾燥により色調の変化が生じてしまう可能性があることである．

　結局，カスタムシェードガイドの有効性は動かしがたいが，CRは厚みにより色調が変化するため，シェードガイドの厚みには注意を払う必要がある．厚みが増すほど，明度が低くなり，彩度が高くなる（**Fig 39**）．

デジタルシェードガイド

　シェードテイキングにも技術革新の波がやってきている．従来は，シェードガイドを用い，色を比べる方法がもっとも一般的な方法であったが，近年では，科学技術を応用したシェードテイキングが臨床応用されてきている．それを，ここでは「デジタルシェードガイド」とよぶことにする．デジタルシェードガイドが必要とされる最大の理由としては，従来の方法では，その正確性（客観性）に問題があるためである．このことはCRだけではなく，歯冠修復においても私たちは日常臨床で経験している．シェードテイキングを誤る理由は，前述のとおり種々の不確定要素が存在するためであり，デジタルシェードテイキングは，この不確定要素を取り除こうとするものであり，一般的に肉眼による従来の方法よりも正確に色調評価を行える[22〜26]．

①光電色彩計による方法

　色を測る機器は古くから存在したが，その機器の大きさ・費用の高さ・正確性の問題があり，臨床で一般的に用いられるまでにはかなりの時間を要した．現在用いられている方法の1つは，光を対象歯に当て，フィルターを用いてその反射光を3つに分解して測定する方法である．これを光電色彩計による方法とよぶ．この方法は構造が単純で安価である．しかし，フィルターの厚みの調整などのわずかな誤差が結果に影響を及ぼし，一般的に，あまり正確さを必要としない場合の簡便な方法として用いられることが多い．

②分光測色法

　正確な色の測定を行うには，分光測色法が用いられ，光電色彩計を用いた方法より，正確にシェードテイキングが行える[22]．分光測色法は，フィルターの代わりに，対象歯からの反射光を，回折格子などで分光し，数十におよぶ複数のセンサーで受光する．また，光電色彩計では解決できなかった，光源による見え方の違い（メタメリズム），表面性状，その他の条件などによる色の問題を解決している．ただ費用が高価なことが欠点である．

　分光測色法を用いたデジタルシェードテイキングの機器に，「Spectro shade MICRO」（MHT／スマートプラクティス〔日本〕，**Fig 40**），「クリスタルアイ」（オリンパス／ペントロンジャパン）がある．「Spectro Shade MICRO」は，コードレスの本体に液晶画面が付属しており，撮影データをすぐに確認することができる．また，パソコンに接続し，データを詳細に分析・管理・印刷，データのエクスポートを行うことができる．使用方法としては，本体を対象歯に近づけ撮影ボタンを押す．その結果が液晶画面に表示され，歯の写真，歯全体のシェード，歯を3分割した場合のシェード，歯の詳細なシェードマップ，透過性などを見ることができる．また，シェードの種類もいくつか用意されており，基準とするシェードを選択することができる．

　ここで「Spectro Shade MICRO」を用いた，シェードテイキングの実際を解説する．本体のキャリブレーショ

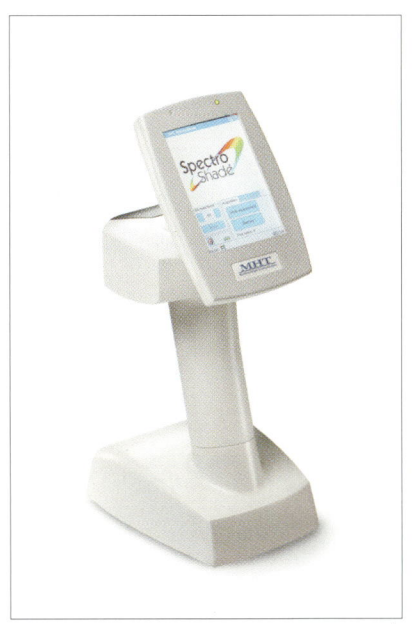

Fig 40　「SpectroShade MICRO」（MHT／スマートプラクティス〔日本〕）．

コンポジットレジンと審美修復

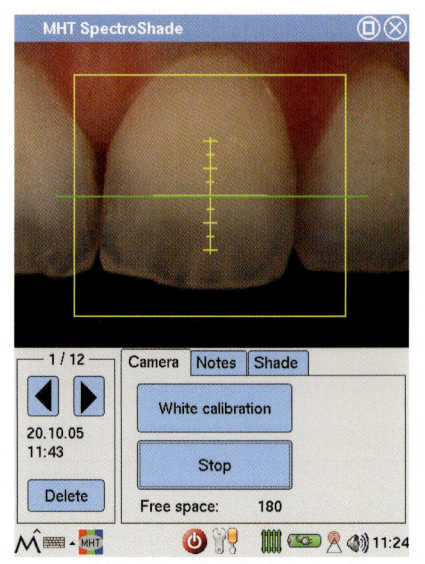

Fig 41 対象となる歯を撮影する．「Spec-troShade MICRO」は，光の反射による色調の誤認識がない．

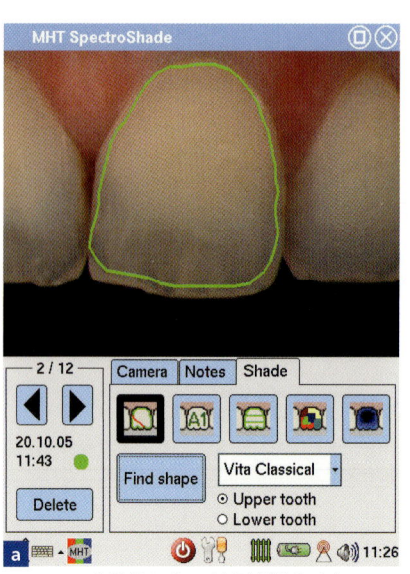

Fig 42a 自動的に歯の外形が描記される．

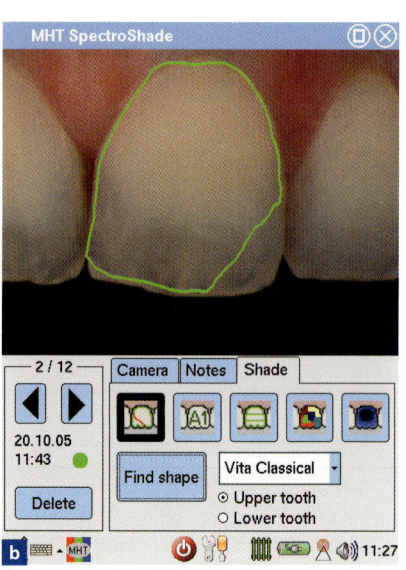

Fig 42b もし，外形が不適切な場合は，修正して **Fig 42a** の外形にする．

ンを行った後，患歯に近づけ色調を計測する（**Fig 41**）．本体画面に歯が表示され，自動的に歯のシェードを判定する範囲が描かれる．必要であれば，修正を行う（**Fig 42**）．その後，使用するシェードガイドを確認する（**Fig 43**）．初期設定は，Vita Classicalになっているが，いくつかのシェードガイドが用意されており，変更することができる．使用するCRのシェードガイドがあれば，それを利用し，ない場合は，使用するシェードガイドの色調が，使用するCRのどの色調に相当するかをあらかじめ調べておく必要がある．たとえば，「ビタクラシカルシェードガイド」のA3が，使用するCRのA2の色調に相当する，などである．本体で多数の情報を確認できるが，主なものは，歯全体のシェード，切端・歯冠中央・歯頸部3分の1ごとに分けたシェード，おおまかなシェードマップ，透過性などである（**Fig 44**）．また，付属のソフトをパソコンにインストールし，パソコンにデータを取り込むと，さらに詳細な分析やデータの管理ができる．そのなかでも，CRに特化した機能として，CR用の分析，築盛ガイドが表示される機能がある（**Fig 45**）．窩洞の種類や使用する築盛法（単色・2層・多層築盛）により，使用するCRの種類が表示される．また，これらのデータを，患者ごと，日付ごとに保存することもできる．

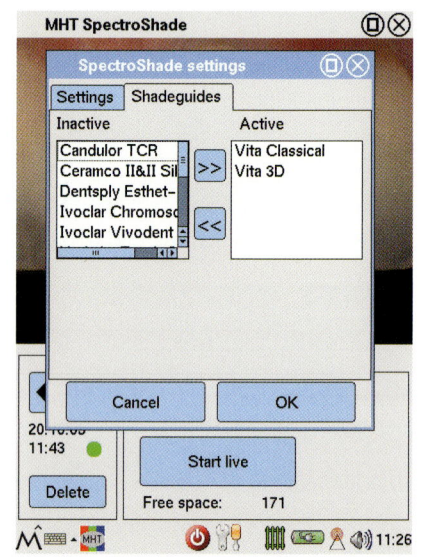

Fig 43 初期設定で，使用するシェードガイドの種類を選択しておく．

肉眼によるシェードテイキングは，前述のとおり，環境や錯覚により，色調を見誤る場合がある．それに対し，デジタルシェードガイドは，肉眼による方法より正確に色調を計測することができる[22〜26]．しかし，いくつかの欠点もある．まず，機器が非常に高価であり，使用することでチェアタイムが長くなる．また，デジタルシェードガイドの計測データをそのまま臨床には応用しにくい．たとえば，歯全体のシェードモードを採用すると，CR

CHAPTER 10　マルチレイヤーテクニック①

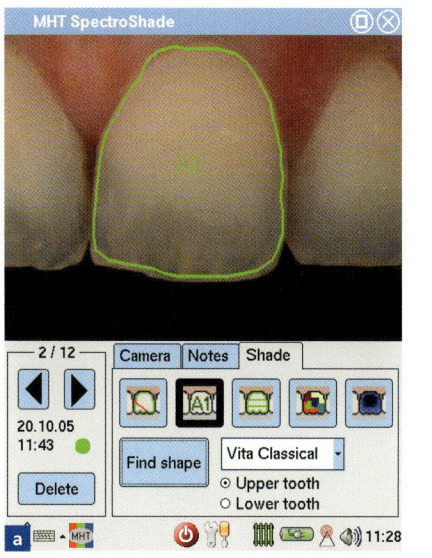

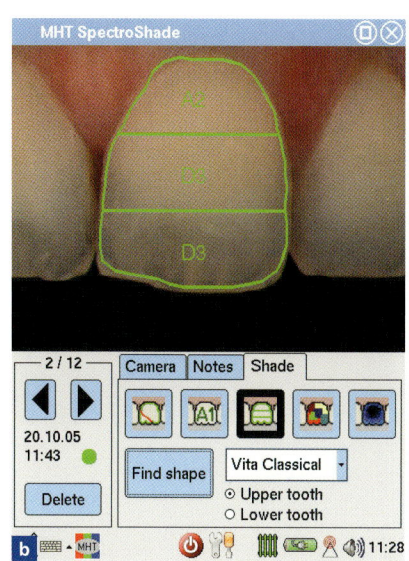

Fig 44a　歯全体のシェードを表わす．
Fig 44b　歯を 3 分割したシェードを表わす．

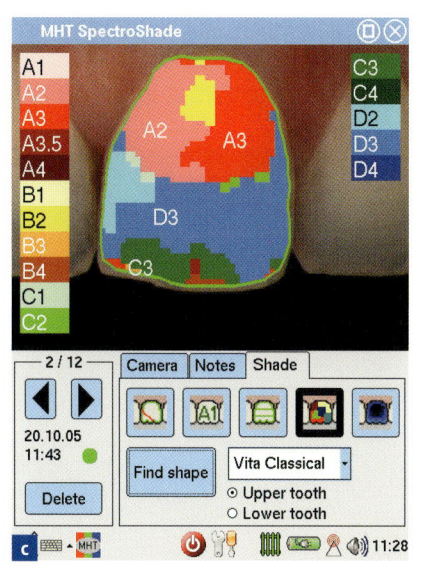

Fig 44c　歯のシェードマップを表わす．
Fig 44d　歯の透過性を表わす．しかし，この機能は十分ではない．

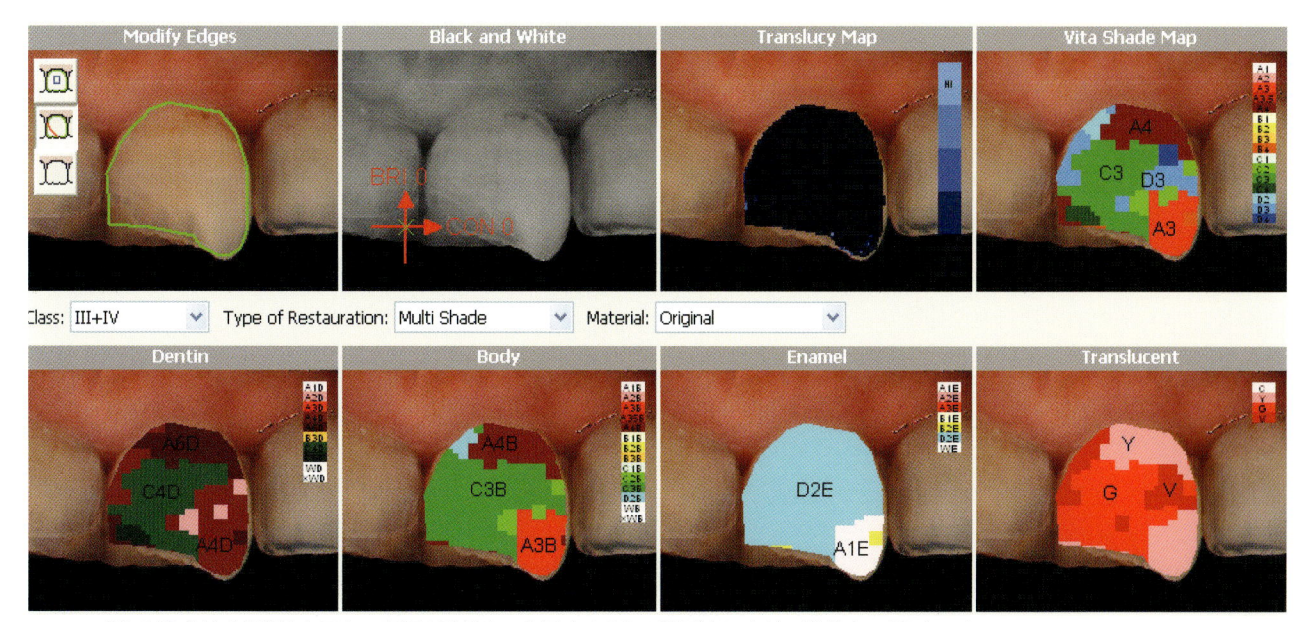

Fig 45　CR の築盛ガイド機能を示す．窩洞の形態や，使用する CR の積層法により，推奨する CR を示す．

173

コンポジットレジンと審美修復

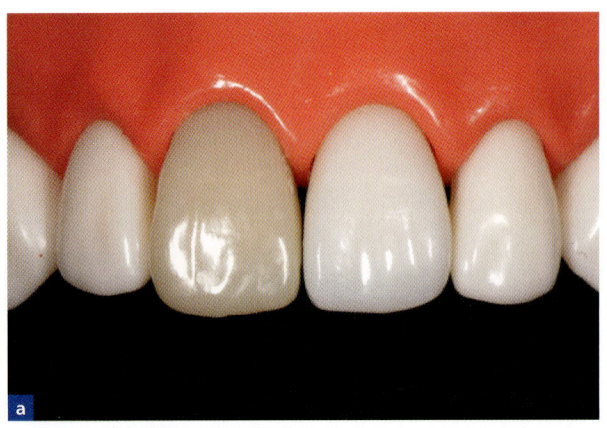

Fig 46a 1色のCRで歯を作成.
Fig 46b デジタルシェードガイドでは，1色で作成した歯を，複数の色調で構成されていると認識することがある.

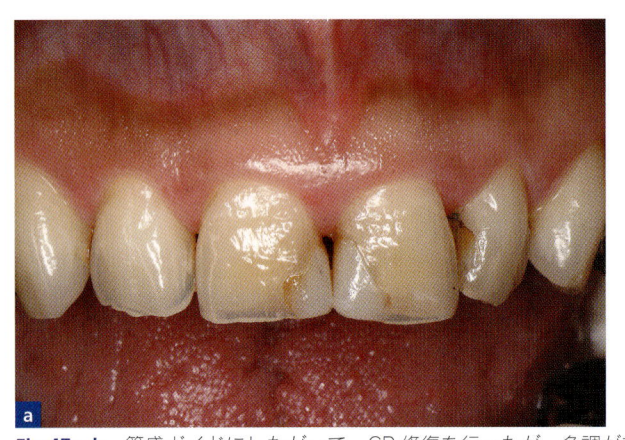

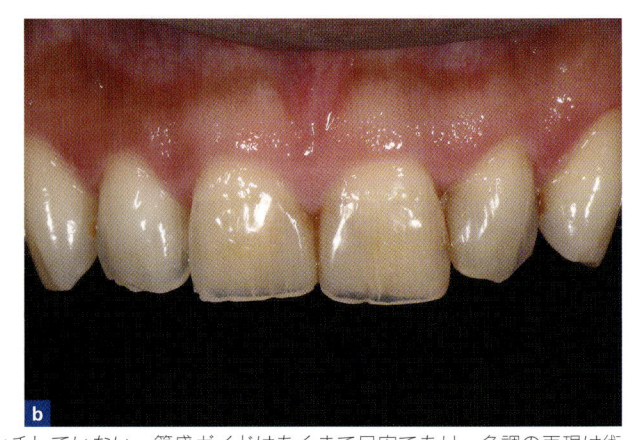

Fig 47a, b 築盛ガイドにしたがって，CR修復を行ったが，色調がマッチしていない．築盛ガイドはあくまで目安であり，色調の再現は術者の技術に左右される.

の窩洞は小さすぎるため，歯の詳細なデータが必要になる．しかし，詳細なシェードマップモードのデータは必ずしもすべて正しいわけではない(**Fig 46**)．また，デジタルシェードガイド付属のCR築盛ガイド(**Fig 45**)にしたがって築盛しても，いつも望んだ結果にならないかもしれない(**Fig 47**)．その理由の1つに，この築盛ガイドは，測色データをもとに示されるが，先に述べたように，詳細な色調データは完全ではなく，術者による調整が必要になるからである．もう1つの理由は，CRの築盛は色情報のアウトプットという作業になるからである．この作業は，同じ材料・同じガイドをもとに行ったとしても，

術者により結果は異なってくる．なぜなら，とくにマルチレイヤーテクニックを行った場合，わずかなCRの厚みの違いが，シェードに影響を及ぼすからである．歯科技工士が，新たに使用する陶材に慣れるのに時間がかかるのと同様に，歯科医師も，使用するCRの特性を生かせるまでトレーニングが必要になる．

結論として，シェードタブによる方法によるシェードテイキングや，デジタルシェードガイドは大まかなベースシェードを見るために参考になるが，歯の細かな色調変化はむしろ，肉眼や口腔内写真のほうが正確に判断できるように思われる．

シェードテイキングの実際

歯の状態の確認
必要に応じて歯面清掃を行う．窩洞形成を行う前に，歯がなるべく唾液で濡れた状態でシェードテイキングを行う．窩洞形成後は，歯が乾燥し，明度が高くなる傾向がある．

照明の確認
無影灯が消えていることを確認する．無影灯がついている場合は，明度を確認しにくくなる．

シェードテイキングは5〜10秒で
歯の乾燥を防ぐと同時に，視覚が色順応を生じ，正確なシェードテイキングが行えないからである．もし，短時間でシェードを決められない場合は，1度患者に口を閉じてもらい，歯の乾燥を防ぎ，その間術者は明るいグレーの紙や布を見て数分間目を休ませることで，リセットする．

いろいろな方向から歯を観察する
照明の光の反射が目に入ると，色を確認できないため，光の反射が目に入らない方向から観察する．もう1つは，歯の構造を立体的に見るためである．とくに，切端部と隣接面部のエナメル質の透過性が高い場合は，エナメル質の厚みと，象牙質の厚みと構造を観察することができる．

明度の確認
多くの場合，A色のシェードガイドのみを合わせ，明度を確認する．明度の違いがわかりにくい場合は，目を細めたり，光量を落とした状態のマイクロスコープで観察する方法もある．白帯を認める場合は，その位置と強さを確認する．ほとんどの場合，Aシェードで問題なく，修復することができるが，Aシェードでどうしても色相が合わない場合のみ，他の色相（たとえば，B, C, Dシェード）を選択する．

部位によるシェードの違いを見る
切端部，隣接面部，歯冠中央部，歯頸部それぞれの色調や透過性の違いを見る．また，白帯やマメロンなどの，特徴があるかどうかも観察する．

デジタルシェードガイド
もし，使用できるなら，デジタルシェードガイドを用い，ベースシェードを確認する．先に決定したシェードと一致しすることが望ましいが，そうでない場合は，シェードガイドによる方法で色調をもう一度確認する．

情報をまとめる
これらの情報を統合し，単色修復か，マルチレイヤーテクニックが必要かを判断する．マルチレイヤーテクニックを用いる場合は，最初のシェードテイキングした情報をカルテにメモしておくと，忘れにくく，アシスタントの準備もスムーズになる．また，修復結果を振り返ることで，技術の向上につながる．

参考文献

1. 加藤雪枝，石原久代，中川早苗，橋本令子，寺田純子，雨宮勇，高木節子，大野庸子．新版生活の色彩学．東京：教文堂，2008．
2. 文部科学省認可社団法人全国服飾教育者連合会(A・F・T)監修．色彩検定 公式テキスト2級編．東京：A・T・F企画，2010．
3. 日本歯科色彩学会・編著．歯の色の話．東京：クインテッセンス出版，1999年．
4. 芹沢昌子，池田光男．照明レベルの変化と色票の等価明度．色彩学会誌 1990；14：63-64．
5. 千々岩英彰．光(色)刺激の強さと色の見え方．東京：東京大学出版会，2001：99．
6. 山中俊夫．照明光と色温度．東京；文化書房博文社，1997：104-108．
7. 山中俊夫．照明用各種ランプの進歩．東京：文化書房博文社，1997：115-124．
8. 山中俊夫．照明とメタメリズム．東京：文化書房博文社，1997：124-127．
9. Capa N, Malkondu O, Kazazoglu E, Calikkocaoglu S. Evaluating factors that affect the shade-matching ability of dentists, dental staff members and laypeople. J Am Dent Assoc 2010；141：71-76.
10. Della Bona A, Barrett AA, Rosa V, Pinzetta C. Visual and instrumental agreement in dental shade selection：three distinct observer populations and shade matching protocols. Dent Mater 2009；25：276-281.
11. 畑田豊彦ら．眼・色・光 より優れた色再現を求めて．東京：日本印刷技術協会，2007；5，7，18-23．
12. 千々岩英彰．色知覚と個人差．In：色彩学概説．東京：東京大学出版会，2001：133．
13. Fine BJ, McCord L. Oral contraceptive use, caffeine consumption, field-dependence, and the discrimination of colors. Percept Mot Skills 1991；73：931-941.
14. Bohme M, Bohme HR. Effect of hormonal contraceptives and caffeine on the Farnsworth-Munsell 100-hue Test (abstract) Zentralbl Gynakol 1985；107：1300-1306.
15. 山中俊夫．色同化効果．東京：文化書房博文社，1997：174-176．
16. King KA, deRijk WG. Variations of L*a*b* values among Vitapan Classical Shade Guides. J Prosthodont 2007 Sep-Oct；16(5)：352-356.
17. Østervemb N, Jørgensen JN, Hørsted-Bindslev P. Shade guide optimization--a novel shade arrangement principle for both ceramic and composite shade guides when identifying composite test objects. J Esthet Restor Dent 2011；23(1)：22-32.
18. Browning WD, Contreras-Bulnes R, Brackett MG, Brackett WW. Color differences：polymerized composite and corresponding Vitapan Classical shade tab. J Dent 2009；37 Suppl 1：e34-39.
19. Douglas RD, Brewer JD. Acceptability of shade differences in metal ceramic crowns. J Prosthet Dent 1998；79(3)：254-260.
20. Ruyter IE, Nilner K, Moller B. Color stability of dental composite resin materials for crown and bridge veneers. Dent Mater 1987；3(5)：246-251.
21. Park SK, Lee YK. Shade distribution of commercial resin composites and color difference with shade guide tabs. Am J Dent 2007；20：335-339.
22. Gehrke P, Riekeberg U, Fackler O, Dhom G. Comparison of in vivo visual, spectrophotometric and colorimetric shade determination of teeth and implant-supported crowns. Int J Comput Dent 2009；12：247-263.
23. Paul SJ, Peter A, Rodoni L, Pietrobon N. Conventional visual vs spectrophotometric shade taking for porcelain-fused-to-metal crowns：a clinical comparison. Int J Periodontics Restorative Dent 2004；24：222-231.
24. Okubo SR, Kanawati A, Richards MW, Childress S. Evaluation of visual and instrument shade matching. J Prosthet Dent 1998；80：642-648.
25. Judeh A, Al-Wahadni A. A comparison between conventional visual and spectrophotometric methods for shade selection. Quintessence Int 2009；40：e69-e79.
26. Da Silva JD, Park SE, Weber HP, Ishikawa-Nagai S. Clinical performance of a newly developed spectrophotometric system on tooth color reproduction. J Prosthet Dent 2008；99：361-368.

CHAPTER 11
マルチレイヤーテクニック②
レイヤリングの流れ

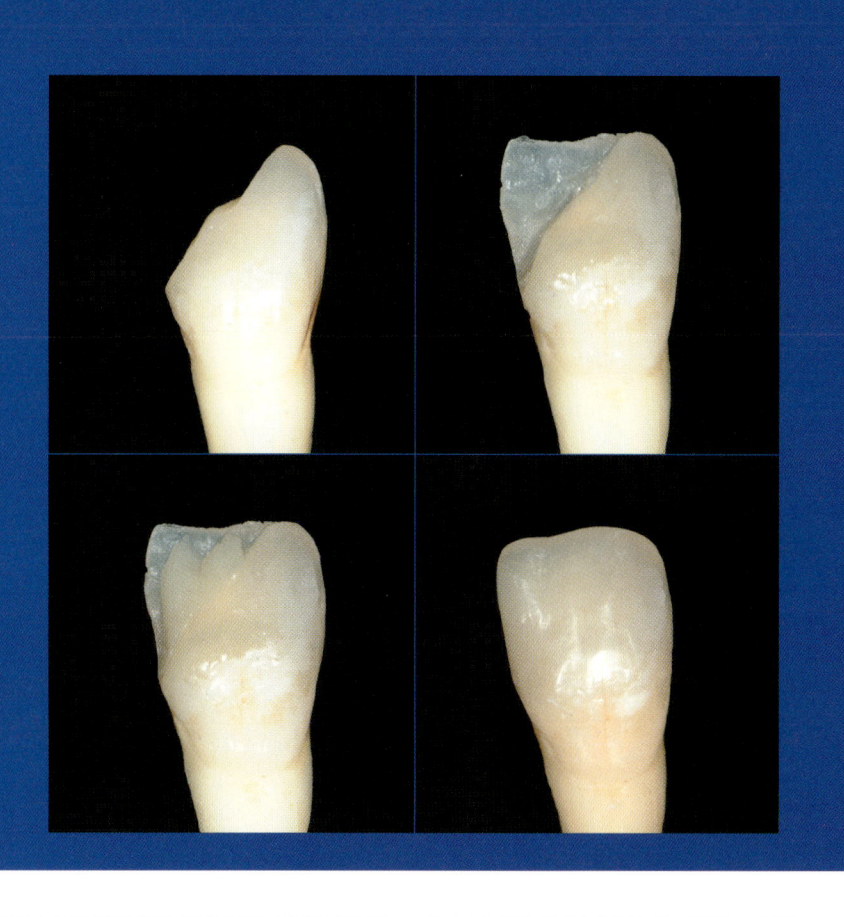

マルチレイヤーテクニックの実際

　歯をより美しく，より自然に CR で修復するためには，**CHAPTER 10** で考察した天然歯の色，透明度，その他を再現する必要がある．このため，幾種類かの性質（主に色や透明度）の異なった CR を積層しなければならない．以下の項では，主に Ivoclar Vivadent 社の「IPS エンプレスダイレクト」またはスリーエムヘルスケア社の「フィルテックシュープリーム XTE」を用いたマルチレイヤーテクニックについて解説する．

天然モデル歯を用いた基本的なレイヤリング（積層）の流れ

　天然歯のエナメル質は最表層の Translucent 層と中間部の Semi-Translucent 層の 2 層，象牙質には不透過性の高い dentin 層から構成されている．そこで，基本的なマルチレイヤーテクニックでは，象牙色，エナメル色，半透明色を積層する術式を習得する（**Fig 1**）．

ステップ1　歯面清掃とベベルの付与（Fig 2a〜f）

　歯面清掃を行ったあとにベベルを付与する．ベベルはまず窩洞外形線に沿って辺縁をまるく仕上げる（= first bevel）．つぎに，first bevel からエナメル質表面になだらかなベベルをつけるが，このとき直線的に付与するのではなく，波型に付与する（wave bevel，**Fig 2f**）．こうすることで，CR と歯質との境界がわかりにくくなる．この後，エッチング，ボンディングを行う．

ステップ2　口蓋側エナメル質部の築盛（Fig 2g〜i）

　口蓋側のエナメル質に相当する部分を薄く築盛する．使用する CR は，Enamel シェード A1 または Clear（Trans）色であるが，切端を越えて築盛してはいけない．この部分の CR は明るめで，透過性が高いほうがよい．理由は，この部分に築盛した CR がつぎのステップの CR の色や透過性を制限しないように配慮するためである．

ステップ3　象牙質部の築盛（Fig 2j〜l）

　象牙質に相当する部分を Dentin シェードで築盛する．このモデル歯では，Dentin シェード A3 が適切と考えられる．また，この築盛ステップでは若年層を想定して，マメロン（切縁結節）の形態を摸して Dentin シェードを築盛する．また，切端部エナメル色が再現できるように切端にまで Dentin シェードを築盛しないように配慮している．また，Dentin シェードは残存歯質の first bevel までなだらかに移行させる．

天然モデル歯を用いた基本的なレイヤリングの流れ

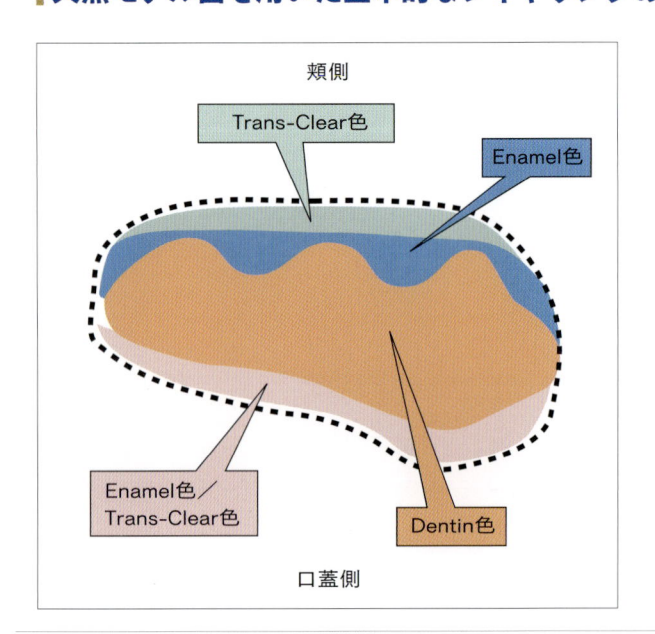

Fig 1 マルチレイヤーテニックにおける CR 修復後のシェード構成（切端側 4 分の 1 〜 3 分の 1 の断面）．マルチレイヤーテクニックによる CR 修復では，口蓋側から順に Trans-Clear シェードまたは Enamel シェード，Dentin シェード，Enamel シェード，Trans-Clear シェードで構成される．

CHAPTER 11　マルチレイヤーテクニック②

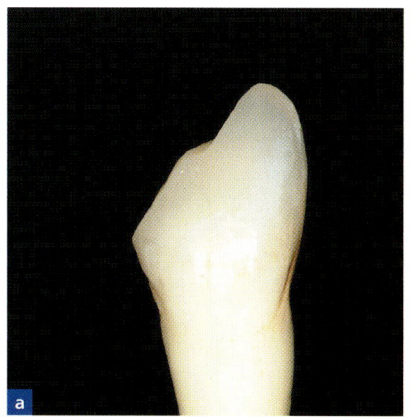

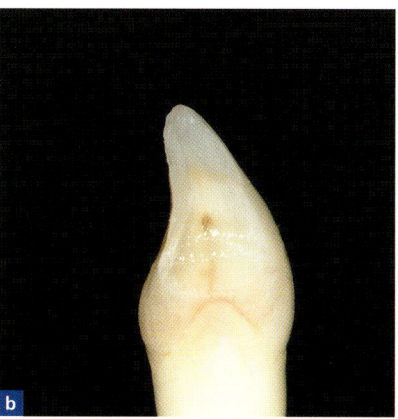

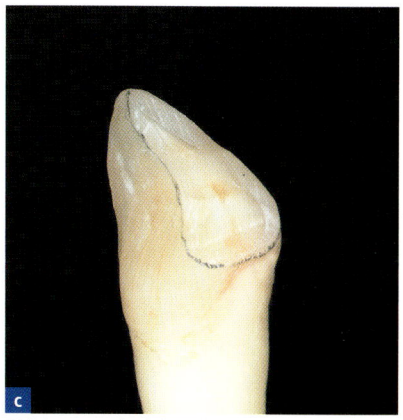

Fig 2　マルチレイヤーテクニックのステップ（図は Ivoclar Vivadent 社の厚意による）．若年者を想定して，Ⅳ級窩洞の修復をマルチレイヤーテクニックで行う場合の各ステップを紹介する．このモデル歯では，A3の色を基本として行うが，若年者では，A1，A2シェードがより一般的である．
Fig 2a, b　術前．
Fig 2c　窩洞の外形を示す．この鉛筆のラインにそって first bevel をつける．

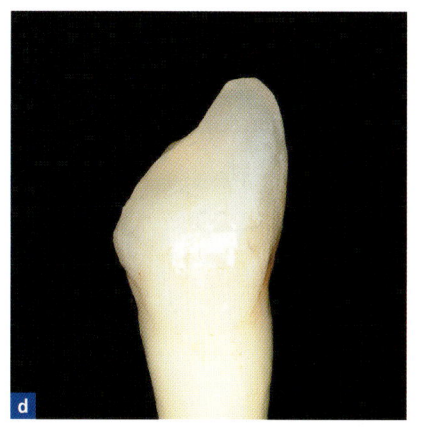

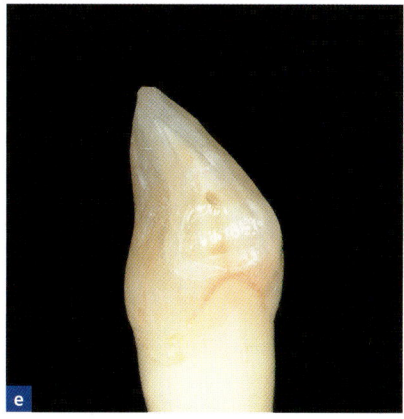

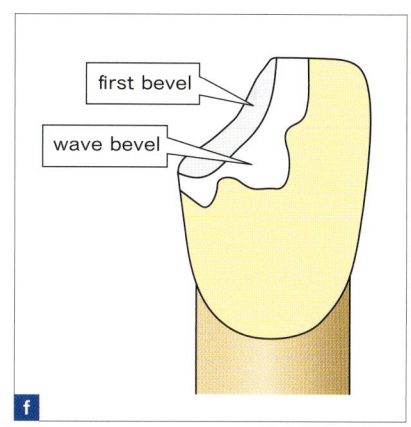

Fig 2d, e　first bevel と wave bevel の付与．窩洞外形に沿って，まず歯面に約45度の角度でエナメル質の3分の1の幅（厚さ）に first bevel を形成する．つぎに，エナメル質の残り3分の2の幅（厚さ）を利用して wave bevel を形成する．wave bevel は，first bevel よりもなだらかにエナメル質に移行させる．目的は，Ⅳ級窩洞では，より高い維持（接着力）をベベルに担わせたいことと，天然歯と CR の移行をわかりにくくするためである．
Fig 2f　first bevel と wave bevel を表す模式図．

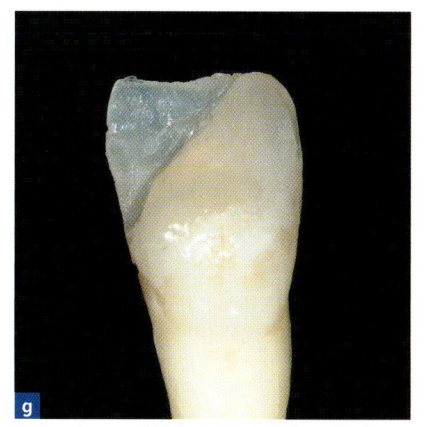

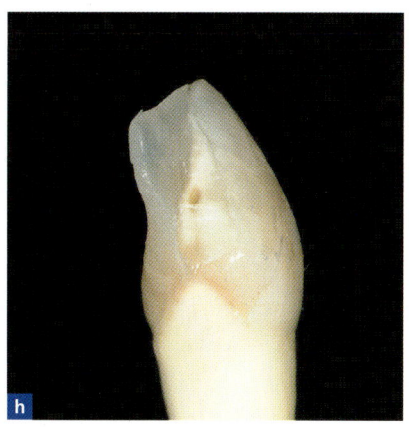

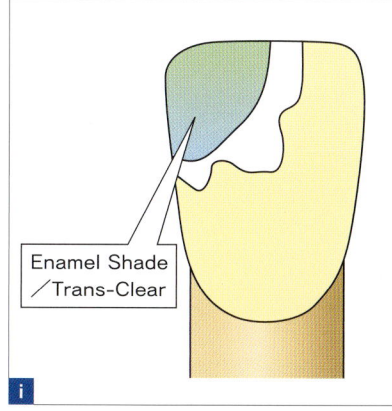

Fig 2g～i　口蓋側エナメル質部の築盛．Enamel シェード A1または Trans-Clear シェードを用いて CR シェルを築盛する．Trans-Clear シェードを用いた場合は，切端と隣接面を超えて築盛しないように注意する．透明度が高すぎる CR 層だけで築盛された部分があると，天然歯の色調にならない．

179

コンポジットレジンと審美修復

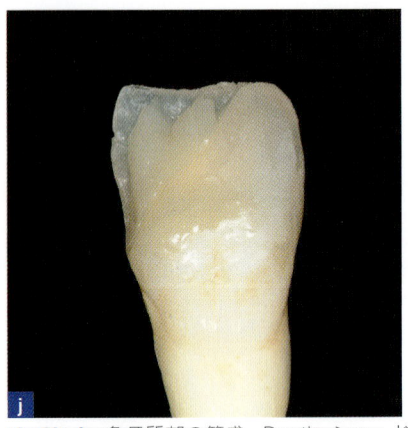

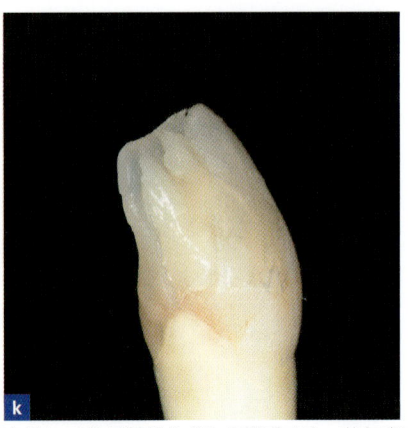

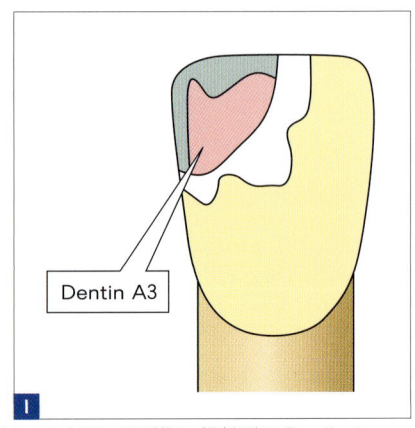

Fig 2j〜l 象牙質部の築盛．Dentin シェード A3を用いて象牙質部の CR を築盛する．若年者では，マメロンの形態に相似形に Dentin シェードを築盛する．Dentin シェードで歯のボリュームの約7割を回復する．歯頸部では9割近くを Dentin シェードで回復し，切端では6割ぐらいを回復する．

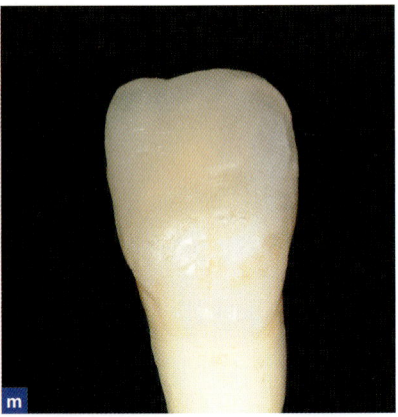

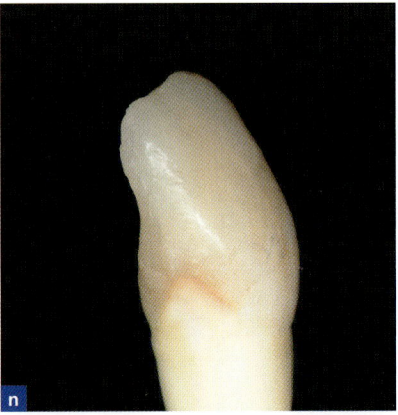

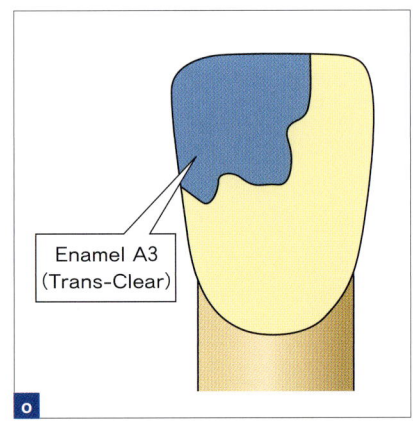

Fig 2m〜o 唇側エナメル質部の築盛．Enamel シェード A3色を用いて唇側および隣接面のエナメル質部の形態を回復する．歯頸部では薄く（ほとんどなくてもよい），切端部では厚めに Enamel シェードを置く．最後（最表層）に Trans-Clear シェードを築盛することで，より天然歯に近い色調が再現できる．このステップでは省略しているが，若年者では，Trans-Clear シェードの直下に White ステインで色づけすることで，若年者特有の不透過性を演出できる．

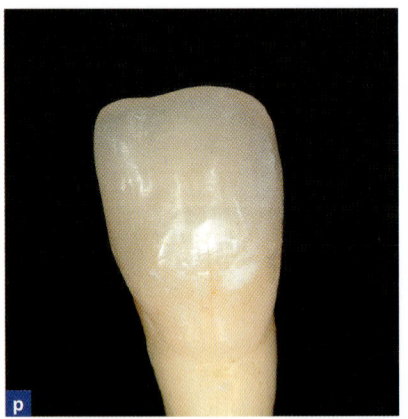

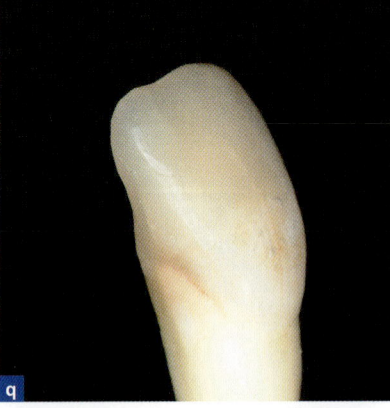

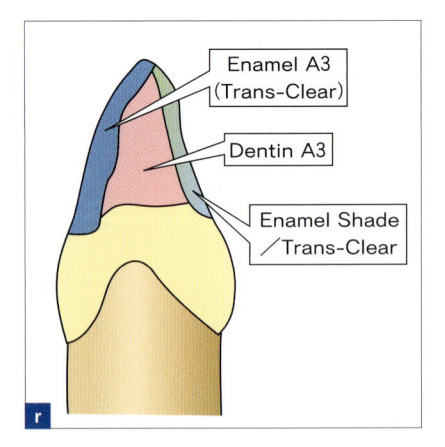

Fig 2p, q 形態修正と研磨．研磨により表面の乱反射が減少し，CR本来の色調が現れる．
Fig 2r CR築盛終了後のシェード構成を示す模式図．

180

ステップ4　唇側エナメル部の築盛(Fig 2m〜o)

　唇側のエナメル質に相当する部分をEnamelシェード（このモデルではA3シェード）で築盛する．エナメルシェードCRは隣接面と切端部では厚めでもよいが，唇側とくに歯頸部では薄く盛るのがコツである．歯全体を厚いEnamelシェードで覆ってしまうと，透明感の少ないくすんだ色合いになり，天然歯の色調から離れる．Enamelシェードを減らし，その上に一層のTransシェード（またはClearシェード）を築盛することで，天然歯のもつ透明感が与えられる．

　後述するが，患者の年齢が増すにしたがって，エナメル色は薄く，あるいはほとんど使用しないほうが天然歯の色調に近づく．老年層では，Enamelシェードを飛ばしDentinシェードから直接Transシェードに移行したほうがよい場合も多い．

ステップ5　形態修正と研磨(Fig 2p〜r)

　表面を残存歯質や隣接歯の形態にあわせて形態修正を行い，その後に研磨を行う．CRが最終的にどんなシェードを呈するかは，最終研磨して始めて確認できることになる．

マルチレイヤーテクニックを用いた臨床例

　マルチレイヤーテクニックに限らず，CR充填を行う場合は患者の年齢を考慮することが大切である．先にも考察したが，歯は年齢が増すにしたがい明度は下がり，彩度が上がり，透明度は増す．また，形態や表面性状も変化する．これらを考慮して，筆者は以下のような配慮の元にCRの積層充填を行っている．

若年層の歯の表現方法

　Fig 3は，外傷で歯冠－歯根破折した8歳の患者の歯の破折片である．注意深く観察すると，歯の表面は細かい凹凸がみられ，明度は高く，透明度は低い．縦の破断面を観察するとエナメル質表層に向かって白濁した層が広がっているようにみえる．歯の正面観でも歯全体に白濁様の模様が広がっているようにみえる．しかし，エナメル質表面は天然歯独特の艶や透明感を残していることも理解できる．

　上記の観察事項のうちシェード再現を考慮してCRを築盛したものがFig 4a, cである．Fig 4aは，Dentinシェードの上にEnamelシェードのみを築盛したも

| 若年者の歯冠の特徴 |

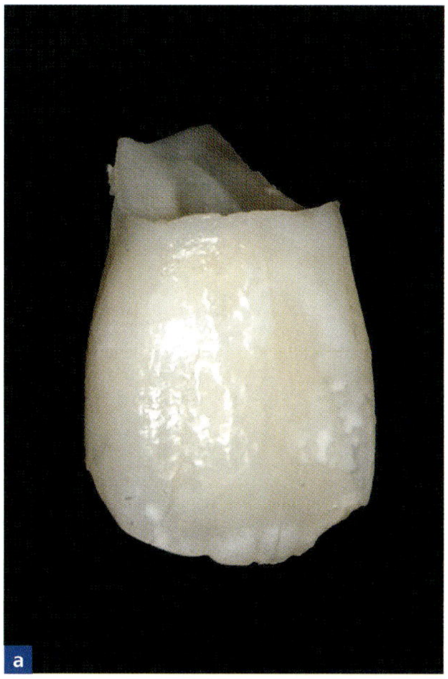

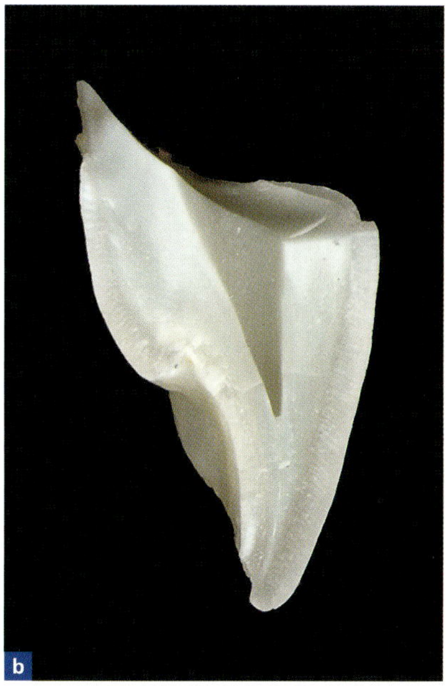

Fig 3a　若年者の歯冠は色調的には，A1またはA2シェードで，エナメル質に白濁感が強い（透過性が低い）．形態的には，表面のざらつきが目立ち，切端には咬耗がほとんどみられない．

Fig 3b　断面からわかるように，中高年層に比べ象牙質の明度は高く彩度は低い．エナメル質の透過性は象牙質の付近で高く，表面では低いように見える．むしろエナメル質の表層近くでは，白濁しているといったほうがよい．この白濁感を再現できるかどうかで若年者のマルチレイヤーテクニックの成果が左右されることになろう．

若年者の歯の CR によるシェードの再現

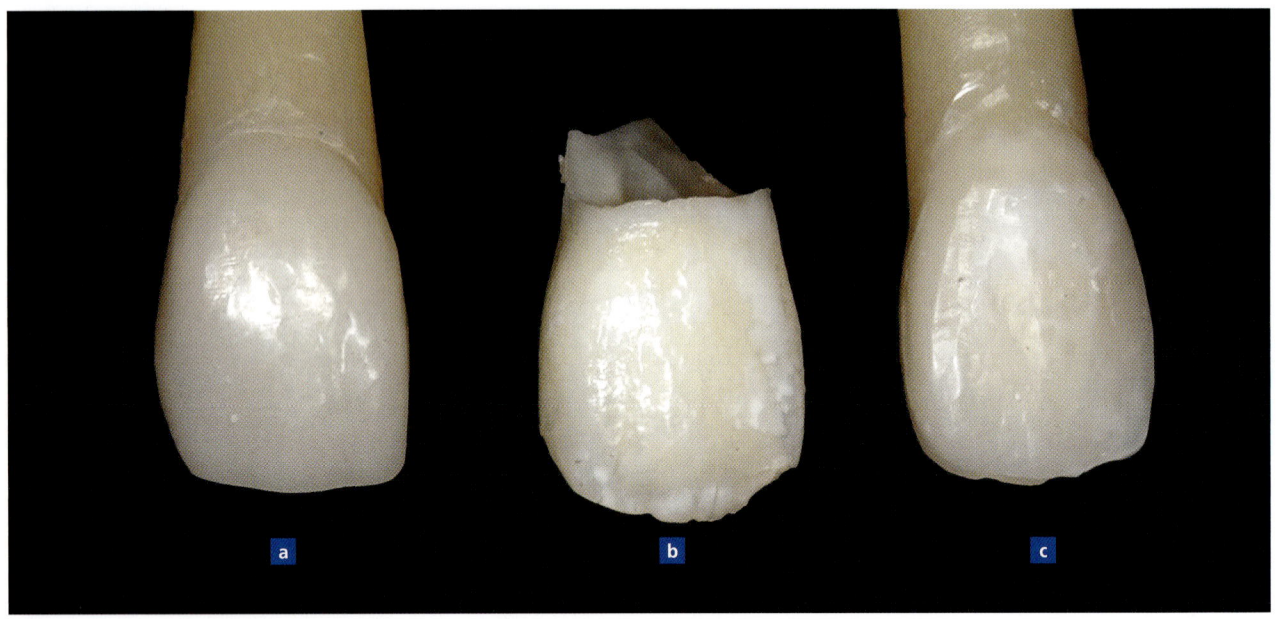

Fig 4a Dentin シェードの上に Enamel シェードのみを築盛して作成した人工歯．
Fig 4b 若年者の歯冠（天然歯）．
Fig 4c Dentin シェードの後に，隣接面と切端部のみに Enamel シェードをおき，歯面全体に White ステインを適切においてから Trans シェードを築盛して作成した人工歯．

若年層のマルチレイヤーテクニックによる歯冠修復

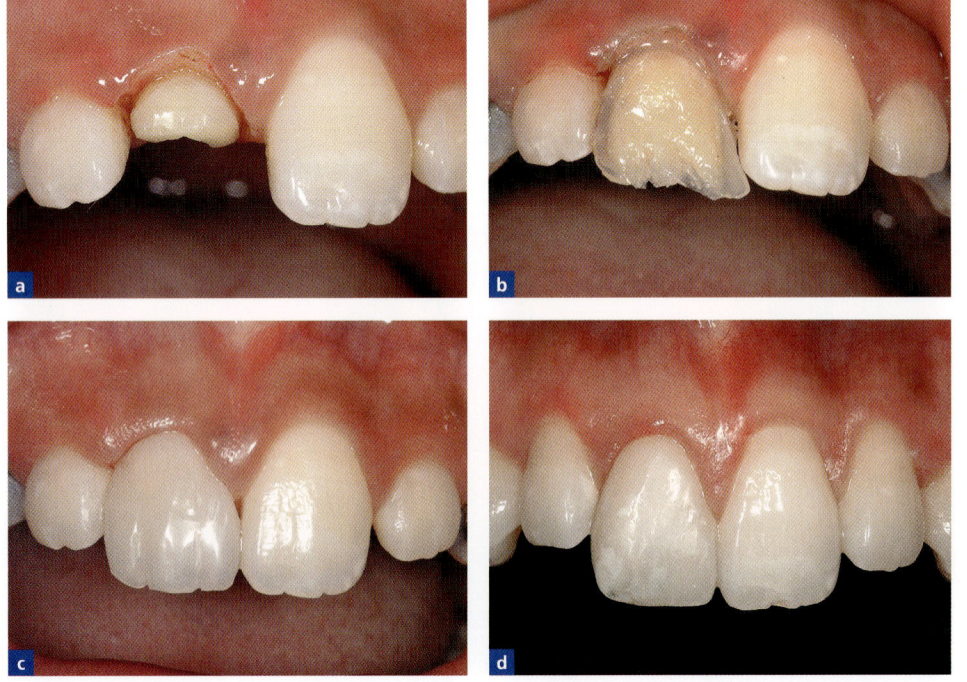

Fig 5a 8歳，男子．外傷による歯冠‐歯根破折歯を修復するために挺出が行われた後で歯冠修復直前の状態．
Fig 5b CR シェル法による口蓋側および隣接面の CR シェル築盛後．
Fig 5c マルチレイヤーテクニックで歯冠を修復したが，唇面全体を Enamel シェードで覆ったため，彩度が低下してしまっている．
Fig 5d c から4年半後．再度 CR 修復をマルチレイヤーテクニックで行った．今度は，Dentin シェード A1→隣接面と切端部のみわずかな Enamel シェード A1→唇面全体の White ステイン→ Trans-Clear シェードの順で築盛した．

の，cはDentinシェードの後に，隣接面と切端部のみにEnamelシェードをおき，歯面全体にWhiteステインを適切においてからTransシェードを築盛したものである．aは，明度的には悪くないが，天然歯特有の彩度（鮮やかさ）がなく，全体的にグレー（低彩度）になっている．それに比べ，cはより天然歯のシェードに近づいている．すなわち，若年層では，WhiteステインとTrans（またはClear）シェードを表面にあしらうことで，天然歯に近い明度と彩度と透明感（適度な不透明感）を再現できるように思われる．

では，実際の臨床例をみてみよう．Fig 5は，歯冠の大半を失った中切歯をマルチレイヤーテクニックで回復した例である．Fig 5cは，歯冠表面をEnamelシェードで覆ったときの結果である．A1シェードを用いたにもかかわらず，明らかに彩度も明度も低い（鮮やかでない／濁っている）．数年後CRをやりかえる機会に恵まれたので，この反省点をもとに，今度はEnamelシェードは隣接面と切端部のみにおさえ，Whiteステインを表層に付与してからTransシェードで最終積層した．少なくとも最初のときより高い自然感が再現できたと思う．同じような考えで，外傷により喪失した歯冠部をCRのマルチレイヤーテクニックで積層した若年者の症例がFig 6である．

若年層のマルチレイヤーテクニックによる歯冠修復

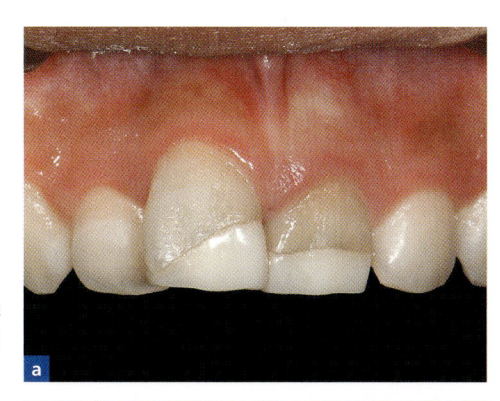

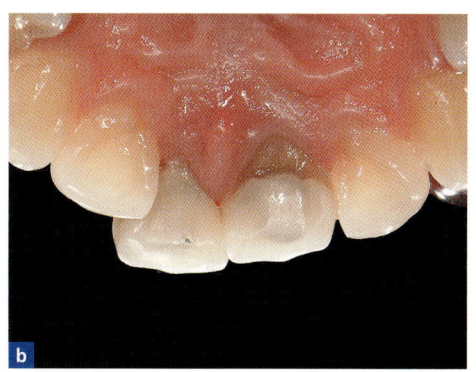

Fig 6a, b 12歳，女子．約3年前の他院での外傷歯治療のやり変えを希望．

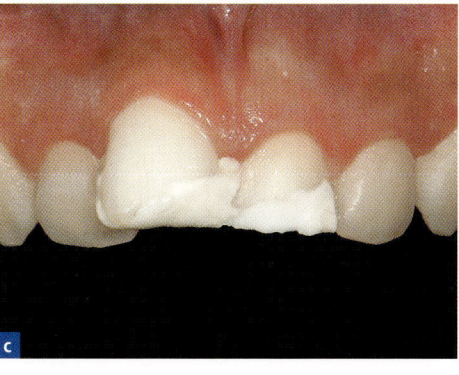

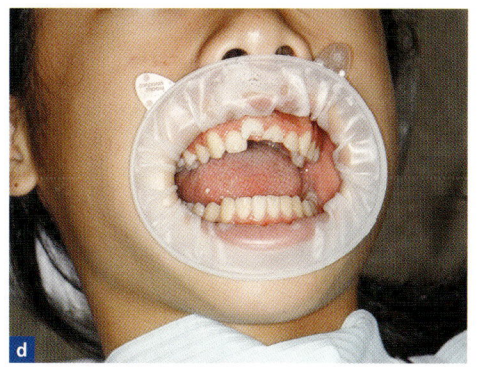

Fig 6c 根管治療のやりかえと歯冠の漂白後の状態．
Fig 6d CR修復の直前．ラバーダムの装着が困難であったため，「オプトラゲート」（Ivoclar Vivadent）を用いて術野の明示と確保を行った．

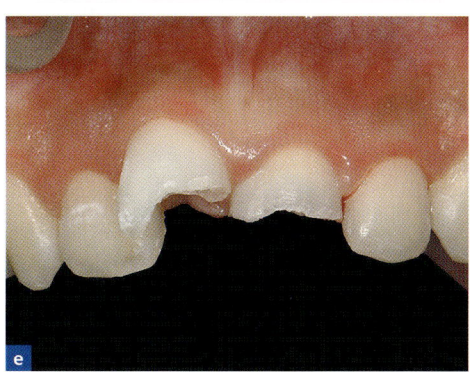

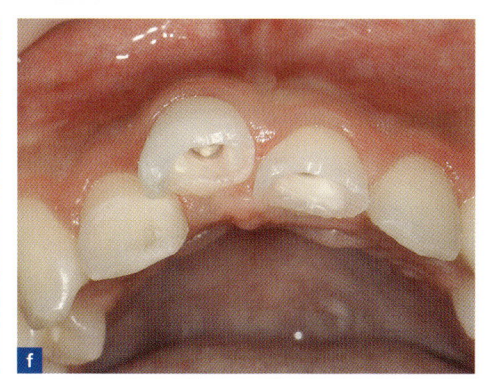

Fig 6e, f 1|1の窩洞形成とベベルの付与後．

コンポジットレジンと審美修復

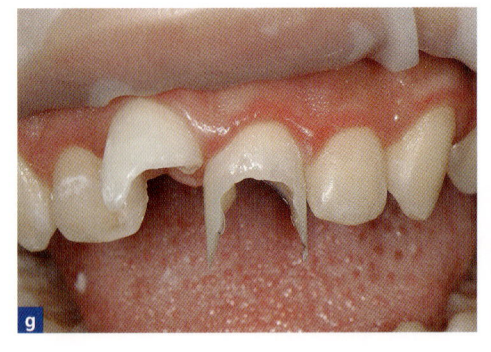

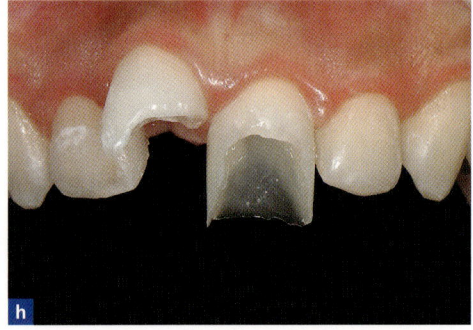

Fig 6g 1|のシェル法による隣接面の築盛.
Fig 6h シェル法による口蓋側面の築盛.

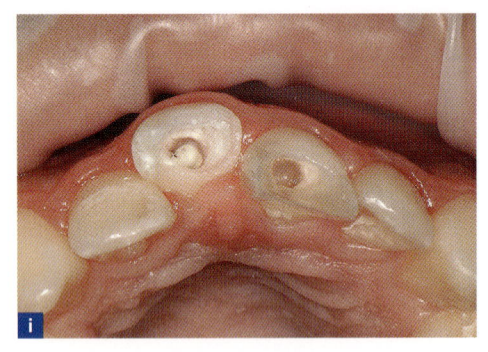

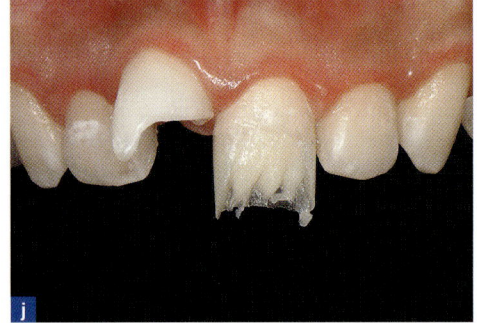

Fig 6i シェルの切端観（咬合面観）．CRにより適切な隣接面および口蓋面の外形が作成されていることがわかる.
Fig 6j DentinシェードA1の築盛.

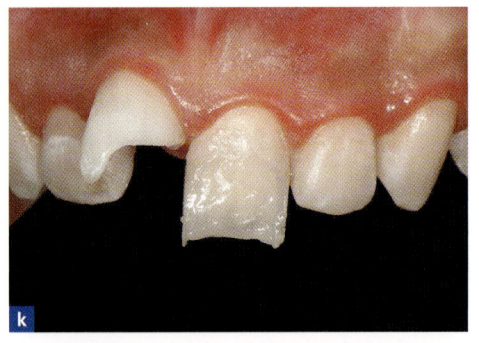

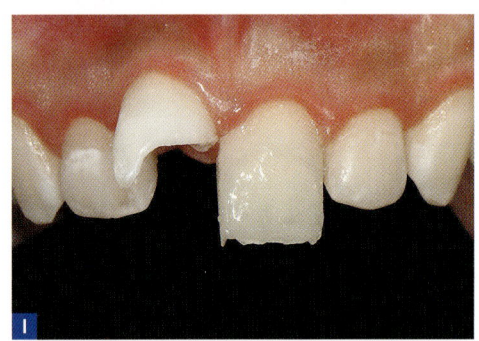

Fig 6k EnamelシェードA1の築盛（隣接面と切端のみ）.
Fig 6l WhiteステインとTrans-Clearシェードの築盛.

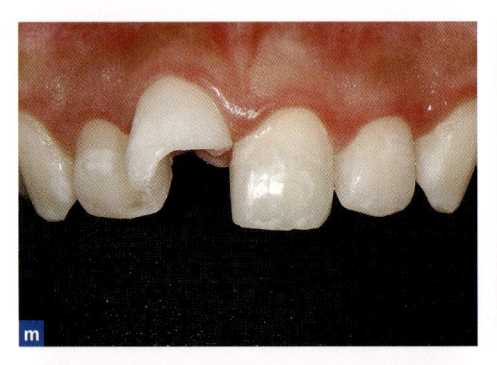

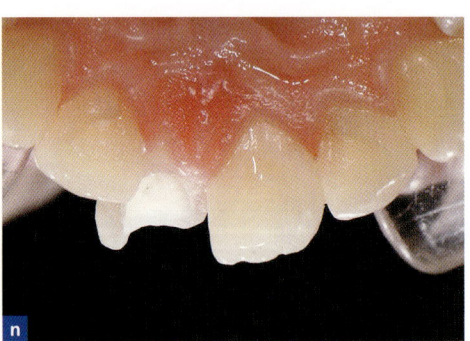

Fig 6m, n 形態修正と研磨.

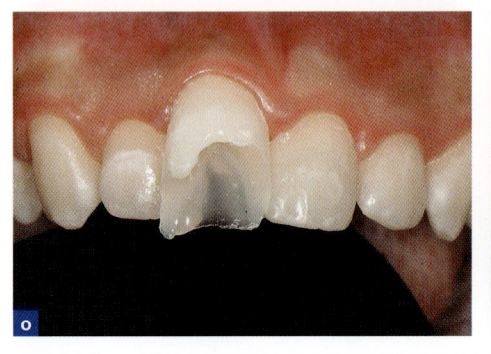

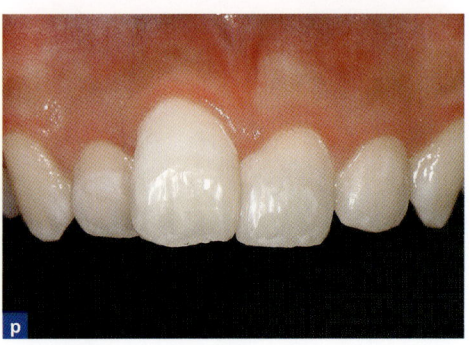

Fig 6o, p 上記と同様の方法で|1を築盛した．患者の母親の強い要望で，初診日を入れて3日の来院ですべて（根管治療，漂白，歯冠修復）をおわったため，歯頸ラインをそろえるなどの歯列矯正は受け入れられなかった.

CHAPTER 11　マルチレイヤーテクニック②

中年層から老年層の歯のCRによるシェードの再現

Fig 7a　中高年層の天然歯．一般的に，年齢が増すほど明度が落ち，彩度があがる．また，エナメル質の透明感が高まる．

Fig 7b　aを参考にして作成したCR歯．具体的には，まずDentinシェードA3で最終形態の手前まで形を築盛する．とくに歯頸部と切端部では注意が必要である．若年者のようなマメロン形態は付与せず，なだらかに切縁に移行させる．また，歯頸部近くには多くの場合縞模様があり，これを再現するように心がける．老年層のマルチレイヤーテクニックでは，筆者はできるだけEnamelシェードは口蓋側以外は使わないようにしている．

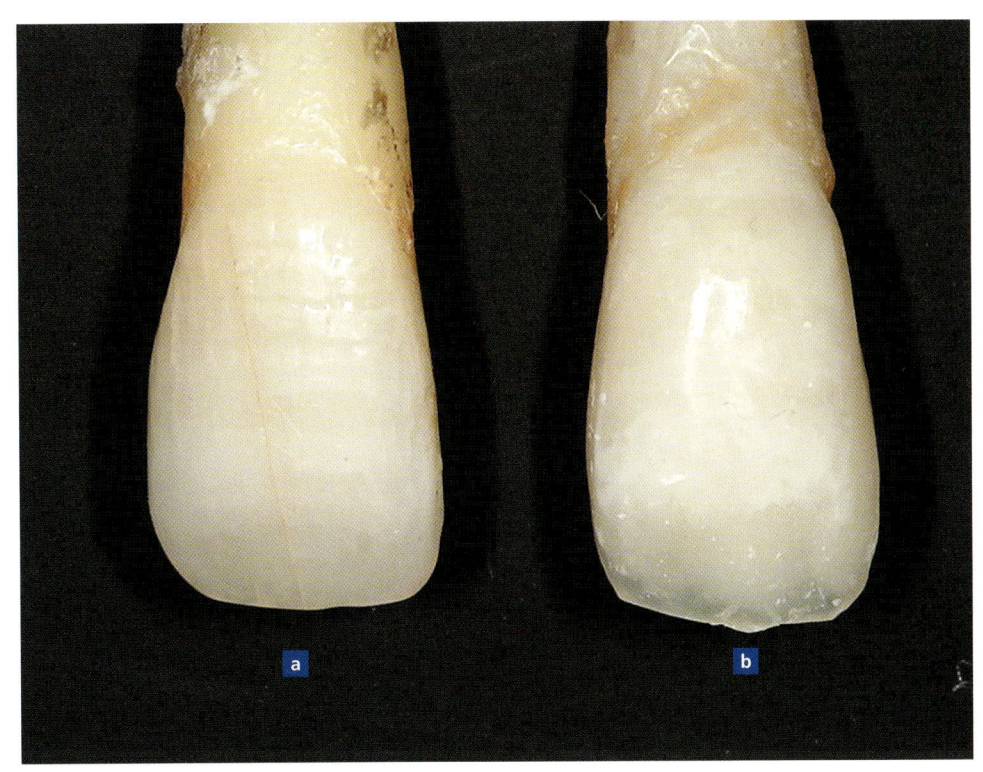

中年層から老年層の歯の表現方法

年齢が増すほど，明度を落とし，彩度をあげるように配慮する．具体的には，Dentinシェードで最終形態の手前まで形を築盛する．とくに歯頸部と切端部では注意が必要である．若年者のようなマメロン形態は付与せず，なだらかに切縁に移行させる．また，歯頸部近くには多くの場合縞模様があり，これを再現するように心がける．老年層のマルチレイヤーテクニックでは，筆者はできるだけEnamelシェードは使わないようにしている（**Fig 7**）．EnamelシェードのCRは彩度と透明感を下げると覚えておくと役立つ．

Fig 8は，デジタルシェードガイドを用いてシェードテイキングを行った症例である．歯頸部3分の1と中央3分の1がC4で，切端3分の1がA3.5と示された（**Fig 8b**）．臨床では，すべてのシェードのCRをそろえておくことは現実的ではないので，AシェードのCRで代用することになる．まず，シェル法にて隣接面と口蓋面を築盛したあと（**Fig 8c, d**），DentinシェードA4で大まかに築盛を行った（**Fig 8e**）．つぎに，入手可能であるBodyシェード（Dentinシェードより彩度が低く，透明感が高い）C3の「フィルテックシュープリーム XTE」（スリーエムヘルケア）を使用し，縞模様を付与しながら最終形態に近い形まで築盛した．つぎに，EnamelシェードA3を隣接面と切端，それにわずかに唇面に盛った（**Fig 8g**）．最後に，Clearシェードを盛り（**Fig 8h**），形態修正と研磨を行った（**Fig 8i**）．隣在歯が術中に乾燥し，充填直後ではCRの彩度が隣在歯より高いように思われた．しかし，1週間後に再度写真撮影して比較したところ，逆に隣在歯よりもCR修復部の彩度が低いようにみえる（濁ってみえる）．このことから，BodyシェードとEnamelシェードの代わりにDentinシェードとClearシェードを同部に築盛したほうがよかったかもしれないことが反省される．

185

老年層のマルチレイヤーテクニックによる歯冠修復

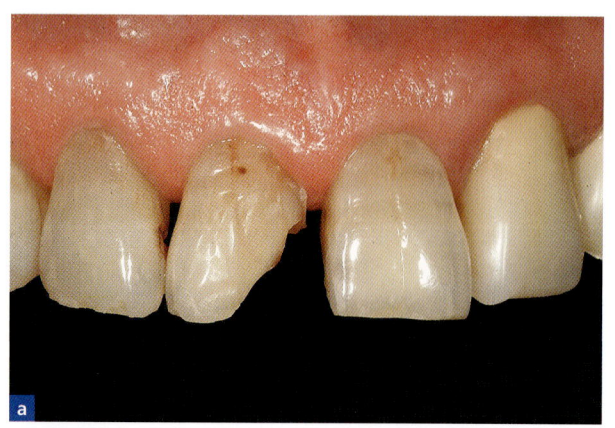

Fig 8a　術前．73歳，男性．主訴：1の歯冠修復．

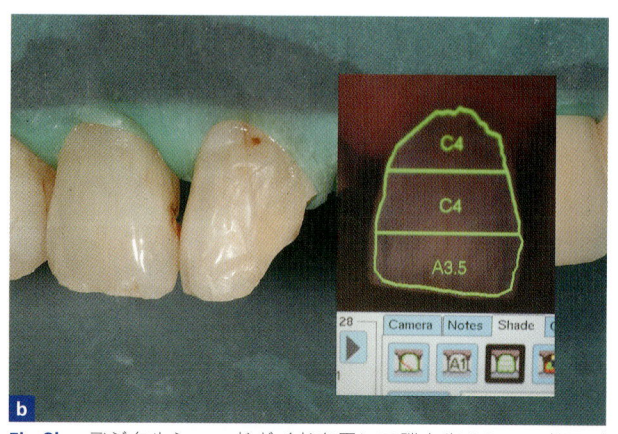

Fig 8b　デジタルシェードガイドを用いて隣在歯のシェードテイキングを行ったところ，歯頸部3分の1と中央3分の1がC4で，切端3分の1がA3.5と示された．

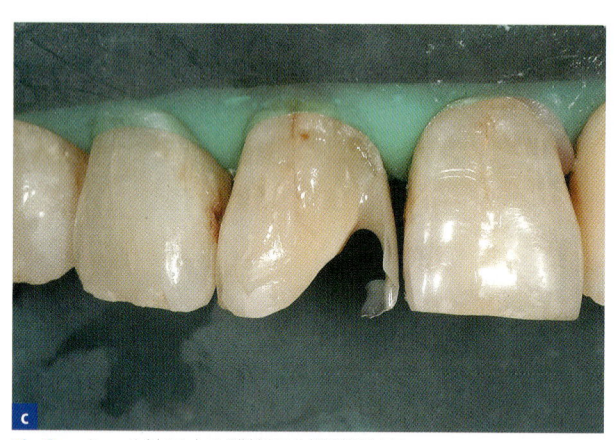

Fig 8c　シェル法による隣接面の概形態付与．

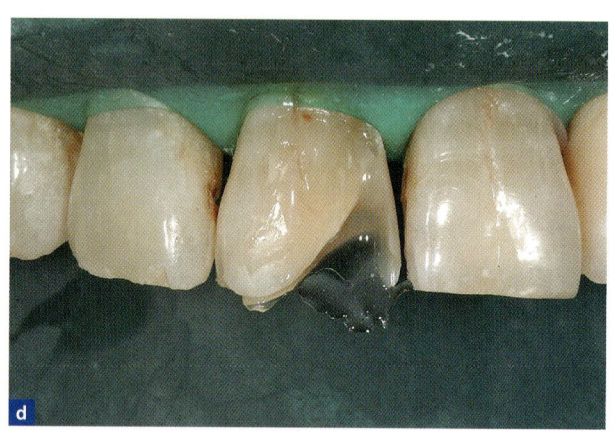

Fig 8d　シェル法による口蓋側面の概形態付与．

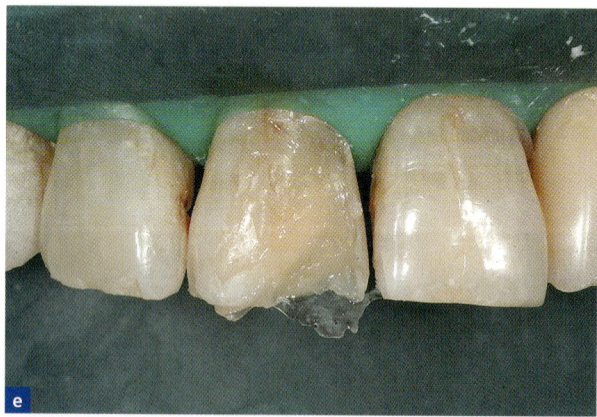

Fig 8e　DentinシェードA4の築盛．臨床では，すべてのシェードのCRをそろえておくことは現実的ではないのでAシェードのCRで代用する場合が多い．

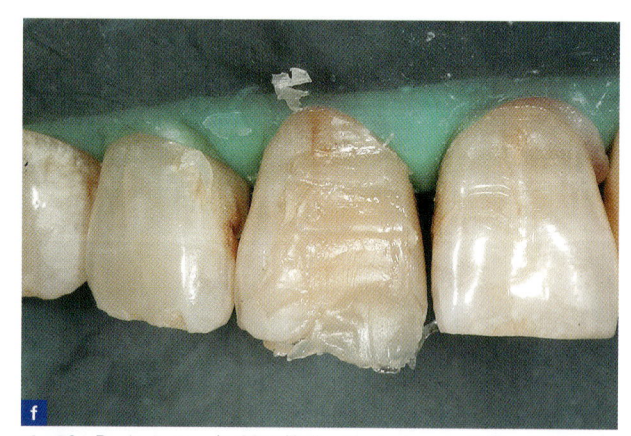

Fig 8f　BodyシェードC3の築盛．Bodyシェード（Dentinシェードより彩度が低く，透明感が高い）を，縞模様を付与しながら最終形態に近い形まで築盛した．

CHAPTER 11　マルチレイヤーテクニック②

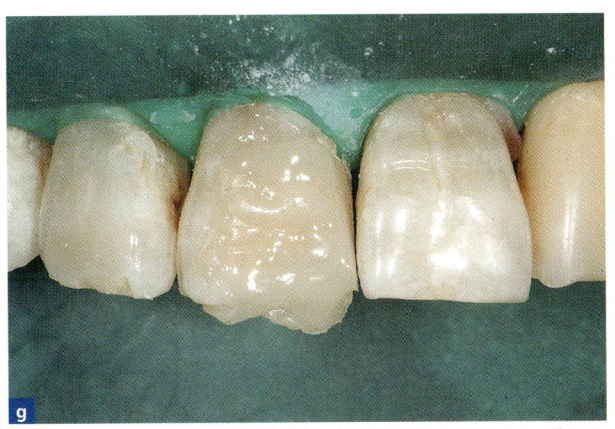

Fig 8g　EnamelシェードA3の築盛．隣接面と切端にわずかにEnamelシェードを盛った．

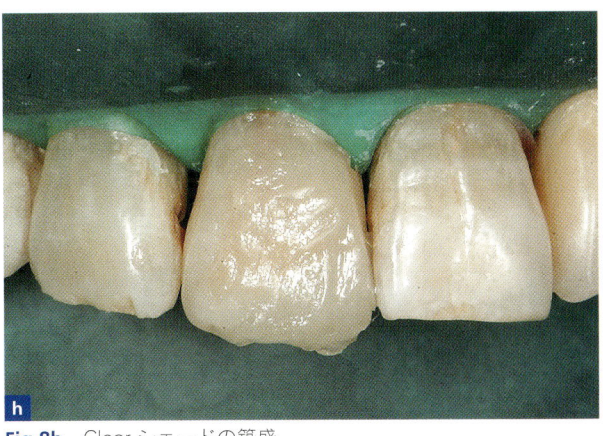

Fig 8h　Clearシェードの築盛．

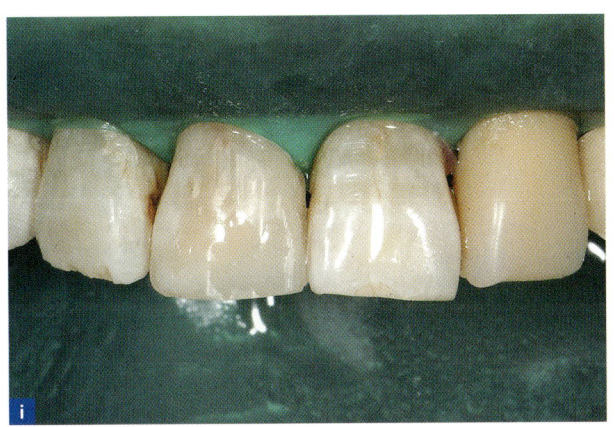

Fig 8i　形態修正と研磨．隣在歯が術中に乾燥し，充填直後ではCRの明度が隣在歯より低いようにみえる．

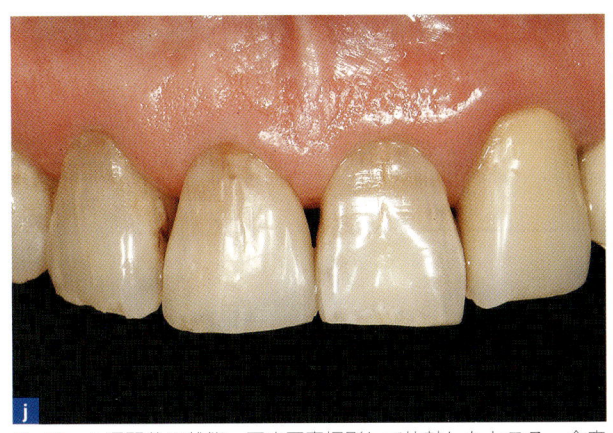

Fig 8j　1週間後の状態．再度写真撮影して比較したところ，今度は水和した隣在歯よりもCRのほうが，明度が高くみえる．また，充填CRの彩度と透明度が切端部で隣在歯よりも低いことから，BodyシェードとEnamelシェードのかわりにDentinシェードとClearシェードを同部に築盛したほうがよかったかもしれない．

中年層の個性的なシェードの表現例

　Fig 9aは，53歳の女性の1|1のCRの再修復例である．この症例の歯の特徴は，透明感のある褐色と不透明性の高い白の縞模様がある点である．その点に注意してCRを築盛した結果がFig 9bである．以下に具体的なステップを示す．

①ラバーダムの装着，歯面清掃，窩洞形成，ベベルの付与（Fig 9c～f）．

②隣接面と口蓋側のレジンシェルの築盛（Fig 9g, h）

　エッチング，ボンディング処理が終わったら，まず隣接面のCRシェルを作成する．この部分のシェルはフロータイプCR「テトリックフローA3」（Ivoclar Vivadent）と透明マトリックスを用いる（CHAPTER 8参照）．口蓋側のCRシェルをフロータイプCR「テトリックフローBleach」（シェードI）と透明マトリックスを用いて築盛する．

③Dentinシェードの築盛（Fig 9i）

　歯頸部のシェードであるDentinシェードA3をまず深層に築盛する．

④縞模様の付与（Fig 9j）

　縞模様に一致させて凹凸をつけてDentinシェードA2を築盛する．

⑤Trans-AmberとEnamelシェードの築盛（Fig 9k）

　切端部と縞模様の凹の部分にTrans-Amberシェード（「4 seasons」Ivoclar Vivadent，2009年発売中止）を盛る．現在ではClearシェードに褐色系のステインをわずかに

187

中年層の個性的なシェードの表現例

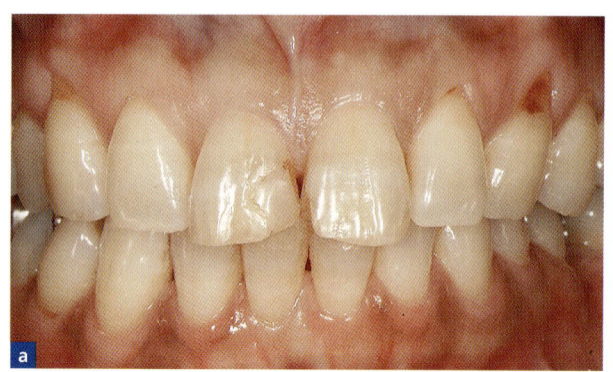

Fig 9a 術前. 53歳, 女性. 主訴：1|1のCR再修復を希望.

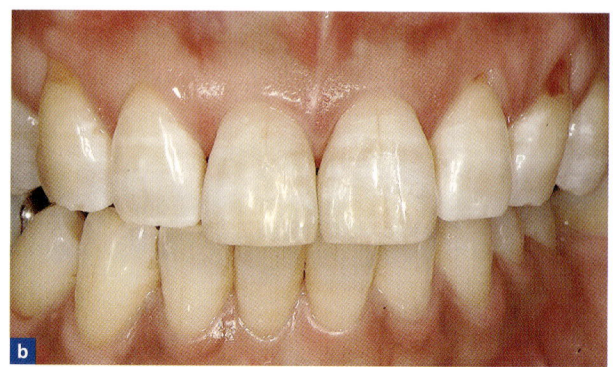

Fig 9b 術後. マルチレイヤーテクニックを用いて, 彩度, 透明度, 縞模様を再現した.

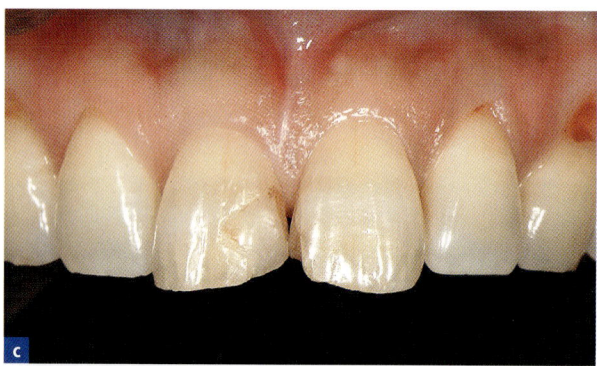

Fig 9c 術前の唇側面観.

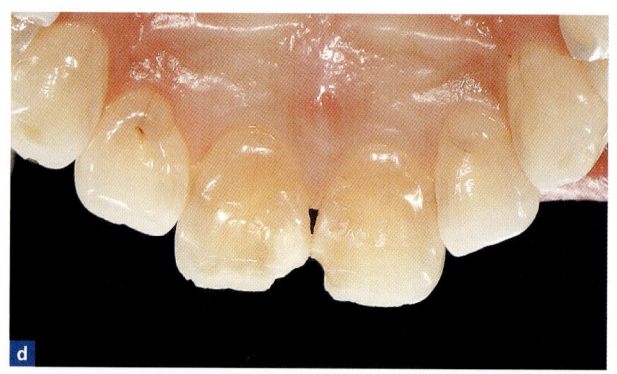

Fig 9d 術前の舌側面観.

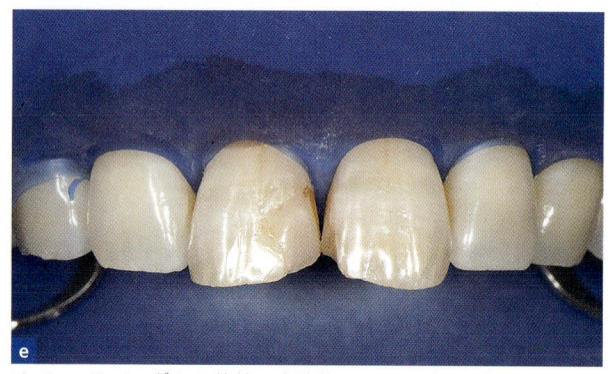

Fig 9e ラバーダムの装着. 麻酔後にラバーダムを装着し, 歯面清掃を行う.

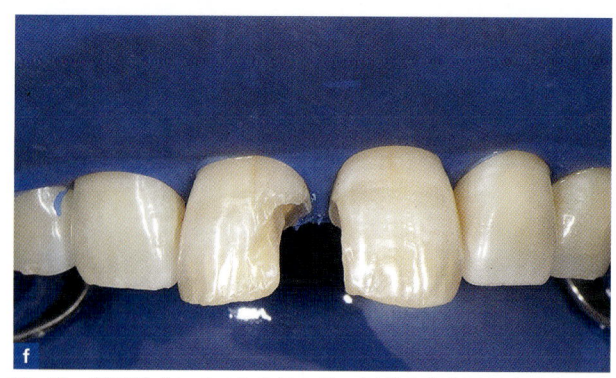

Fig 9f 窩洞形成とベベルの付与後. 以前の修復材料を除去, 窩洞形成を行う.

混ぜ, アンバー色をだしている. 隣接面のわずかな部分にEnamelシェードA3を盛る. 唇側はのせないようにする.

⑥ステインの付与（Fig 9l）

縞の白に一致した部分に「テトリックカラー White」をおく. これにより, 白濁様の縞模様が強調される.

⑦Clearシェードの築盛（Fig 9m）

最表層に一層のTrans-Super-Clearシェード（「4 seasons」, 2009年発売中止）を築盛する. 現在これに代わるシェード色（Translucency 56.6%）がないので, できるだけ透過度の高いClearシェードで代用している.

⑧形態修正と研磨（Fig 9n〜p）.

ヘアーラインの付与方法

個性的な歯の表現法として, ヘアーライン状の着色を付与したい場合がある（Fig 10a）. その方法は, 最後

CHAPTER 11　マルチレイヤーテクニック②

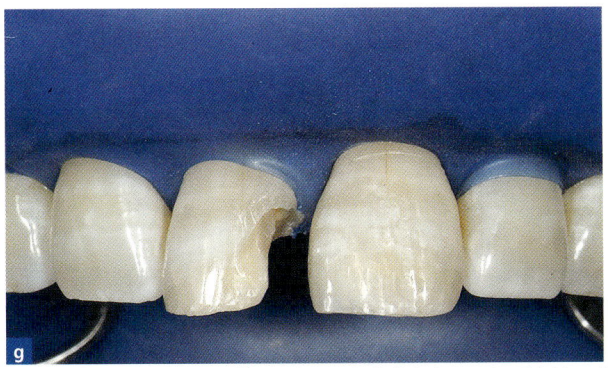

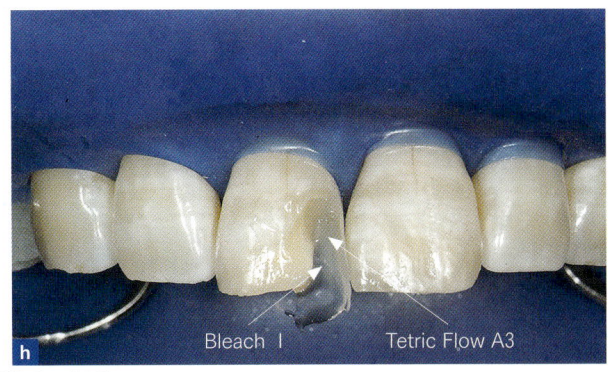

Fig 9g　|1の修復後．まず|1の窩洞から修復を行い，レイヤリングの指標をみつける．
Fig 9h　|1の近心と口蓋側のCRシェルの築盛後．エッチング，ボンディング処理がおわったら，近心を先に「テトリックフローA3」（Ivoclar Vivadent），または，「フィルテックシュープリーム フローA3」（スリーエムヘルスケア）で築盛し，その後口蓋側をClearシェード（「テトリックフロー・ブリーチシェード I」）で築盛する．いずれも，透明マトリックスを利用する．隣接面部の築盛では，CRが唇側へ張り出さないように注意する．張り出すと，審美的でなくなる．

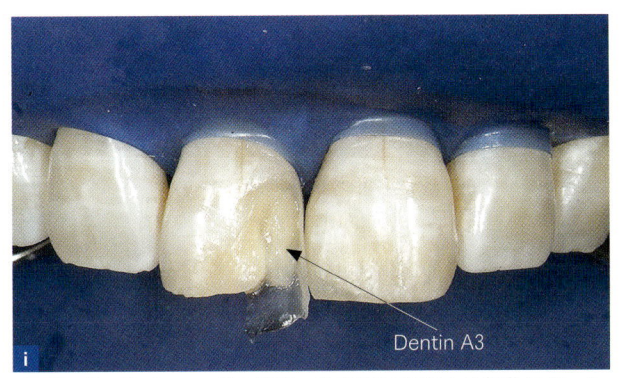

Fig 9i　Dentinシェードの築盛．象牙質に相当する部分にDentinシェードA3を築盛する．

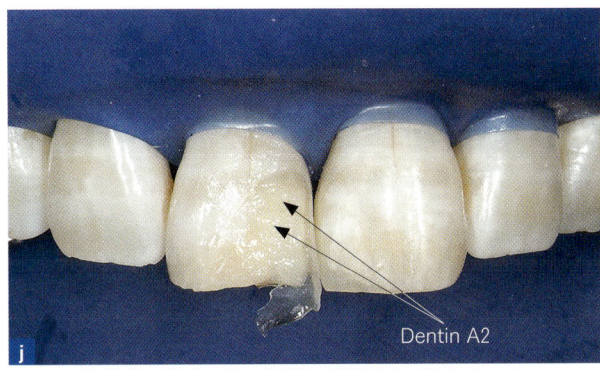

Fig 9j　縞模様の築盛．縞の白帯に相当する部分にDentinシェードA2を凸状に築盛する．

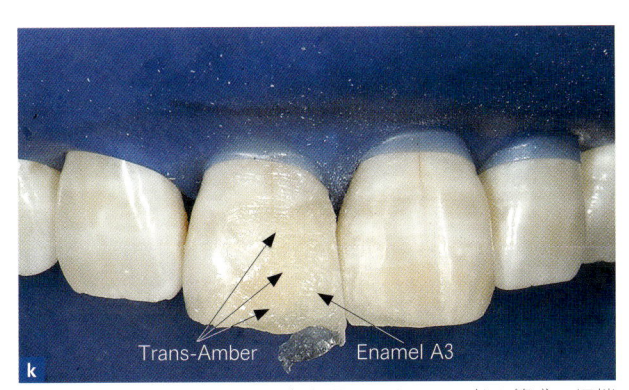

Fig 9k　Trans-AmberシェードとEnamelシェードの築盛．切端中央と縞模様の凹部分にTrans-Amber（「4 seasons」Ivoclar Vivadent：2009年発売中止）を盛る．現在では，Clearシェードに褐色系のステインをわずかに混ぜて対応している．隣接面部にわずかにEnamelシェードA3を盛る．年齢が増すにつれ，Enamelシェードの築盛は不要になると考えている．

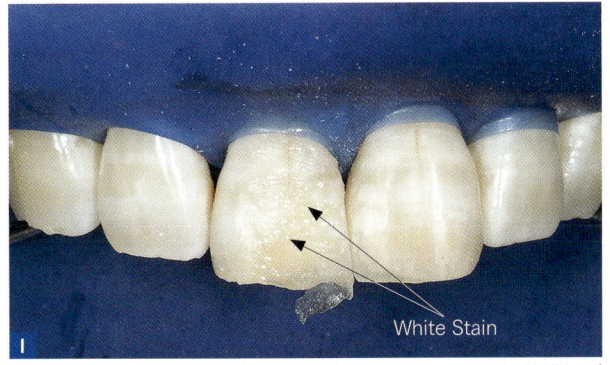

Fig 9l　Whiteステインの付与．この歯では白濁感の強い縞模様があることから，それを再現するために，Whiteステイン（「テトリックカラー White」Ivoclar Vivadent）を付与する（光重合させる）．

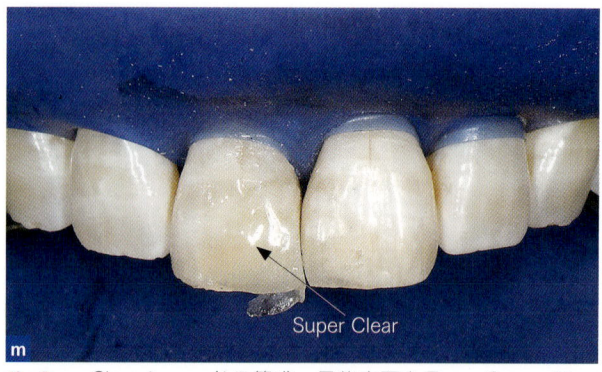

Fig 9m Clearシェードの築盛．最終表面をTrans-Super-Clear（「4 seasons」, 2009年発売中止）で覆う．現在，同じ光透過度（56.6％）のものがないのが残念である．

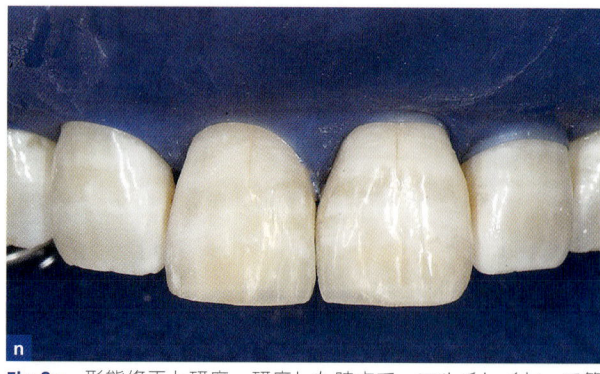

Fig 9n 形態修正と研磨．研磨した時点で，マルチレイヤーで築盛した本来のシェードが浮き上がる．

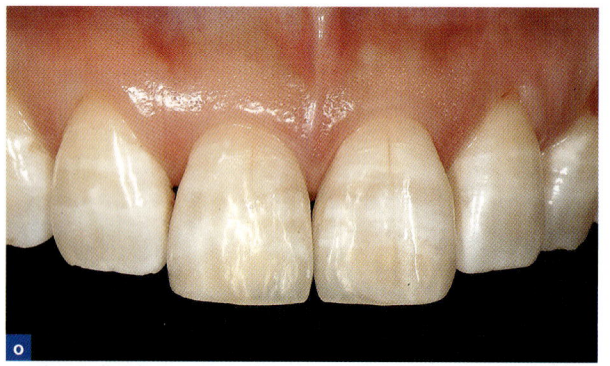

Fig 9o, p 術後．

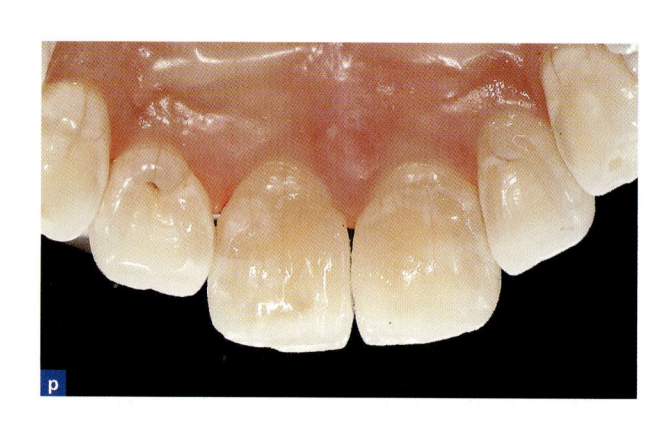

のTrans(Clear)シェードのCRを盛るときに，ラインを付与したい場所を境界にして，遠心または近心側半分のみTransシェードCRを盛る（**Fig 10c**）．このとき，境界面は歯面から垂直に立ち上げるのがコツである（**Fig 10d, f**）．いったんCRを重合硬化させ，この垂直面の適切な場所に適切な長さのステイン（ダークブラウンまたはオーキッド）をのせ重合する（**Fig 10e, g**）．残りの歯面にTransシェードCRを盛り（**Fig 10h**），重合，研磨すれば，きれいなヘアーラインが出現する（**Fig 10a** 右または **i**）．

その他の修復例

Fig 11は，62歳女性の3 2 1|の修復例である．エックス写真的に歯髄に問題はなく，EPT(+)，自覚症状(−)，う蝕象牙質を削除しても露髄はみられなかったので，CRによる修復を行った．3|は，シェル法で隣接面と口蓋側面のシェルを築盛したあとに，DentinシェードA6とTrans-Amberで築盛した（**Fig 11b, c**）．同様のシェードを用いて，2 1|の修復を後日行った（**Fig 11d**）．

Fig 12は，64歳男性の|1のポストおよびクラウンの脱離をCRで修復した例である．残存歯質の薄さ・量を考慮して，接着技術を生かしたCRによる即日修復（one visit restoration）がふさわしいと考えられた．そこで，ファイバーポストをたて（**Fig 12c**），シェル法による隣接面および口蓋側面の築盛，マルチレイヤーテクニックを駆使して初診日に（1回の来院で）歯冠修復を終了した（**Fig 12d**）．

CRによるベニア修復直接法

う蝕や歯冠の破折などの問題がない歯の歯冠の変色の改善を希望して患者が来院した場合，無髄歯であれば歯

CHAPTER 11 マルチレイヤーテクニック②

ヘアーラインの付与方法

Fig 10a 左：天然歯．右：CR（マルチレイヤー）で作成した模倣歯．加齢とともにエナメル質に亀裂が入り，その部位にヘアーライン状の着色が生じる．これを模倣したい場合がある．

Fig 10b マルチレイヤーの最終積層（Trans シェードの築盛）の直前の段階．

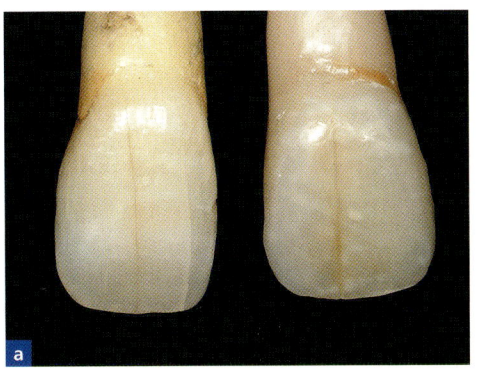

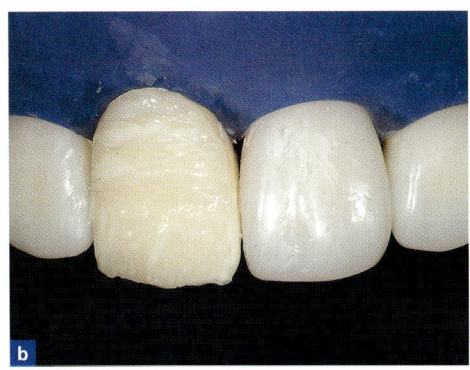

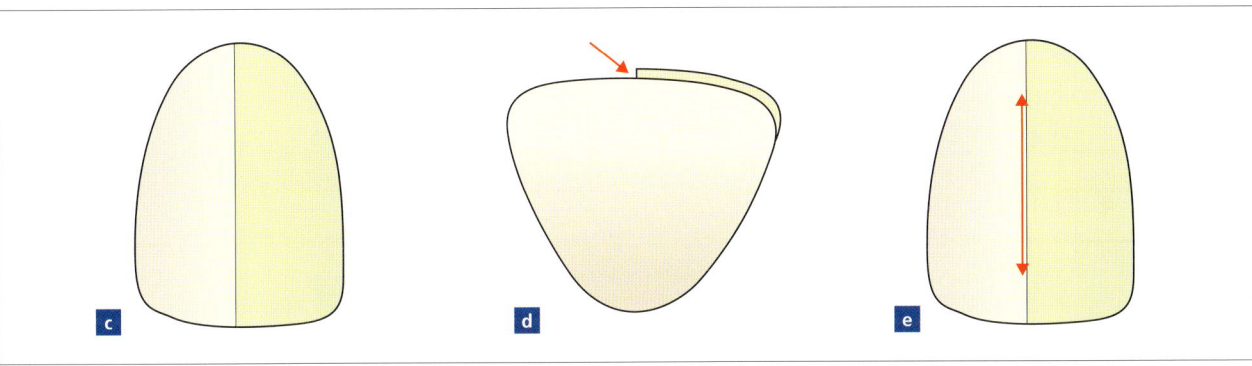

Fig 10c ラインを付与したい場所を境界にして遠心または近心側半分のみ Trans シェードを盛る．
Fig 10d 境界面は歯面から垂直に立ちあげる．
Fig 10e いったん CR を重合硬化させ，この垂直面の好みの場所と好みの長さにステイン（ダークブラウンまたはオーキッド）をのせて重合する．

Fig 10f 近心 3 分の 2 に Trans シェードを築盛し，光重合させた状態．
Fig 10g ダークブラウン（テトリックカラー）を切端 3 分の 1 にのせて光重合させた状態．

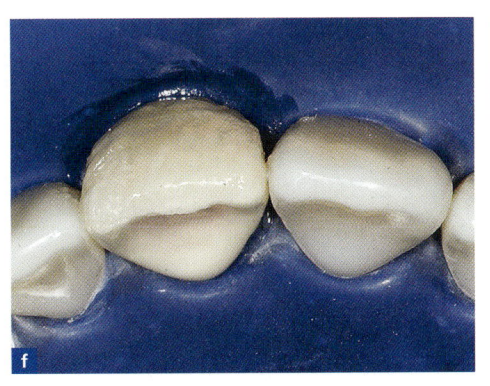

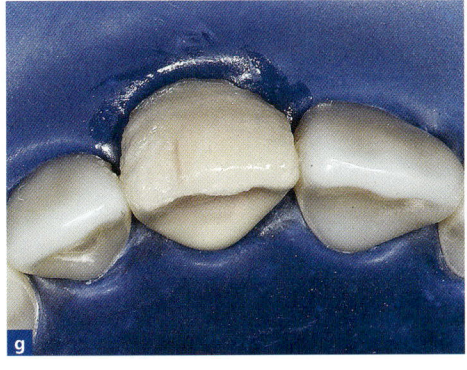

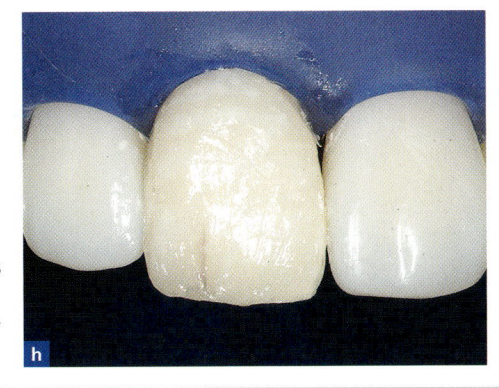

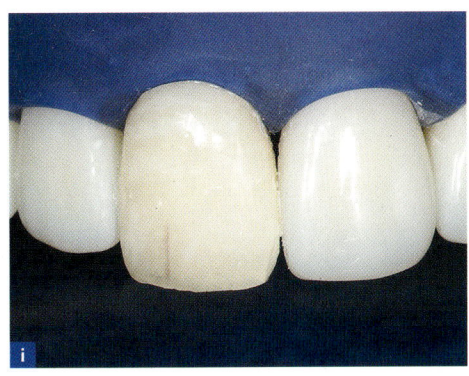

Fig 10h 残りの唇面に Trans シェードを盛り，重合させた状態．
Fig 10i 研磨後．ヘアーラインが出現する．

191

老年層のV級窩洞CR修復

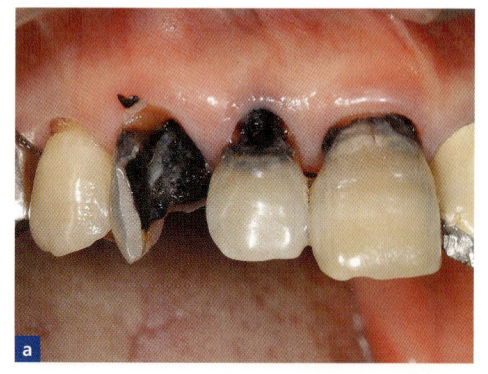

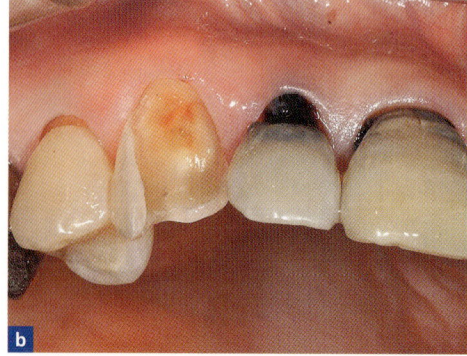

Fig 11a 62歳，女性．主訴：3⏌の修復．エックス線写真的に問題はなく，EPT(+)であり，自覚症状もない．
Fig 11b う蝕象牙質を削除後．露髄はみられず，CRによる歯冠修復が可能と考えられた．
Fig 11c 隣接面と口蓋側面のシェルを築盛したあとに，DentinシェードA6とTrans-Amber（「4 seasons」：2009年発売中止）で修復を行った．
Fig 11d 同様のシェードを用いて，2 1⏌の修復を後日行った．

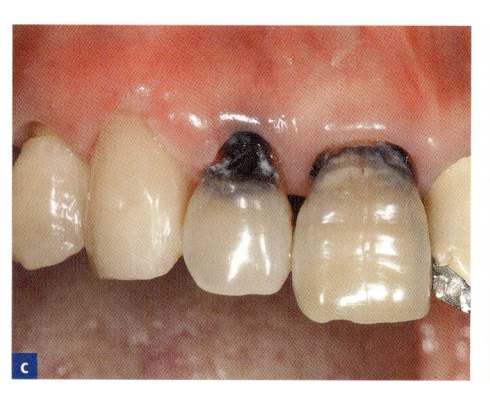

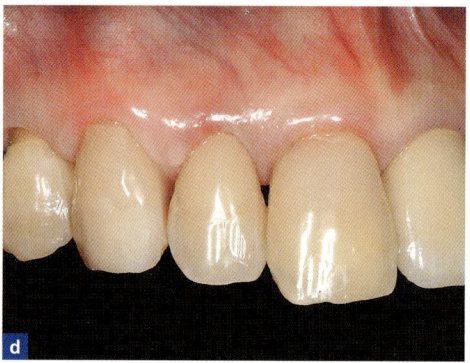

ポスト脱離前歯の即日歯冠修復

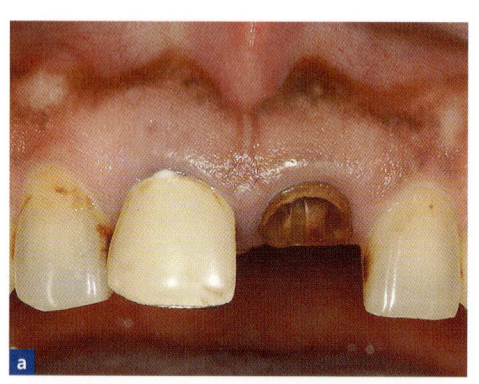

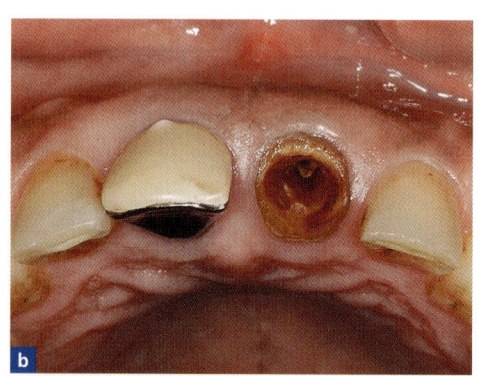

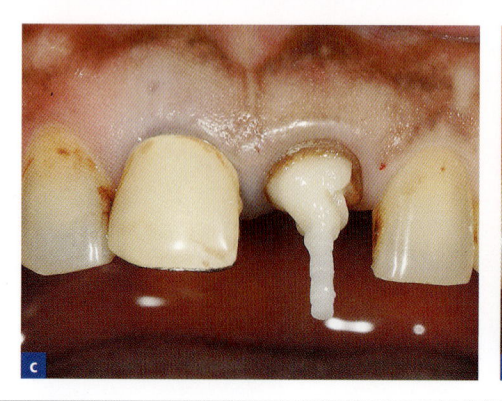

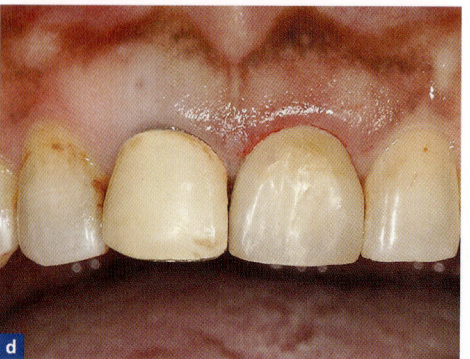

Fig 12a, b 64歳，男性．主訴：⏋1のポストおよびクラウンの脱離部の歯冠修復．残存歯質が薄く，破折の危険性が高いことや早期の審美の回復を希望したことから，CRによる即日修復がふさわしいと考えられた．
Fig 12c ファイバーポストの装着．修復物の脱離や破折の防止を考慮して「ファイバーコアポストストレート」（ペントロンジャパン）を，ポストコア用CRを用いて，根管内に装着した．
Fig 12d 術後．CRシェル法で歯の概形を築盛したあと，マルチレイヤーテクニックを用いて歯冠修復を行った．

CHAPTER 11　マルチレイヤーテクニック②

冠の漂白が第一選択となる(**CHAPTER 14** 参照). しかし, 稀ではあるが漂白が功を奏さない場合がある. また, 外傷歯では有髄歯のまま歯冠の変色だけが残ることがある. このような場合, MI のコンセプトからは逸脱するかもしれないが, ベニア修復がつぎの選択肢となりうる.

Fig 13 は, 30歳女性の症例である. 1| に以前の外傷(おそらく亜脱臼)により, 歯髄腔の閉塞と歯冠の変色が生じており, 変色の改善を強く希望して来院した(**Fig 13a, b**). EPT(＋)であることから, 無髄歯の漂白ができない. このため CR によるベニア修復(直接法)を患者は希望した. 麻酔下でラバーダムをし, 唇側のエナメル質を約 1 mm の厚さ分除去した(**Fig 13c, d**). 変色した象牙質の色をマスキングするために, まず光透過性の少ない Opeque シェード CR「4 Seasons White Effect」(2009年発売中止)で変色部を覆った(**Fig 13e**：模擬であり実際例ではない). 現在では, White Dentin シェード CR(フィルテックシュープリーム XTE)で代用できると考えている. 後は, Dentin シェード A1, White ステイン(テトリックカラー), Trans-Super-Clear(「4 Seasons」, 2009年発売中止)の順(Enamel シェードは使用していない)で築盛, 重合, 研磨した(**Fig 13f～h**).

CR によるベニア修復直接法

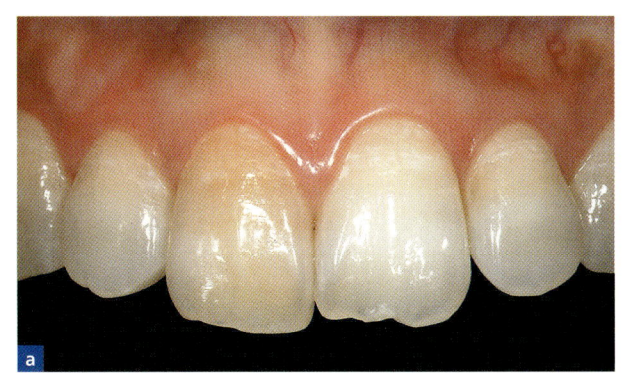

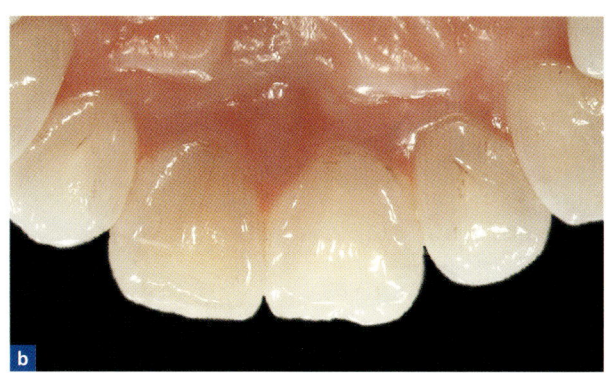

Fig 13a, b　術前. 30歳, 女性. 1| に, 以前の外傷(おそらく亜脱臼)により歯髄腔の閉塞と歯冠の変色が生じており, 変色の改善を強く希望して来院した. EPT(＋)であることから, 無髄歯の漂白ができない. このため CR によるベニア修復(直接法)を患者は希望した.

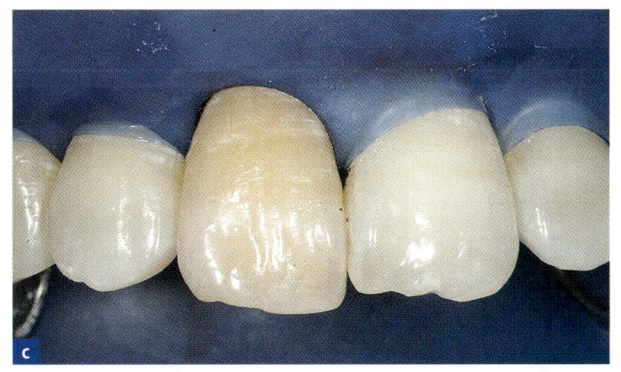

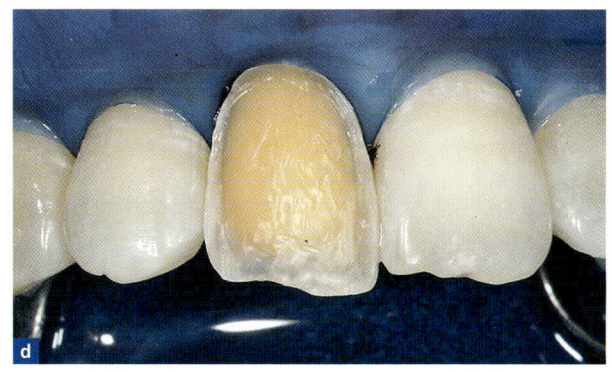

Fig 13c　ラバーダムの装着と歯肉圧排. 麻酔下でラバーダムをし, 唇側のみ黒の圧排コードを入れる. こうすることで, 歯肉溝からの滲出液を防ぐことができ, 術中のみ歯肉をわずかに退縮させた状態で操作が行える.
Fig 13d　唇側歯質の削除(形成). エナメル質を約 1 mm の厚さ分除去する.

193

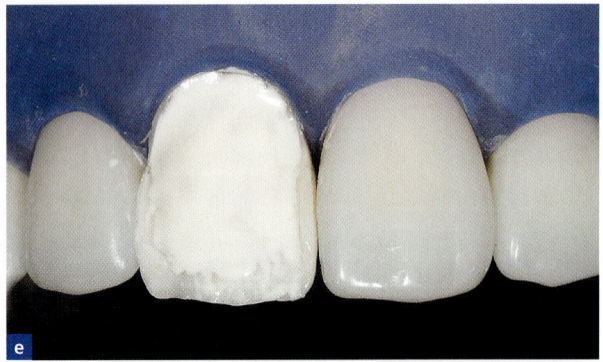

Fig 13e 変色部のマスキング．変色した象牙質の色をマスキングするために，光透過性の少ない Opeque シェード CR（「4 Seasons White Effect」：2009年発売中止）で変色部を覆う（この図は模擬症例であり実際例ではない）．現在では，Dentin シェード WD（フィルテックシュープリーム XTE）で代用できると考えている．

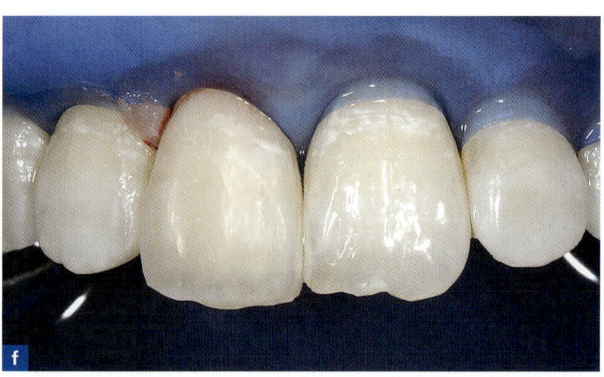

Fig 13f レイヤリング．Dentin シェード A1（築盛は縞模様形態にする），「テトリックカラー White」（縞模様の凸には多めに，その他の面にはうっすらおくのがコツである），Trans-Super-Clear（「4 Seasons」：2009年発売中止）の順（この症例では Enamel シェードは使用しない）で築盛，重合，研磨する．

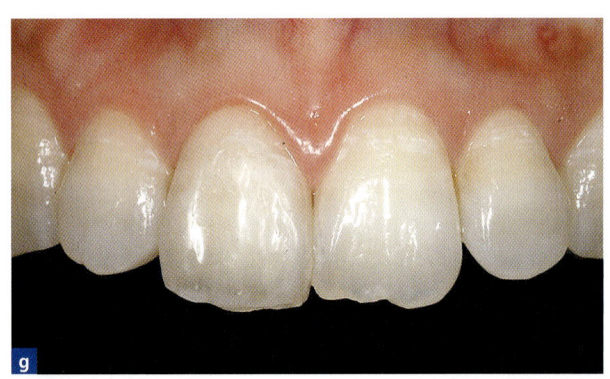

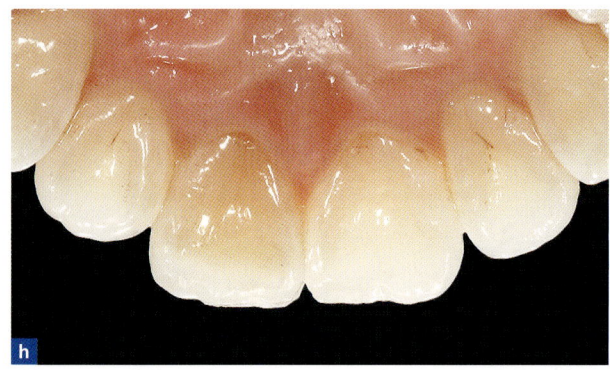

Fig 13g, h 術後3週間後．明度，彩度，透明度（感），質感（表面性状），形態すべてを模倣できれば，きわめて自然感のある CR 修復が可能である．CR 修復では，色相（たとえば，A シェード，B シェード，C シェードなど）の違いは，前歯部でも臼歯部でもあまり重要ではないと考えている．

おわりに

　基本的にはどのメーカーの CR のシェード（Enamel シェード，Dentin シェード，Trans-Clear シェード）を用いても，彩度・明度・透明度の再現コンセプトが理解できていれば，マルチレイヤーテクニックは可能である．

　CR の色調が合わない最大の原因は，歯のシェード（色調）を正確に理解できないこと，そしてその色を再現できないことにある．つまり，照明やシェードガイドなどの要素よりも術者の技術やセンスに大きく左右されてしまっている．従来，これらの作業は，主に腕のいい歯科技工士が行っていた工程である．これらを技工室ではなく，限られた時間のなかで，チェアサイドで行うところに，CR 修復の難しさと，達成感があると思われる．歯の色を正確に見られるようになるためには，たくさんの天然歯を観察すること，シェードを正確に再現するためには，たくさんの CR 修復の練習を行うことが必要かもしれない．シェードの合った CR 修復を達成できれば，術者には自信と，患者には大きな喜びとなり，よりよい信頼関係を築くことができるであろう．

CHAPTER 12
正中離開の是正と，歯冠の形態修整

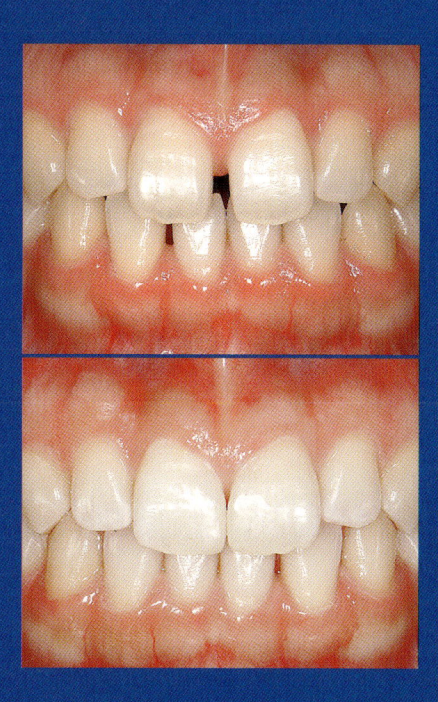

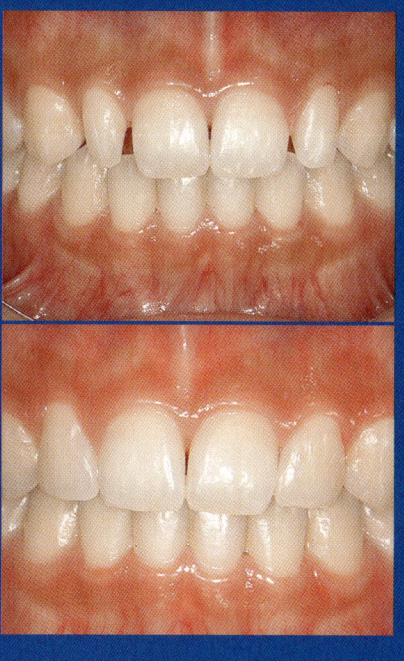

はじめに

上顎前歯の正中離開の是正を主訴とする患者は年間を通じて少なくない．矯正により空隙を閉鎖することはたやすいが，その後に隣在歯を形態修復する必要に迫られることや，矯正移動された歯の後戻り，時間，料金を考えると，コンポジットレジン（以下，CR）による修復単独で正中離開を審美的に是正することに大きな利点を見い出すことができる（**Fig 1**）．また，矮小歯や前歯部に移植された歯などの形態修整も CR で行うことで，時間や料金を節約でき，簡単に行うことができる．

以下に，それぞれの詳しい術式について解説する．

CR による正中離開の是正術式

診査，診断

正中離開の原因が，小帯，埋伏歯（正中過剰歯）などでないことを確かめる（**Fig 2a〜c**）．

ラバーダムの装着と歯面清掃

ラバーダムはできないこともあるが，可及的に装着する（**Fig 2d**）．ラバーカップに研磨材をつけ，歯面清掃を行う（**Fig 2e, f**）．歯面清掃は，できれば歯肉縁下まで行いたい（出血させないように十分注意する）．歯面に着色がある場合は，スーパーファインまたはウルトラファインのダイヤモンドバーで歯面全体を軽く研磨する．

エッチングとボンディング

約37％のリン酸で約15秒間エッチングを行い，水洗乾燥後，ボンディング材を塗布，乾燥，光重合させる．

透明マトリックスのトリミング

透明マトリックス（メーカー不問）を **Fig 2g** のように，最狭窄部が約3mmになるような楕円形に切り抜く．

透明マトリックスの挿入と保持

最狭窄部が近心にくるように，透明マトリックスを隣接面に挿入する（**Fig 2h** 矢印）．指で透明マトリックスを保持して鼓形空隙部に適切なレジンシェル築盛のスペースをつくる（**Fig 2i**）．透明マトリックスは歯肉溝のなかにわずかに入れ，歯間乳頭を近心側へ押しのけるようにして透明マトリックスを保持するのがコツである．

鼓形空隙部のレジンシェルの築盛

上記のスペースにフロータイプレジン「エステライトクイックハイフロー」（トクヤマデンタル）または「フィルテックシュープリームフロー」（スリーエムヘルスケア）を填入して光照射する（**Fig 2i〜m**）．

正中離開の CR による是正

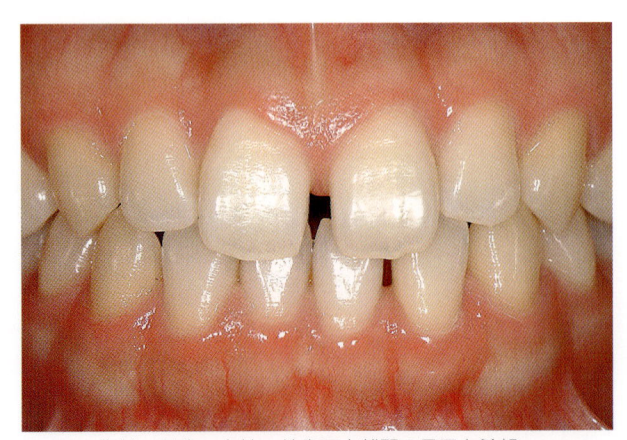

Fig 1a 術前．24歳，女性．前歯正中離開の是正を希望．

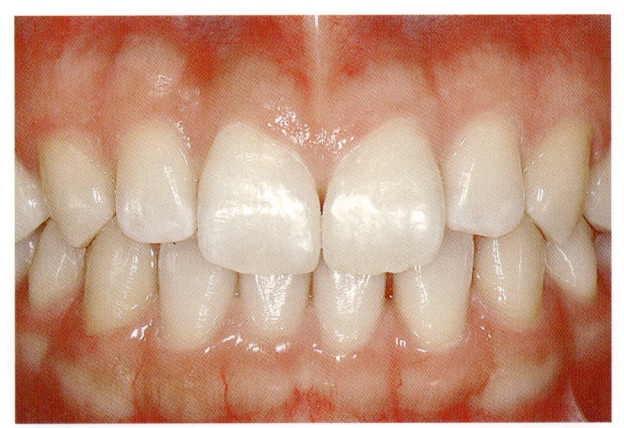

Fig 1b 術後．コンポジットレジン（以下，CR）による修復．使用した CR は「パルフィークエステライト A2」（トクヤマデンタル）．

正中離開のCRによる是正術式

Fig 2a〜c 術前．13歳，男子．

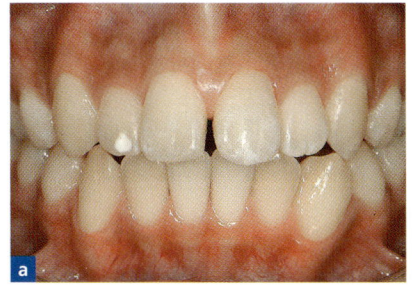

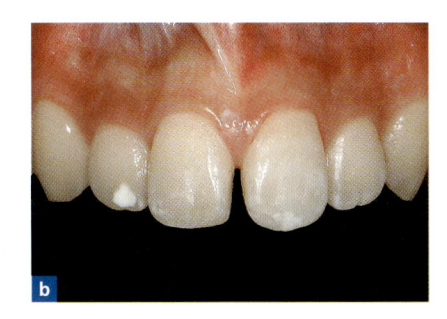

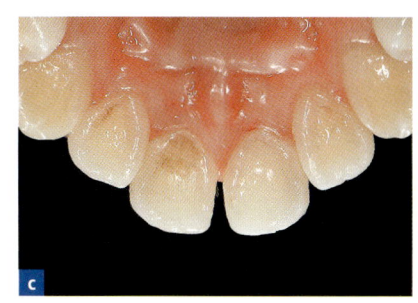

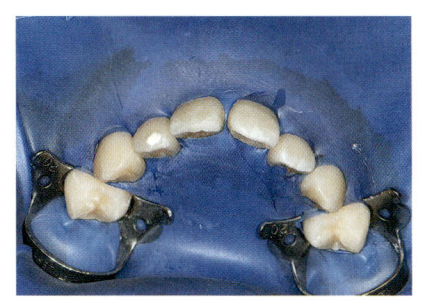

Fig 2d ラバーダムの装着（無麻酔）．

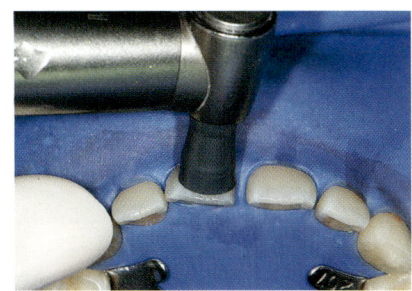

Fig 2e 歯面清掃．

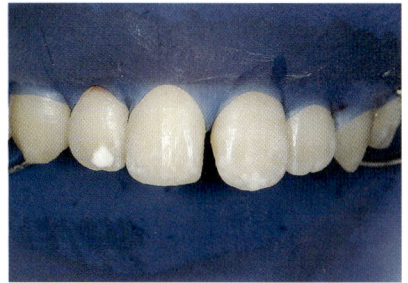

Fig 2f まずどちらか一方の歯のエッチング，ボンディングを行う（この症例では1）．

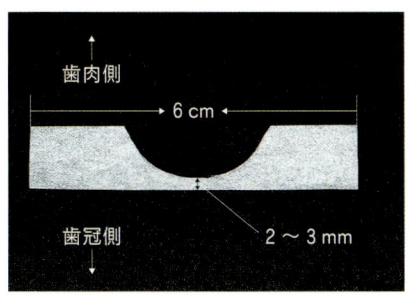

Fig 2g 透明マトリックスのトリミング．透明マトリックスを図のように最狭窄部が約2〜3mmになるように楕円形にトリミングする．こうすることで歯頸ラインにマトリックスが沿い，かつマトリックスを歯肉側へ傾斜させることができる．

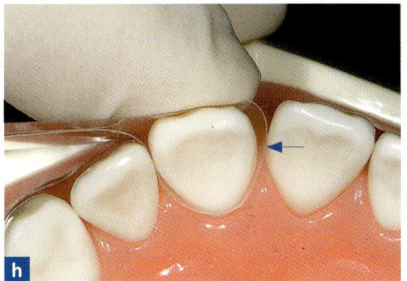

Fig 2h, i 鼓形空隙部のCRシェルの築盛（模型による見本）．マトリックスを挿入し，指でマトリックスを適切な向きと圧力で押さえ，歯冠乳頭を押しのけるように保持する．こうすることで，歯面とマトリックスの間にCRを充填するスペースができる．このスペースにフロータイプのCR「フィルテックシュープリームフローA2」（スリーエムヘルスケア）を填入して光照射をする．

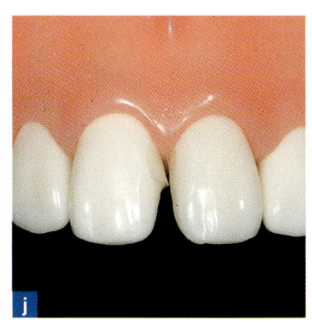

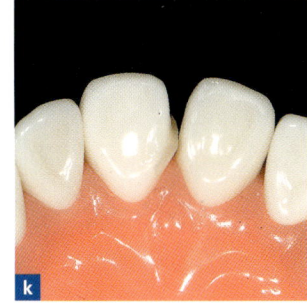

Fig 2j, k 歯頸部隣接面部CRシェルの築盛後．

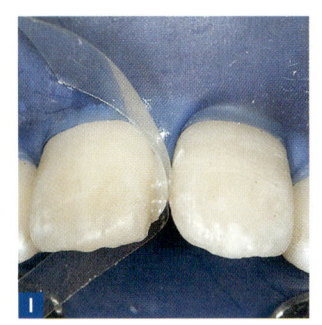

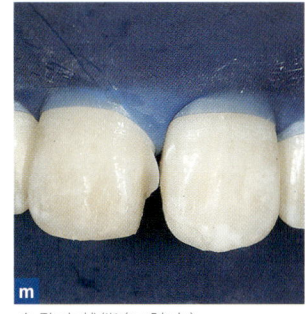

Fig 2l, m h〜kの流れを実際に行った臨床状態（口腔内）．

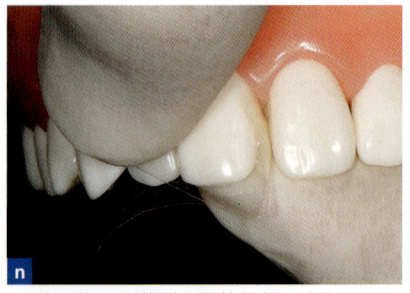

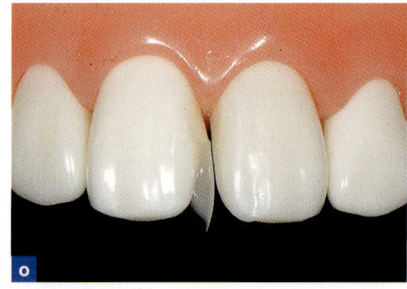

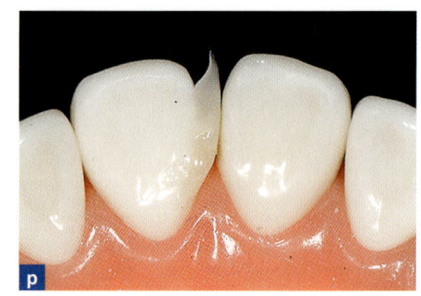

Fig 2n~p 口蓋側と隣接面部のCRシェルの築盛（模型による見本）。新たなマトリックスを用い，先に築盛した歯頸部のCRシェルからスムーズに移行するように，隣接面から切端まで，そして口蓋側へ移行するCRシェルをフロータイプレジンで作成する。隣接面部は，中央部3分の1と切端3分の1を2回に分けて築盛したほうが，より丸みのある隣接面形態が再現できる。

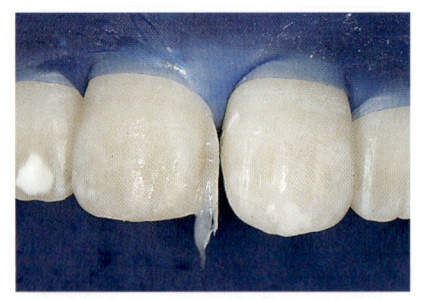

Fig 2q CRシェルの築盛が終わった実際の口腔内。

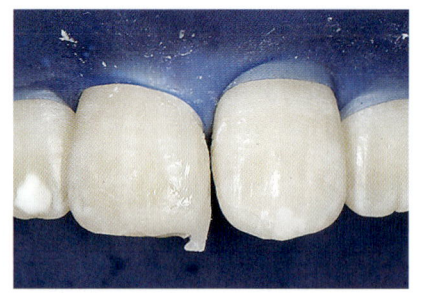

Fig 2r CRの築盛。シェルの凹部にペーストタイプのCR「フィルテックシューブリームウルトラ A2E」（スリーエムヘルスケア）を充填し，なだらかに唇面に移行させたあとに光照射を行う。

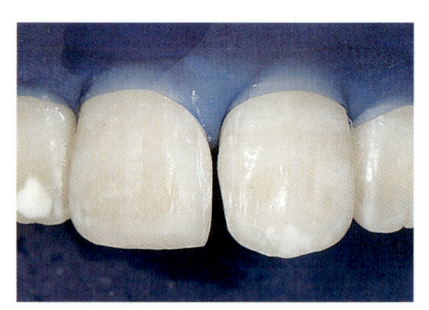

Fig 2s 形態修正と研磨。

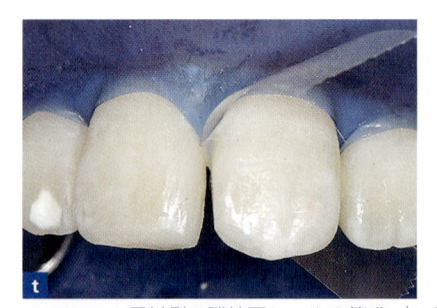

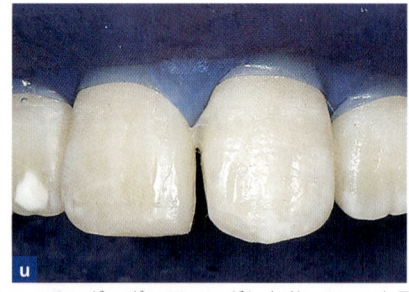

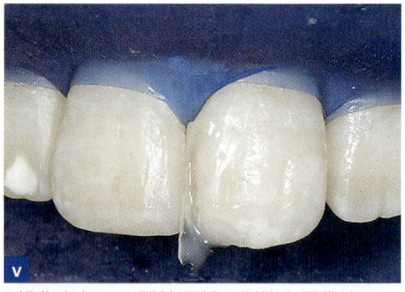

Fig 2t~v 反対側の隣接面シェルの築盛。|1をエッチング，ボンディングした後，h~qと同様の操作を行い，隣接面部の形態を回復する。

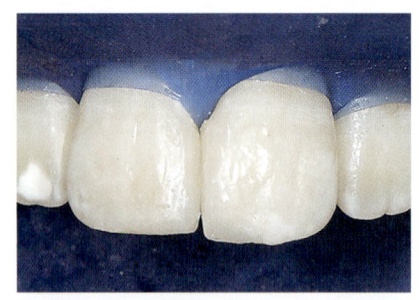

Fig 2w CRの築盛。CRシェルの凹部にペーストタイプのCRを充填し，なだらかに唇面に移行させたあとに光照射を行う。

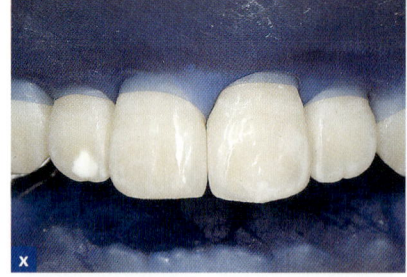

Fig 2x, y 形態修正と研磨。

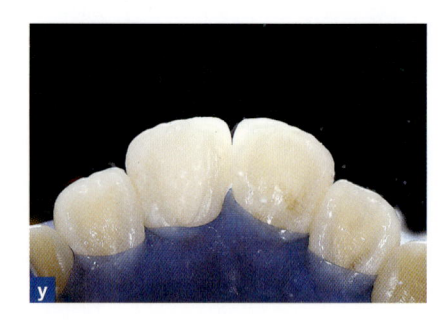

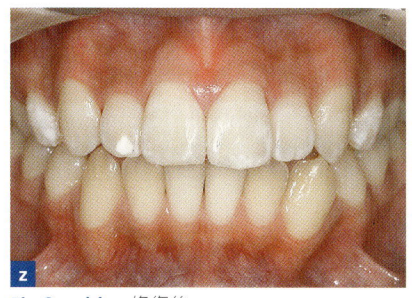

Fig 2z〜bb 修復後．

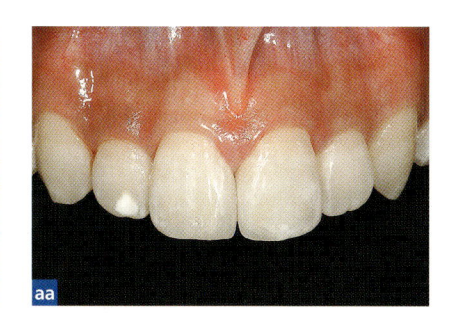

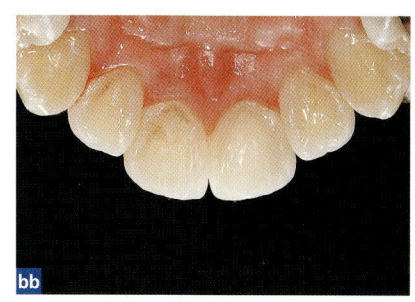

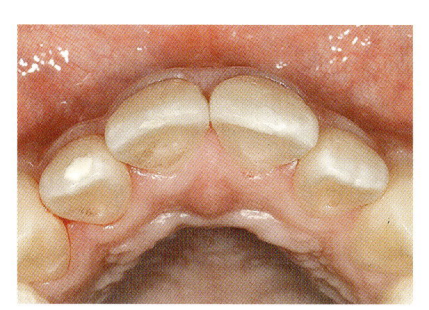

Fig 2cc 修復後の隣接面形態の切端面観．コンタクトポイントは適切な位置，形態で回復されている．

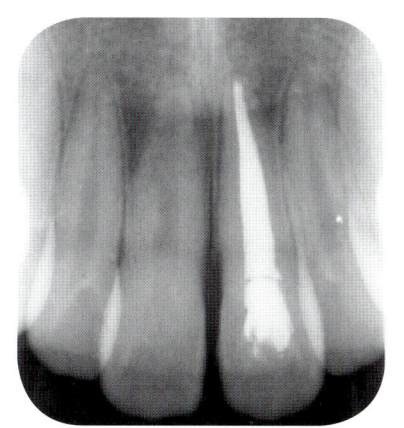

Fig 2dd 術前のエックス線写真．|1 は外傷による脱離，再植後半年が経過しているが問題はない．

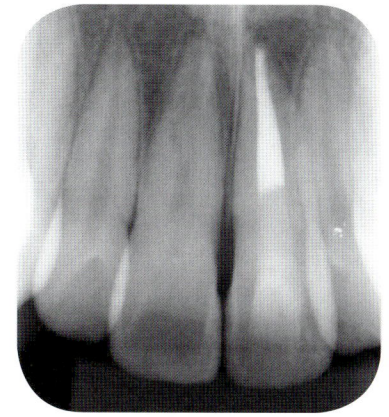

Fig 2ee 術後のエックス線写真．隣接面のCRは，なだらかに歯頸部から歯冠側へ移行している．

隣接面と口蓋側のレジンシェルの築盛

新たなマトリックスを近心に挿入して，口蓋側と近心面のCRシェルを築盛する（**Fig 2n〜q**）．

CRの築盛

上記で築盛したCRシェルの凹面にペーストタイプのCRを填入し，修復する歯の唇面になだらかに移行させる．形態を大まかに整えたあと，光重合を行う（**Fig 2r**）．

形態修正と研磨

形態を修正し，研磨を行う（**Fig 2s**）．その後，同様の手順で反対側の歯の修復に移行する（**Fig 2t〜ee**）．

筆者は上記の方法で正中離開を是正し，可及的に鼓形空隙をゼロにするよう努めている（**Fig 3〜6**）．生理的な形態と清掃性を無視すれば，鼓形空隙をなくすことは簡単だが，それらを両立したまま空隙をゼロにすることは簡単ではない．したがって，症例によっては，ある程度の妥協を患者に求めなければならないこと（鼓形空隙が残ることを認めてもらうこと）もあると考えている（**Fig 7, 8**）．

正中離開の CR による是正

症例①

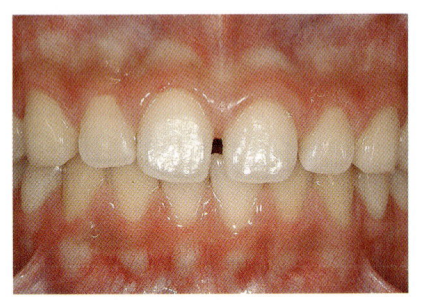

Fig 3a 術前. 12歳, 女子.

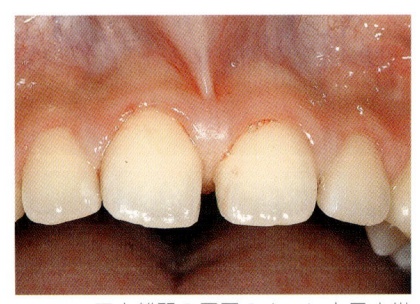

Fig 3b 正中離開の原因の1つに上唇小帯がある.

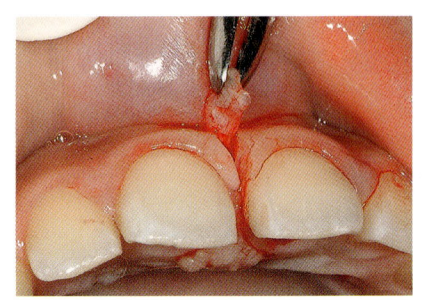

Fig 3c 上唇小帯切除術の術中.

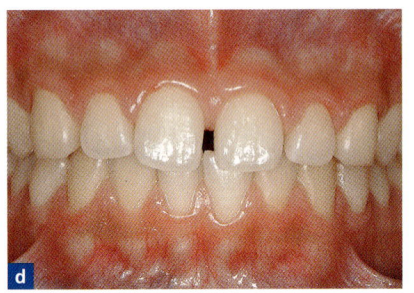

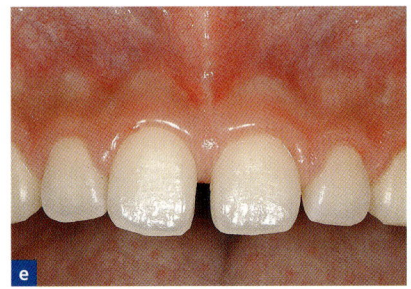

Fig 3d〜f 1年後. 正中離開の程度に変化はなく, 患者は審美的な改善を希望.

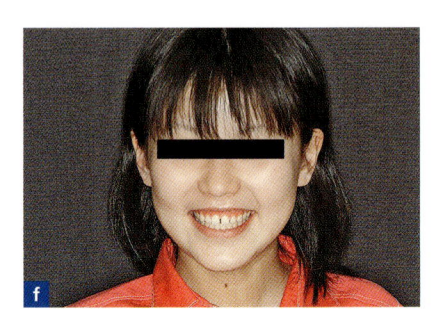

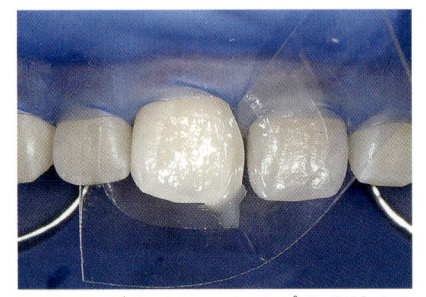

Fig 3g 1̱のフロータイプの CR「パルフィークエステライトフローA1」(トクヤマデンタル) による隣接面シェルの築盛.

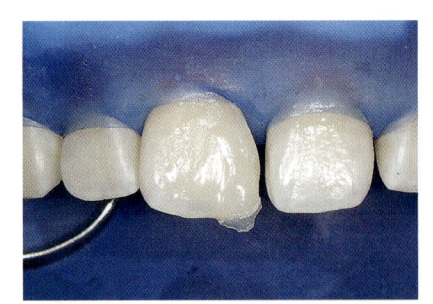

Fig 3h ペーストタイプの CR「パルフィークエステライト A1」による築盛.

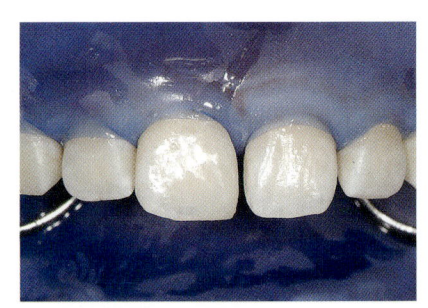

Fig 3i 形態修正と研磨.

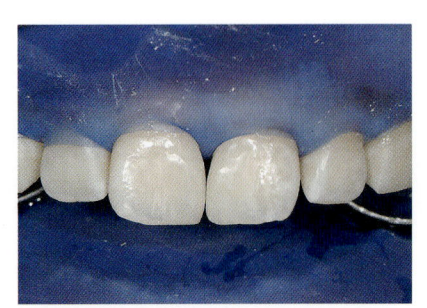

Fig 3j 1̱の修復後.

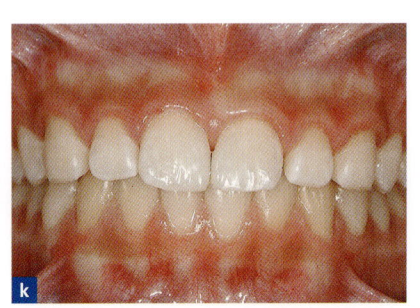

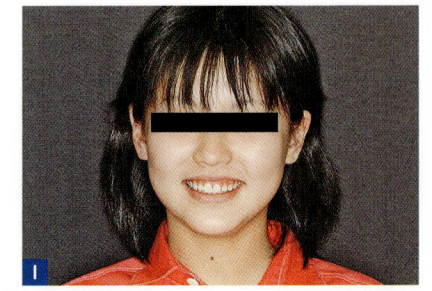

Fig 3k 1̱の術後. 患者は1回の来院でしかも低料金で希望がかなったことに満足している.

CHAPTER 12　正中離開の是正と，歯冠の形態修整

症例②

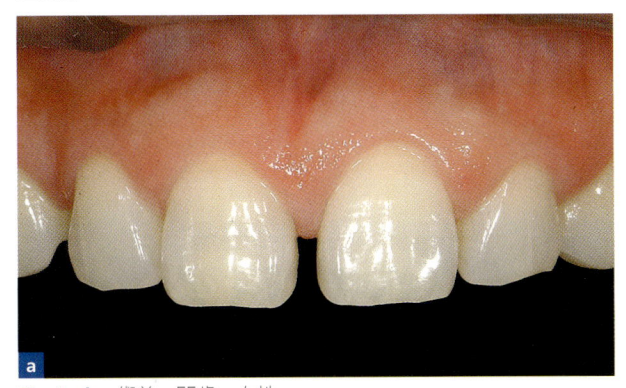

Fig 4a, b　術前．55歳，女性．

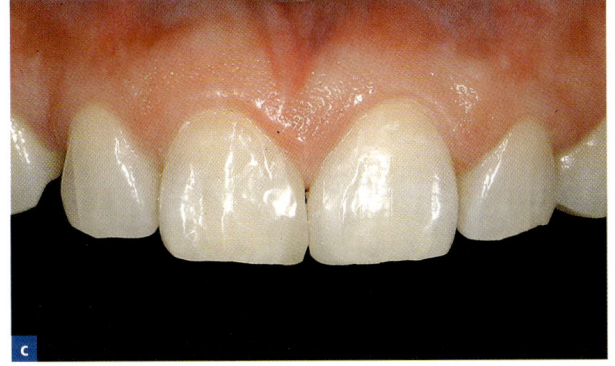

Fig 4c, d　術後．

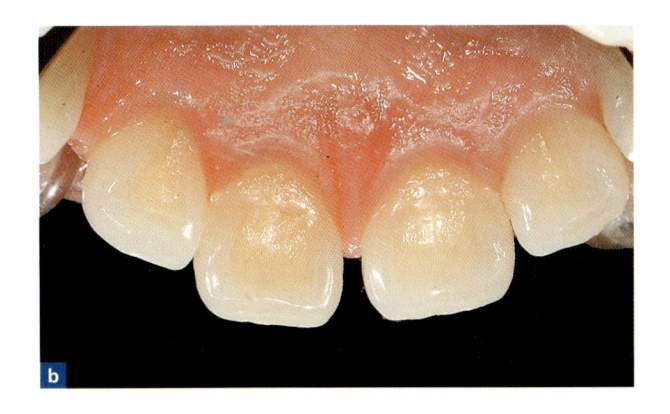

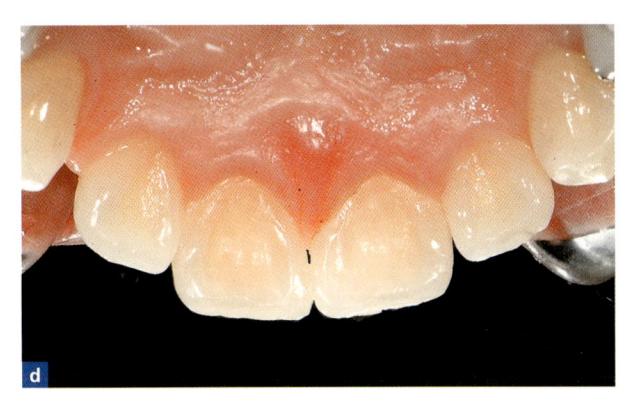

症例③

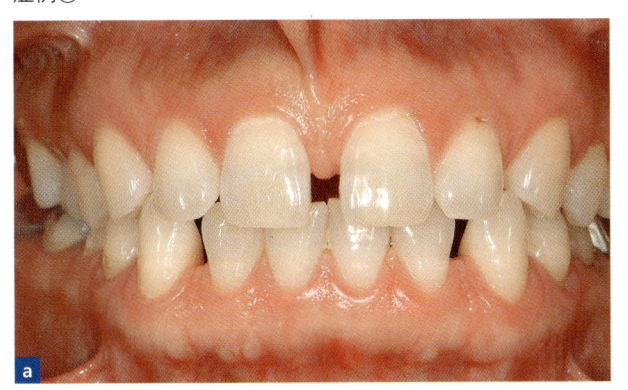

Fig 5a, b　術前．49歳，女性．

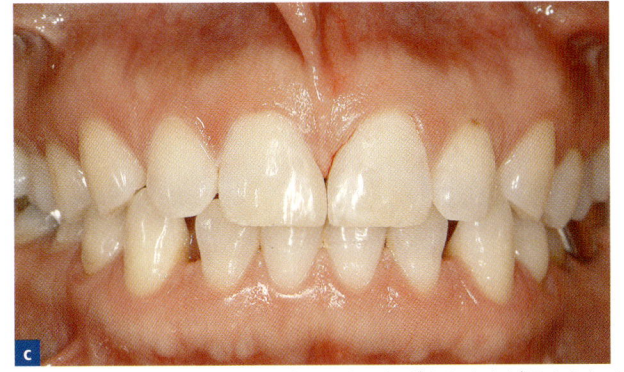

Fig 5c, d　術後（術直後の形態修正によるわずかな出血が認められる）．

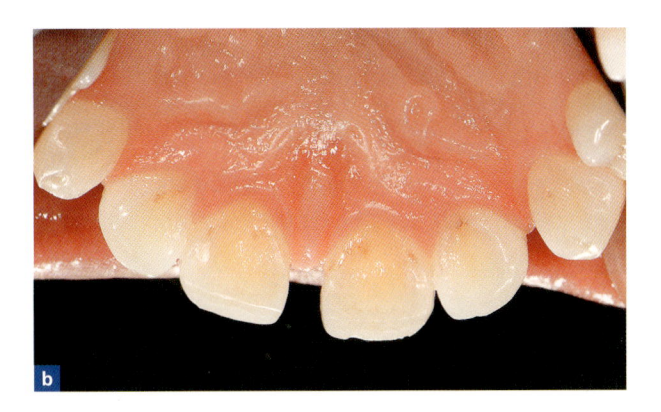

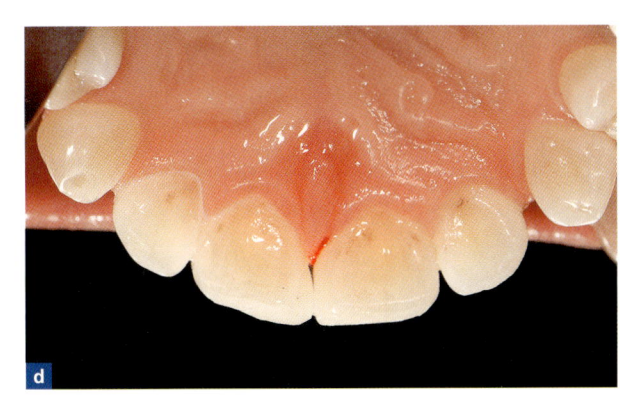

201

コンポジットレジンと審美修復

症例④

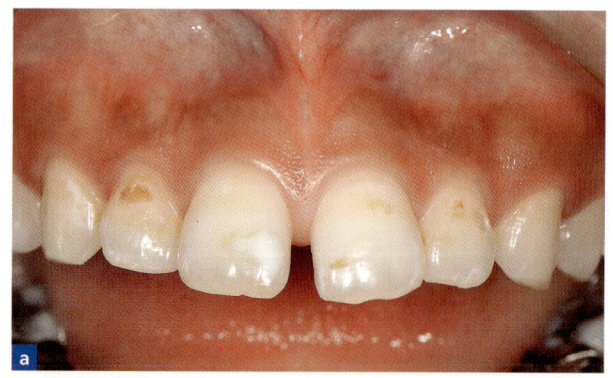

Fig 6a, b 術前．25歳，女性．

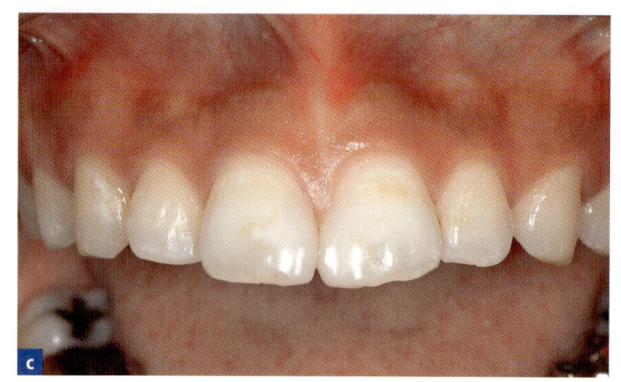

Fig 6c, d 術後．

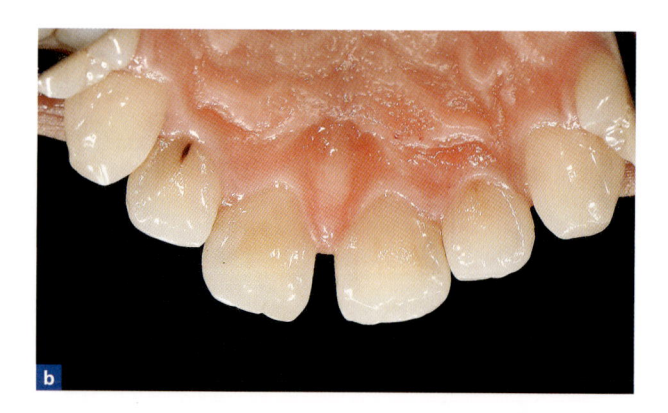

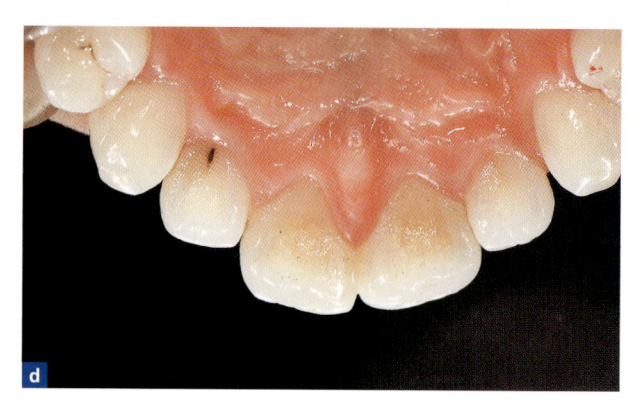

症例⑤

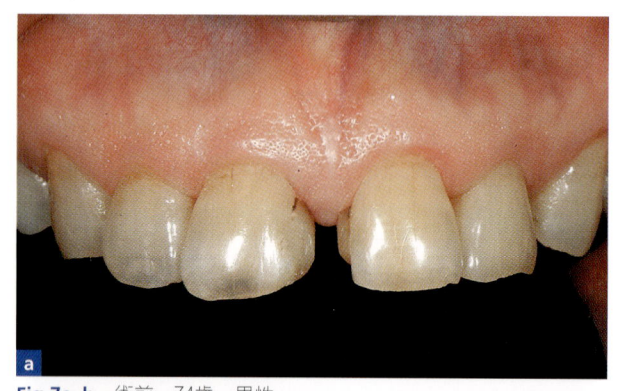

Fig 7a, b 術前．74歳，男性．

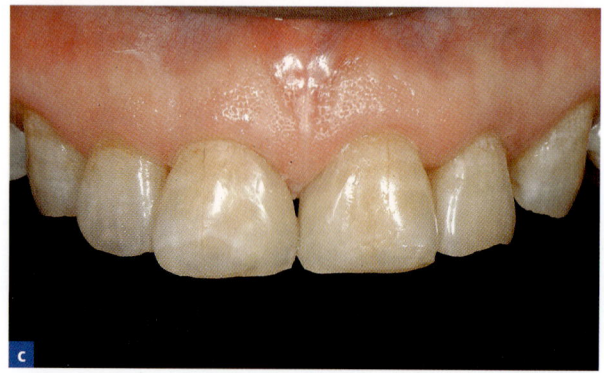

Fig 7c, d 術後．

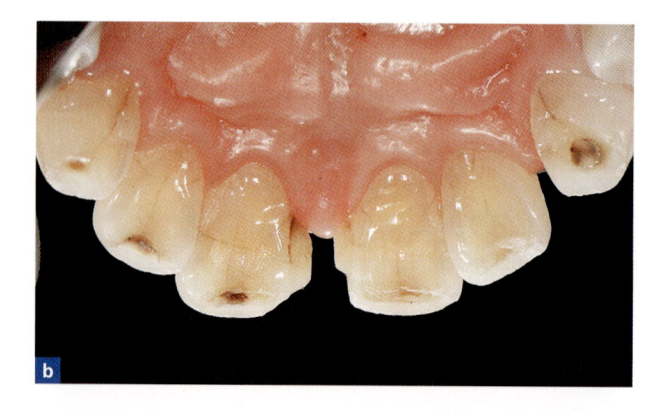

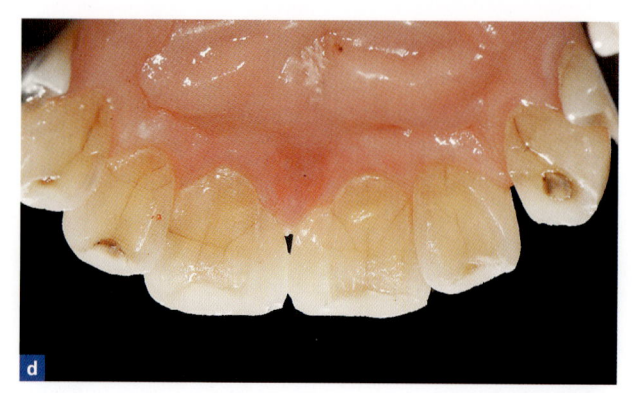

症例⑥

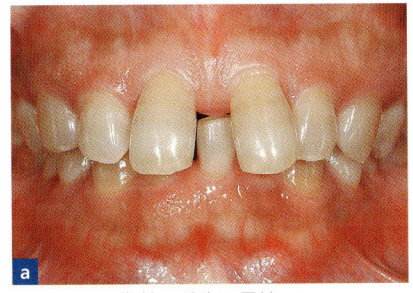

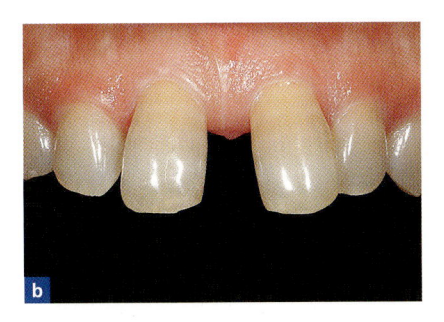

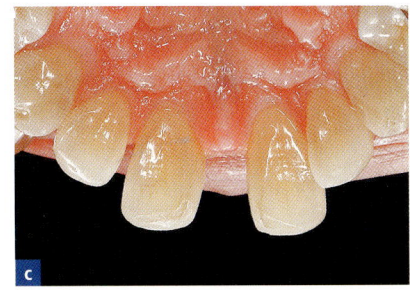

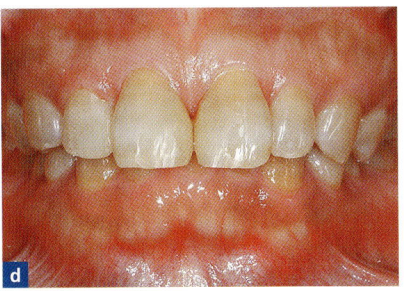

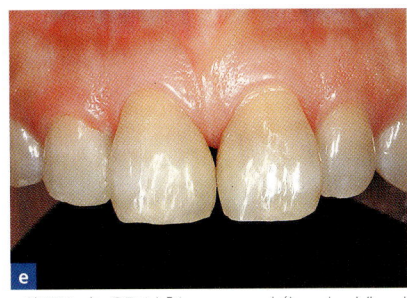

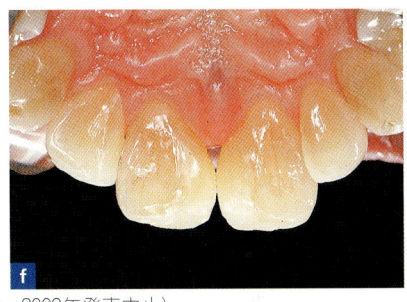

Fig 8a〜c 術前．40歳，男性．

Fig 8d〜f 術後．2 1|1 を CR で形態修正した．使用した CR は「4 seasons」(Ivoclar Vivadent，2009年発売中止)．

CR による歯冠(矮小歯など)の形態修復の術式

矮小化している側切歯を対象に，歯冠の形態修整手順について以下に解説する．

診査，診断

対合関係，最終的な歯の形態(目標)，シェード(色や透明度)をチェックする(**Fig 9a〜c**)．

ラバーダムの装着と歯面清掃

ラバーダムはできないこともあるが，可及的に装着する(**Fig 9d**)．ラバーカップに研磨材をつけ歯面清掃を行う．歯面清掃はできれば歯肉縁下まで行いたい(出血させないように十分注意する)．歯面に強固な着色がある場合は，スーパーファインまたはウルトラファインのダイヤモンドバーで歯面全体を軽く研磨することもある．

エッチングとボンディング

隣在歯に触れないように，約37％のリン酸で約15秒間エッチングを行い，水洗乾燥後，ボンディング材を20秒間塗布し，十分乾燥した(エアーブローした)後で，光重合させる．

近心隣接面部のレジンシェルの築盛

透明マトリックスを用いて，**Fig 2g〜p** の術式に準じて近心隣接面の CR シェルを築盛する(**Fig 9e**)．

遠心隣接面部のレジンシェルの築盛

同様に遠心隣接面部の CR シェルを築盛する(**Fig 9f**)．

口蓋側のレジンシェルの築盛

口蓋側に透明マトリックスを指であてがい，口蓋側の CR シェルを築盛する(**Fig 9h**)．

CR の築盛

上記で築盛したシェルの凹面にペーストタイプの CR を填入し，修復する歯の唇面になだらかに移行させる．形態を大まかに整えたあと，光重合を行う(**Fig 9i**)．より高い審美性を再現するためには，**CHAPTER 11** で解説

コンポジットレジンと審美修復

矮小歯のCRによる形態修整

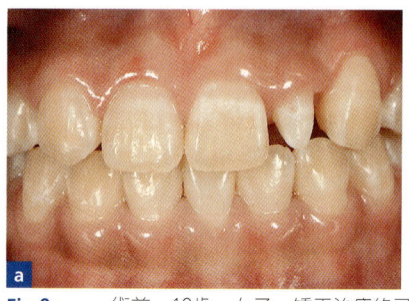

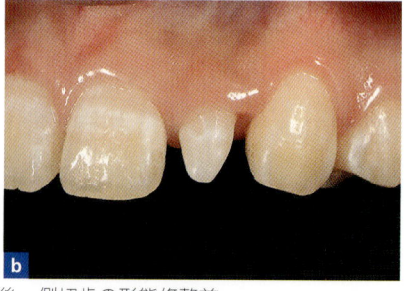

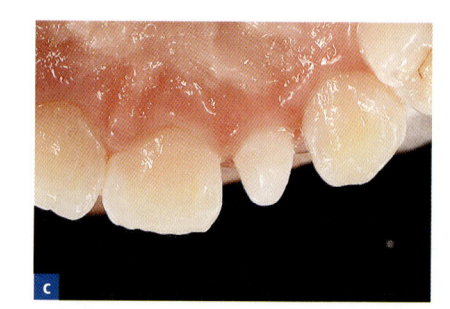

Fig 9a～c 術前．16歳，女子．矯正治療終了直後．側切歯の形態修整前．

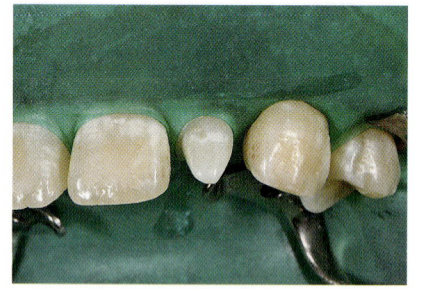

Fig 9d ラバーダムの装着．

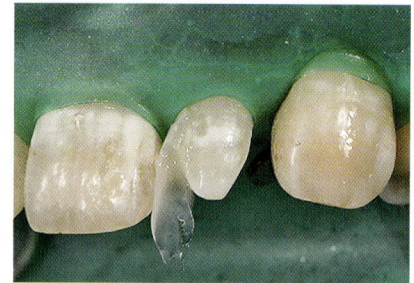

Fig 9e 近心隣接面CRシェルの築盛．

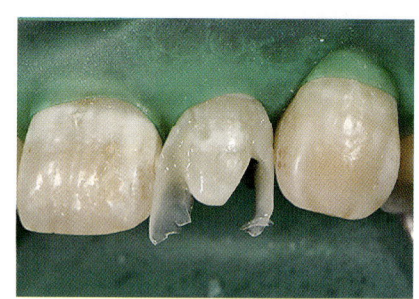

Fig 9f 遠心隣接面CRシェルの築盛．

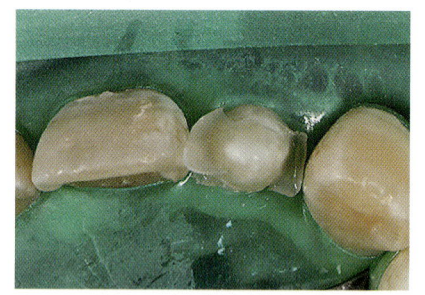

Fig 9g CRシェル形態の俯瞰．適切な面でコンタクトが回復されている．

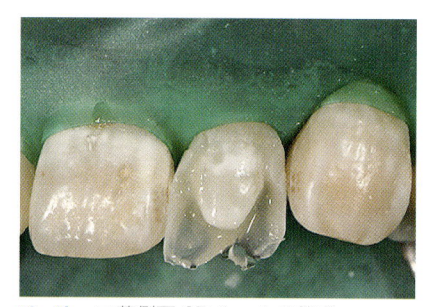

Fig 9h 口蓋側面CRシェルの築盛．

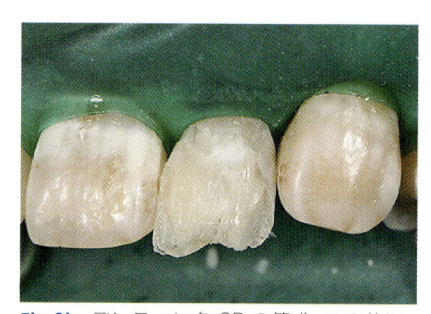

Fig 9i デンティン色CRの築盛．この後に，エナメル色，ステイン，トランス色のCRを築盛していく（詳細は**CHAPTER 11**参照）．

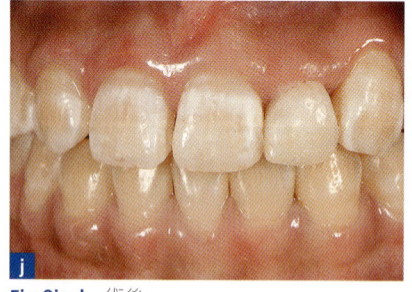

Fig 9j～l 術後．

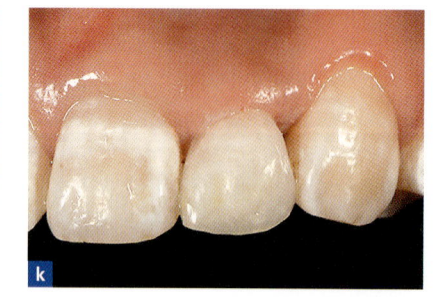

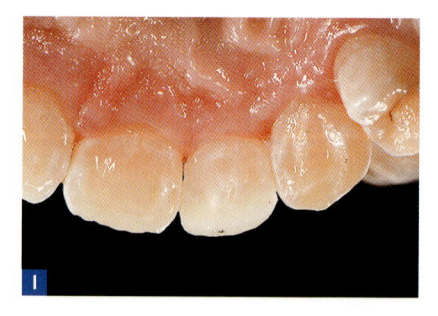

したマルチレイヤーテクニックを用いる．すなわち，デンティン色，ボディー色，エナメル色，透明色，ステインなどを積層する．

形態修整と研磨

形態を修整し，研磨を行う（Fig 9j～l）．

CHAPTER 12　正中離開の是正と，歯冠の形態修整

矮小歯のCRによる形態修整

Fig 10a～c　術前．19歳，女性．矯正治療前．

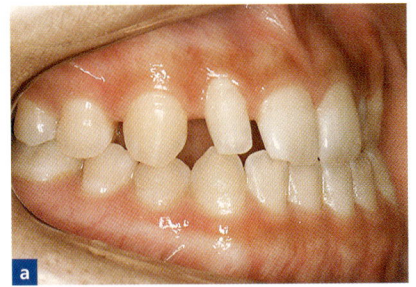

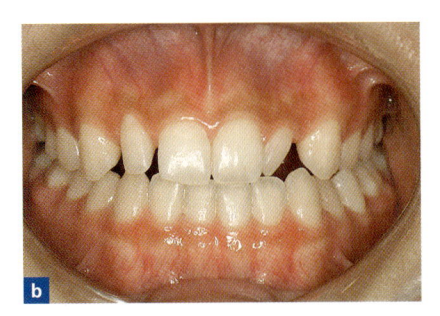

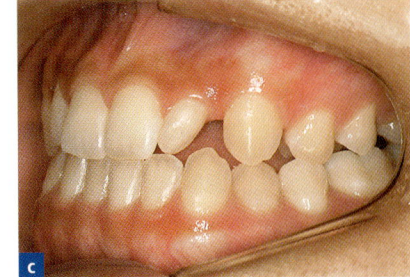

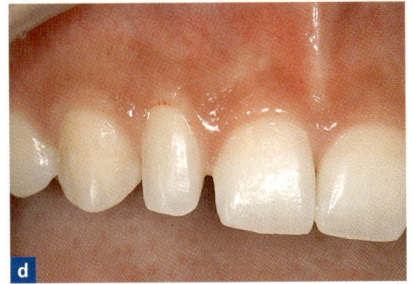

Fig 10d～f　矯正治療終了後．

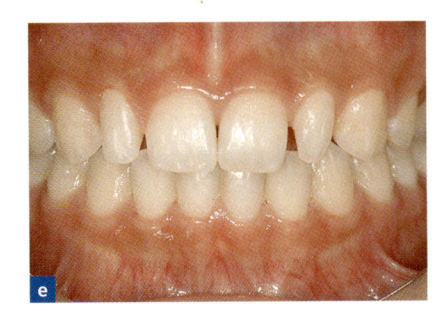

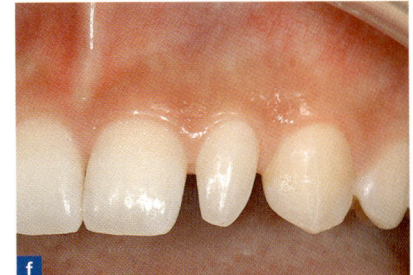

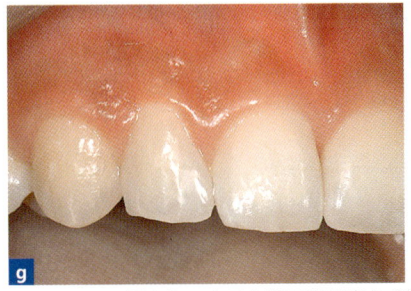

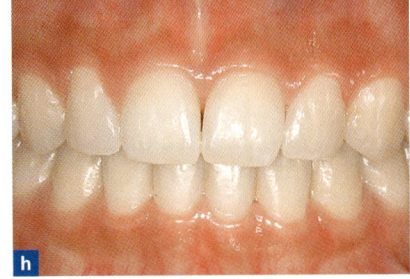

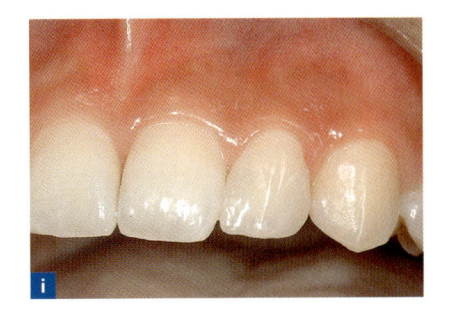

Fig 10g～i　矮小歯である上顎両側切歯をCRで形態修整した後．

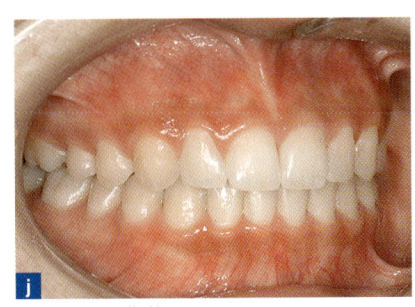

Fig 10j～l　術後．

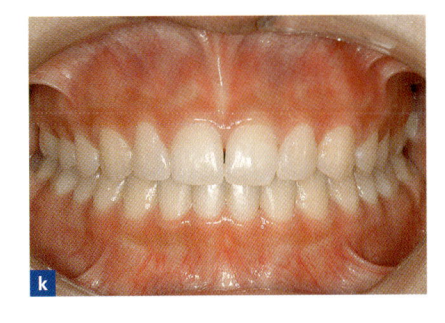

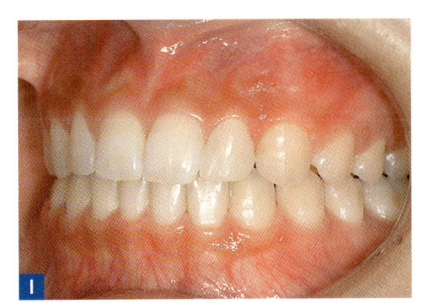

　上記のように，矯正治療後に主に側切歯の形態修整をすることは少なくない(**Fig 10**)．
　頻度は少ないが，外傷が原因で前歯が喪失したり，再植後に歯根吸収が起こって歯の保存が困難になった患者において，便宜抜去される小臼歯を前歯部へ移植することがある(**Fig 11**)．このような症例では，適切な時期に移植歯の歯冠の形態修整をCRで行うことで患者の満足を得ることができる．

205

前歯部移植歯と矯正後のCRによる歯冠形態修整

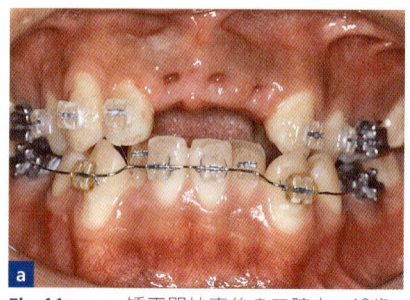

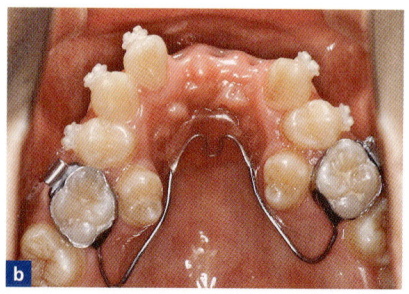

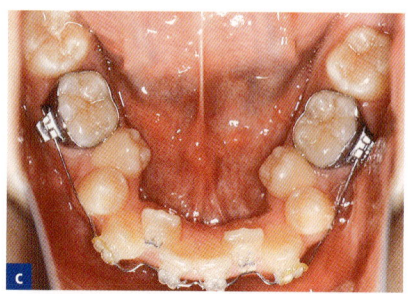

Fig 11a〜c 矯正開始直後の口腔内．19歳，男性．歯列の乱れが顕著である．上顎3前歯（1|1 2）は外傷により喪失している．下顎の 4|4 は便宜抜去される予定である．上顎歯列の連続性を回復するために，「4の|1 部への移植が適切であると判断された．

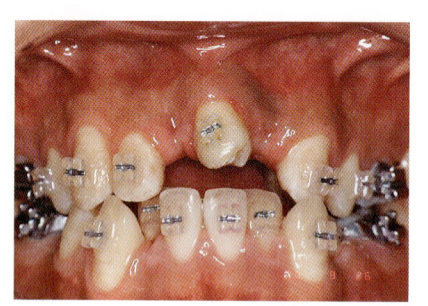

Fig 11d 移植後1か月．移植歯を含む歯の矯正移動を開始した．

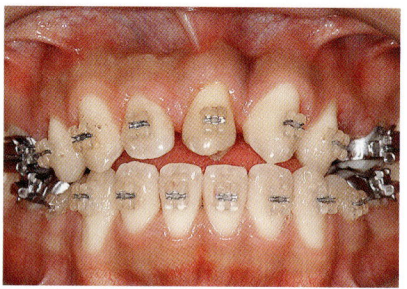

Fig 11e 矯正開始から2年3か月後．

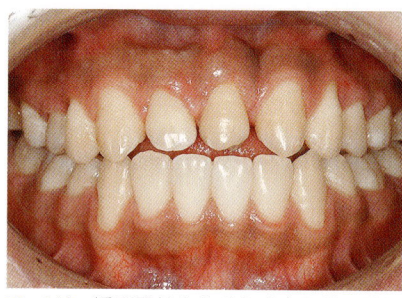

Fig 11f 矯正開始から5年6か月後．動的矯正治療終了直後．歯列の複雑さや治療に対するコンプライアンスの問題から，矯正治療には5年以上を要した．また外傷から7年5か月の歳月が経過している．

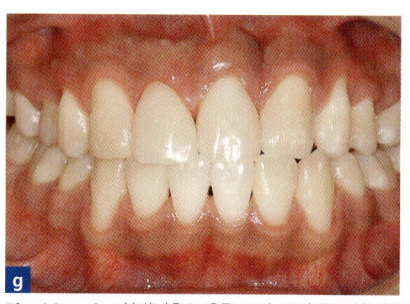

Fig 11g〜i 前歯部のCRによる歯冠形態修整後．

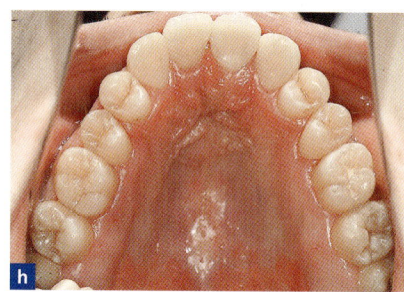

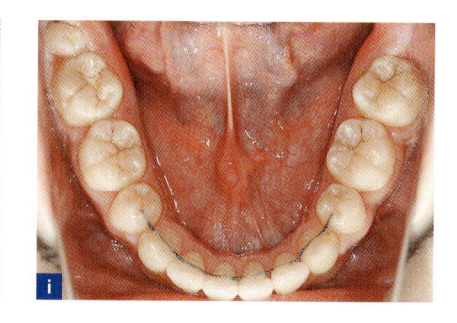

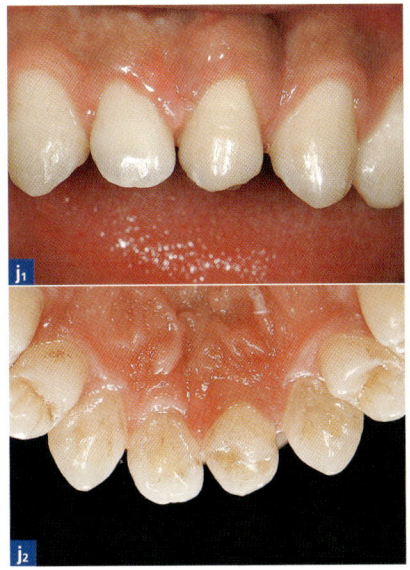

Fig 11j CRによる形態修整前．2|の位置には|3が，|1の位置には|2が，|1の位置には移植された|4が，|2の位置には|3がそれぞれ移動している．

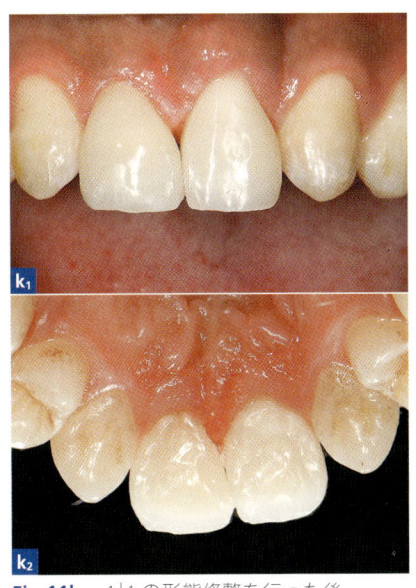

Fig 11k 1|1の形態修整を行った後．

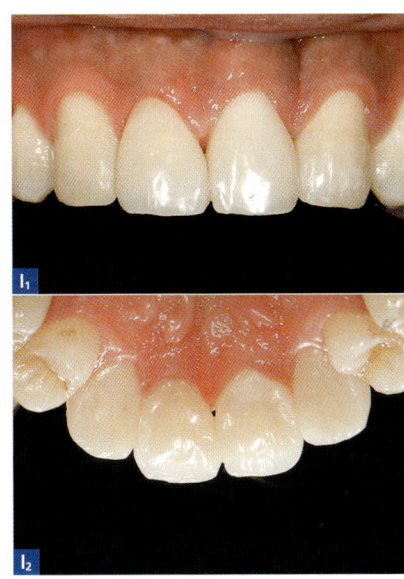

Fig 11l 2|2の形態修整を行った後．

　成人になってから（あるいは中高年になってから），前歯部の歯並びの是正を希望する患者が増えつつある．このような患者の多くで，叢生のみならず歯科治療の不備による歯冠の変色や不適切な歯冠修復がみられる（**Fig 12a**）．したがって，矯正治療後に変色の改善や形態修整を治療計画に組み込む必要が多く，歯冠の漂白やCRによる修復，形態修整が大きな力を発揮する（**Fig 12e, f**）．逆にCR修復というオプションを選択することでスムーズな（時間的および料金的に無理の少ない）矯正治療計画を立てることが可能になると思われる．ただし，前歯が喪失していたり，前歯を便宜抜去する症例では，当然，側切歯や犬歯が本来の位置とは違う場所に移動されるために歯頸ラインが不自然になりやすい．したがって，歯頸ラインに配慮した歯の垂直的な移動も矯正移動では考慮されなければならない（**Fig 11, 12**）．

おわりに

　正中離開の是正にしても，歯冠の形態修整にしても，成功のポイントはマトリックスとフロータイプレジンを使った隣接面CRシェルの築盛にあるといっても過言ではない．この方法は筆者独自の術式であり，使いこなすためには回数を重ねる必要がある．しかし，マスターしてしまえば，歯冠の形態修整を自由自在にしかも生理的な形態，清掃性をある程度両立させながらできる．同じような方法は，**CHAPTER 9**，**CHAPTER 13** でも解説されているので，参照されたい．

矯正治療と CR による形態修正

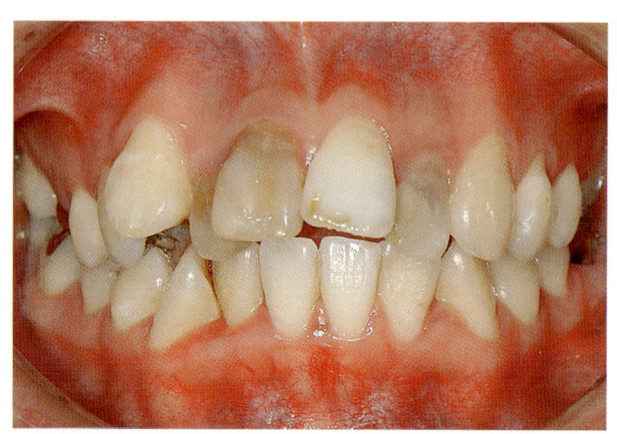

Fig 12a 術前．23歳，女性．口腔の審美的改善を希望して来院．

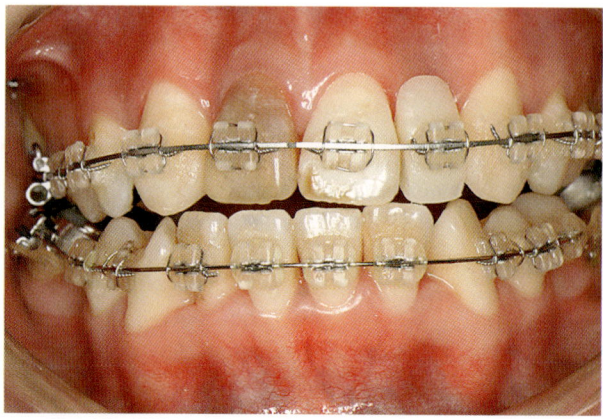

Fig 12b 矯正動的治療中の口腔内写真．2|2，L4 6 が根管治療の問題などから便宜抜去されている．

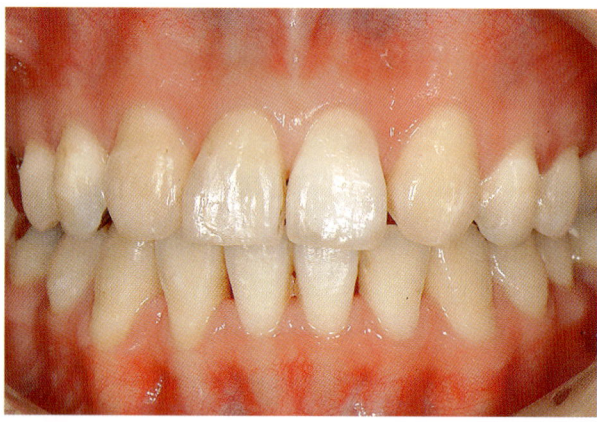

Fig 12c 矯正治療直後の状態．1 はすでに漂白，CR 充填が終了している．

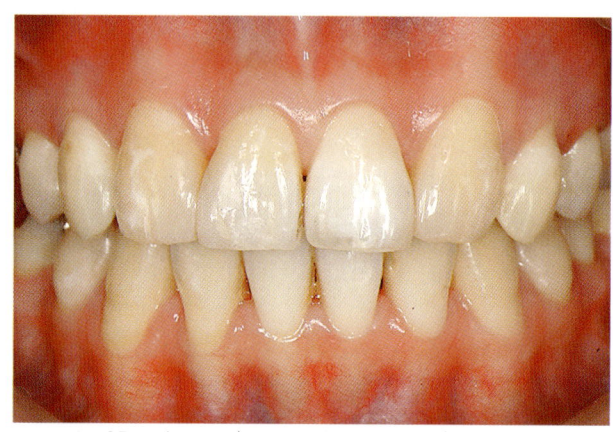

Fig 12d CR による 4 3|3 4 の形態修正後．3|3 は切端の近遠心部に CR を築盛して 2|2 の形態に近づけた．4|4 は頬側咬頭近心側にわずかに CR を築盛して犬歯にみえるようにした．

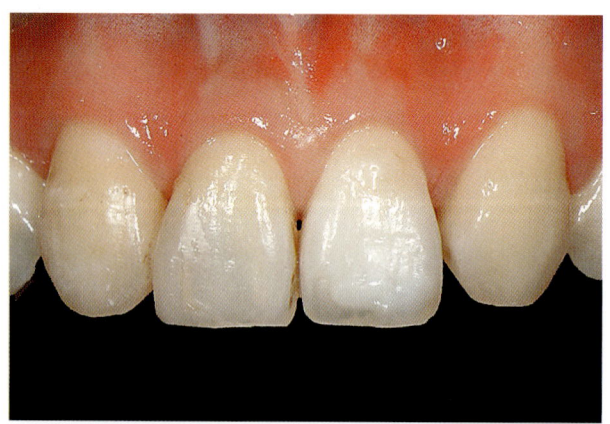

Fig 12e 矯正直後の状態．

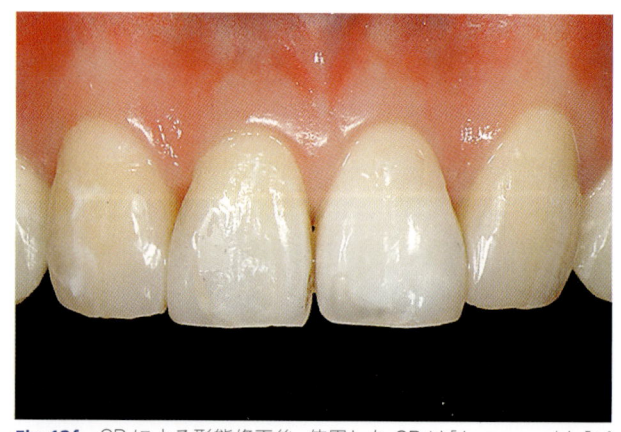

Fig 12f CR による形態修正後．使用した CR は「4 seasons」と「パルフィークエステライト」．

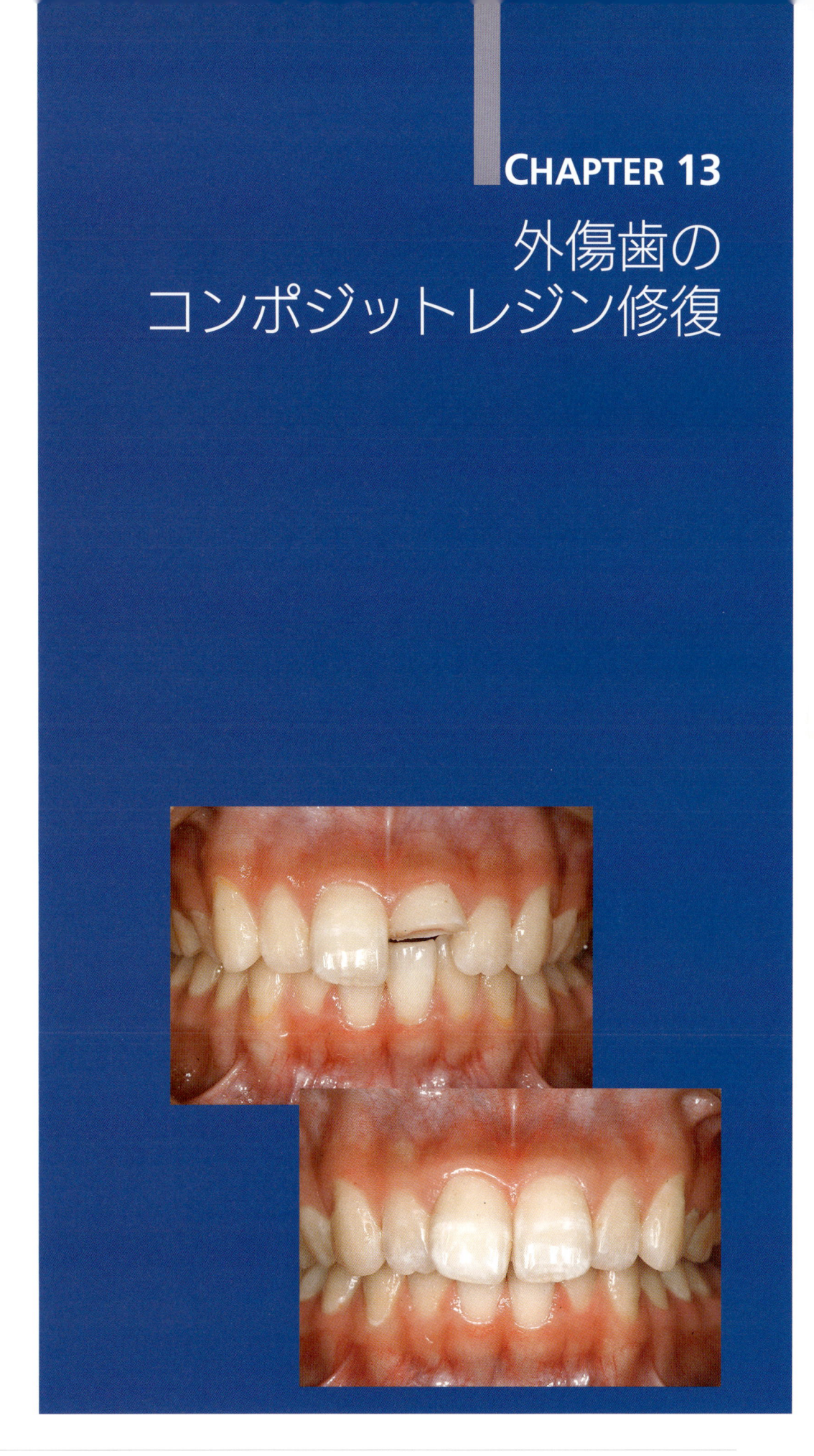

CHAPTER 13
外傷歯の
コンポジットレジン修復

はじめに

若年者における歯科外傷の発現頻度は低くはない．しかし，若年者ゆえの生体の治癒力の高さや，基本的に感染性の疾患とは異なる点などが，より保存的で，生物学的許容性，予知性の高い治療を可能にしてくれる場合が多い．すなわち外傷歯学は，できるだけ抜かない，抜髄をしない，被せない治療，minimal intervention に基づいた治療概念が要求される治療学である．とくに歯冠破折は，歯科外傷全体のなかでの発現頻度は高く，家庭医としてはこの治療法について明確な方針をもっておくことが重要である．この CHAPTER では，歯冠破折と歯冠‐歯根破折のコンポジットレジン(以下，CR)を用いた治療法について解説する．

歯冠破折の治療の流れ(大きな露髄をともなっている生活歯の場合)

治療のゴールは，浅い断髄と破折片の接着である(Fig 1a〜f)．治療のステップは以下のようになる．

1．診査・診断・治療方針

視診による露髄の程度，触診による歯の動揺度，エックス線写真による歯根の完成度や他の破折線の有無，電気歯髄診断(EPT)や冷水診による歯髄の生死，などを的確かつすばやく把握する(Fig 1g〜i)．歯の外傷は，一見歯冠破折のようにみえても，亜脱臼などの脱臼性の外傷をともなっている場合もある(Fig 2a〜c)．したがって，歯根完成歯では必ず EPT を行い，歯髄の生死を確認することが大切である．歯根未完成歯では，EPT に応答しないので，冷水痛の有無などによって歯髄の生死を確かめる．歯髄が生きていることが確認できたら，つぎの処置に進む．

2．麻酔とラバーダム

該当歯の局所麻酔を行い，ラバーダムを装着する．ラバーダムは，術中の感染防止の観点からも，大切な術式である(Fig 1j)．ラバーダムは，穴を 8 個あけ，クランプを第一小臼歯にかけると装着しやすい．小臼歯萌出前の若年者では，クランプを乳臼歯にかける場合もあるが，さまざまな理由でラバーダムを使用しない，あるいはできない場合もある．

3．破折片の試適とステントの作成

破折片があれば，それを元の歯に試適して戻り具合を確認する．これにより，外傷時に起こった歯の実質欠損の有無や，本来の歯並びを確認できる．つぎに，即時重合レジン「プロビナイス」(松風)で両隣在歯にまたがるステントを作成する(Fig 1k)．このほうが正確に破折片を元の位置へ戻した状態で再接着ができるためである．ステントと破折片は分離せず，合体させたまま最終ステップまで進める．ステントと破折片が合体したものは，水の中で保存し，歯を乾燥させないようにする．

4．断髄と覆髄

大きな露髄がみられる症例では，露髄部(破断面)から 1.5〜2 mm 根尖側で歯髄を断髄する(Fig 1l)．この術式(shallow pulpotomy)により，感染した表層の歯髄組織を除去できるし，覆髄材を収めるスペースを確保できる．断髄は，タービン(ハイスピード)に滅菌したダイヤモンドバーを取り付け，通常の注水下でゆっくりと 1.5〜2 mm 掘り下げる．覆髄操作は，まず，2％ NaOCl と 3％ H_2O_2 で交互洗浄を行い，断髄面の止血を行う．止血が確認できた後，水酸化カルシウムセメント「ダイカル」(デンツプライ三金)または「ライフ」(Kerr)で直接歯髄面を覆い(Fig 1m)，その後に象牙質接着性のある材料「スーパーボンド」(サンメディカル)あるいは「マルチボンド」(トクヤマデンタル)でさらに間接覆髄を行う(Fig 1n)．理由は，水酸化カルシウムセメントに修復象牙質の形成を期待し，象牙質接着性材料には微少漏洩を防止する役目を期待しているからである．

5．歯面清掃とベベルの付与

象牙質接着性レジンの硬化を待つ間に，破折片の歯面清掃とベベルの付与を行う(Fig 1o)．歯面清掃を怠ると，後に歯とレジンの接着界面にギャップが生じ，白線や褐線の原因となる．またベベルは，唇側と隣接面ではショートベベル，口蓋側ではロングベベルとする．

CHAPTER 13　外傷歯のコンポジットレジン修復

大きな露髄をともなう歯冠破折の治療の流れ

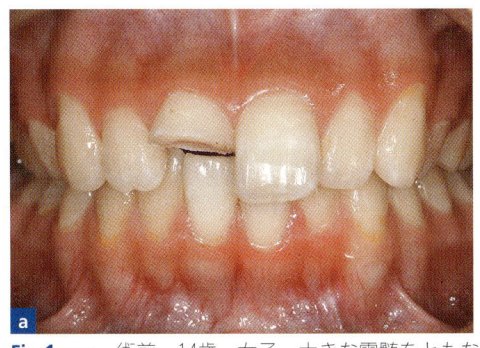

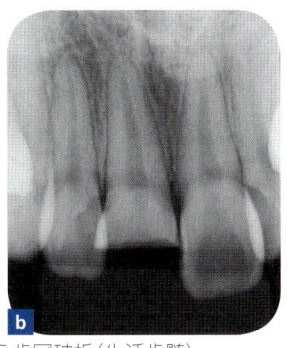

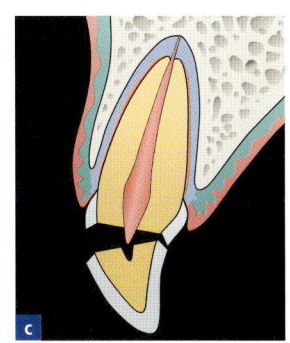

Fig 1a〜c　術前．14歳，女子．大きな露髄をともなう歯冠破折（生活歯髄）．

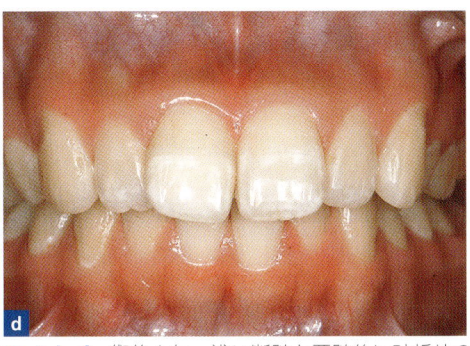

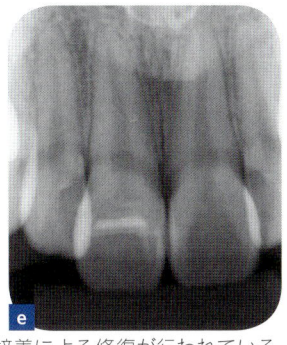

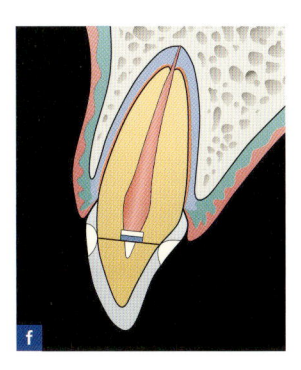

Fig 1d〜f　術後1年．浅い断髄と覆髄後に破折片の接着による修復が行われている．

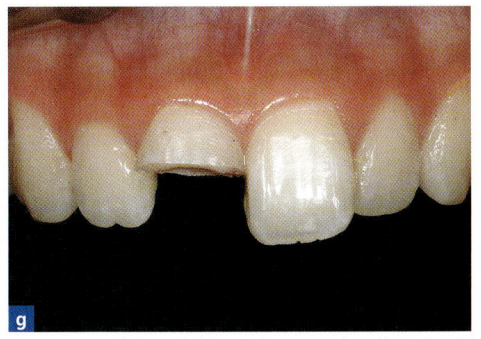

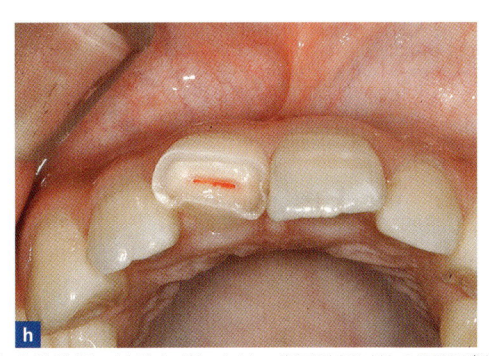

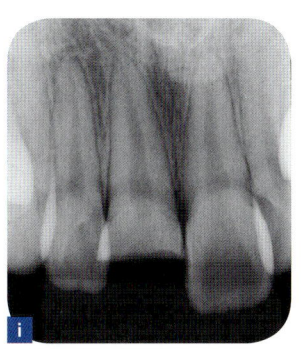

Fig 1g〜i　診査，診断．写真，エックス線写真，電気歯髄診断，触診などにより，歯冠破折以外の問題が生じていないことを確かめる．

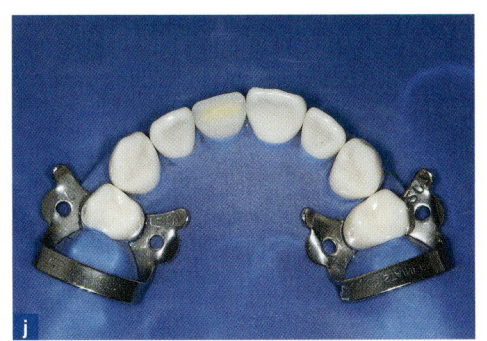

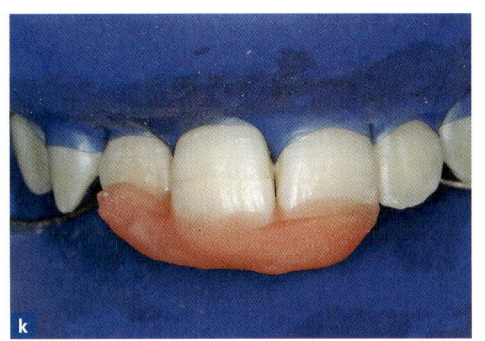

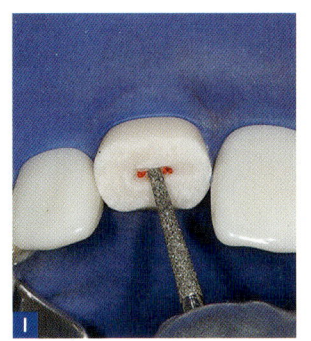

Fig 1j　ラバーダムの装着．患歯を対象に麻酔を行った後にラバーダムを装着する．ラバーダムは，穴を比較的広い間隔で8個あけ，4┼4を露出させて装着する．
Fig 1k　破折片の試適とステントの作成．元の歯と破折片の適合を確認したあと，即時重合レジン「プロビナイス」（松風）でステントを作成する．
Fig 1l　浅い断髄．破断面から1.5〜2mm歯髄をショルダー形成用のダイヤモンドバー（タービン用）で除去する．2〜5% NaOClと3% H_2O_2で交互洗浄を行い，止血を待つ．

211

コンポジットレジンと審美修復

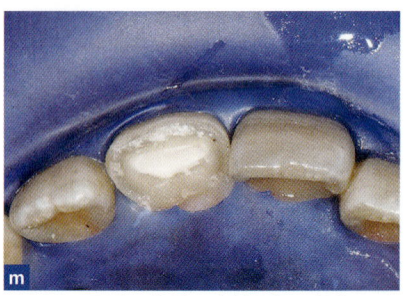

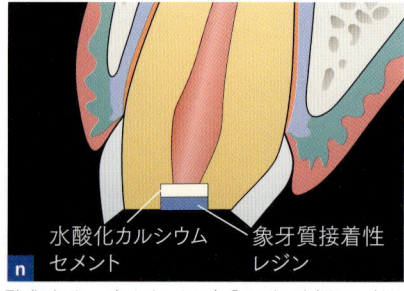

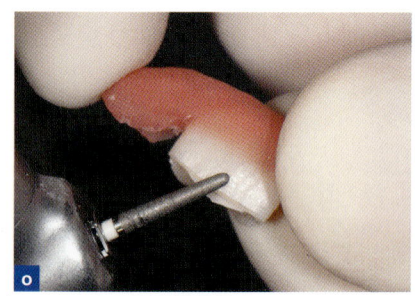

Fig 1m 覆髄．歯髄に直接ふれる部分には，水酸化カルシウムセメント「ライフ」（Kerr／サイブロンデンタル）で直接覆髄する．硬化後，余分なセメントを除去した後に象牙質接着性レジン「スーパーボンドクイックラジオオペーク」（サンメディカル）で間接覆髄する．
Fig 1n 断髄と覆髄後の状態を表す模式図．
Fig 1o 破折片の辺縁エナメル質へのベベルの付与．もし，髄角部に歯髄の残渣があれば，変色の原因となるので歯質の内面から除去しておく．

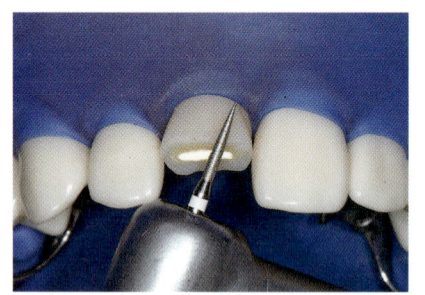

Fig 1p 元の歯のエナメル質辺縁へのベベルの付与．隣接面部は，金属マトリックスで隣在歯を保護しながらベベルをつけるほうが無難である．

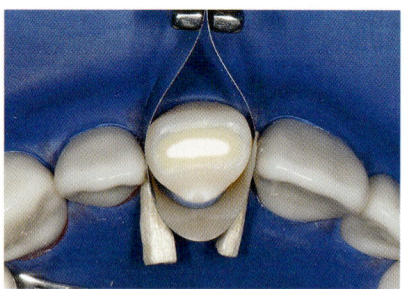

Fig 1q マトリックスの装着．マトリックスは最初は締めつけない．そのかわり，口蓋側にウェッジを挿入して，歯質とマトリックスにできるだけ隙間がないようにする．

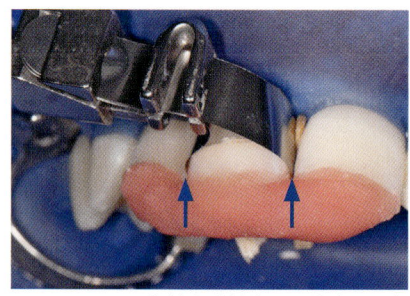

Fig 1r ステント付き破折片の再試適．マトリックスとステントが干渉しあわないように，また，破断面全体がマトリックスで囲われるようにステントを調節する．具体的には，破折片の近遠心面のステントに切れ込みを入れて（矢印），ステントが元の位置に収まるようにする．

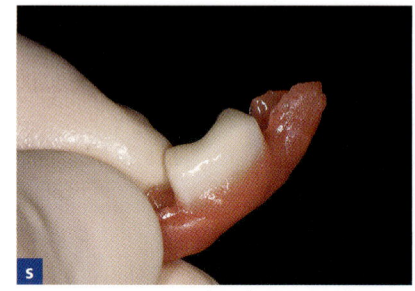

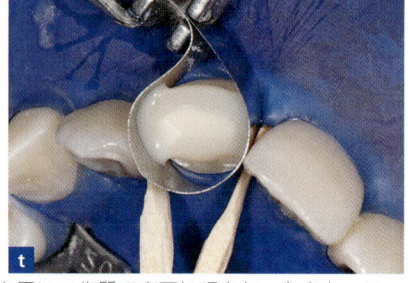

Fig 1s, t エッチングとボンディングシステムを用いて歯質の表面処理を行ったあと，ローフロータイプのCR「エステライトフロークイック・ローフローOA 2」（トクヤマデンタル）を破折片と元の歯に盛る．

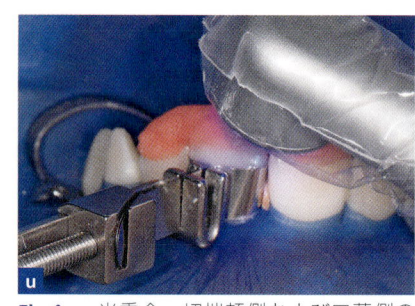

Fig 1u 光重合．切端頬側および口蓋側の隙間から光を十分照射してCRを硬化させる．

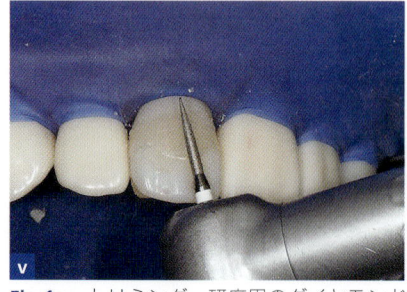

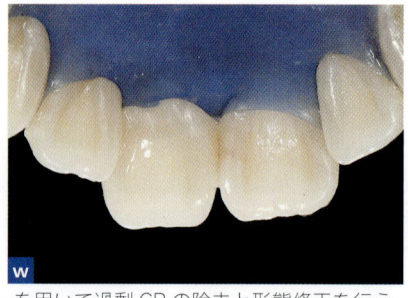

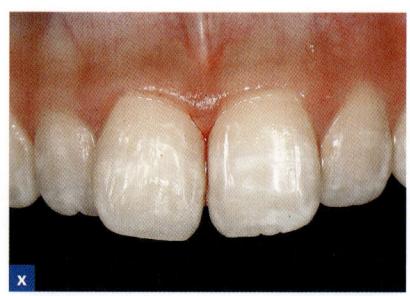

Fig 1v トリミング．研磨用のダイヤモンドバーを用いて過剰CRの除去と形態修正を行う．その後に，シリコンやブラシタイプの研磨ポイントで最終研磨を行う．
Fig 1w, x 術後．

このときバーはレジン研磨用のスーパーファインを用いる．もし髄角部に軟組織が残存していればその部分の歯質を少し除去しておく．覆髄材が十分に硬化すれば，元の歯にも同様の処理（歯面清掃とベベルの付与）を行う（**Fig 1p**）．

6．マトリックスの装着と，ステントと破折片の試適

破折片を接着する場合，マトリックスを利用する必要がある．その理由は，
①エッチング，ボンディング操作を行うときに，隣在歯を隔離，保護できる
②破折片を正しい位置に誘導，固定できる
③歯頸部付近の滲出液や出血をブロックアウトできる
④研磨ができにくい隣接面部にマトリックスの鏡面を残すことができる
ことなどである．マトリックスとしては，筆者はトッフルマイヤーのリテーナーと金属マトリックス（**CHAPTER 6** 参照）を多用している．また，マトリックスはこの時点ではゆるく装着しておくほうがよい（**Fig 1q**）．

ステント付き破折片を試適し，ステント付き破折片がマトリックスに干渉されずにもとの位置関係に戻ることを確かめる（**Fig 1r**）．戻らない場合は，破折片の隣接面部のステントを適切に削除する．

7．エッチングとボンディング

試適が終了したらステント付き破折片を取り出し，元の歯のエナメル質を約37％のリン酸溶液で約15秒間エッチングを行う．同様に破折片も口腔外でエッチングを行う．エッチング剤を十分水洗，乾燥した後，ボンディング材「ボンドフォース」（トクヤマデンタル）を20秒間塗布して，十分エアブローしてから光照射する．

8．破折片の接着

ボンディング処理が終わった破折片と元の歯の両方に，光重合型 CR「エステライトフロークイック・ローフロー OA2」（トクヤマデンタル）を盛り（**Fig 1s, t**），ステントを利用して破折片を元の歯へ圧接する．ステントを手で押さえながら，マトリックスを強く締めることにより，破断面に CR が正確にいきわたる．切端側から光を照射して CR を硬化させる（**Fig 1u**）．光は切端の頬側寄りと口蓋側寄りの両方から十分に当てれば，CR は硬化するので問題はない．ただ，CR をより確実に硬化させるには，マトリックスを外した後にもう1度，頬側および口蓋側から光照射を行うとよい．

9．トリミングと研磨

重合直後の CR のバリや不規則な面のトリミングと研磨を行う（**Fig 1v～x**）．トリミングはスーパーファインのダイヤモンドバー「メリーダイヤ C-22Sfff」，「同 K13Sfff」（日向和田精密製作所）などを用い，最終研磨は研磨用のシリコンポイント「セラマスターHP11」「コンポマスターCA28」（松風），または「アストロポリッシャーHP タイプ」（Ivoclar Vivadent／白水貿易）を筆者は用いている．

歯冠破折と亜脱臼が併発している場合

歯冠破折歯が EPT に応答しない場合，亜脱臼による歯髄壊死を併発していると考えられる（**Fig 2a～c**）．このような場合でも，上記のステップで治療を進める．理由は，若年者ではいったん失活した歯髄に生活反応が戻ることがあるので，そのチャンスを歯髄に与えるためと，できるだけ早急に審美と機能を回復したほうが患者に喜ばれるためである（**Fig 2d～f**）．

根管処置

しかし，経過観察中に明らかな歯髄壊死症状（打診痛，変色，根尖病変など）がみられた場合（**Fig 2g～i**），根管治療を開始する．

若年者では，いったんアペキシフィケーションを行い，やや広い根尖孔がセメント質で閉鎖されるのを待ってから，シーラーとガッタパーチャで本根管充填を行う．歯冠の変色がある場合は，ウォーキングブリーチ（**CHAPTER 14** 参照）を行い，その後にアクセスホールを CR で充填する（**Fig 2j～l**）．

歯冠破折と亜脱臼が併発している場合の治療方針

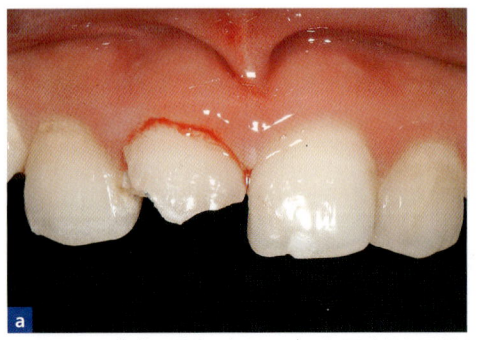

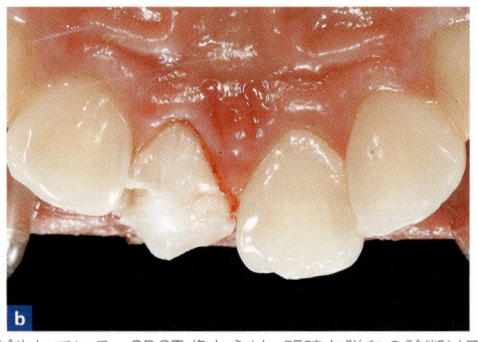

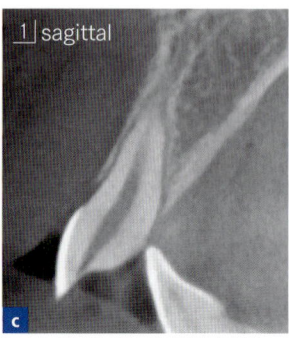

Fig 2a〜c 術前．13歳，女子．|1 に歯冠破折と亜脱臼が生じている．CBCT 像からは，明確な脱臼の診断は下せないが，歯髄に生活反応がまったくないことから亜脱臼と診断された．

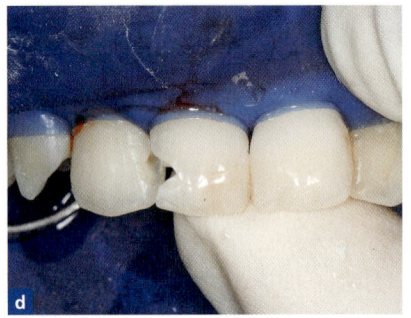

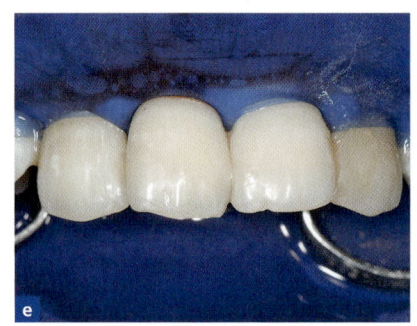

Fig 2d, e 破折片の接着．Fig 1 と同じ術式にしたがって浅い断髄と覆髄を行い，破折片の接着を行った．

Fig 2f 術後10日．歯冠の変色がみられるが，歯髄の回復（自然治癒）を期待することにした．

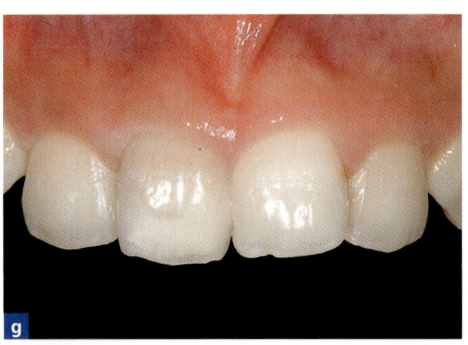

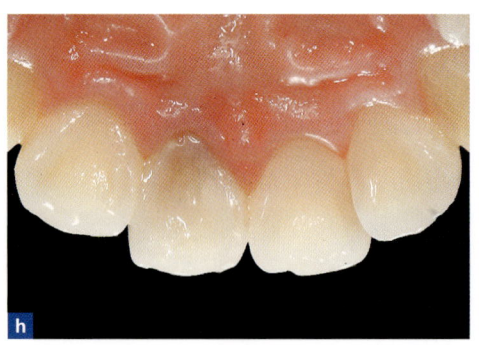

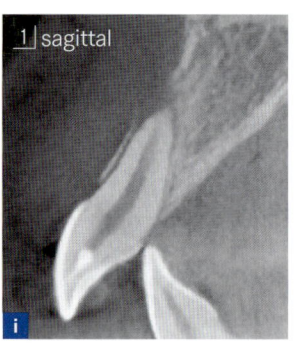

Fig 2g〜i 9か月後．変色は改善されず，打診痛が生じている．また，CBCT 像から根尖病変が確認されたことから歯髄壊死と診断された．この日に，根管治療を開始した．

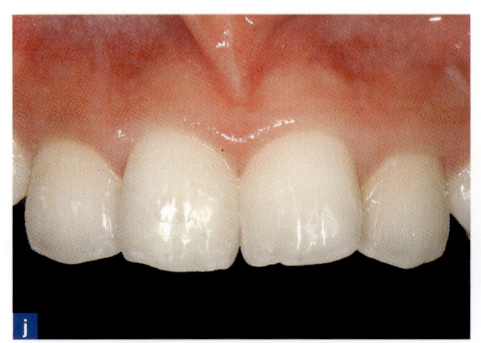

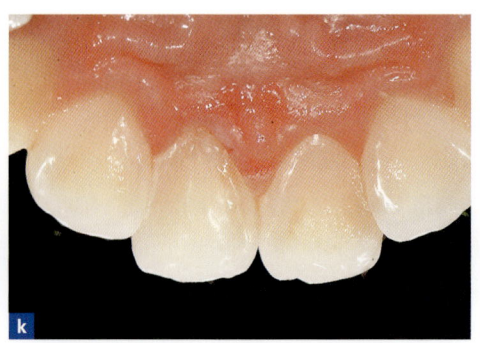

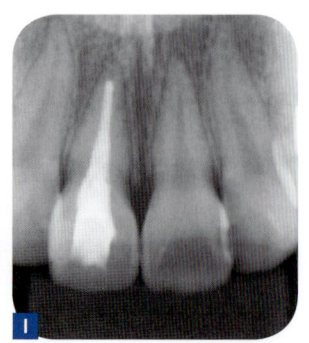

Fig 2j〜l 外傷後1年半．いったんアペキシフィケーションを行い，根尖が硬組織で閉鎖されてから本根管充填を行った．その後ウォーキングブリーチを行い，歯冠の変色を改善してからアクセスホールの CR 充填を行った．

CHAPTER 13　外傷歯のコンポジットレジン修復

破折片がない場合の歯冠破折の治療方針

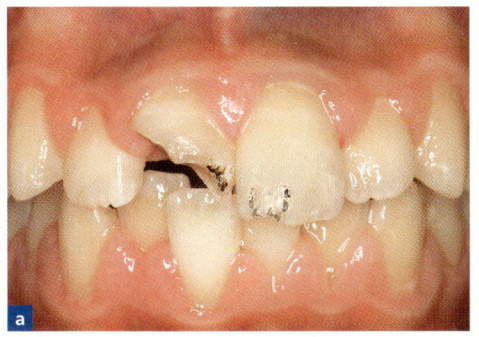

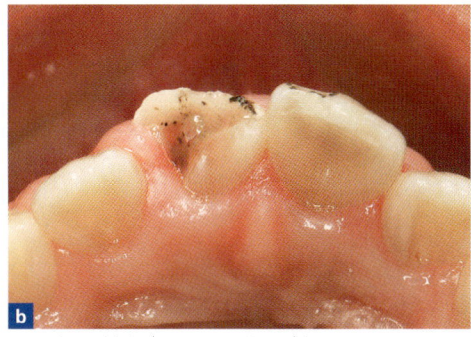

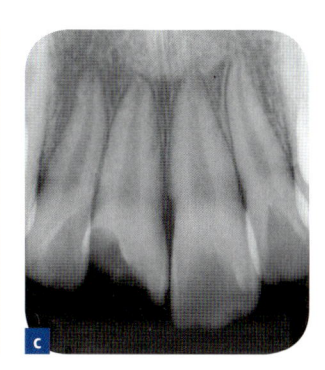

Fig 3a～c　術前．13歳，女子．1|に大きな露髄をともなう歯冠破折，|1 には亜脱臼が生じている．

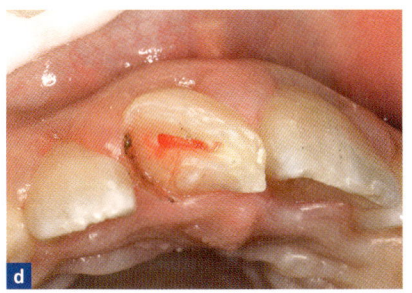

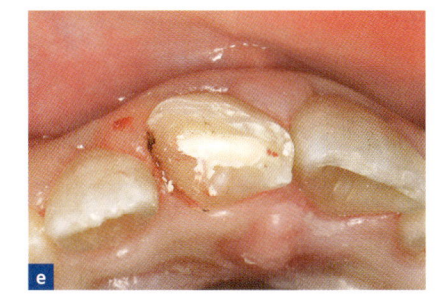

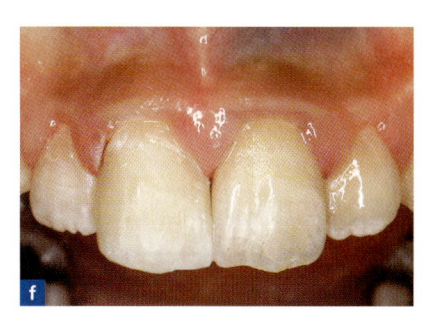

Fig 3d　浅い断髄直後．
Fig 3e　水酸化カルシウムセメント「ダイカル」（デンツプライ三金）による直接覆髄直後．
Fig 3f　CRによる歯冠修復．CRは，口蓋側はフロータイプのオペーク色で形態をシェル状に築盛し，唇側は通常のペーストタイプのCRで築盛した．

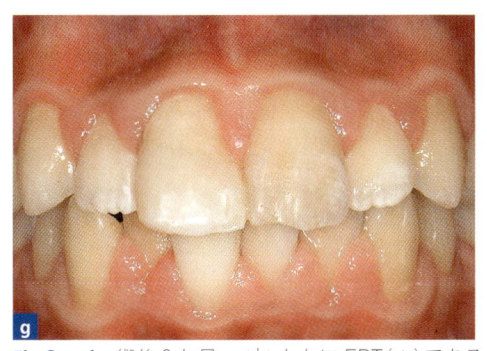

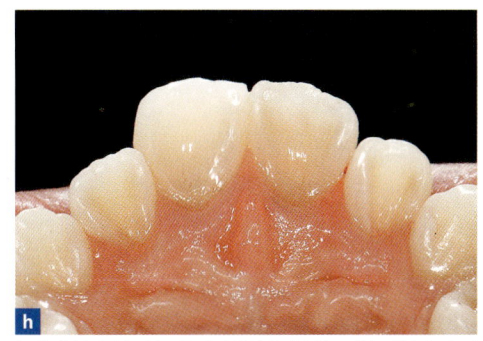

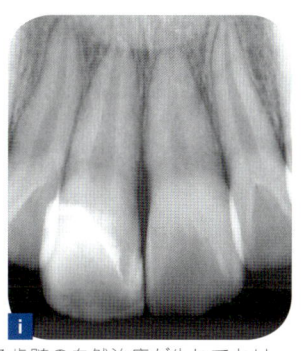

Fig 3g～i　術後6か月．1|1 ともにEPT（＋）である．|1にはトランジエントアピカルブレイクダウンによる歯髄の自然治癒が生じており，根尖側ではすでに石灰化が進行しつつある．

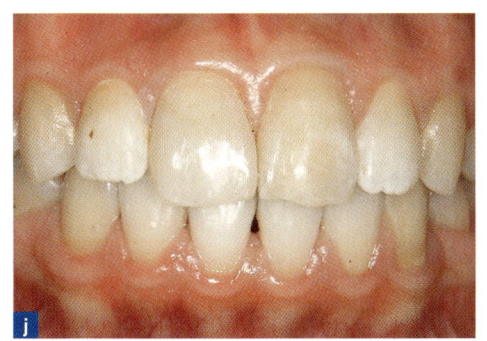

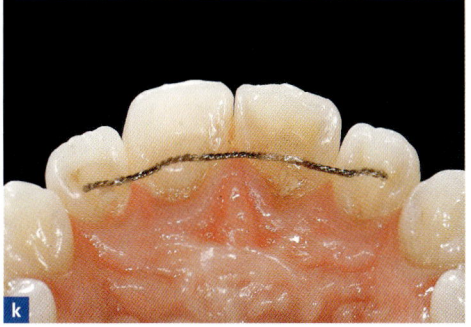

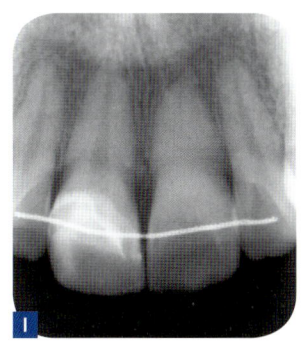

Fig 3j～l　術後8年6か月．CRで修復された 1|の機能と審美は維持されており，EPT（＋）である．|1には歯髄腔の閉塞がみられるが，EPT（＋）である．口蓋側のワイヤーは約3年前に終了した矯正治療のあと戻り防止のために装着されている．

215

成人の歯に，大きな露髄と亜脱臼をともなう歯冠破折が生じた場合は，先に抜髄と根管充填を行ってから歯冠修復(先述の治療の流れ「6．マトリックスの装着と，ステントと破折片の試適」)へ進む．根管治療は，早期の審美と機能の回復，仮封による根管内への感染機会の軽減の観点から，直接抜髄即日根管充填がよいと考えられる．

歯髄が生きていて(脱臼性外傷をともなっていない場合)，露髄がないかあってもわずか(仮性露髄)の場合は，上記の治療の流れ「4．断髄と覆髄」を飛ばすことができる．上記の処置は，破折片が存在していることを前提として行ったが，もし破折片がない場合は，破折片に相当する部分をすべてCRで築造することになる(**Fig 3**)．築造法はⅣ級窩洞の修復にしたがう(**CHAPTER 8**参照)．

歯冠 - 歯根破折の治療方針

歯冠 - 歯根破折では，歯冠の大半が破折片側に含まれてしまうような場合が多く，破折線が骨縁下深くまで到達していることも稀ではない．このような歯は一見保存が困難なようにみえるが，破折線の位置が歯根の歯冠側3分の1以内にとどまれば，歯根を挺出して生物学的幅径を再確立することによって，歯冠修復が可能になる．生物学的幅径を再確立する方法には，主に矯正的挺出と外科的挺出があるが，外傷歯では外科的挺出を第一選択にする場合が多い．

外科的挺出

外傷による歯冠－歯根破折は，唇側から口蓋側にかけて斜めに深く破折している場合が多い(**Fig 4a～d**)．すなわち，破折線が口蓋側で深く骨縁下に及んでいることが稀ではない．このような歯を矯正的に挺出させようとする場合，きわめてたくさんの歯質を骨縁上へ引っ張り出さなければならず，術後の歯冠 - 歯根比が不利になってくる．

しかし，このような歯でも外科的に挺出させることができれば，挺出量を最小限に抑えることができる．その理由は，外科的挺出では，骨レベルがもっとも低い(根尖側寄りにある)唇側へ，歯根のダメージがもっとも大きい根面(口蓋側面)を位置させる(180度回転させる)ことにより，多くの歯質(歯根)を歯槽窩のなかへ戻した状態で挺出を完了させることが可能であるためである(**Fig 4e～i**)．理想的にはすべての部位(歯根全周)において健全歯質を4mm以上骨縁上に確保することが挺出の目的であるが，唇側では審美的な理由で修復物のマージンを歯肉縁下に設定することから，破折の程度が大きい場合には唇側は骨縁上に2.5mmの歯質を確保できれば歯冠修復に問題は生じにくいと考えている(**Fig 4j～o**)．仮に，破折が近心あるいは遠心へ斜めに生じている場合は90度の回転が理想的となる．

外科的挺出では，まず対象歯をできるだけ傷つけないように抜歯する必要がある．歯頸部にヘーベルの先を水平に押し込みゆっくり脱臼させる．少し脱臼したらダイヤモンド鉗子で完全脱臼させる(**Fig 4e～g**)．もし，歯根の形態が適切でなかったり，歯根破折の危険性があったりして脱臼が困難であれば，矯正的挺出に切り替える．矯正的挺出を開始して2週間ぐらいで歯根膜腔が拡大し外科的挺出が簡単に行えるようになる．

適切な向きと適切な量を挺出させた歯(歯根)は，近遠心部の歯間乳頭部を縫合した糸を利用して固定を行う(**Fig 4h**)．その後サージカルドレッシングで創面を保護して外科を終了する．ドレッシングと縫合糸は4～5日で除去する．挺出部位では患者の希望に応じて人工歯を隣在歯に接着して治癒期間中の審美を確保する．

根管処置

外科的挺出させる歯の根管処置は，受傷当日に外科的挺出を行うことが多いので，治療時間と出血の関係でいったん水酸化カルシウム製剤を根管に充填しておき，後日(通常CRによる歯冠修復直前)最終拡大と根管充填を行う(**Fig 4k, l**)．また，何らかの理由で根尖病変がすでにあり，将来根尖部の封鎖に不安が残るような歯では，外科的挺出の手術時に口腔外で歯根端切除と逆根管充填を行っておくほうが無難である．

歯冠-歯根破折の治療方針

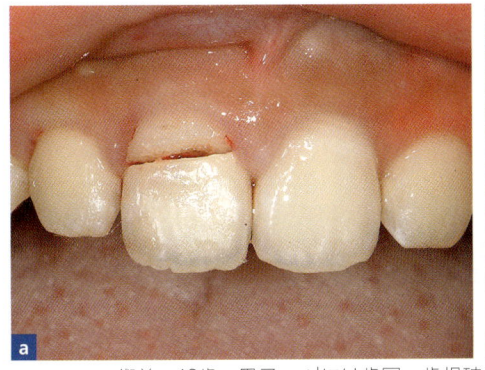

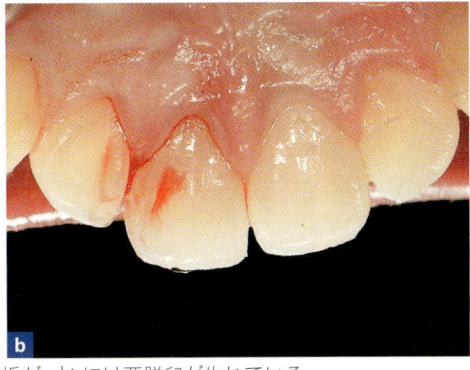

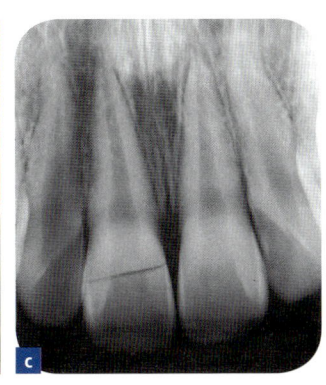

Fig 4a～c 術前．12歳，男子．|1には歯冠-歯根破折が，|1には亜脱臼が生じている．

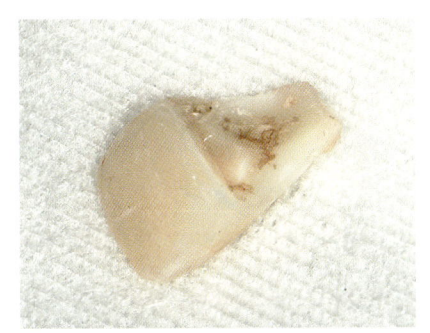

Fig 4d 麻酔下で取り出された破折片．

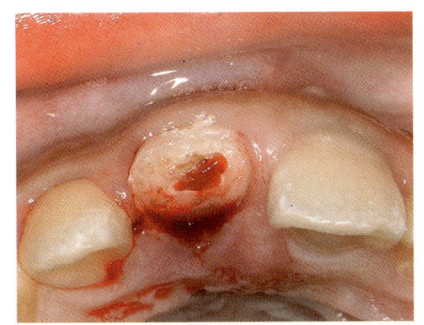

Fig 4e 破折片を除去した後の元の歯．

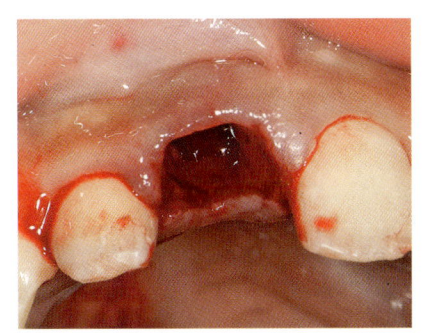

Fig 4f 外科的挺出のために抜歯した直後．

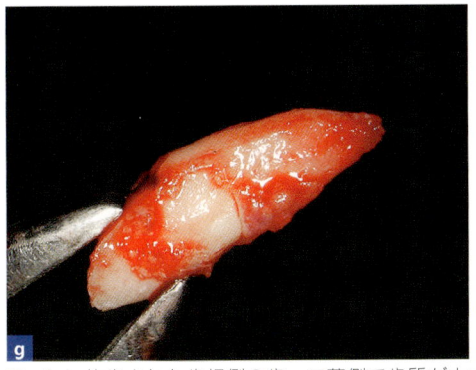

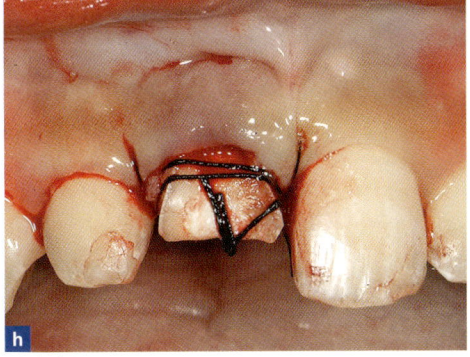

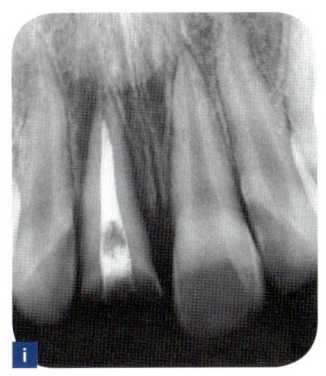

Fig 4g 抜歯された歯根側の歯．口蓋側で歯質が大きく喪失している．
Fig 4h 外科的挺出直後．歯を180度回転し，唇側と口蓋側を入れ替えて，約4mm挺出させた位置で縫合糸で固定した．
Fig 4i 外科的挺出直後のエックス線写真．根管内には水酸化カルシウム製剤「ビタペックス」(ネオ製薬工業)が抜歯直前に填入されている．

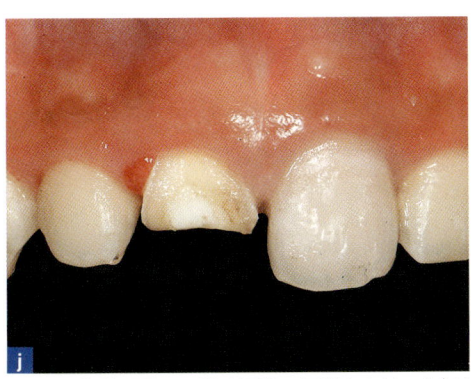

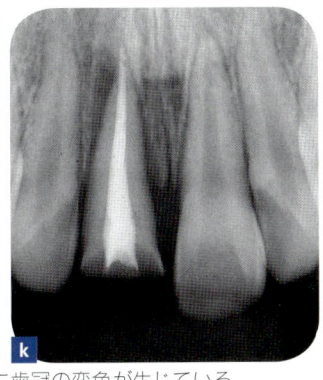

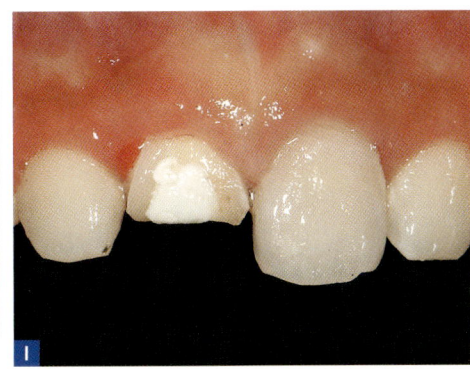

Fig 4j 術後17日の口腔内写真．亜脱臼を被った|1に歯冠の変色が生じている．
Fig 4k jと同日で，シーラーとガッタパーチャによる根管充填直後．
Fig 4l 術後1か月．CR修復直前．

コンポジットレジンと審美修復

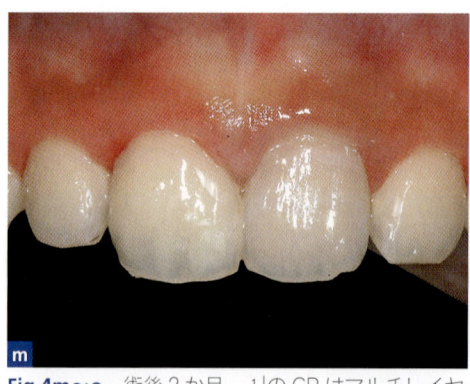

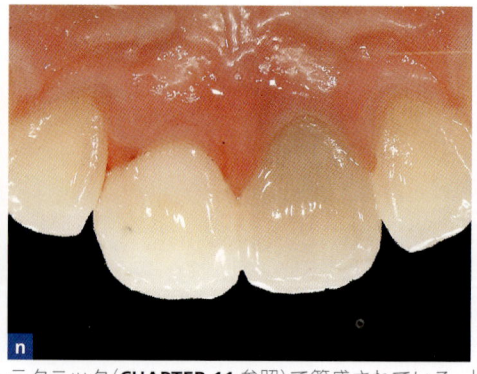

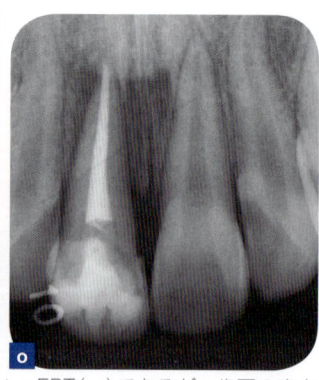

Fig 4m〜o 術後2か月．1|のCRはマルチレイヤーテクニック（**CHAPTER 11** 参照）で築盛されている．|1：EPT（－）であるが，歯冠の変色が改善傾向にある（トランジエントアピカルブレークダウンによる歯髄の治癒が期待できる）．

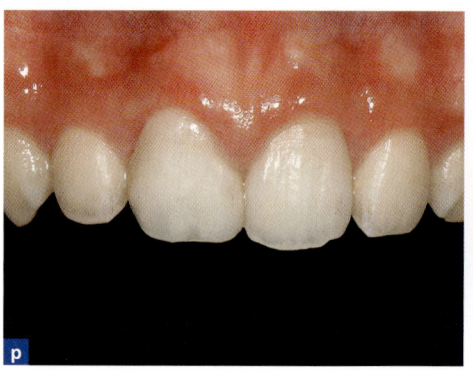

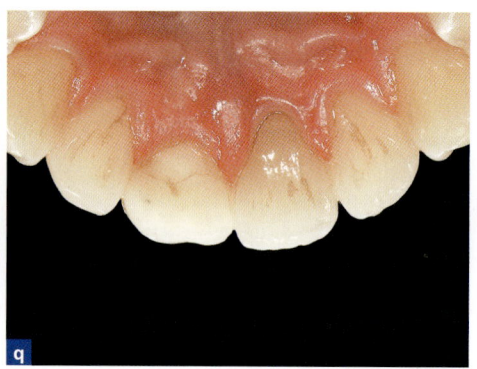

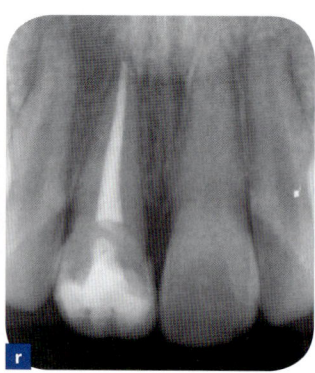

Fig 4p〜r 3年2か月後．1|の機能と審美は維持されている．亜脱臼の|1の歯髄腔には閉塞（歯髄の治癒）が生じており，歯冠の変色はほぼ改善している．

歯冠修復・経過観察

　歯周組織の治癒（安定）は外科的挺出後約3週間で得られるので，動揺度が少なくなった時点（通常術後3〜4週間）で歯冠修復へ移行することが可能である（**Fig 4k〜o**）．MIの概念からいえば，歯冠修復はCR修復が望ましい（**Fig 4m〜o**）．後は，術後経過を観察していく（**Fig 4p〜r**）．

おわりに

　心も体も成長期にある子どもに生じた歯の外傷（実質欠損）を，CRで瞬時にまたは短期間に回復できることは，患者にとっても保護者にとっても大きな福音である．外傷歯治療はCR抜きでは語れないし治せない．より詳しい治療方針・術式・創傷の治癒については，この「シリーズ　MIに基づく歯科臨床」のvol.01『外傷歯の診断と治療　増補新版』を参照されたい．

参考文献

1. 月星光博．外傷歯の診断と治療　増補新版．東京：クインテッセンス出版，2009．

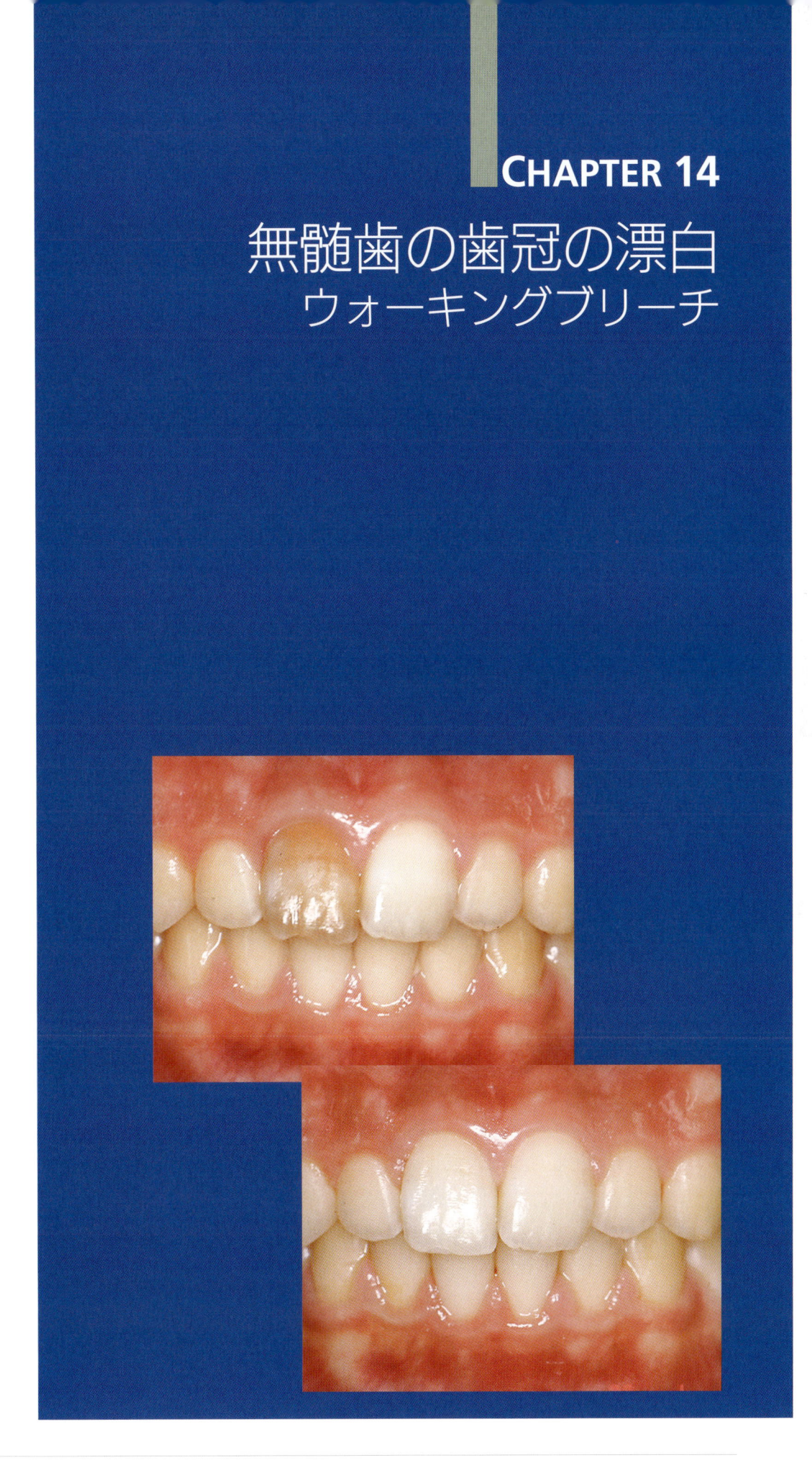

CHAPTER 14
無髄歯の歯冠の漂白
ウォーキングブリーチ

ウォーキングブリーチ

前歯失活歯のかなりの割合で歯冠の変色がみられる．原因は，歯髄組織の取り残し（髄室拡大の不備）が考えられるが，いったん変色した歯冠の色は自然には戻らないし，経年的に変色の度合いを増す場合もある．このような歯をコンポジットレジン（以下，CR）修復する場合，修復に先立ってウォーキングブリーチ（walking bleach）を試みることが有効である（**Fig 1**）[1〜8]．以下に，ウォーキングブリーチの詳しい術式について解説する．

ウォーキングブリーチの術式

診査，診断

緊密な根管充填がなされていることを確認する（**Fig 2a, b**）．根管充填が適切でないと，H_2O_2のガスが根尖側へ漏れ，疼痛を引き起こすことになる．

根管充填材の除去

歯髄腔および根管内の根管充填材を適切な深さまで除去する．目安は，歯頸ラインより約3mm下までとする（**Fig 2c〜e**）．

歯冠内面の象牙質のわずかな削除と清掃

変色の原因が不適切な拡大と清掃にあるので，歯冠部から歯髄の残渣を徹底的に除去する．とくに，切端部と髄角部に残渣を残さないように，象牙質を適切に削除する．適切な歯髄腔の形成が終わったあとに，約37％のリン酸水溶液で象牙質内面を約5秒脱灰して，スメア層を除去する．象牙細管が開いているほうが漂白効果が得られやすいと考えている．また，重度の変色の症例では，象牙質を薄くしておいたほうが漂白効果は得られやすいことを経験している（**Fig 3〜8**）．

漂白剤の準備

過ホウ酸ナトリウムと3％の過酸化水素水の混合物をダッペングラス上でつくる（**Fig 2f〜h**）．過ホウ酸ナトリウムは水と反応して過酸化水素ガスを発生し，ガスにより漂白が行われる．したがって，過酸化水素水でなく水でもよいが，念のため3％の過酸化水素水を用いる．30％の過酸化水素水は劇薬であり，危険が大きいので使用しない．また，30％のものは歯根吸収の問題が指摘されている[9〜13]．3％のものあるいは水を用いた漂白法に歯根吸収の報告はみられない[1, 11, 14, 15]．

失活歯の歯冠の漂白

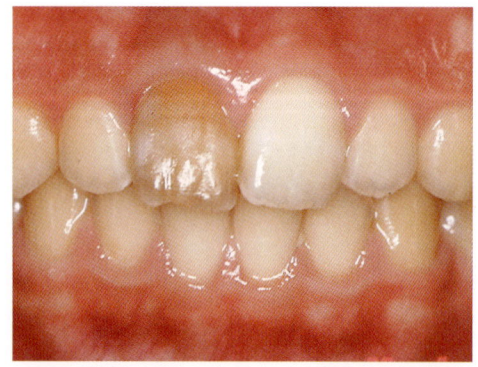

Fig 1a 術前．12歳，女子．①の歯冠の変色が顕著である．

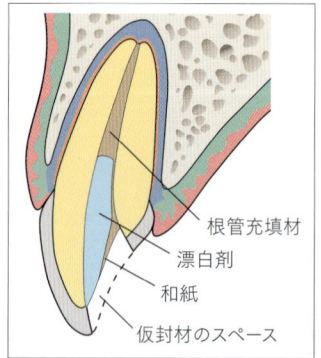

Fig 1b ウォーキングブリーチの術式を示す模式図．適切な根管充填が施されている歯から根管充填材を適切な深さまで除去したあとに漂白剤を10日間〜2週間填入することで変色が改善されることを期待する．

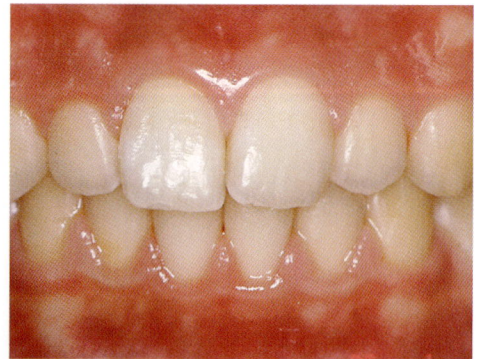

（根管充填材／漂白剤／和紙／仮封材のスペース）

Fig 1c 漂白2週間後．変色はほぼ元通りの色に改善されている．

ウォーキングブリーチの術式

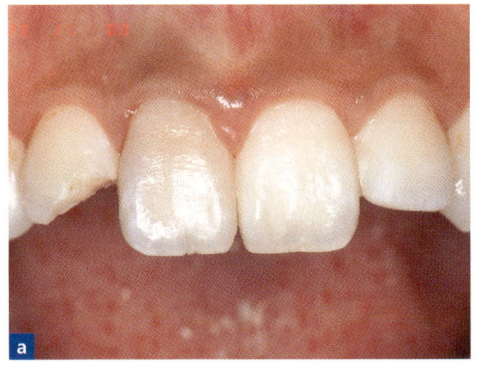

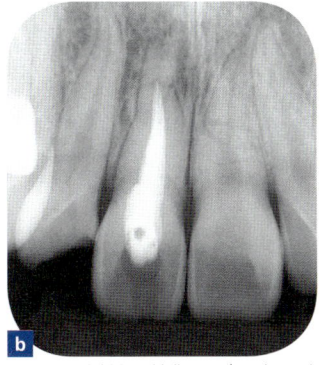

Fig 2a, b 術前．14歳，女子．1⏋に歯冠の変色がみられる．以前の外傷で⏋2は歯冠破折しているがEPT（＋）．1⏋は歯根破折がみられ，他院で根管治療が施されている．

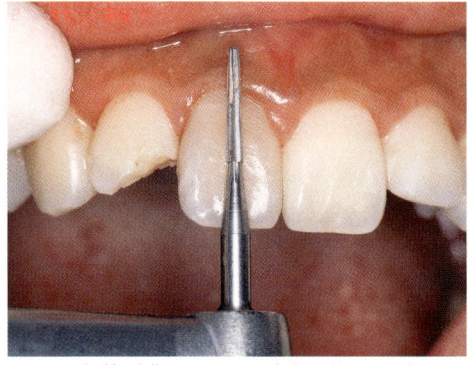

Fig 2c 根管形成用のバーの試適．どこまで掘り下げるかを唇側にバーをあて目安を決める（目安は歯肉縁下約3mm）．

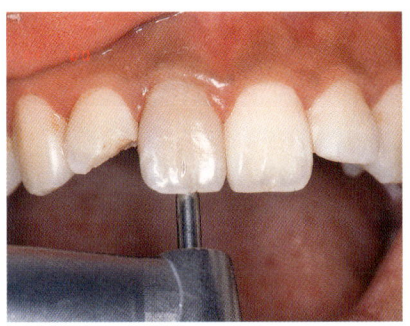

Fig 2d 根管充填材の除去．目安の深さまでバーで掘り下げ，根管充填材を除去する．

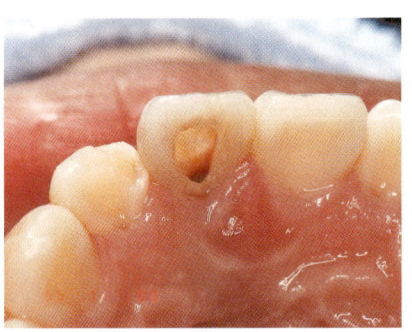

Fig 2e 漂白剤の填入スペースの形成後．髄角部に軟組織が残らないような必要かつ十分な歯髄腔の開拡を行う．

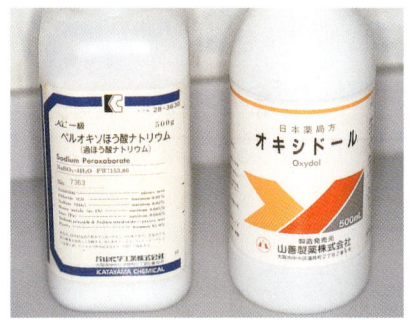

Fig 2f 漂白剤．過ホウ酸ナトリウムと3％過酸化水素水を準備する．3％過酸化水素水の代わりに水でもよい．

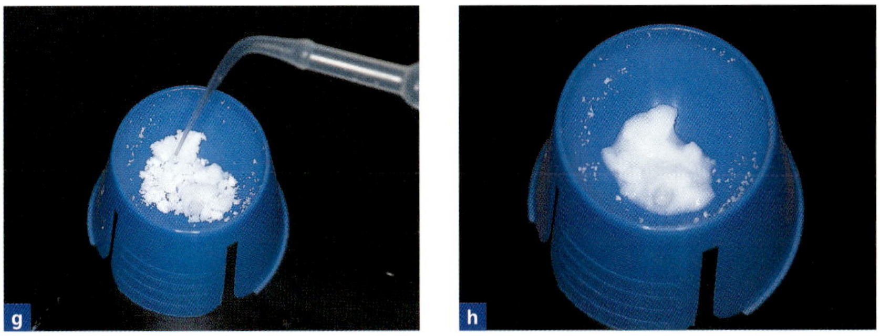

Fig 2g, h 過ホウ酸ナトリウムをダッペングラスにとり，適量の3％過酸化水素水（または水）を加え，ペースト状とする．

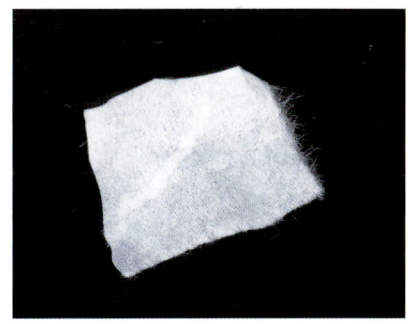

Fig 2i 和紙の用意．

コンポジットレジンと審美修復

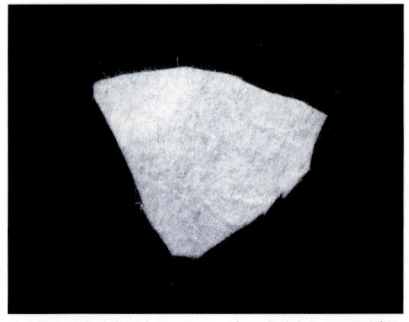

Fig 2j 和紙のトリミング．和紙を一辺が約8mmの三角形に切る．

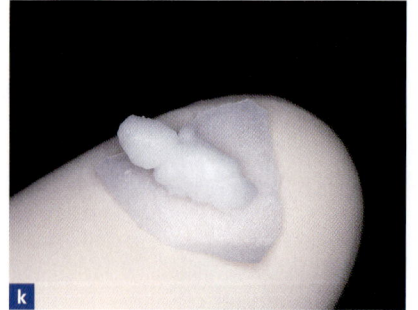

Fig 2k, l 漂白剤と和紙の合体．適量の漂白剤を和紙の中へ丸め込む．

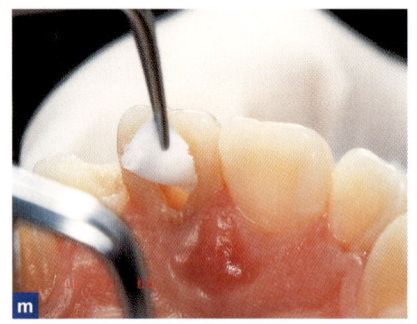

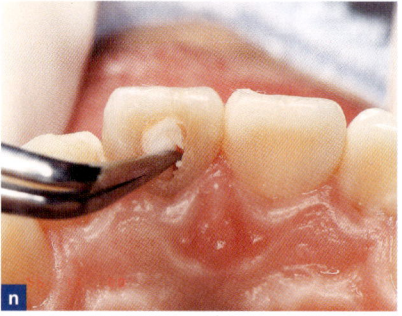

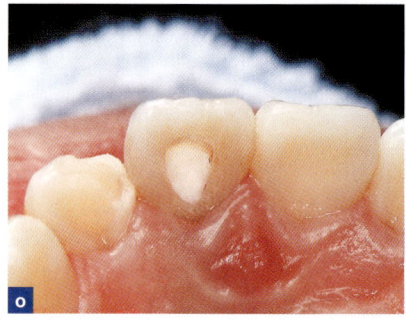

Fig 2m〜o 漂白剤の根管内への配送．和紙で包んだ漂白剤を根管内へ入れる．根管口では和紙で漂白剤が覆われている状態がふさわしい．

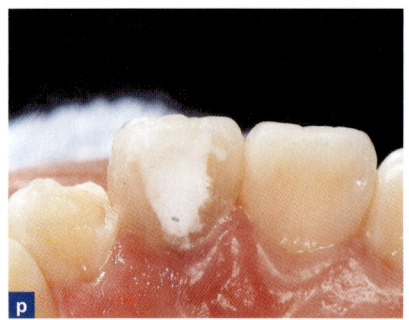

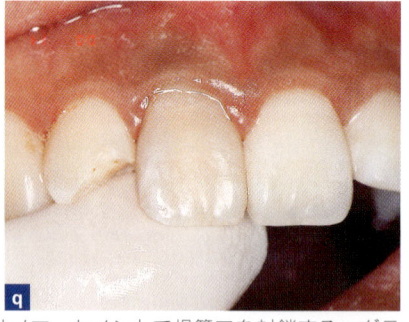

Fig 2p, q 根管口の封鎖．従来型グラスアイオノマーセメントで根管口を封鎖する．グラスアイオノマーセメントが硬化するまでワセリンをつけた指で押さえておくことを推奨する．

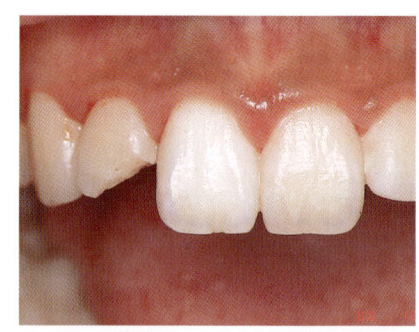

Fig 2r 2週間後．十分な漂白効果が得られている．

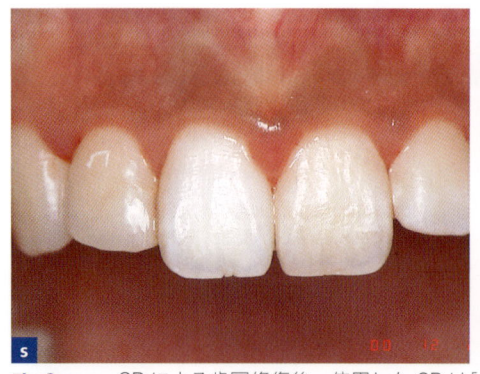

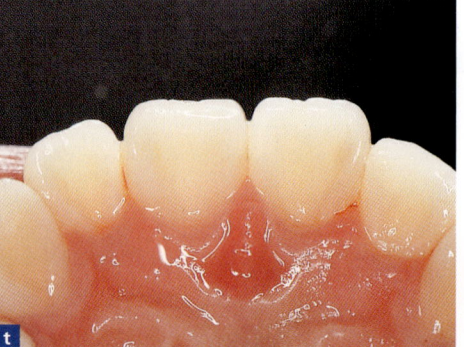

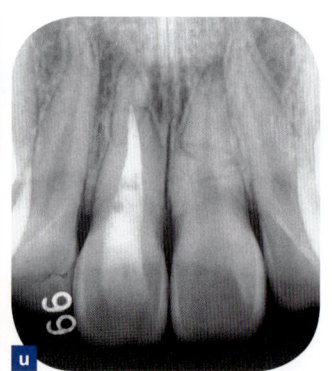

Fig 2s〜u CRによる歯冠修復後．使用したCRは「パルフィークエステライトA1」（トクヤマデンタル）．

漂白剤の填入

上記の過ホウ酸ナトリウムと3％過酸化水素水の混合物を適切な大きさに切った和紙に包み，根管内へ填入する(**Fig 2i～o**)．和紙を用いる理由は，水で簡単に破れない(溶解しない)こと，容易に漂白剤を根管に配送できること，根管口の蓋をするときに漂白剤と仮封用セメントの隔壁の役目をすることができること，などの利点があるためである．

根管口の封鎖(仮封)

従来型グラスアイオノマーセメントあるいはカルボキシレートセメントで根管口を厳密に封鎖する(**Fig 2p**)．グラスアイオノマーセメントには歯質接着性があること，機械的強度が高いことなど，封鎖に適していると考えられる[16]．封鎖をより緊密にするために，グラスアイオノマーセメントが初期硬化するまでは，ワセリンを塗った指(ゴム手袋装着済み)でおさえておくことがコツである(**Fig 2q**)．封鎖をおろそかにすれば，H_2O_2ガスが漏れでてしまい，漂白効果が著しく低下する．

漂白の確認とCR充填

通常漂白開始約10日～2週間後に来院してもらい，漂白効果を確かめる(**Fig 2r**)．もし，漂白の程度に満足が得られなければ再度漂白を行う．漂白は，通常2回行えば満足な結果が得られることが多い(**Fig 3～8**)．3回行っても漂白の効果に変化がなければ，それ以上行ってもおそらく効果はないと考えている．また，漂白効果は数年すると少し後戻りがみられることから，できればオーバーコレクションを行い，正常な隣在歯より1段階明るくしておいたほうが無難である．

漂白が十分であれば，筆者はその日のうちにCR充填に移行している(**Fig 2s～u**)．漂白後は象牙細管に入り込んだガス抜きを目的として，数日待つことが薦められているが，筆者はそれを行っていない．理由は，本当にそれがCR修復に影響を及ぼすかどうかに疑問をもっていることと，通常，臨床では次回来院時(10日から2週間後)には脱色効果がおわっている(微少漏洩によりH_2O_2ガスが抜けきっている)ように考えているからである．

漂白効果が十分得られない症例への対応

通常，上記の方法でほとんどの症例で失活歯の変色を改善できる(**Fig 1～8**)．しかし，金属イオンが歯質にしみ込んでいる場合や，いったんCR修復が施されておりボンディング剤が象牙細管に入り込んでいるような歯では，変色が完全には改善できないこともある．そのような場合，患者が望めば，通常のCR充填を行ったあとに，ベニア修復に準じて表層のエナメル質を一層削除して，CRを積層することで歯冠の色を変えることができる(**CHAPTER 11 Fig 13**参照)．

コンポジットレジンと審美修復

歯冠の漂白

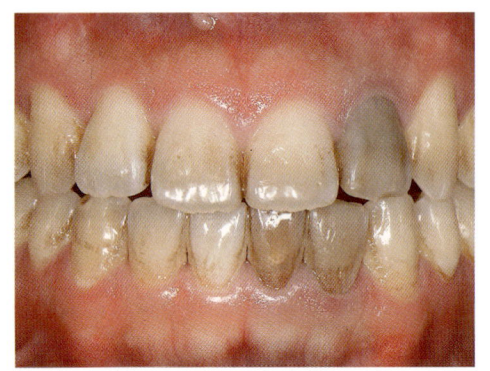

Fig 3a 術前．35歳，男性．|2 と |1 2 の変色が著しい．

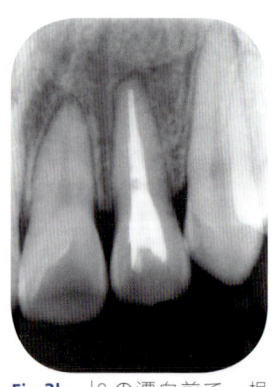

Fig 3b |2 の漂白前で，根管充填やり変え直後のエックス線写真．

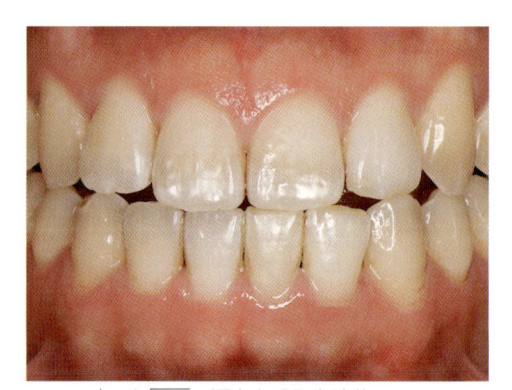

Fig 3c |2 と |1 2 の漂白と CR 充填後．

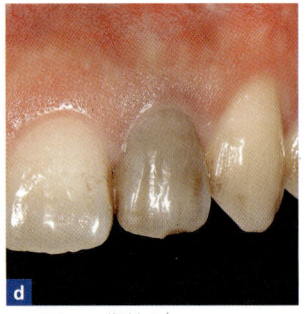

Fig 3d, e 術前の |2．

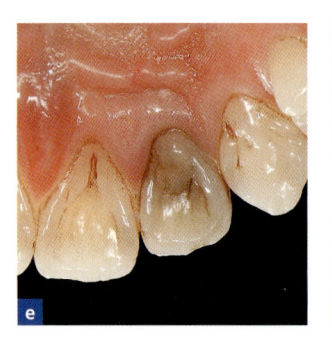

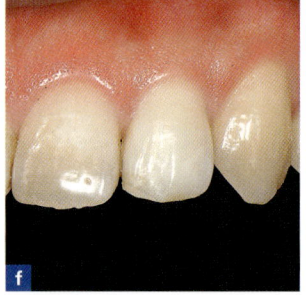

Fig 3f, g 漂白と CR 充填後．漂白は2週間ずつを2回行った．

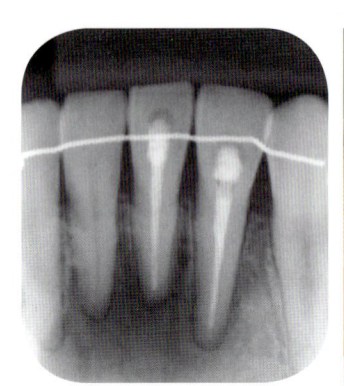

Fig 3h 術前の |1 2 のエックス線写真．根管充填はやり変えとなった．

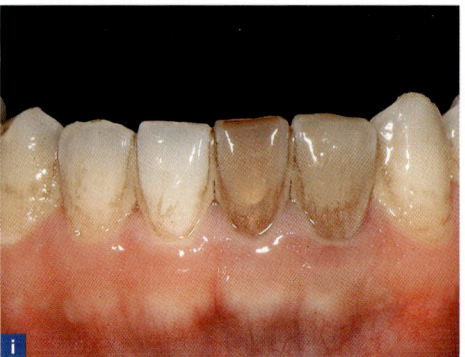

Fig 3i, j 術前の |1 2．ワイヤーは矯正治療後の保定．

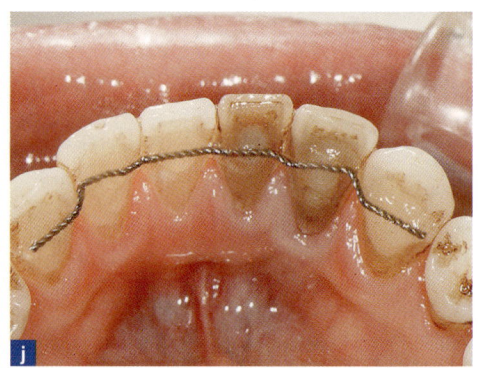

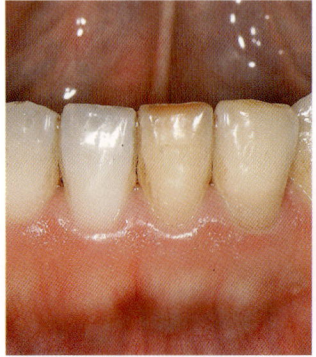

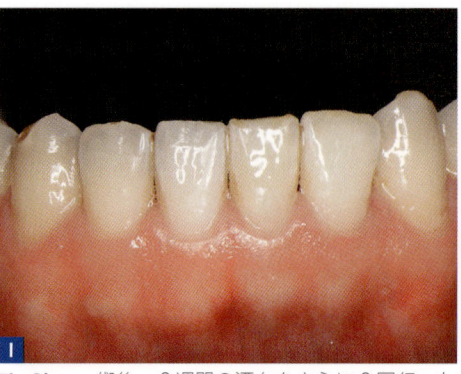

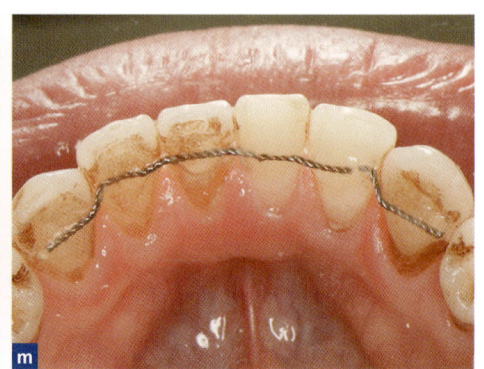

Fig 3k 10日間の1回目の漂白後．

Fig 3l, m 術後．2週間の漂白をさらに2回行ったあとに CR 充填を行った．

CHAPTER 14　無髄歯の歯冠の漂白ウォーキングブリーチ

歯冠の漂白とCR修復①

Fig 4a　術前．62歳，女性．|1の変色が著しい．
Fig 4b　術前のエックス線写真．根管充填のやり変えの必要はない．

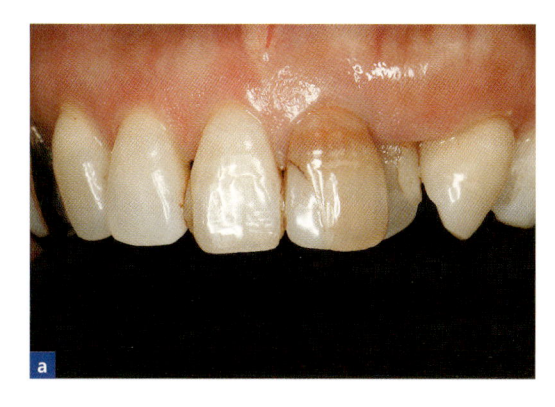

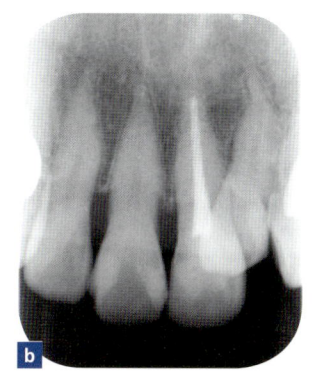

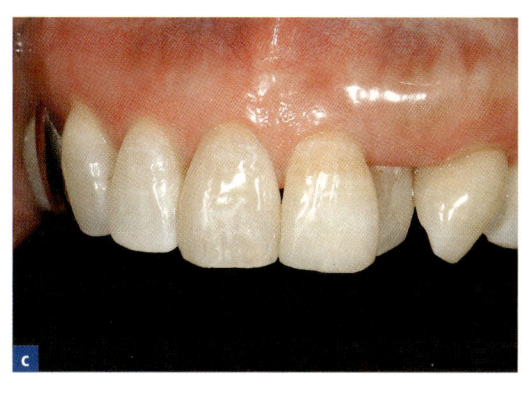

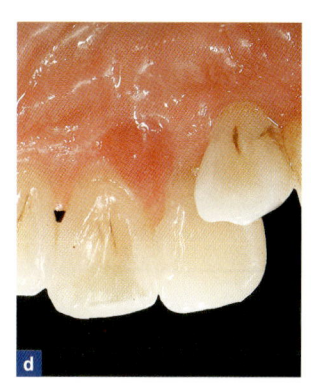

Fig 4c, d　術後．|1の漂白は2週間1回，と10日間1回の合計2回行った．|1の歯冠修復と同時に，|1の形態修正も行った．

歯冠の漂白とCR修復②

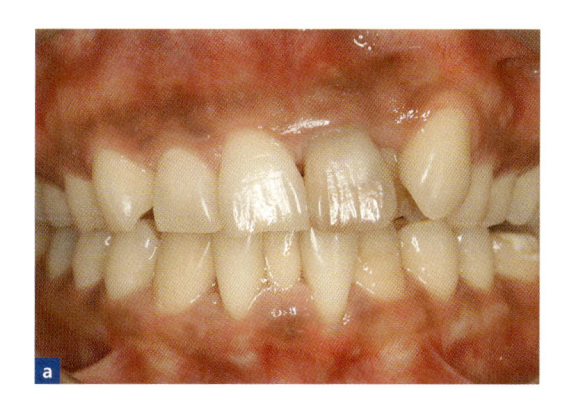

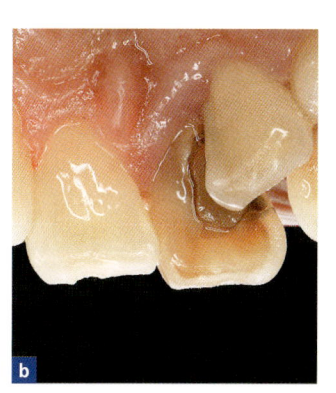

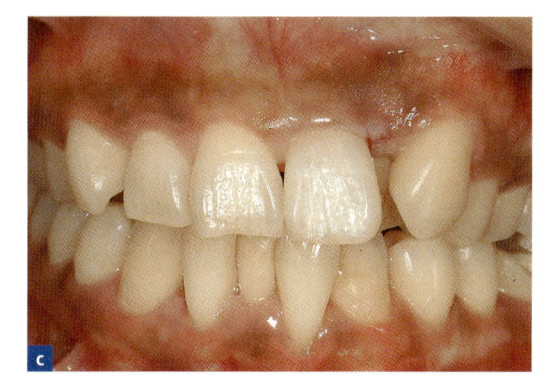

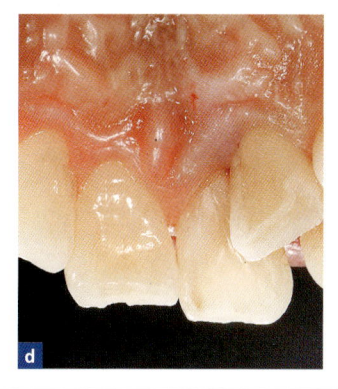

Fig 5a, b　術前．33歳，女性．|1の変色が著しい．

Fig 5c, d　術後．|1の漂白は9日間1回のみ行った．

225

歯冠の漂白と CR 修復③

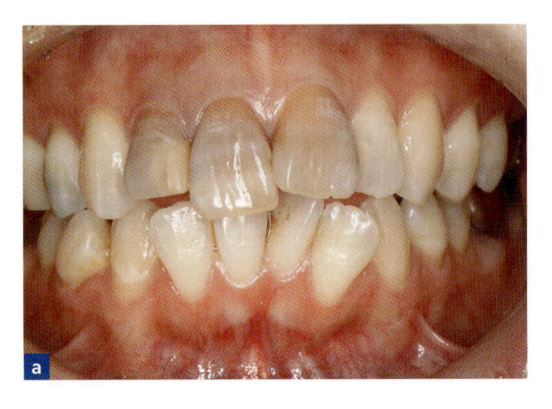

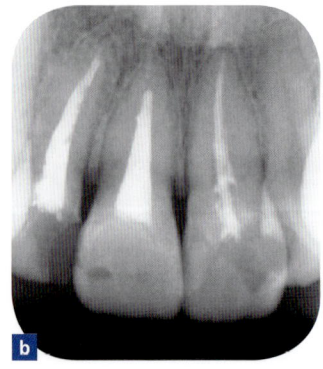

Fig 6a 術前．26歳，女性．２１|１の変色が著しい．
Fig 6b 術前のエックス線写真．根管充填のやり変えの必要を認める．

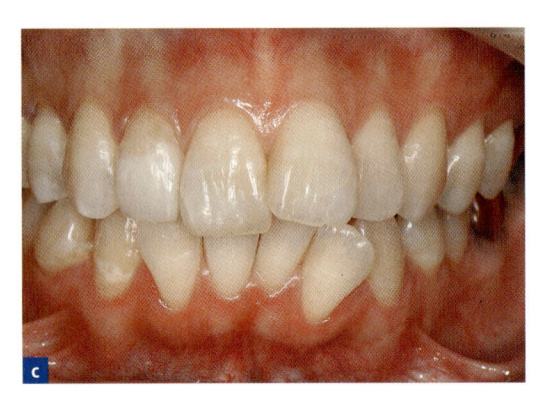

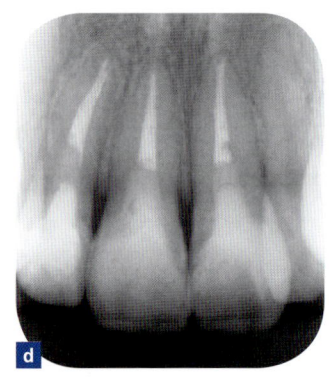

Fig 6c 術後．漂白は20日間を2回行った．
Fig 6d 術後のエックス線写真．

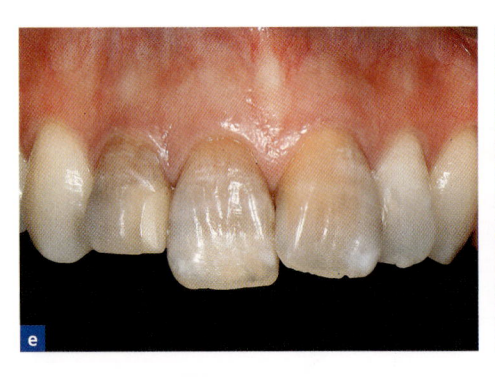

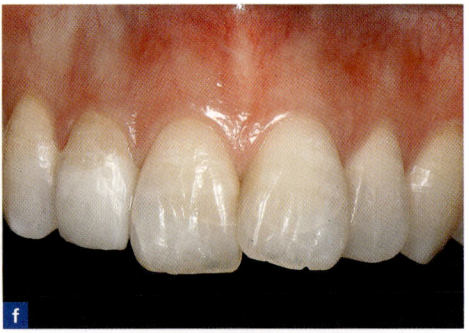

Fig 6e 術中．20日間の1回目の漂白後．まだ，十分な漂白が得られていない．
Fig 6f 術後．さらに20日間の2回目の漂白を行い，十分な結果が得られたので CR による修復を行った．

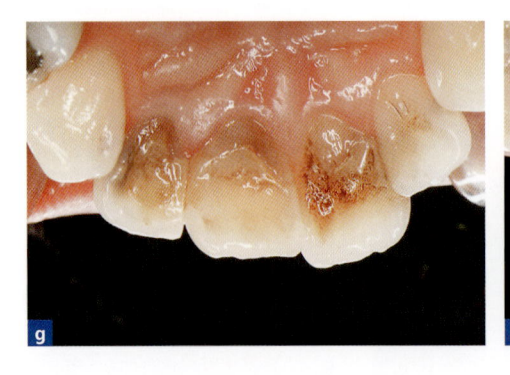

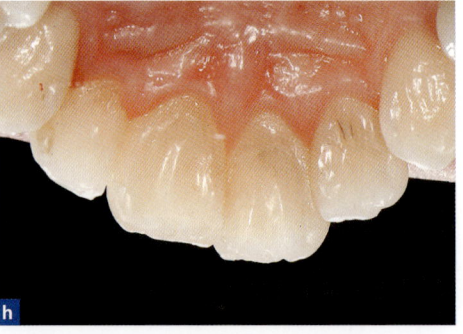

Fig 6g 術前の口蓋面観．
Fig 6h 術後の口蓋面観．

CHAPTER 14 無髄歯の歯冠の漂白ウォーキングブリーチ

歯冠の漂白と結合組織移植

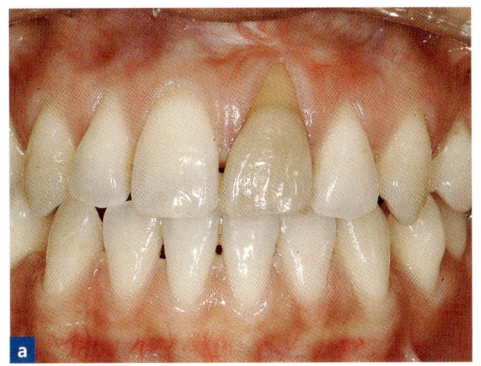

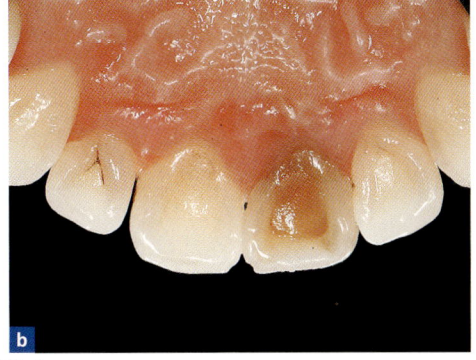

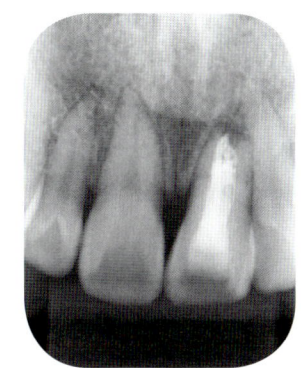

Fig 7a, b 術前．26歳，女性．|1の変色と歯肉退縮が著しい．

Fig 7c 術前のエックス線写真．根管充填のやり変えの必要がある．

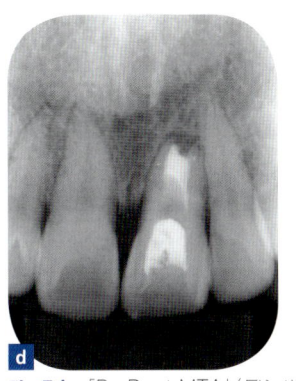

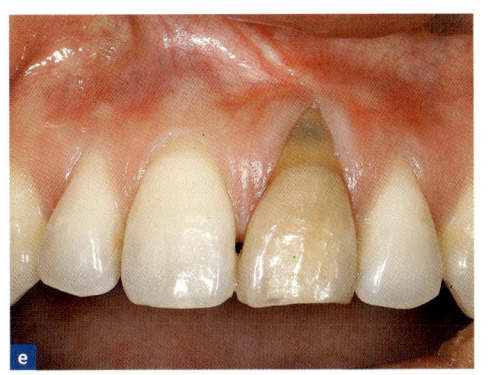

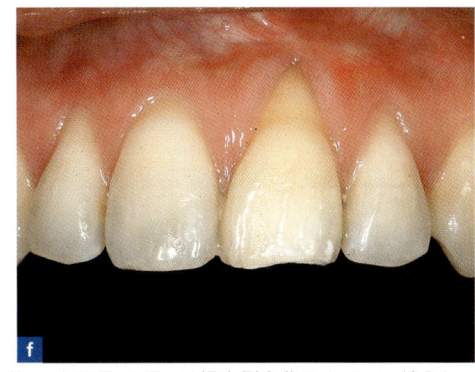

Fig 7d 「ProRoot MTA」（デンツプライ三金）を用い，one visit apexification を行った直後．c と同日．MTA は根尖側3分の1のみに填入し，その上に水で濡らした綿球を置き，グラスアイオノマーセメントで仮封してある．
Fig 7e 2週間後．MTA により，歯根部での変色が進行している．
Fig 7f 20日間の1回目の漂白後．もう少し漂白効果を期待したい．

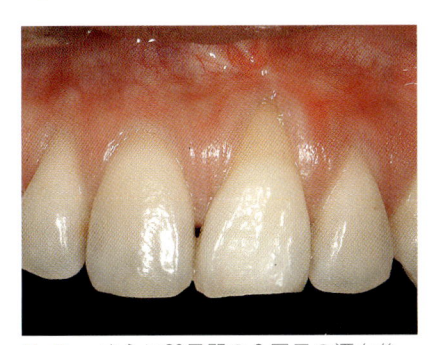

Fig 7g さらに20日間の2回目の漂白後．十分な効果が得られている．

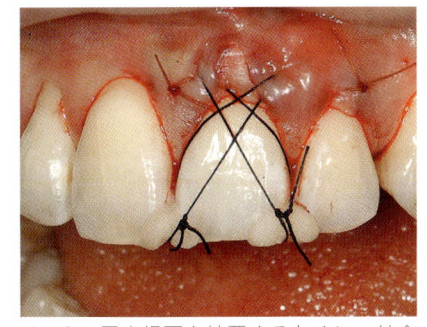

Fig 7h 露出根面を被覆するために，結合組織移植を行った直後．

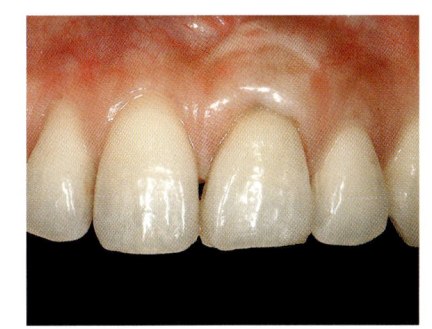

Fig 7i 術後2年．

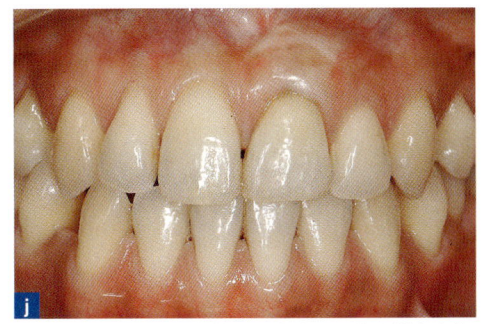

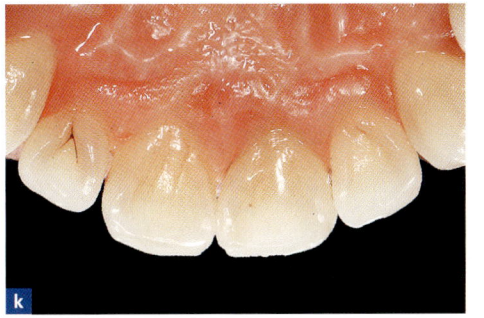

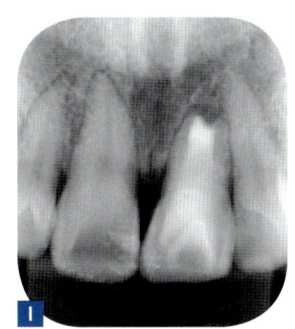

Fig 7j~l 術後2年の状態．患者の要求は満たされており，この結果に患者は満足している．

227

歯冠の漂白と CR 修復④

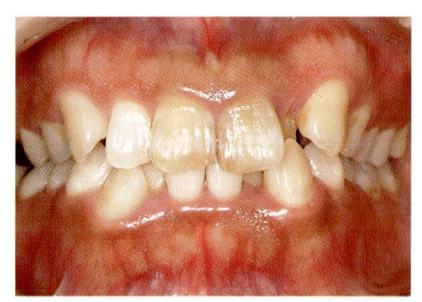

Fig 8a 術前．39歳，女性．矯正治療を希望して来院．

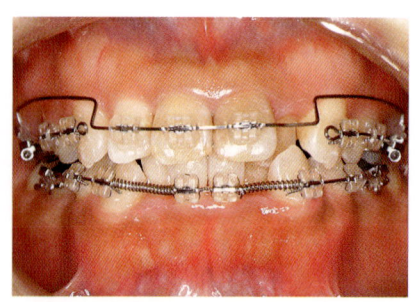

Fig 8b 矯正治療開始時．

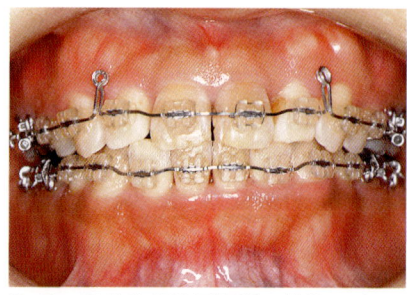

Fig 8c 動的治療終了間近の状態．4|4，4|4 は便宜抜去されている．動的期間は約2年．

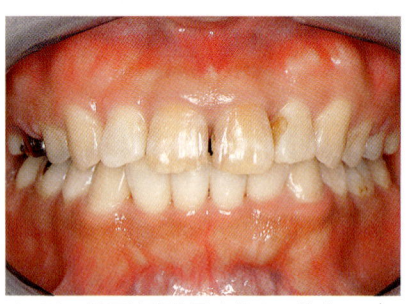

Fig 8d 矯正治療終了直後の口腔内．1|1 の歯冠の漂白と 2 1|1 2 の歯冠修復が必要である．2 1|1 は失活歯である．

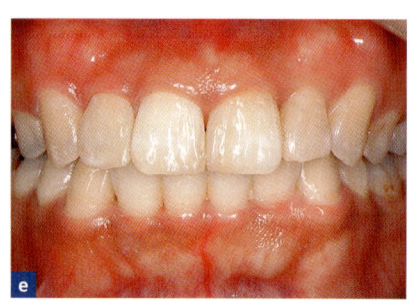

Fig 8e, f 1|1 の歯冠の漂白と 2 1|1 2 の CR 修復後．

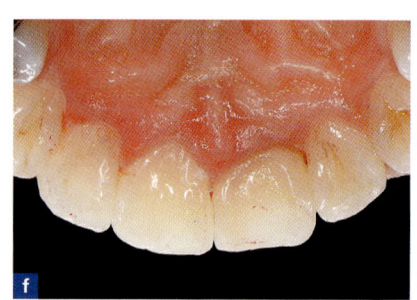

おわりに

根管処置が施されている歯が変色していることは少なくない．主な原因は，歯髄組織の残存が考えられる．われわれ歯科医師の配慮でこのようなことを防ぐことができれば，それに越したことはない．しかしながら，注意深く行われた根管処置歯や外傷歯では，極端ではなくても失活歯の変色は避けられない．したがって，これらの歯の CR 修復を行う前にウォーキングブリーチを行うことが，より質の高い CR 修復を可能にしてくれる．

参考文献

1. Walsh LJ. Safety issues relating to the use of hydrogen peroxide in dentistry. Aust Dent J 2000；45(4)：257 - 269；quiz 289.
2. Weiger R, Kuhn A, Lost C. In vitro comparison of various types of sodium perborate used for intracoronal bleaching of discolored teeth. J Endod 1994；20(7)：338 - 341.
3. Liebenberg WH. Intracoronal lightening of discolored pulpless teeth：a modified walking bleach technique. Quintessence Int 1997；28(12)：771 - 777.
4. Macey-Dare LV, Williams B. Bleaching of a discoloured non-vital tooth：use of a sodium perborate/water paste as the bleaching agent. Int J Paediatr Dent 1997；7(1)：35 - 38.
5. Kaneko J, Inoue S, Kawakami S, Sano H. Bleaching effect of sodium percarbonate on discolored pulpless teeth in vitro. J Endod 2000；26(1)：25 - 28.
6. Ari H, Ungor M. In vitro comparison of different types of sodium perborate used for intracoronal bleaching of discoloured teeth. Int Endod J 2002；35(5)：433 - 436.
7. Bizhang M, Heiden A, Blunck U, Zimmer S, Seemann R, Roulet JF. Intracoronal bleaching of discolored non-vital teeth. Oper Dent 2003；28(4)：334 - 340.
8. Attin T, Paque F, Ajam F, Lennon AM. Review of the current status of tooth whitening with the walking bleach technique. Int Endod J 2003；36(5)：313 - 329.
9. Heller D, Skriber J, Lin LM. Effect of intracoronal bleaching on external cervical root resorption. J Endod 1992；18(4)：145 - 148.
10. Weiger R, Kuhn A, Lost C. Radicular penetration of hydrogen peroxide during intra-coronal bleaching with various forms of sodium perborate. Int Endod J 1994；27(6)：313 - 317.
11. Friedman S. Internal bleaching：long-term outcomes and complications. J Am Dent Assoc 1997；128 Suppl：51S - 55S
12. Wei X, Xu X, Wang XY. The effect of intracoronal bleaching on cervical periodontium of dogs. Shanghai Kou Qiang Yi Xue 1998；7(3)：136 - 139. Chinese
13. Madison S, Walton R. Cervical root resorption following bleaching of endodontically treated teeth. J Endod 1990；16(12)：570 - 574.
14. Heller D, Skriber J, Lin LM. Effect of intracoronal bleaching on external cervical root resorption. J Endod 1992；18(4)：145 - 148.
15. Loguercio AD, Souza D, Floor AS, Mesko M, Barbosa AN, Busato AL. Clinical evaluation of external radicular resorption in non-vital teeth submitted to bleaching. Pesqui Odontol Bras 2002；16(2)：131 - 135. Portuguese.
16. Hosoya N, Cox CF, Arai T, Nakamura J. The walking bleach procedure：an in vitro study to measure microleakage of five temporary sealing agents. J Endod 2000；26(12)：716 - 718.

CHAPTER 15

金属とレジンとの新しい接着強化システム「コジェット」の臨床応用

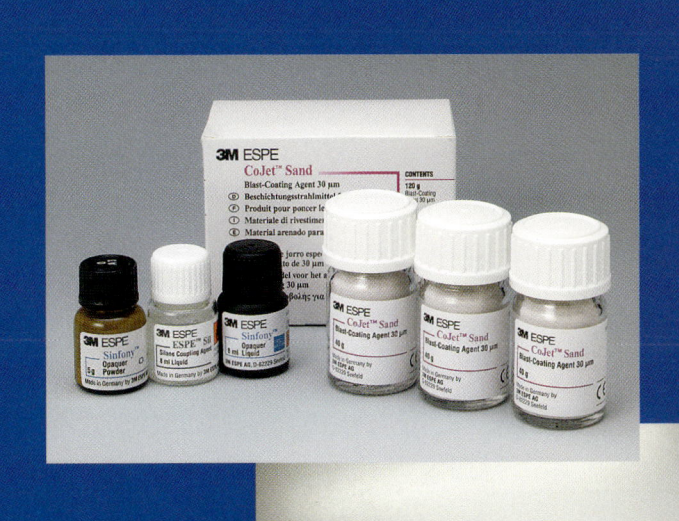

メタルやポーセレンにレジンを接着させるには

臨床でメタルやポーセレンにレジンを接着させる必要性に迫られることは多い．たとえば，破折した金属焼付ポーセレンクラウンやレジン前装冠をコンポジットレジン（以下，CR）で修復する場合や，補綴物を接着性レジンでセットする場合などである．金属にレジンを接着させるボンディングシステムはいくつか開発されているが，臨床的には貴金属への接着性は十分といえないようである．また，金属焼付ポーセレンクラウンの破折修理の場合のように，金属とポーセレンの両方に同時にレジンを安定して接着させる方法は複雑な操作であり，より確実な接着システムが望まれるところである．

筆者は，今までさまざまなレジン接着システムを応用してきたが，今回，新しいレジン接着強化システムを臨床応用する機会が得られたので，以下にその概要を紹介する．

従来のメタルとレジンの接着法

メタルとレジンの接着は，金属表面を洗浄後，サンドブラストで粗造にして，その後メタルプライマーを塗布してレジンと接着する表面を得るのが簡易な方法である[1]．

日本では，従来から高い接着力を得るために，メタルプライマーの開発・臨床応用が盛んに行われてきている[2〜7]．しかし，セミプレシャス合金に比べると，プレシャス合金に対する接着耐久性はやや低い．また，ポーセレン破折の修復の場合，メタルプライマーはポーセレン部分に付着すると接着力が低下する．実際の手技上，メタルプライマーとポーセレンプライマー（シランカップリング材）を塗り分けるのは非常に手間であり，エラーの要因と考えられる．そこで，このメタルプライマーとまったく異なるコンセプトでメタルとレジンの接着を強化させる新しいシステムを臨床応用したところ，良好な結果を得ることができた．

新しいシステム「コジェット」の特徴

構成

「コジェット」は，スリーエムヘルスケアから発売されたレジンに対する接着強化システムで，表面処理に用いる「コジェットサンド」，シランカップリング材の「エスペジル」，オペーク材の「シンフォニーオペーカーパウダー」と「オペーカーリキッド」から構成されている（**Fig 1**）．「コジェットサンド」はシリカコーティングされた酸化アルミニウム（アルミナ）で平均粒径は30 μmの灰色の粉末である．

「コジェット」の構成

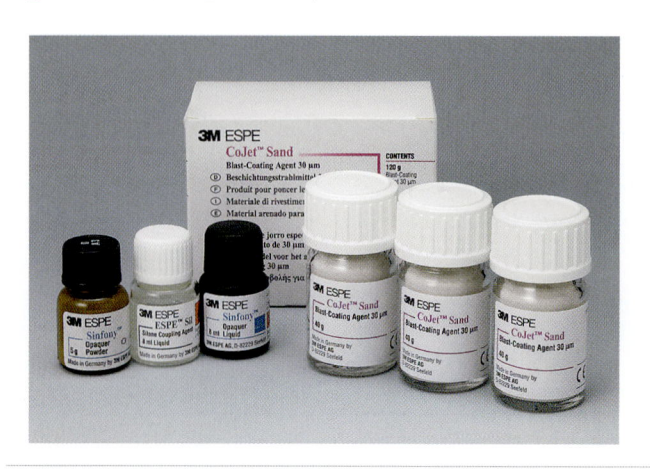

Fig 1 スリーエムヘルスケアから発売されているレジンに対する接着強化システム「コジェット」．筆者は「コジェットサンド」以外は他社の製品で代用している（本文で記載）．

CHAPTER 15 金属とレジンとの新しい接着強化システム「コジェット」の臨床応用

「コジェット」の接着原理

Fig 2 新しいシステムによる摩擦化学的表面処理を示す模式図（スリーエムヘルスケアの厚意による）．

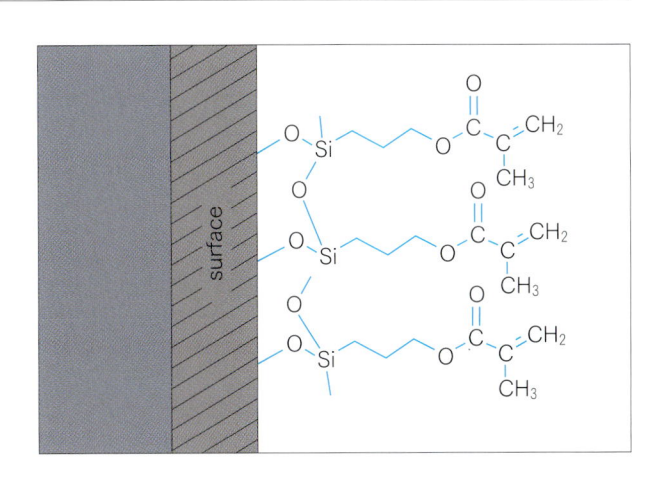

Fig 3 シラン分子がシリケート層表面のシリカと化学的に結合．

接着原理

「コジェットサンド」は，摩擦化学的表面処理（tribochemical coating）により，金属表面をセラミックのようにコーティングする（シリケート化）方法である．技工用として以前から販売されている「ロカテックサンド」のレジンとメタルフレームの接着の原理は，「コジェットサンド」と同様である．

ミクロンオーダーの粉末を高圧で噴射して，処理する金属表面を微細に粗造にする効果に加えて，表面のシリケート化は，シリカコーティングされた酸化アルミニウム粉末が表面に衝突するときのエネルギーの転移により起こる（**Fig 2**）．このエネルギーは衝突，摩擦などにより得られるため，摩擦化学といわれている．エネルギーが転移する際に，処理面は局所的に非常に高温となるが，マクロ的な測定では熱の発生はみられない．

この方法でシリケート化された表面にシランカップリング材を塗布することによりシラン化が起こる．シラン化により，メタクリレートモノマーを主体とするレジンやオペーカーとの接着が可能になる（**Fig 3**）．

接着強さ

新しいシステムによる処理と未処理の場合の金属に対するCRの接着強さを**Fig 4**に示す．新システムによる処理の場合，有意に接着力が高いことが示されている．この結果は，表面の微細な粗造面の形成とシリケート化によるものであることは容易に想像される．

また，金属焼付ポーセレンのメタルが露出した場合のCRとの接着強さを**Fig 5**に示す．新しいシステムで処理した場合は，露出したメタルの面積が50％以上でも，セラミックのみの場合よりも高い値を示しており，金属とセラミックの両方に非常に良好に接着していることがわかる．さらに，アルミナセラミック[10]，ジルコニアセラミック[11]，チタン[12]に対する処理においても有用な結果が得られるようである．

「コジェット」の接着強さ

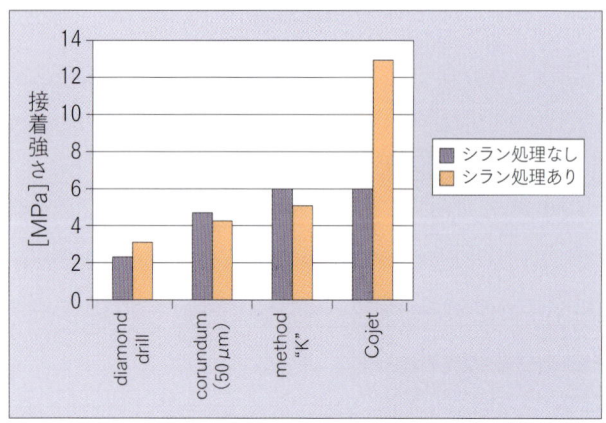

Fig 4 セミプレシャス合金へのCRの接着強さ（文献8より改変引用）．

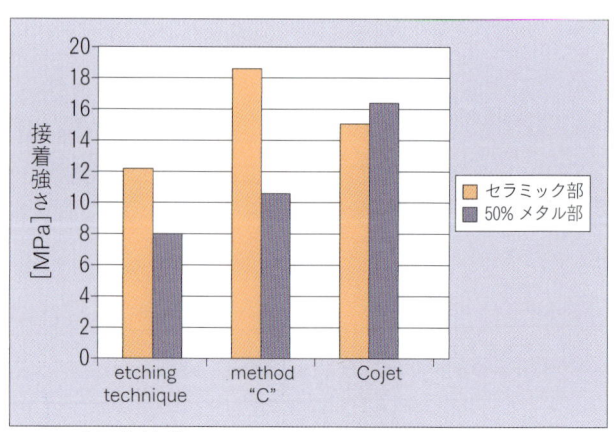

Fig 5 金属焼付ポーセレンの破折部とCRの接着強さ（文献9より改変引用）．

新しいシステムを利用した修復術式

金属焼付ポーセレンクラウンの破折の修復例を用いてシステムの流れを以下に紹介する（**Fig 6, 7**）．
①ラバーダムの装着（**Fig 6b, 7b**）．より確実な接着を得るためには，厳密に水分（湿気）を排除した環境でこのシステムを用いる必要があるので，ラバーダムは必須である．
②「コジェットサンド」を適切なチェアサイド用のサンドブラスターに取り付ける（**Fig 8**）．
③2〜3気圧の強さで接着面の大きさに応じて5〜15秒間「コジェットサンド」を処理面にできるだけ直角に吹き付ける．使用中は，口腔外バキュームなどで粉を吸引し，空中に飛散させたり，患者に吸引させたりしないように注意を払う．
④軽めのエアーでブローし，付着している「コジェットサンド」を除去，バキュームで吸引する．
⑤シランカップリング材「ポーセレンプライマー」（松風）を塗布し，自然乾燥する（**Fig 6c**）．
⑥「ヘリオボンド」（Ivoclar Vivadent）を接着面に塗布し，10秒間光照射する（**Fig 6d**）．
⑦メタル用のオペークレジン「メタフィル Flo オペーク」（サンメディカル）または「メタカラープライムアート，ベースオペーク」（サンメディカル，**Fig 9**）を金属面にのみ塗布し（**Fig 6e, 7c**），10秒以上光照射する．
⑧CRをマルチレイヤーテクニックに準じて築盛，研磨して仕上げる（**Fig 6f〜i, 7d〜F**）．

その他の適応症

新しいシステムのその他の応用には以下のようなものがあげられる．
・ポーセレン単独の破折の修復（**Fig 10**）
・金属，ジルコニアセラミック，アルミナセラミック補綴物のセメント接着の際の接着面処理
・矯正用ブラケットの表面処理
・人工歯のレジンによる修復の表面処理

コジェットサンドは，粒径が小さい（30μm）ので，従来の研磨用粉末よりも摩耗率が抑えられ，クラウンの辺縁も損傷を与えることなく処理が可能である．また，処理面は色が変わるので，処理した面が確実に確認できるのも有用な点である．

CHAPTER 15　金属とレジンとの新しい接着強化システム「コジェット」の臨床応用

症例1 「コジェット」を用いた金属焼付ポーセレンクラウンのCR修復①

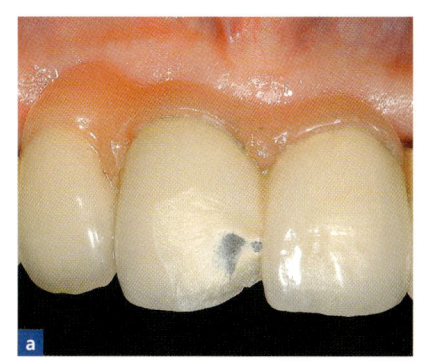

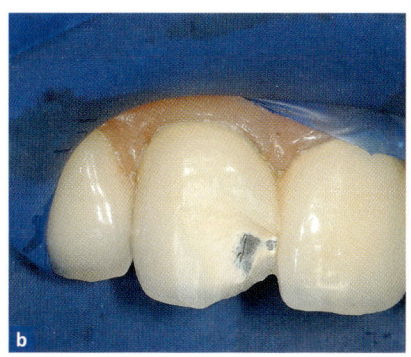

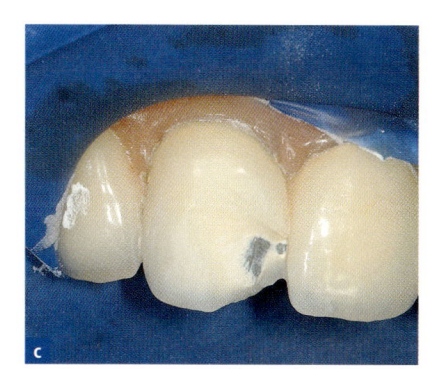

Fig 6a　術前．前歯部ブリッジガム付きポンティックの 1| 近心切端が破折．
Fig 6b　ラバーダムの装着と破折表面の清掃とベベルの付与．スーパーファインのダイヤモンドバーを用いて，金属およびポーセレン表面の清掃を行う．同時にポーセレンの鋭縁を除去しながら外形線に沿ってベベルを付与し，CRがスムーズにポーセレンに移行するように環境をつくる．
Fig 6c　「コジェット」による表面処理とシランカップリング材「ポーセレンプライマー」（松風）の塗布．

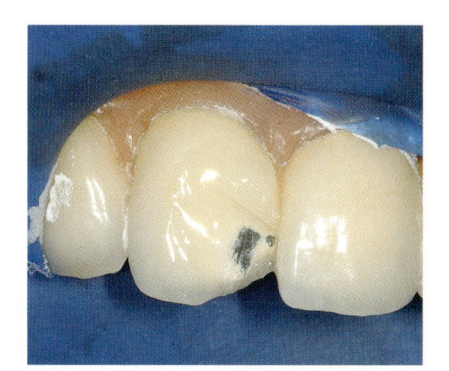

Fig 6d　ボンディング材「ペリオボンド」（Ivoclar Vivadent）の塗布と光重合． 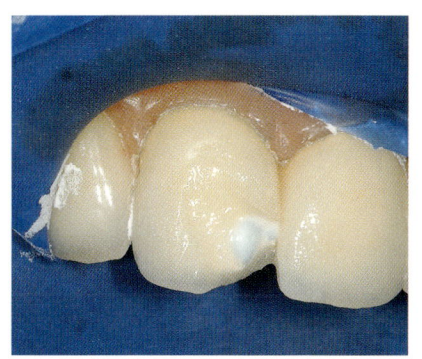
Fig 6e　オペークレジンによる金属のマスキング． 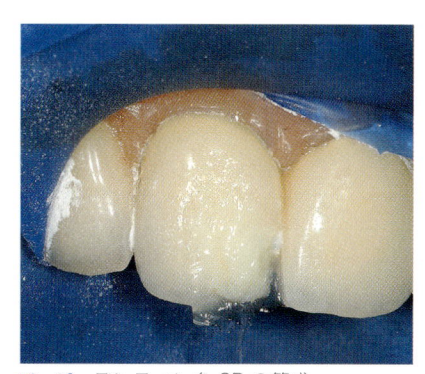
Fig 6f　デンティン色CRの築盛．

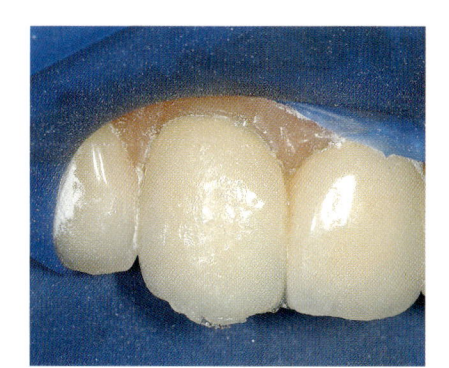

Fig 6g　エナメル色CRの築盛．
Fig 6h　形態修正と研磨． 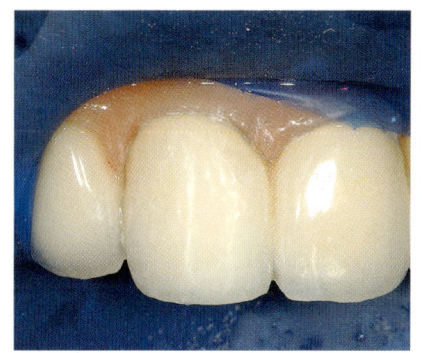
Fig 6i　術後．

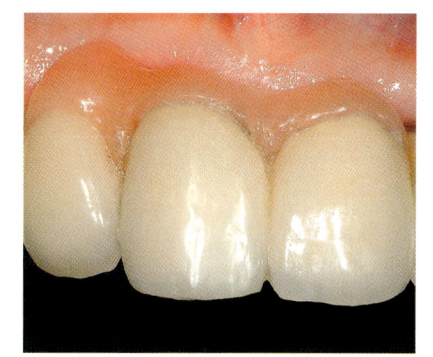

症例2 「コジェット」を用いた金属焼付ポーセレンクラウンのCR修復②

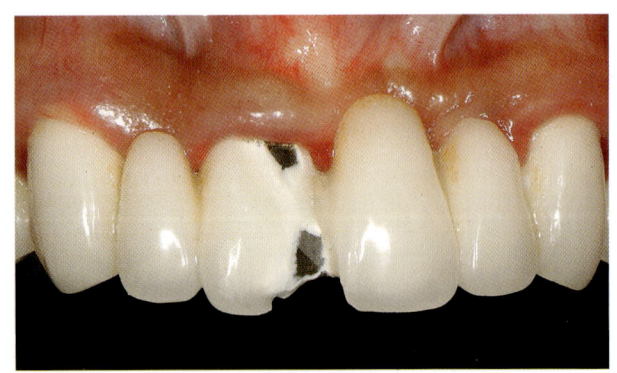

Fig 7a 3 2 1|1 2 3 ブリッジの 1|にポーセレンの破折が生じている.

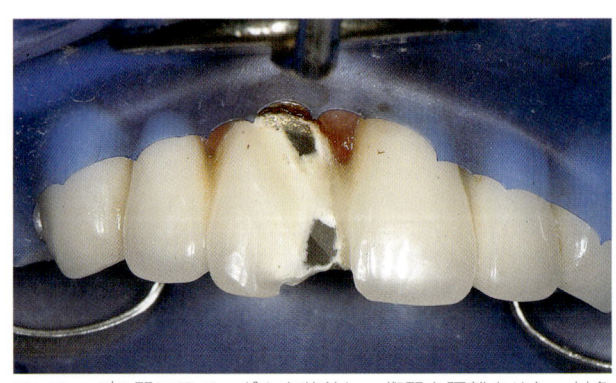

Fig 7b 3|3 間にラバーダムを装着し,術野を隔離させた.対象歯の歯肉が歯冠側へ増殖していたので,麻酔下で電気メスを用いて歯肉切除を行った.その後に,「コジェット」による表面処理とシラン処理を施した.

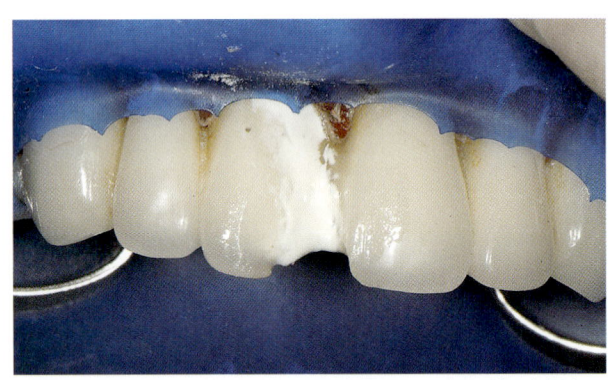

Fig 7c メタルオペークレジンでの金属のマスキング.金属色の浮き上がりを厳密に抑えるために,光透過性の低い「メタカラープライムアート・ベースオペーク」(サンメディカル)を用いた.

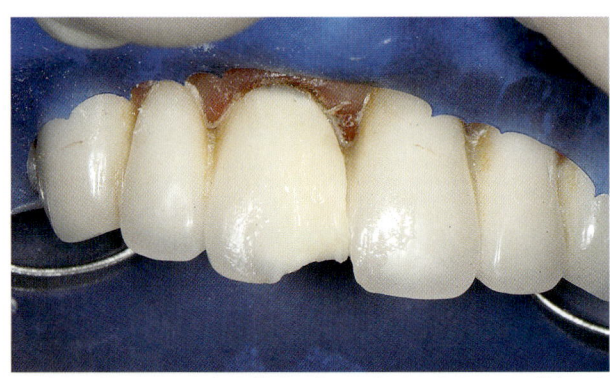

Fig 7d デンティン色の築盛.「フィルテックシュープリーム XTE, A2D」(スリーエムヘルケア)を築盛した.

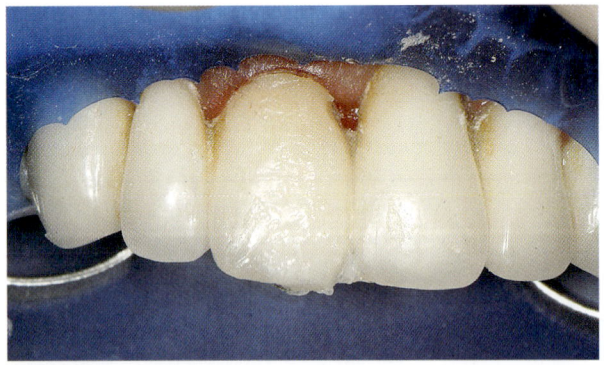

Fig 7e エナメル色の築盛.「フィルテックシュープリーム XTE, A2E」を築盛した.

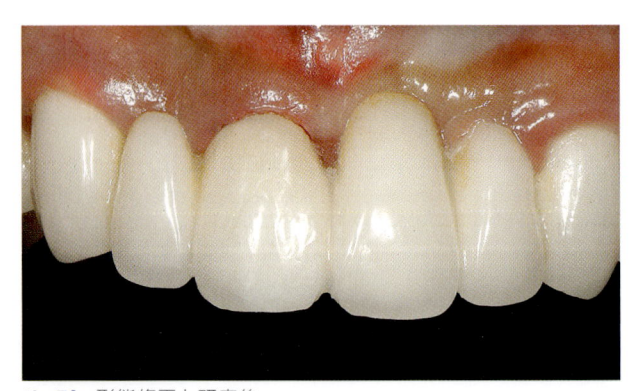

Fig 7f 形態修正と研磨後.

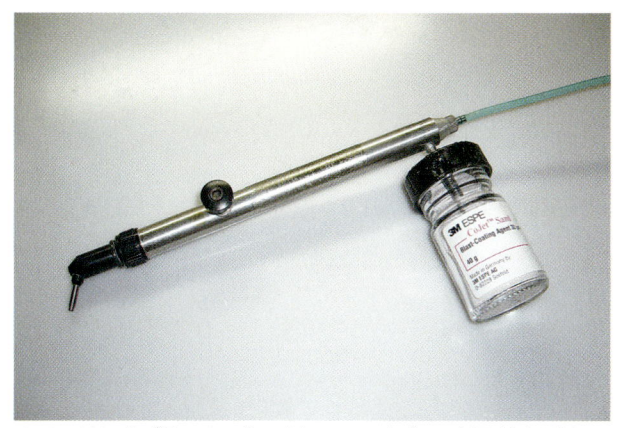

Fig 8 サンドブラスター「マイクロエッチブロー」(モリムラ)にコジェットサンド付属のエアボンベからの空気圧で，容器内の粉(サンド)を歯面に吹き付けることができる．

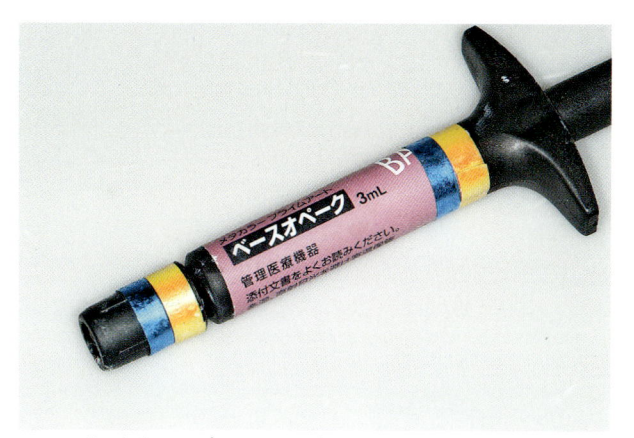

Fig 9 「メタカラープライムアート，ベースオペーク」(サンメディカル)．市販されているメタルオペークレジンのなかでは，もっとも光透過性が小さいと考えられる．

症例3 「コジェット」を用いた金属焼付ポーセレンクラウンのCR修復③

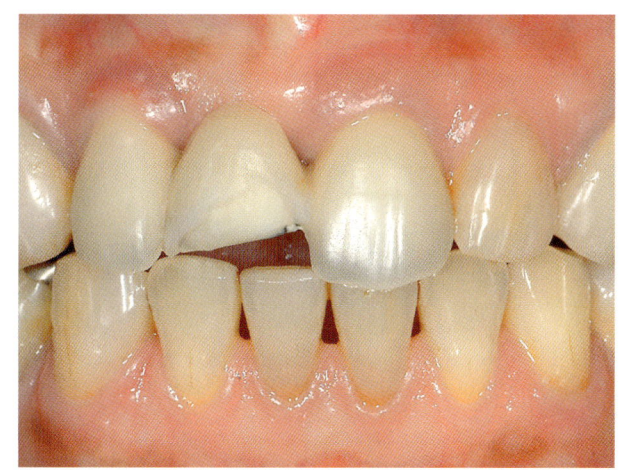

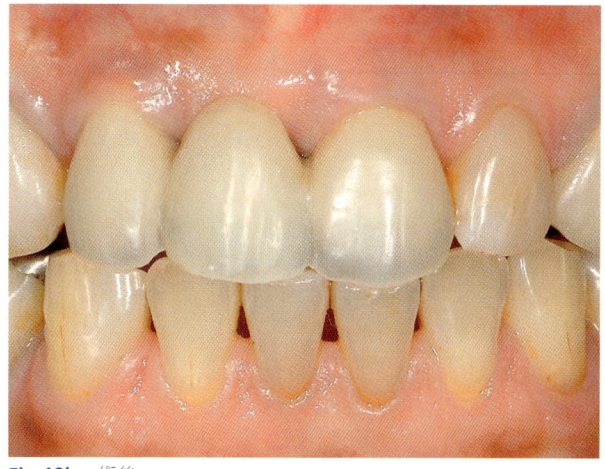

Fig 10a 術前．

Fig 10b 術後．

おわりに

この「コジェット」による表面処理は，粉末の噴射と作業で，平滑な金属面を粗造なセラミック面のように変化させて，シランカップリング材のみでレジンとの接着を達成するというシンプルかつ信頼性の高い方法である．

日常臨床では，金属焼付ポーセレンの破折で来院する患者は少なくない．従来の表面処理法では，ポーセレンの破折部をCRで修復しても，移行部に褐線が生じたり，CRそのものが脱落することが多かった．しかし，この新しい接着システムを採用してからは，その危険性が大きく減少したことは有意義である．また，このシステムではポーセレンジャケット冠の内面処理を行うことで，支台歯に対して高い接着性を獲得できることも魅力である．

参考文献

1. Suzuki M, Fujishima A, Miyazaki T, Hisamitsu H, Kojima K, Kadoma Y. A study on the adsorption structure of an adhesive monomer for precious metals by surface-enhanced Raman scattering spectroscopy. Biomaterials 1999；20：839-845.
2. Kojima K, Kadoma Y, Imai Y. Adhesion to precious metals utilizing triazine dithione derivative monomer. Jpn J Dent Mater 1987；6：702-707.
3. Matsumura H, Kamada K, Tanoue N, Atsuta M. Effect of thione primers on bonding of noble metal alloy with an adhesive resin. J Dent 2000；28：287-293.
4. Yoshida K, Atsuta M. Effect of adhesive primers for noble metals on shear bond strengths of resin cements. J Dent 1997；25：53-58.
5. Yoshida K, Atsuta M. Effect of MMA-PMMA resin polymerization initiators on the bond strength of adhesive primers for noble metal. Dent Mater 1999；15：332-336.
6. Taira Y, Imai Y. Primer for bonding resin to metal. Dent Mater 1995；11：2-6.
7. Yoshida K, Kamada K, Sawase T, Atsuta M. Effect of three adhesive primers for noble metal on the shear bond strengths of three resin cements. J Oral Rehab 2001；28：14-19.
8. Vargas MA, Cobb DS, Fridich TA. Composite to metal bond strength:Effect of various surface treatments. IADR Meeting in Orlando, 1997.
9. Sindel J, Gehrlicher S, Petschelt A. Adhesion of composite to VMK ceramic with exposed metal frame. Dtsch Zahn Z 1997；52：193.
10. Tan PE, McDonald AV, Palmer G, Mount G. Bond strength of composite resin to surface-treated alumina ceramic. IADR Meeting in British Division, 2004.
11. Bottino MA, Valandro LF, Scotti R, Neisser M, Buso L, Leite F. Microtensile bond strength between zirconia ceramic and resin cement:Effect of ceramic surface treatment. IADR Meeting in Göteborg, 2003.
12. Andreatta Filho OD, Bottino MA, Barbosa SH, Menezes MM, Kimpara ET. Bond strength of a resin cement to a titanium alloy. IADR Meeting in Hawaii, 2004.

EPILOGUE
おわりに

　この本（シリーズMIに基づく歯科臨床・vol.03）を執筆するにあたり，多くの時間を要した．おそらく，近年の歯科治療のトレンドであろう，コンポジットレジン（CR）に関する論文が頻繁に誌上で発表され，また，おびただしい本が上梓されている．したがって，臨床家はすでに多くの情報を得ているかもしれない．このような時代（時期）に，どのような内容（情報）を提示すればこの本の価値を評価してもらえるかに苦慮した．正直，なにか特別で未知の情報が盛りだくさんに提供されているわけでもないかもしれない．また，術式的にも材料学的にも日進月歩が著しいCR修復の技術革新のなかで，本としての役割（情報提供の正しさ）がどれほど長く続くかにも確信がもてない．

　臨床では，CRに限らず，終生100％の成功率を維持する治療法など存在しない以上，トライアンドエラーの毎日である．「なぜ，コンポジットレジンでいいのか」を自問自答する毎日でもある．それに対する答えを得ようと，自分自身の臨床を振り返りながら，科学的根拠を求めながら執筆を続けた．

　「なぜ，コンポジットレジンでいいのか」，この質問に単純で明快な答えはおそらくない．minimal interventionという錦の御旗を掲げ，この役割をコンポジットレジンの大儀名分とすることは簡単であるし，天然歯質を保存する重要性は論を待たない．しかし，執筆を続ける過程で，上記の答えとして，あえて「CRは咬耗するからである」「CRはやり変えが必要であり，それが可能であるからである」という発想がわいてきた．何をバカなことをと思われるかもしれないが，「適度に咬耗することの重要性」と，「適切な時期にやりかえをする必要性」をCRの利点と思うようになった．天然歯は，部位にもよるが，萌出直後から生涯を通して想像以上に咬耗する．また，色（色相・明度・彩度），透明度，形態，表面性状が加齢とともに変化する．このことに思いを馳せると「もし，永久に色も形も変わらないものを口腔内に入れたらどうなるのか」への疑問のほうが増してきた．「どんな修復材料が最良か」への恒久的（絶対的）な答えはないだろうし，おそらく修復材料を含めた修復法の選択基準は，人（患者固有の咬合力など）と，修復部位と，窩洞の大きさによって異なるであろう．そこで，あえて口腔と歯の加齢変化への対応のしやすさをCRの利点として考えてみてはどうだろうか．

　「I can't smile without you.」という英文がある．日本語では，「君なしでは微笑めない」と直訳できるが，「君なしではいられない」という意訳がある．「you」を「composite resin」に変えれば，「I」は前者の訳では「patients」になり，後者の訳では「dentists」になろう．いずれにしても，CRなしで歯科臨床は語れない．そのために，この本が少しでも手助けになれば幸いである．

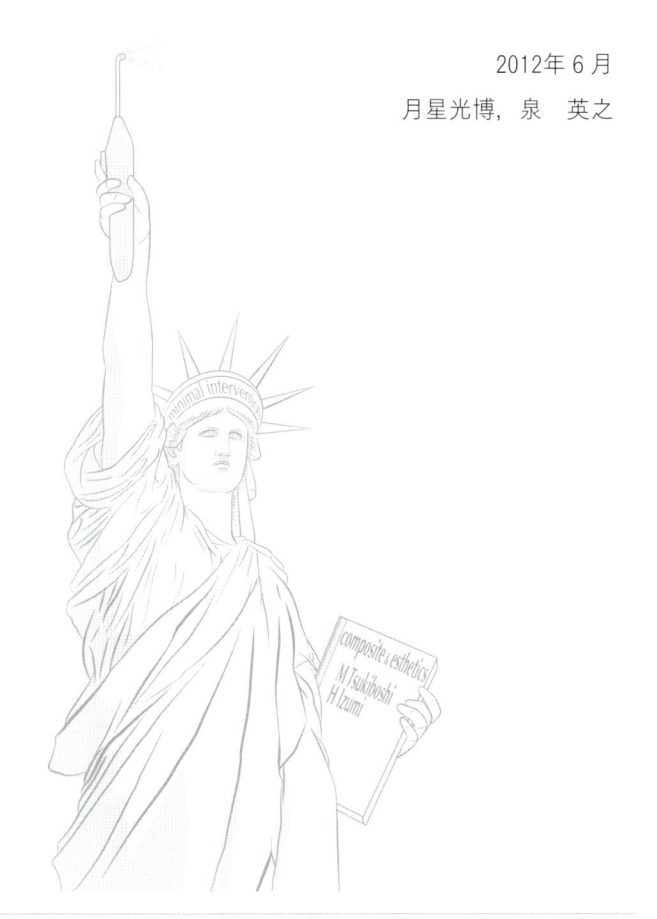

2012年6月
月星光博，泉　英之

Appendix
索引

あ

浅い断髄　211, 215
アセトン　43
亜脱臼　213, 217
アブフラクション　140, 141
アペキシフィケーション　213, 214
アルキル基　40
アルミノシリケートガラス　36
アンダーカット　81

い

移植歯の形態修正　113
移植歯の歯冠修復　20
一部性可逆性歯髄炎　72
一部性漿液性歯髄炎　72
色　152
色温度　161
色の三属性　152, 153
色立体　155
インターメディアトリーストロング　46

う

ウェーブウェッジ　107, 108, 127
ウェーブベベル　83, 84
ウェッジ　98
ウェットボンディング　41, 43, 44
ウォーキングブリーチ　213, 214, 220, 221
う蝕感受性によるCRの耐久性　26
う蝕原性細菌の塊　61
う蝕検知液　67, 89, 108
う蝕象牙質の硬化　60
う蝕象牙質の除去　60, 66
ウルトラマイルド　46, 47
ウレタンジメタクリレート　29, 32

え

壊死組織　61
エタノール　44
エッチアンドリンス2回法　41, 44
エッチアンドリンス法　43, 44
エッチアンドリンス法（3回法）　44
エッチング　42, 87, 88
エナメル質　24
エナメル質の摩耗量　27
エナメル質への接着　40
エナメル小柱　40
エポキシレジン　33
演色性　161
縁辺対比　166, 167

お

オーバーコレクション　223
オーバーハング　125
オキシタラン環　33
オパール効果　157
オプトラゲート　183
オペーク　156

か

外傷歯の治療　11, 14
回復性歯髄炎　72
窩縁形態　79, 81, 83
化学重合型レジンの触媒系成分　48
可逆性歯髄炎　72
過酸化水素水　220
カスタムシェードガイド　169, 170
窩洞外形　79, 80
窩洞の無菌的処置　79, 83
化膿性炎　72
過ホウ酸ナトリウム　220, 221
ガムリトラクター　145
ガラスフィラー　34
カルボキシル基　40
カルボン酸系　41
カルボン酸系モノマー　42
管間象牙質　42
環境ホルモン　31

管周象牙質　42
間接シェル法　135
間接覆髄　88, 96, 212
カンデラ　160

き

楔状欠損　145
逆根管充填　216
ギャップ　53
凝集フィラー　34, 37
矯正的挺出　216
莢膜　72
金属のマスキング　234
金属マトリックス　102, 103, 122, 131
金属焼付ポーセレンクラウンの破折修理　230

く

グラインディング　30
グラスアイオノマーセメント　96
クリスタルアイ　171
グルーブ　53
グレー　153

け

蛍光性　157
形態修整　83, 92
外科的挺出　16, 216, 217
結合組織移植　227
ケルビン　161
ゲルポイント　52
研磨　92
研磨ペースト　123
研磨用シリコンポイント　124

こ

硬化性骨炎　69, 70, 73, 91, 110
光源依存性　162
咬合調整　92

光束　160
光電色彩計　171
国際照明委員会　155
コクランレビュー　66
後ゲル相　52
コジェット　230
コジェットサンド　231
コジェットの接着原理　231
固体　52
コラーゲン線維の溶解　96
コロイダルシリカ　37
コンタクトマトリックス　102, 105, 106, 125, 126, 127
コンディショニング　42
コントラクションギャップ　31, 49, 90, 141
コントラクションギャップのメカニズム　49
コンプライアンス　132
コンポジットレジン修復の適応症　8
コンポジットレジンの変遷　32
根面う蝕　140, 141

さ

再石灰化　60
彩度　152, 153, 154
細胞外小胞　72
酸化カルシウム　74
三級アミン　48
酸蝕　140
酸処理　42
酸性度によるプライマーの分類　46
酸性度の違いと樹脂含浸層の厚み　47
残存歯質の量と重合収縮　50
サンドブラスター　235

し

シールドレストレーション　60, 62
シェード　152
シェードテイキングに影響を及ぼす要素　159
シェードテイキングの方法　168
シェードマップ　173
歯科修復材料　24
歯冠形成不全歯の修復　11, 15
歯冠‐歯根破折の治療方針　216, 217
歯冠の形態修整　203
歯冠の漂白　224, 225, 226, 227, 228
歯冠の変色　220
歯冠破折と亜脱臼が併発　214
歯冠破折の治療の流れ　210
歯冠破折の治療方針　215
色相　152, 153
色相環　153
色名　152
歯頚側マージン部の着色　142
刺激値　152
歯根端切除　216
歯質　24
歯髄為害性　31
歯髄壊死　72
歯髄炎の病因と進行　72
歯髄腔の閉塞　215, 218
歯髄の治癒　218
歯髄ポリープ　72
システマティックレビュー　25
失活歯の歯冠の漂白　220
失活歯のCR修復　114, 115
縞模様の付与　187
ジメタクリレートレジン　33, 43
歯面清掃　86, 87
若年層の歯の特徴　157, 181
若年層のマルチレイヤーテクニック　182, 183

重合基　40
重合収縮　49
修復象牙質　72
修復物の予後　26
従来型グラスアイオノマーセメント　24, 69
樹脂含浸層　41, 42
小窩裂溝う蝕　86
小窩裂溝の充填　87
小矯正　12
照明に関する要素　159
シラン　32
シランカップリング材　54, 230, 231, 232
シリカ　29
シリカコーティングされた酸化アルミニウム　230
シリケート化　231
シリコンコア　133
滲出性炎　72
親水性基　40

す

水酸化カルシウム製剤　73
水酸化カルシウムセメント　61, 68, 88, 89, 103, 131
水酸化カルシウム粉末　61
水平積層法　50, 51, 87
水溶性モノマー　41, 42
スーパーファインのダイヤモンドバー　125
ステインの付与　188
ステップワイズエキスカベーション　60, 61, 63
ステロイドホルモン　31
ステント　210, 211
ストレス　51
ストロング　46, 47
スプーンエキスカベーター　62
スメア層　220

241

スメアプラグ　41

せ
正中離開の是正　11, 13, 196, 197
生物学的幅径を再確立　216
石英　29
石英ガラス　33
積層　178
積層充填　90
切縁結節　166
切削加工　34
接着材とpH　48
接着性モノマー　40, 41, 42
セルフエッチングプライマー　40
セルフエッチング法　43, 44, 45
線維素性炎　72
前ゲル相　52
前歯隣接面う蝕　122
前装冠の修理　11, 15
全部性の歯髄炎　72
線毛　72

そ
相関色温度　161
象牙質　24
象牙質歯髄複合体　74
象牙質接着性レジン　73
増殖性炎　72
即時型レジン-レジン接着　53
即日修復　190
疎水性基　40
ソフトキュアテクニック　30
ソフトスタート　52
ゾルゲル法　34

た
第一層レジンの築盛　90
対角積層法　50, 51, 90
耐久性　24
第三象牙質　60, 72

第三層レジンの築盛　92
第二層レジンの築盛　90
ダイヤモンド粒子配合のシリコンポイント　125
タブマトリックス　107, 108
ダブルウェッジ　107
断髄　210
タンニン・フッ化物合剤　61

ち
チェアサイド用のサンドブラスター　232
遅延型レジン-レジン接着　53, 54
中年層から老年層の歯　185
中年層の歯の特徴　157
超音波スケーラー　87
直接シェル法　135
直接覆髄　96, 212
直接覆髄材　73

て
ティーマックスX55　125
抵抗形態　79, 82
低収縮マトリックス　33
ディレイドテクニック　30
デジタルシェードガイド　171, 186

と
同化　166
陶材　24
透明　156
透明サービカルマトリックス　144, 145
透明度　152, 156
透明マトリックス　122, 124, 196, 197, 203
トッフルマイヤー型マトリックスリテーナー　122, 124
トッフルマイヤーのリテーナー　102, 122, 124, 131

トランジェントアピカルブレイクダウン　215
トリエチレングリコールメタクリレート　29
トリミング　83
貪食細胞　73
トンネル形成　80, 122
トンネル法　19, 80, 117, 118

な
ナノハイブリッド　33
ナノハイブリッド型　35, 38, 39
ナノフィラー　33, 34
ナノフィラー型　35, 37
ナノフィラー配合CRの摩耗量　28
ナノリーケージ　96
軟化象牙質　60

に・ね
乳臼歯の歯冠修復　19
乳歯のCRによる歯冠修復　115, 116
熱膨張率　24
粘液性状態　52
粘弾性状態　52

は
ハイブリッド　33
ハイブリッド型　35, 37, 38
ハイフロータイプのCR　131
破折片のステントの作成　210
破折片の接着　211, 213
バットジョイント　141
半減寿命　24
半透明　156

ひ
非回復性歯髄炎　72
非可逆性歯髄炎　72
光照射の強さと方法　52

APPENDIX 索引

光の種類　160
光の透過性　156
光の量　160
微少漏洩　31, 49, 88, 96
ビタクラシカルシェードガイド　168
ビタリニアシェードガイド3Dマスター　168
病原性因子　72
表層う蝕象牙質　61
漂白剤　220
表面のシリケート化　231
ビルレンスファクター　72

ふ

ファイバーポスト　192
フィラー　34
フィラーに基づくCRの分類　35
フィラーの大きさと耐摩耗性　30
フィラーの大きさによる分類　34
フィラーの改良　29, 33
フィラーの構成による分類　34
覆髄　96, 210
物性　24
腐敗性炎　72
プライマーの構造と種類　41
プライミング　42
プライミングとボンディング　90
ブラキシズム　30
フロータイプCR　30, 86
ブロットドライ　44, 45
プロフィンハンドピース　125
分光測色法　171

へ

ヘアーライン　188, 191
ヘアーラインの付与方法　191
平均演色評価数　162
ベニア修復直接法　190, 193
ベベル　81, 83, 141

ヘリオボンド　54
便宜形態　79, 83
変色歯の修復　10
変色歯のマスキング　194
ベンゼン環　40

ほ

豊隆付きマトリックスバンド　102
ポーセレンプライマー　230
保持形態　79, 81
保持溝　53, 83
補色　153
補綴治療の回避　11
ポリアミン　72
ホワイトマージン　143
ボンディング　42
ボンディング材　43

ま

マージンギャップ　143
マイクロエッチブロー　235
マイクロリーケージ　31, 49, 88, 96
マイルド　46, 47
マクロタグ　40
マクロフィラー　33, 34
マクロフィラー型　35, 36
摩擦化学的表面処理　231
マスキング　193
マトリックステープ　122
マトリックスバンド　102
マトリックスレジン　29, 32
マメロン　164, 166
摩耗　140, 141
マルチレイヤーテクニック　152, 178
マルチレイヤーテクニックのステップ　179
マンセル色立体　155
マンセルの基本5色相　153

マンセル表色系　152, 153
マンセル表色系の色の表示方法　155
マンセル表色系の色相環　153

み

ミクロタグ　40
ミクロハイブリッド　33
ミクロハイブリッド型　35, 38, 39
ミクロフィラー　33, 34
ミクロフィラー型　35, 36
ミニマルインターベンション　8

む

無機凝集フィラー　37
無機フィラー　33, 34
無彩色　152, 153
無髄歯の漂白　10

め

明度　152, 153, 154
明度対比　166, 167
メタカラープライムアート, ベースオペーク　235
メタメリズム　162
メタルストリップス　124, 125
メタルプライマー　230
メタル用のオペークレジン　232

ゆ・よ

有機複合材料　33
有機複合フィラー　34, 37, 38
有彩色　152
溶剤　43

ら

ラインアングル　165
ラバーダム　86, 97
ラバーダムの装着　123
ラミニアチップ　124, 125, 135

243

ランプテクニック 30

り
リエントリー 60, 62
裏層 88, 96
リポ多糖類 72
硫化水素 72
リングリテーナー 119
リン酸エステル系 41
リン酸エステル系モノマー 42
リン酸カルシウム 74
リン酸基 40

る・れ
ルーメン 160
ルクス 160
レイヤリング 178
レーザーによる痂皮形成 73
レジン強化型グラスアイオノマーセメント 68, 69, 89
レジンタグ 40, 42

ろ
老年層の歯の特徴 157
老年層のマルチレイヤーテクニック 186
露髄をともなう歯冠破折 211
ロビンソンブラシ 86, 123
ロングベベル 83, 84, 123, 126

わ
和紙 220, 221

英数字
10-methacryloxydecyl dihydrogen phosphate 40
1回法セルフエッチング法 45, 46
I級窩洞 78
I級窩洞のコンポジットレジン (CR)修復 86, 89, 91
1ステップエキスカベーション 66, 67, 70, 71
2,2'-ビスプロパン 32
2-methacryloxyethyl phenyl hydrogen phosphate 40
2回法セルフエッチング 44
II級窩洞 78
37%リン酸エッチングジェル 125
3％の過酸化水素水 220, 221
3mix 60
3回法エッチアンドリンス法 44
III級窩洞 78, 126, 127
III級窩洞のCR修復 122
III級窩洞のCR充填術式 123, 126, 127
4-META 40, 41
4-methacryloxydiethoxyphenyl 32
4-methacryloxyethyl trimellitate anhydride 40
4-メタクリオキシジエトキシフェニル 32
IV級窩洞 78
IV級窩洞のCR修復 131
V級窩洞 78, 140

A
achromatic color 152
aggregated filler 34
apexification 227

B
Bis-GMA 29, 32, 33
bis-MEPP 32
bisphenol 31
bisphenol glycidyl dimethacrylate 29, 32
Blackの窩洞 78
Bodyシェード 185

C
C=C 40
cariogenic biomass 61
cavity margin 79, 83
cd 160
C-factor 49, 50
chroma 152, 153
chromatic color 152
CIE 155
CIE L*a*b*表色系表 155
CIE1976(L*a*b*)色空間 155
Class I cavity 78
Class II cavity 78
Class III cavity 78
Class IV cavity 78
Class V cavity 78
cleaning of the cavity 79, 83
color 152
color solid 155
condensing osteitis 69, 70, 73
configuration factor 49
Contoured Tofflemire Bands 102, 110, 111, 127
convenience form 79, 83
CR 24
CR-CRの接着 53
CRシェル 197, 198, 203, 204
CRシェル法 128, 130, 131, 182, 184
CR修復の耐久性 25
CRと歯質の間隙 31
CRによるベニア修復 21
CRの再修復 26
CRの残存率 25
CRの重合収縮応力 51
CRの重合収縮率 53
CRの生体親和性 31
CRの耐摩耗性 27
CRの弾性率 50
CRの分類とフィラーの組成 39

APPENDIX 索引

CR の隣接面での摩耗量　28

D・E・F・G
diagonal layering technique　50
Er:YAG レーザー　66, 69
etch-and-rinse adhesives　43
first bevel　178, 179
fluorescence　157
gel point　52
GIC　24

H
half life　24
HEMA　40, 41
horizontal layering technique　50
hue　152, 153
hue circle　153
H V/C　155
hybrid　35, 37
hybrid layer　41
hydroxyethyl methacrylate　40
HY 剤　61
HY 剤含有カルボキシレートセメント　63, 64

I・J・K・L
inorganic filler　34
intermediately strong　46
irreversible pulpitis　72
JIS 標準色票　154
K　161
L*a*b* 表色系　155
lm　160
longevity　24
LPS　72
lx　160

M
macrofilled　35, 36
macrofiller　33

macro-tags　40
MDP　40, 41, 42
microfilled　35, 36
microfiller　33
microhybrid　35, 38
micro-tags　40
mild　46
mineral trioxide aggregate　74, 88, 96
minimal intervention　8
minimal tooth movement　11
MTA　74, 88, 96, 227
MTM　11, 12

N
nanofilled　35, 37
nanofiller　33
nanohybrid　35, 38
NaOCl と過酸化水素水による交互洗浄　73
national health service　25
necrotic and fragmented tissue　61
NHS　25

O
one visit apexification　227
one visit restoration　190
opalescence　157
opaque　156
outline form　79, 80

P
Phenyl-P　40, 41
post-gel phase　52
pre-gel phase　52
prepolymerized filler　34
ProRoot MTA　74, 88
pulp necrosis　72

R
Ra　162
resistance form　79, 82
retention form　79, 81
reversible pulpitis　72

S
self-etching adhesives　43
Semi-Translucent 層　178
shallow pulpotomy　210
Silorane　33
Spectro shade MICRO　171
strong　46

T
TEGDMA　32, 33
translucency　152, 156
translucent　156
Translucent 層　178
transparent　156
tribochemical coating　231
triethylene glycol dimethacrylate　29

U
UDMA　32, 33
ultra mild　46
united states public health service　27
urethane dimethacrylate　29, 32
USPHS　27

V・W
value　152, 153
V- リング　107
V- リングシステム　102, 107, 108
walking bleach　220
wave bevel　178, 179

245

著者略歴

月星光博
(つきぼしみつひろ)

1952年	愛知県海部郡蟹江町に生まれる
1977年	大阪大学歯学部卒業
1981年	京都大学医学部大学院卒業
	京都大学医学博士取得
1982年	愛知県にて月星歯科クリニック開設
1983年	朝日大学歯学部非常勤講師(2001年退任)
1988年	American Academy of Periodontology(米国歯周病学会)会員
1992年	International Association of Dental Traumatology(国際外傷歯学会：IADT)会員
1998年	大阪大学歯学部非常勤講師(2006年退任)／米国ロマリンダ大学非常勤講師
2001年	「Dental Traumatology」編集委員
2003年	IADT理事／岡山大学歯学部非常勤講師(2004年退任)
2007年	Editorial board of ENDO-Endodontic Practice Today
2009年	IADT会長(2009～2010年)

泉　英之
(いずみひでゆき)

1974年	富山県富山市に生まれる
2000年	日本大学松戸歯学部卒業
2004年	西本歯科医院
2008年	日本自家歯牙移植・外傷歯学研究会会員
2008年	International Association of Dental Traumatology(国際外傷歯学会：IADT)会員

シリーズ　MIに基づく歯科臨床 vol. 03
コンポジットレジンと審美修復

2012年7月10日　第1版第1刷発行

著　　者　　月星光博／泉　英之

発 行 人　　佐々木　一高

発 行 所　　クインテッセンス出版株式会社
　　　　　　東京都文京区本郷3丁目2番6号　〒113-0033
　　　　　　クイントハウスビル　電話(03)5842-2270(代表)
　　　　　　　　　　　　　　　　　　(03)5842-2272(営業部)
　　　　　　　　　　　　　　　　　　(03)5842-2279(書籍編集部)
　　　　　　web page address　　http://www.quint-j.co.jp/

印刷・製本　　サン美術印刷株式会社

©2012　クインテッセンス出版株式会社　　　禁無断転載・複写
Printed in Japan　　　　　　　　　　　　落丁本・乱丁本はお取り替えします
　　　　　　　　　　　　　　　　　　ISBN978-4-7812-0264-8　C3047

定価はカバーに表示してあります

シリーズ MIに基づく歯科臨床 vol.01

外傷歯の診断と治療
増補新版

月星光博●——著

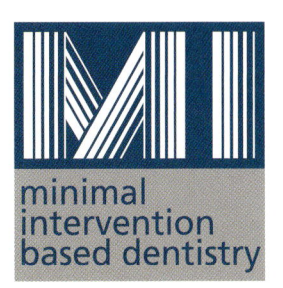

minimal intervention based dentistry

この本はアートという名のサイエンスである

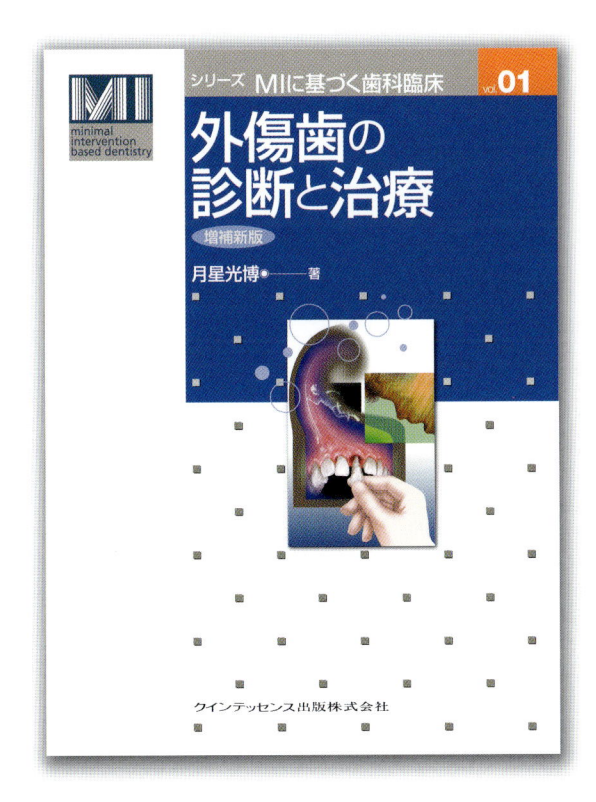

11か国で翻訳出版された『外傷歯の診断と治療』の増補新版．外傷歯学に興味のある人もそうでない人にも，また，外傷歯を頻繁に治療する人もそうでない人にも，歯科治療へのヒントは少なくない．

text book

◆「分類と定義」「診査・診断」「治療方針」「治療の流れ」で各外傷を解説してあるわかりやすい構成．
◆臨床家のためのMIに基づく歯科臨床の教科書．
◆長期の臨床経過，多くの文献からの精緻な考察．

colour atlas

◆圧倒的に豊富な臨床例．
◆治癒の経過を観察した歯科用コーンビームCT像を掲載．
◆見やすい口腔内写真，エックス線写真が満載．

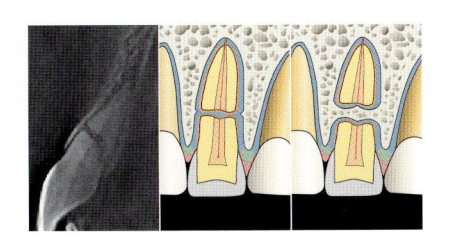

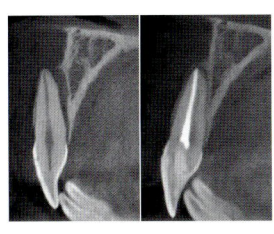

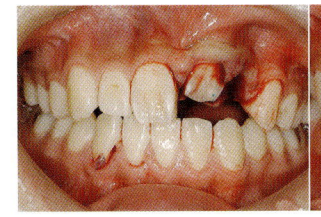

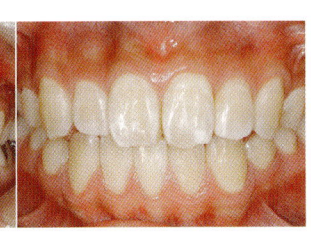

●サイズ:A4判変型　●244ページ　●定価:9,765円（本体9,300円・税5%）

クインテッセンス出版株式会社
〒113-0033　東京都文京区本郷3丁目2番6号　クイントハウスビル
TEL 03-5842-2272（営業）　FAX 03-5800-7592　http://www.quint-j.co.jp/　e-mail mh@quint-j.co.jp

シリーズ MIに基づく歯科臨床 vol.02

治癒の歯内療法
新版

月星光博・福西一浩　編著

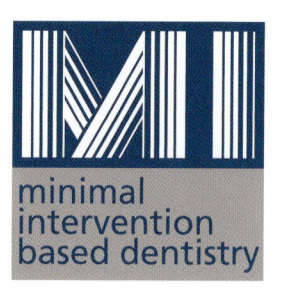

MI
minimal intervention based dentistry

エンドがわかれば，歯科がわかる
エンドが変われば，歯科が変わる

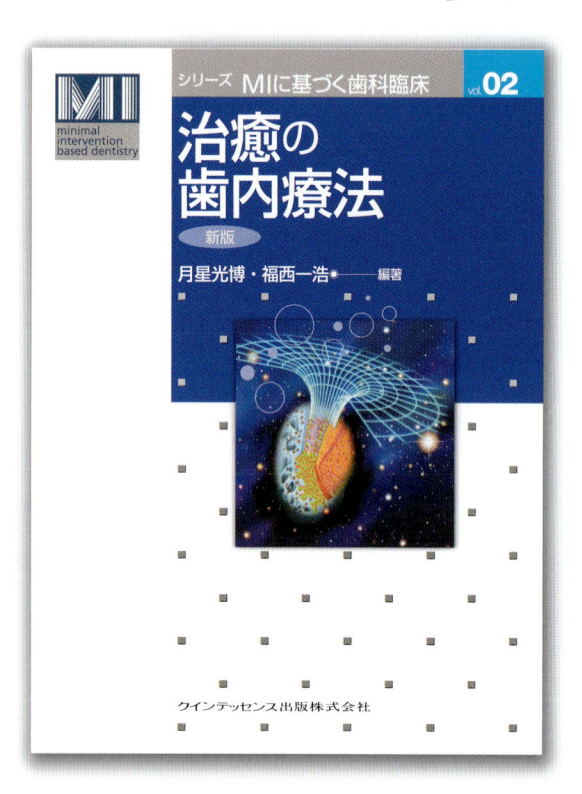

保存的で生物学的許容性の高い歯科治療を示す「シリーズ　MIに基づく歯科臨床」の第2弾．急速な技術革新の陰には，歯内療法の真の目的が薄れてしまうことへの危惧を拭えない．医療全般に共通していることであるが，治療の目的は，「生体の治癒を最大限に"引き出すこと"」である．
　本書は，革新的な器具や技術を導入しつつ，生体の求めるエンドのゴールのあり方に迫る．

text book
◆臨床家のためのMIに基づく歯科臨床の教科書．
◆長期の臨床経過，多くの文献からの精緻な考察．

colour atlas
◆圧倒的に豊富な臨床例．
◆治癒の経過を観察した歯科用コーンビームCT像を掲載．
◆見やすいエックス線写真，口腔内写真が満載．

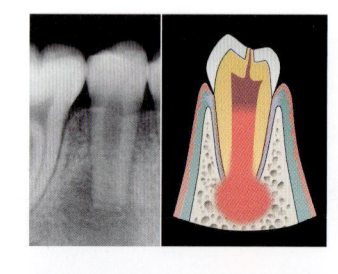

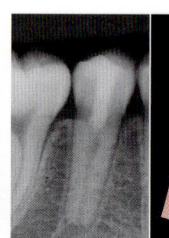

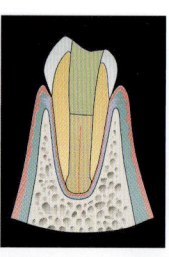

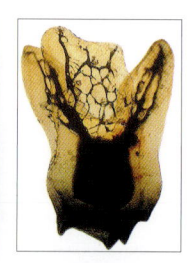

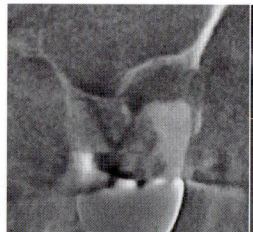

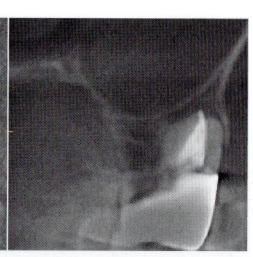

●サイズ：A4判変型　●332ページ　●定価：18,900円（本体18,000円・税5％）

クインテッセンス出版株式会社
〒113-0033　東京都文京区本郷3丁目2番6号　クイントハウスビル
TEL. 03-5842-2272（営業）　FAX. 03-5800-7592　http://www.quint-j.co.jp/　e-mail mb@quint-j.co.jp